Spezielle validierende Pflege

Sonja Scheichenberger

Brigitte Scharb

Spezielle validierende Pflege

Emotion vor Kognition

4. Auflage

Mit 23 Abbildungen, zahlreichen Tabellen und Arbeitsmaterialien online

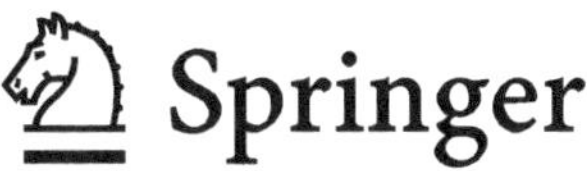

Sonja Scheichenberger
Neurologisches Zentrum Rosenhügel
Krankenhaus Hietzing
Wien, Österreich

Brigitte Scharb
Wien, Österreich

Ergänzendes Material zu diesem Buch finden Sie auf http://extras.springer.com

ISBN 978-3-662-56016-7   ISBN 978-3-662-56017-4   (eBook)
https://doi.org/10.1007/978-3-662-56017-4

Die Deutsche Nationalbibliothek verzeichnet diese Publikation in der Deutschen Nationalbibliografie; detaillierte bibliografische Daten sind im Internet über http://dnb.d-nb.de abrufbar.

Umschlaggestaltung: deblik Berlin
Fotonachweis Umschlag: © Adobe Stock – De Visu

Gedruckt auf säurefreiem und chlorfrei gebleichtem Papier

Springer ist ein Imprint der eingetragenen Gesellschaft Springer-Verlag GmbH, DE und ist ein Teil von Springer Nature
Die Anschrift der Gesellschaft ist: Heidelberger Platz 3, 14197 Berlin, Germany

Widmung

Brief von Brigitte Scharb an ihre Großmutter Anna Peschke:

Meine liebe Oma,

Du warst und bist für mich mein wertvollster Lebensmensch, denn Du hast mir als Kind ein Geschenk von unschätzbarem Wert gemacht: Du hast mich bedingungslos geliebt. Was das eigentlich bedeutet, wurde mir erst bewusst, als Du schon lange tot warst und ich Dir mit Worten dafür nicht mehr danken konnte.

Du warst, seit ich mich erinnern kann, meine wichtigste Bezugsperson, Du hast den Grundstein zu meiner seelischen Entwicklung gelegt. Meine Mutter (Deine Tochter) hat es als alleinerziehende Mutter von zwei Kindern nicht einfach gehabt, als Krankenschwester Beruf und Kindererziehung unter einen Hut zu bringen – und in den fünfziger Jahren war die Arbeit einer Krankenschwester mehr als aufreibend. So war ich als Kind einfach immer bei Dir, und wenn ich bei Dir sein durfte, dann war es für mich ein wenig Himmel auf Erden: Du hast mir erklärt, was recht und was unrecht ist, doch Du hast mich stets so akzeptiert, wie ich bin, Du warst nie böse auf mich und hast mich nie mit Liebesentzug gestraft. Du hast mir immer das Gefühl vermittelt, dass ich etwas ganz Wertvolles auf dieser Welt bin, und Du hast mir nie etwas vorgemacht, mir gegenüber nie auch nur eine Notlüge gebraucht.

Es war nur zu verständlich, dass mich meine Mutter seinerzeit ins Internat gegeben hatte: Ich war kein einfach zu lenkendes Kind. Meine Mutter ließ sich diese Erziehung viel Geld kosten, das sie mühevoll erst verdienen musste, und ich danke von Herzen ihr für ihr unermüdliches Bemühen, mir alles in ihrer Kraft stehende an guten Grundlagen für mein späteres Erwachsenenleben zu ermöglichen. Was sie nicht wissen konnte und auch nicht glauben wollte, war diese emotionale Kälte, dieser Zwang zur Konformität und uniformen Verhaltensweise, dieses Unterdrücken jeglicher individuellen Regung unter das Reglement der Institution, das ich lebhaftes Kind erfahren und zu ertragen lernen musste. Es war eine schmerzhafte, aber auch wertvolle Erfahrung, denn seither weiß ich sehr genau, was es heißt, wenn andere Macht über einen ausüben, wenn man ausgeliefert ist, weil man sich nicht wehren kann.

Liebe Oma, wann immer ich in dieser Zeit drohte, emotional zu verhungern, habe ich mich von der Gewissheit genährt, dass Du für mich da bist, wenn ich Dich brauche. Tief in meinem Inneren spüre ich, dass Du immer noch da bist, und daran wird sich nichts ändern. Ich habe so viele wunderschöne Erinnerungen an Dich, an Deine Wärme, die rauhen Hände, die, wenn sie mich gestreichelt haben, weicher als Samt waren. Wenn ich krank war, bist Du zum

Hl. Thaddäus beten gegangen, dass ich wieder gesund werde. Ich sehe Dich heute noch vor mir in der dampfenden Waschküche bei der schweren körperlichen Arbeit mit der Waschrumpel, dem schweren Waschtrog, dem Kessel, der Schweiß ist Dir heruntergeronnen. Dann hast Du die Wäsche aufgehängt und mit dem schweren Bügeleisen gebügelt. Obwohl Du immer schwer gearbeitet hast, hast Du ja nur eine Mindestrente bekommen, und Du bist für fremde Leute Wäsche waschen gegangen, um ein wenig dazuzuverdienen. Und die paar Schillinge, die Du dafür bekommen hast, hast Du gespart, damit Du uns zu Weihnachten und zum Geburtstag 500 Schilling schenken konntest.

Ich erinnere mich an Deinen Sonntagswintermantel. Du warst so stolz darauf. Er war Vorkriegsqualität und hatte einen echten Pelzkragen. Zu Ostern, im April wurde er immer eingemottet. Unzählige Naphthalinkugeln kamen in einen großen Leinensack und dann kam der Mantel dazu und wurde ganz hinten im Kasten aufgehängt. Im Oktober wurde das gute Stück wieder ausgepackt, die Naphthalinkugeln wurden entfernt und der Wintermantel wurde am Hoffenster für einige Tage aufgehängt, damit er wieder auslüftet. Der Naphthalingeruch ging nie ganz weg, und Du hast immer, wenn Du an Festtagen den Mantel angehabt hast, nach Naphthalin gerochen. Ich weiß ganz genau: Sollte ich einmal hochbetagt und dement in irgendeinem Heim mich schon ganz weit aus der Realität der Gegenwart entfernt haben – wenn ich das Gefühl habe, emotionell zu verhungern, wenn niemand da ist, der mir sagt: „Ich hab Dich lieb, ich brauch dich", und niemand mir vermittelt, dass ich ein wertvoller Mensch bin, dann kann es ohne weiteres passieren, dass ich mir einen dieser Sanitärsteine auf der Toilette, die so ähnlich riechen wie die Mottenkugeln, in den Mund stecken werde, daran riechen, ihn streicheln und spüren werde, Du, Oma, bist bei mir und gibst auf mich acht und hast mich lieb. (Und die Pfleger werden sagen: „Wir müssen die alte Frau Scharb sichern – die kann man ja nicht einmal mehr allein auf die Toilette lassen".)

Liebe Oma, obwohl Du schon so lange tot bist, bist Du bei mir und bist so präsent für mich. Ich danke Dir für all die Liebe, die ich von Dir erfahren durfte. Ich wünsche Dir und mir, dass ich Deine Lebensphilosophie immer wieder von neuem erfolgreich an alle diejenigen Menschen weitergeben kann, die hochbetagte desorientierte Menschen betreuen, und dass sie diesen sehr alten Menschen jede Wertschätzung zurückerstatten, die ich von Dir erfahren habe, damals, als Du in dem Alter warst, in dem diese hochbetagten Menschen heute sind.

Ich widme Dir dieses Buch in tiefer Dankbarkeit.

Deine Gitti

Vorwort zur 4. Auflage

Brigitte Scharb hat bei Naomi Feil die Ausbildung zur Validation von der Anwenderin über die Lehrerin zur Therapeutin durchlaufen und in der Folge vielfach praktiziert. Sie gab ihr Wissen und ihre Erkenntnisse in Seminaren weiter, in denen auch ich meine Ausbildung zur Fachkraft für spezielle validierende Pflege erworben habe. In Gesprächen bei diesen Seminaren wurde von vielen Pflegepersonen im geriatrischen Bereich immer wieder der dringende Wunsch nach einer fundierten, praxisorientierten Zusammenführung aller methodischen Ansätze zu einem Instrument systematischer Gestaltung des Pflegeprozesses durch das Pflegeteam geäußert, das an den fachlichen Kriterien und an den individuellen Bedürfnissen der pflegebedürftigen alten Menschen orientiert und für die praktische Arbeit gedacht ist.

Aus dieser Überlegung heraus entwickelte Brigitte Scharb das Konzept der speziellen validierenden Pflege, um eine Grundlage für die praxisorientierte, systematische Gestaltung des Pflegeprozesses zu schaffen, in dem die validierende Interaktion abgebildet ist. Gleichzeitig ist das Konzept offen für künftige Neuorientierungen, die andere Methoden nicht ausgrenzt, sondern adäquat integriert, um die Kooperation des Pflegeteams zu stärken und nicht Konkurrenzsituationen zu schaffen, die niemandem dienen, am wenigsten den Betroffenen.

Auf der Basis ihrer langjährigen praktischen Erfahrung und aus dem Wissen der Vielzahl ihrer persönlichen Ausbildungen heraus hat sie versucht, einen gangbaren Weg zu finden, der sich wie gefordert an den individuellen Bedürfnissen der pflegebedürftigen hochbetagten Menschen orientiert und gleichzeitig dem Pflegeteam die Möglichkeit gibt, den Erfolg ihrer Pflegearbeit über den Rahmen der körperlichen Befindlichkeit der Gepflegten hinaus nachvollziehbar festzuhalten.

Wesentlicher Bestandteil des Konzepts der speziellen validierenden Pflege ist daher nicht das validierende Gespräch, die validierende Interaktion allein, sondern die systematische Ermittlung von Bedürfnissen und Gewohnheiten der Menschen mit einer Desorientierung unter Anwendung validierender Techniken. Ziel ist – zumindest in Ansätzen, nach Möglichkeit in größeren Teilbereichen – die individuelle Befriedigung der spirituell-psychosozialen Grundbedürfnisse der einzelnen Betroffenen. Mittels validierender Interaktionen ist die Reintegration der betreuten Menschen in die Realität der Gegenwart im Anfangsstadium zum Teil möglich.

Wenn verbale Kommunikation bei Personen in einem höheren Stadium des Rückzugs nicht mehr möglich ist, kann durch den Einsatz von nonverbalen validierenden Interaktionen und mithilfe sensorischer Stimulation aus der persönlichen individuellen Erlebniswelt der Betroffenen ein Zugangsweg eröffnet werden.

Die von Brigitte Scharb entwickelte (Pflege-) Dokumentation stellt die Grundlage für das Erlernen der speziellen validierenden Pflege dar. Sie gibt die Möglichkeit, den Erfolg der Zielsetzungen transparent und über den Moment der Maßnahmensetzung hinaus zu beobachten und gegebenenfalls anzupassen, um die Erreichung der gesetzten Ziele zu unterstützen. Der konsequente Einsatz dieser Dokumentation, auch im Sinne von Fallanalysen, schafft eine fundierte Grundlage für belegbare und diskutierbare Vergleiche und bildet damit den Ausgangspunkt für weitere, individuell noch besser eingesetzte validierende Pflegemaßnahmen bei anderen Betroffenen. Sie hat damit ein umfassendes Instrument für die praktische Anwendung im Pflegealltag entwickelt und der validierenden Pflege einen erweiterten Rahmen gegeben.

Brigitte Scharb starb plötzlich und unerwartet am 5.11.2012 und hinterlässt eine nicht mehr zu schließende Lücke.

Es ist für mich eine Ehre und eine Herausforderung, diese 4. Auflage zu betreuen und zu überarbeiten. In dieser erweiterten, neu strukturierten Fassung wurden unter anderem die Grundlagen erweitert, die Grundbedürfnisse um die spirituelle Dimension ergänzt, die Perspektive der Betroffenen und Angehörigen integriert und eine Arbeitsanleitung für proaktiven interaktionellen Möglichkeiten erstellt.

Sonja Scheichenberger
Wiener Neudorf
im Januar 2018

Vorwort zur 3. Auflage

Leben ist permanentes Lernen, und auch ich habe seit dem Erscheinen der zweiten Auflage dieses Buches in meinen vielen Begegnungen mit hochbetagten, dementen Menschen vieles dazulernen dürfen. Sie alle waren wieder beeindruckende LehrmeisterInnen für mich, und dafür danke ich ihnen allen aus tiefem Herzen.

Danke auch an alle KollegInnen in der geriatrischen Pflege, die meine Pflegephilosophie leben und umsetzen. Sie tragen alle in ihrer täglichen Arbeit engagiert und kompetent entscheidend dazu bei, dass die Lebensqualität hochbetagter Menschen – und hier insbesondere der desorientierten unter ihnen – verbessert werden kann.

Besonderer Dank gilt Silvia Reichl, die drei ihrer fachlich beispielhaften Dokumentationen für den Praxisteil dieser Ausgabe zur Verfügung gestellt hat. Herzlichen Dank auch an Rita Wachter und Elfi Bechtold für ihr Einverständnis zur Veröffentlichung des von ihnen erstellten und praktizierten Pflegestandards für validierende Haltung, eines Standards, der vorbildlich den Weg für eine der grundsätzlichen Schlüsselqualifikationen in der geriatrischen Pflege weist.

Ein ganz besonderes Dankeschön hier auch wiederum meiner langjährigen treuen Wegbegleiterin Roswitha Wilfer, die als meine emotionale „Tankstelle" mich immer wieder ermutigt, meine validierende Arbeit fortzuführen und auch zu Papier zu bringen, und die immer wieder Ordnung in mein kreatives Chaos bringt, dies nicht zuletzt auch in der Vorbereitung auf die Neuauflage dieses Buches.

Der Inhalt dieses Buches wurde von mir neuerlich kritisch durchgesehen und textlich wieder in mehreren Teilen erweitert, ebenso wurde der Praxisteil mit den Musterdokumentationen analog den sich in der praktischen Unterrichtsarbeit ergebenden Anforderungen entsprechend adaptiert und gestrafft.

Mein Dank geht an alle, die mit ihren Anregungen dazu beigetragen haben, dass dieses Buch als Beitrag zur Verbesserung der Lebensqualität hochbetagter Menschen stets aktuell bleibt.

Brigitte Scharb (verstorben)
Wien
im März 2005

Inhaltsverzeichnis

II Spezielle validierende Interaktion und Pflege bei Desorientierung

III Praktische Beispiele

Einleitung

Sonja Scheichenberger und Brigitte Scharb

Literatur – 7

1

Die Herausforderung für das Erarbeiten dieser erweiterten, neu strukturierten Auflage war, dem Grundgedanken der bisherigen Auflagen treu zu bleiben und den erweiterten Zugang zur Beschreibung und Darstellung der speziellen validierenden Pflege mit dem Bestehenden gut zu verknüpfen, Neues zu schaffen und dies harmonisch einzufügen.

Haben sich die bisherigen Auflagen in der Wortwahl besonders an Langzeiteinrichtungen mit Fokus auf hochbetagte Menschen in der Aufarbeitungsphase des Lebens gerichtet, wird in dieser komplett überarbeiteten und neu strukturierten Fassung eine Öffnung in mehrere Richtungen angestrebt. Alle Pflegepersonen sollen sich angesprochen fühlen, ob im Langzeitbereich, Akutkrankenhaus oder im extramuralen Bereich. Der Fokus auf den hochbetagten Menschen wird zudem auch auf desorientierte Menschen im Verlauf einer Demenzerkrankung gerichtet, und zwar altersunabhängig. Menschen mit einer Demenz waren bisher nicht die ausgewiesene Zielgruppe. Die Praxis zeigt aber, dass die an einer Demenz erkrankten Menschen eine Erleichterung erleben können, sich besser verstanden fühlen und Stress sowohl bei den Betroffenen als auch den Betreuern reduziert werden kann.

Menschen am Ende ihres Lebens befinden sich manchmal in einer Aufarbeitungsphase, wenn Unerledigtes aus der Vergangenheit nach einer Lösung drängt. Dies kann auch mit einer Desorientierung aufgrund einer neurokognitiven Störung einhergehen. Demenz als Überbegriff für erworbene hirnorganische Veränderungen, die mit einem Verlust an Erinnerungen und somit dem Reservoir des eigenen Lebens einhergehen, ist „von außen" betrachtet für viele ein Schreckgespenst. Machen Betroffene ihre Erkrankung öffentlich, ändert sich sehr oft schlagartig ihre gesellschaftliche Position. Betroffene berichten, dass sie von Entscheidungen ausgeschlossen werden, Gespräche unterbrochen werden und einem befangenem Schweigen Platz macht, wenn sie das Zimmer betreten. Man spricht mehr über sie als mit ihnen, man traut ihnen wenig bis gar nichts mehr zu, möchte ihnen vieles abnehmen und die Selbstbestimmung wird erschwert, wenn nicht gar unmöglich gemacht.

Gerade bei einer bestehenden Demenz ist ein Verständnis der Erkrankung und den damit einhergehenden neurodegenerativen Veränderungen ein Schlüssel, um das Verhalten, die Möglichkeiten und Grenzen der Betroffenen besser verstehen zu können. In Verbindung mit der persönlichen Geschichte kann das Bild abgerundet werden. Die Desorientierung im Rahmen der Regression, als Rückzug aus der Realität der Gegenwart ist eine mögliche Erlebens- und Verhaltensweise. Ganzheitlichkeit erfordert die Einbindung sowohl der körperlichen organischen Voraussetzungen und Möglichkeiten als auch der psychosozialen und spirituellen Dimension.

Pflegewissenschaftliche Erkenntnisse zeigen, dass selbst Menschen mit fortgeschrittener Demenz zu individuellem Erleben fähig sind, Freude empfinden können und persönliche Wünsche haben. Es ist daher ein „elementares menschliches Gebot", die „persönliche Eigenart" und die „Kontinuität der Biografie" im Miteinander zu achten, sodass Selbstbestimmung möglich ist (Deutscher Ethikrat 2012).

Was eine Demenzerkrankung für die Betroffenen bedeutet und wie sie diese erleben, können wir nur teilweise erahnen. Einen Einblick in die Innenwelt gibt Taylor (2010), indem er die Alzheimer-Demenz als „ein Teil von dem, der ich jetzt bin" beschreibt. Er richtet einen Appell an sein Umfeld: Er möchte, dass alle wissen, dass er ein ganzes menschliches Wesen ist und bis zum letzten Atemzug sein wird. Seine Bedürfnisse zu lieben und geliebt zu werden verändern sich nicht durch die Krankheit.

Die kognitiven Funktionen, die es ermöglichen, die Welt zu verstehen und zu entscheiden, wie man darauf reagieren möchte, sterben und verschwinden nicht, sondern kommen und gehen wie es ihnen passt. Dies ist auch der Grund, warum sich seine aktuellen Reaktionen von früheren Verhaltensweisen unterscheiden können. Er wünscht sich und braucht ein soziales Netz, Freunde, die zuhören und Fragen stellen, auch wenn er die Antwort schuldig bleibt.

Bryden (2011), eine Betroffene, betont, wie wichtig es ist, die begrenzte Energie so gut wie möglich zu nutzen. Es gilt abzuwägen, was gefordert werden kann und wo dies zu viel ist und die Fähigkeiten überschreitet. Es ist wichtig ein paar Aktivitäten sorgfältig zu wählen, die das Gefühl vermitteln, Dinge, die Freude bereitet haben, auch weiterhin tun zu können. Sie ist auch dankbar, dass ihr der Gatte vieles abgenommen hat, damit sie ihre Kräfte für Dinge nutzen kann, die ihr wichtig sind.

Diese Forderungen scheinen leicht umsetzbar zu sein. Die Realität zeigt aber, wie schwierig es ist, die individuelle Balance zu finden zwischen Autonomie bewahren, selber tun lassen, Stütze sein und Dinge durchaus auch abzunehmen ohne zu „entmündigen". Besonders schwierig ist es in der Zeit, wo sich das Verhalten schon verändert, aber noch keine Diagnose gestellt wurde. Es können Jahre vergehen, bis man erkennt, dass die Demenz seit Längerem besteht. Auch wenn der Verlauf häufig schleichend ist, wird die Veränderung – oft zuerst vom Umfeld – als plötzlich auftretend erlebt. Es scheint, als wäre das Fass voll und das Überlaufen wird wahrgenommen, aber das Tröpfeln davor verlief beinahe unbemerkt.

Die Krankheit verändert die Menschen in ihrem Ausdruck und ihrem Verhalten, aber sie haben eine Geschichte, die Vergangenes, Gegenwärtiges und Zukünftiges, das noch gelebt werden muss, umspannt. Auch wenn Menschen mit Demenz sehr viel Kraft aufwenden, um das Hier und Jetzt zu bewältigen, muss der Blick der Begleiter das Kontinuum der Lebensspanne im Blick haben und den Betroffenen helfen, es so weit als möglich erlebbar zu machen. Die Erfahrungen und hilfreichen Bewältigungsstrategien aus der Vergangenheit können ebenso helfen, die gegenwärtigen Herausforderungen zu meistern wie das Anknüpfen an frühere Leistungen, Fähigkeiten und Fertigkeiten.

Der alte Mensch wird mit der Langzeitpflege in Verbindung gebracht, überwiegt aber auch im Krankenhaus und in der häuslichen Pflege. Die Bezeichnung alter, sehr alter Mensch bedeutet nicht, dass dieser Mensch nur in der Langzeitpflege verortet ist, sondern weist auf das chronologische Alter hin. Der alte Mensch ist laut World Health Organization (WHO) älter als 60 Jahre (Yasamy et al. 2013). Von Hochbetagten oder sehr alten Menschen spricht man, wenn sie über 75 Jahre alt sind (Grashoff 2007).

> ❯ „Geriatrische Pflege" ist die Pflege des alten Menschen. Alte Menschen sind
> zu einem hohen Anteil auch im Krankenhaus anzutreffen. „Geriatrie" ist eine
> Langzeiteinrichtung für den geriatrischen Menschen.

Es scheint ein Phänomen zu sein: Alt sind immer die anderen. Wir haben offenbar ein Bild vom Altsein, was aber der Maßstab für den jeweils anderen ist. Die 2013 von Generali durchgeführte Altersstudie ergab, dass eine große Mehrheit der Befragten im Alter von 65–85 Jahren sich im Durchschnitt circa 10 Jahre jünger fühlt als es ihrem tatsächlichen kalendarischen Alter entspricht (Heinz 2014). Wobei es unklar ist, welche Kriterien für diesen Vergleich anzuwenden sind und wie man sich zu fühlen hat.

Durch die verschiedenen erworbenen Erkrankungen, als Multimorbidität bezeichnet, scheint der geriatrische Mensch auf keiner Abteilung eindeutig richtig zu sein und mit der „Nebendiagnose Demenz" und dem daraus resultierendem Verhalten den Stationsalltag eher zu stören. Da er ja eigentlich auf eine „andere Abteilung" gehört, wird er mitunter nicht als Kernaufgabe der speziellen Abteilung wahrgenommen und einfach mitbetreut.

Die Betreuung und Pflege von betagten Menschen wird oft zu Unrecht als Pflege minderer Kategorie angesehen. Dieses Missverständnis hat seine Ursache darin, dass die Pflege alter Menschen, besonders in der Langzeitpflege, als Handwerk definiert wurde und wird, für dessen Umsetzung das Erlernen einiger Basishandfertigkeiten genügt und für die jeder geeignet zu sein scheint. Diese leider festgefahrene Sicht geriatrischer Pflege ist nicht nur schlichtweg falsch, sie ist darüber hinaus gefährlich. Sie führt zu Pflegeabläufen, die an den wirklichen Bedürfnissen alter Menschen vorbeizielen, ja diese oft konterkarieren, die den Bedürfnissen der Pflegepersonen und nicht denen der Gepflegten angeglichen sind, die Erwartungen der Pflegenden dann trotzdem nicht erfüllen, sondern eher ein Burnout beschleunigen.

Die Deutung des Verhaltens der Menschen, die an einer Desorientierung leiden, bestimmt großteils die daraus abgeleiteten und gesetzten Maßnahmen. Daher ist auf die Zuschreibung einer Bedeutung ein besonders wachsames und kritisches Augenmerk zu legen.

In der „teamorientierten Dokumentation" finden sich zum Teil auch Eintragungen wie: Patient ist stationsflüchtig – Patient ist aggressiv – Patient verweigert Vollbad – Patient beschimpft Schwestern als „Huren" – Patient ist gewalttätig – Patient ist uneinsichtig – Patient ist nicht kooperativ.

Dieser Sichtweise folgend werden dann Maßnahmen gesetzt, welche nicht nur die Lebensqualität des Betroffenen drastisch einschränken, sondern auch unzulässige Freiheitsbeschränkungen im juristischen Sinne darstellen, wie z. B.:

- Tagsüber Aufenthalt im Geriatriesessel mit Tisch (selbständige Ortsveränderung nicht möglich!)
- Nachts Seitenteile beidseitig (selbständige Ortsveränderung nicht möglich!)
- Niederflurbett auf tiefstem Niveau (erschwert eine vorhandene Fähigkeit sich aufzusetzen, aufzustehen!)
- Allein setzen (hohes Risiko sozialer Isolation, da Kontaktaufnahme mit anderen Personen vom Betroffenen aus nicht möglich!)
- Achtung! Keine Gegenstände in Nähe des Patienten lassen, mit denen er werfen kann (Förderung einer reizarmen Umgebung!)
- Psychiater vorstellen zwecks Medikation (Freiheitsbeschränkung durch sedierende Medikamente!)

Das ist kein Zustand!

Die oben angeführten Maßnahmen führten bei Herrn M., 84 Jahre alt, zu keiner Verbesserung der Pflegesituation und das Verhältnis zwischen Herrn M. und dem Pflegeteam polarisierte sich zusehends. Brigitte Scharb wurde in ihrer Eigenschaft als Gerontokonsiliarin gebeten Herrn M. zu besuchen, um einen anderen Weg zu finden, „damit es mit ihm einfacher wird".

Analyse

Nach der validierenden Interaktion mit Herrn M. kam Brigitte Scharb zu folgenden Schlüssen: Das Problem von Herrn M. besteht vorrangig darin, dass er ein sehr emotionaler Mensch ist, dessen soziale Kontrolle jedoch verlorengegangen ist. Es ist nicht bekannt, in welchem Ausmaß er früher diese Kontrolle über seine Emotionen besessen hat. Erlebt er einen Widerspruch löst dies bei ihm enormen Stress aus. Wenn ihm irgendetwas nicht zusagt und/oder bei ihm Unbehagen auslöst, ist er nicht in der Lage, dieses emotionale Missbehagen anders als durch heftige Beschimpfungen und Gestikulieren abzubauen. Die Mimik und Gestik wirkt demgegenüber nicht wütend, sondern verzweifelt. Aus seinen Äußerungen ist zu erkennen, dass er ein negatives Frauenbild besitzen dürfte und diesbezüglich scheinbar für ihn schmerzhafte Erfahrungen gemacht hat. Er äußert, dass er von dort, wo er sich befindet weg möchte. Auf die Frage von mir, was da so schlimm ist, hat er lautstark geäußert: „Das sieht doch ein Blinder, das ist hier kein Zustand." Herr M. ist in seinem jetzigen Umfeld sehr unglücklich, er hat geäußert, er möchte in seine Wohnung, und ich soll mich kümmern, dass er dort hinkommt. Im Zuge der vorsichtigen validierenden Interaktion hat Herr M. dann vom dritten Bezirk erzählt, wo er „bei der Landstraße" gewohnt hat und in einer Friedhofsgärtnerei gearbeitet hat.

Zielsetzung

Da der Wechsel der „positiven und negativen Emotionen" rasch und stark stattfindet, wird zunächst eine stressreduzierende Kanalisierung und Abbau seiner Emotionen angestrebt. Die Interaktion mit Herrn M. musste sehr behutsam geführt werden, um ihn nicht zusätzlich in Stress zu bringen. Daher war es bei dieser ersten Begegnung nicht möglich, etwas mehr aus seiner Biographie zu erfahren.

Solche Situationen wie im beschriebenen Beispiel kommen im Spannungsfeld des Pflegealltags häufig vor. Die Schwierigkeit, für die vorgefundene Situation eine Lösung zu finden, die zur Stressreduktion und zur Verbesserung der Lebenssituation des desorientierten Menschen beiträgt, kann zur Auswahl von Pflegemaßnahmen führen, die von den desorientierten (betagten) Menschen als bedrohlich erlebt werden und eine aggressive Reaktionen ihrerseits auslösen kann. Diese erlebte Aggressivität wird vom Pflegeteam nicht immer mit dem Stress des desorientierten Menschen in Verbindung gebracht. Dadurch kann eine negative Interaktionsspirale in Gang gesetzt werden.

Pflege – und insbesondere geriatrische Pflege, also Pflege von alten Menschen unabhängig vom Setting – ist eine Kunst. Um diese Pflege richtig und personenorientiert einsetzen zu können sind Sensibilität, Schlüsselqualifikationen wie Empathie und die Bereitschaft notwendig, den Menschen mit einer Desorientierung nicht als Objekt normierter Pflegearbeit, sondern als Subjekt einer individuell ausgerichteten Pflege und Betreuung zu sehen.

Die vorrangige Orientierung an körperlichen Pflegeproblemen verstellt den Blick für die Bedeutung unbefriedigter spirituell-psychosozialer Grundbedürfnisse der pflegebedürftigen Menschen und ist im Rahmen des Pflegeprozesses bisher selbst im Lichte ganzheitlicher Pflege nur sehr zögerlich und bruchstückhaft oder zumindest unvollständig in der Pflegedokumentation verankert. Pflegediagnosen und die gesetzten Maßnahmen orientieren sich zudem oft an den Bedürfnissen des Pflege- und Betreuungsteams. Dies findet in der Regel aus der Überzeugung statt, dass diese Form der Maßnahmensetzung aus ethischer und emotionaler Verantwortung heraus geschieht und den betagten Menschen nützen würde, ohne inhumane Absicht.

Eine personenorientierte Interaktion sowie Pflegeplanung und deren Umsetzung ist sowohl im Akutbereich als auch im Langzeitbereich besonders wichtig, um die zumindest teilweise Befriedigung spirituell-psychosozialer Grundbedürfnisse sicherzustellen. Dies stellt einen wesentlichen Faktor für die Verbesserung der Lebensqualität, besonders der in Langzeitpflegeinstitutionen lebenden Menschen mit einer Desorientierung, dar und ist von gleichrangiger Bedeutung wie die Durchführung körperorientierter Pflegehandlungen.

Dieses Buch richtet sich an Personen, die Menschen mit einer Desorientierung im sehr hohen Alter bei der Aufarbeitung der Vergangenheit und/oder Menschen mit erworbenen kognitiven Einbußen sprich Demenz begleiten und betreuen. Die spezielle validierende Pflege bietet einen Rahmen zur Einschätzung der Bedürfnisse, des Verlaufes und der darauf ausgerichteten, gezielten Pflegeplanung. Die Einschätzung und der Zugangsweg zur validierenden Interaktion stellt das Erleben und Verhalten der Betreuten in den Vordergrund. Zusätzlich wird in dieser Auflage ein Einblick in die neurophysiologischen Grundlagen und Demenzformen gegeben, die theoretischen Grundannahmen erweitert und vertieft sowie ausgewählte allgemeine Problemlagen im Pflegealltag bei Menschen mit einer Demenz integriert. Dass Grundverständnis für die Krankheit kann helfen die Menschen mit dieser Erkrankung besser zu verstehen, ihre Grenzen zu akzeptieren und das Anstreben der Normalität eines Gesunden nicht als Maßstab zu nehmen.

Dieses Buch handelt davon, desorientierte Menschen bei der Befriedigung ihrer spirituell-psychosozialen Grundbedürfnisse zu unterstützen und durch das Wiederbeleben emotional positiv besetzter Empfindungen aus ihrem vergangenen Leben die gegenwärtige Lebensqualität zumindest in Ansätzen zu verbessern. Es stellt den desorientierten Menschen mit seinen Ressourcen in den Mittelpunkt der Pflege und der Pflegeplanung. Darüber hinaus ist es mehr als die Vermittlung von Methoden und Techniken verbaler und nonverbaler validierender Interaktionen, es ist eine Grundhaltung.

Dieses Buch soll helfen, das Bewusstsein für eine ressourcen- und personenorientierte Sichtweise bei der Betreuung von desorientierten Menschen in der Umsetzung des Pflegeprozesses zu vertiefen. Dabei sollten nicht teamorientierte Pflegeprobleme im Rahmen des Pflegeprozesses erfasst und zu Problemen des Betroffenen gemacht werden. Damit nicht unter der allzu oft missverstandenen Domäne „Abwendung von Gefahren" Maßnahmen gesetzt werden, welche die Würde und persönliche Freiheit desorientierter Menschen zutiefst verletzen können, sondern damit das Erleben der Betroffenen berücksichtigt, die Bedürfnisse fachgerecht eingeschätzt, die neurophysiologischen Grenzen respektiert und die vielen Möglichkeiten in der Begleitung ausgeschöpft werden können.

Literatur

Bryden C (2011) Mein Tanz mit der Demenz. Trotzdem positiv leben. Huber, Bern

Deutscher Ethikrat (2012) Demenz und Selbstbestimmung. Stellungnahme, Deutscher Ethikrat (Hrsg). ► www.ethikrat.org. Zugegriffen: 14. Dez. 2016

Heinz R (2014) Die Lebensphasen im Alter. Vortrag beim 6. GENERALI-Zukunftssymposium „Das Dritte Leben. Von der Vielfalt der Nacherwerbsphase", Köln, 26/27. Juni. ► https://slidex.tips/download/ die-lebensphasen-im-alter. Zugegriffen: 3. Mai 2016

Grashoff K (2007) Lebenssituation älterer Menschen. Ernährung 1:75–78. ► https://doi.org/10.1007/ s12082-007-0019-1

Taylor R (2010) Ich wünsche mir, dass andere mir zuhören. In: Demenz Support Stuttgart (Hrsg) Ich spreche für mich selbst. Menschen mit Demenz melden sich zu Wort. Mabuse, Frankfurt a. M., S 66–77

Yasamy MT, Dua T, Harper M, Saxena S (2013) Mental Health of Older Adults, Addressing a growing concern. World Health. ► http://www.who.int/mental_health/world-mental-health-day/WHO_paper_ wmhd_2013.pdf?ua=1. Zugegriffen: 18. Aug. 2016

Allgemeine Grundlagen – Grundannahmen

Inhaltsverzeichnis

Was ist spezielle validierende Pflege?

Sonja Scheichenberger und Brigitte Scharb

© Springer-Verlag GmbH Deutschland, ein Teil von Springer Nature 2018
S. Scheichenberger, B. Scharb, *Spezielle validierende Pflege*,
https://doi.org/10.1007/978-3-662-56017-4_2

Was bedeutet Validation? Das Verb validieren ist in Fachbereichen weit verbreitet, kommt in der Alltags- und Umgangssprache aber nur selten vor. „Valide" ist etwas, das für gültig erklärt und bestätigt werden kann. Demgemäß bedeutet der von Naomi Feil geprägte Begriff der Validation so viel wie gültig erklären, ernst nehmen, akzeptieren und in weiterer Folge die Gefühle desorientierter Menschen anzuerkennen ohne sie zu beurteilen oder sie zu korrigieren.

Menschen mit einer Desorientierung begegnen uns im privaten, beruflichen, ambulanten und stationären Bereich. Diese Menschen zu begleiten stellt eine Herausforderung dar, sowohl für die Familie als auch für die Pflegepersonen. Für Hochbetagte, die eine Aufarbeitungsphase durchmachen oder für Menschen mit einer Demenz ist ihre momentane Realität ihre aktuelle Welt, aus der sie, mit Geiger (2011) gesprochen, nicht in unsere Welt gelangen können und daher auf unser „Hinübergehen" angewiesen sind. Validation ist eine Brücke, die uns den Zutritt in diese andere Welt ermöglicht. Dies erfordert von den Betreuern die volle Verantwortung für die Interaktion, da es dem Betroffenen nicht möglich ist, uns willentlich entgegenzugehen – auch nicht ein paar Schritte.

> **Eine desorientierte und/oder demenzkranke Person hat nicht die Möglichkeit, sich nach mir zu richten, kann mir auch nicht auf halben Weg entgegenkommen und kann ihr Verhalten nicht willentlich steuern.**

Das Pflegekonzept der speziellen validierenden Pflege ist ein wichtiges Instrument, den Menschen individuell zu fördern, zu begleiten und zu pflegen. Die Basiselemente eines Konzeptes sind die Grundhaltung und die Sichtweise auf den Menschen, eine Brille, mit der die einzelne Situation auf spezielle Aspekte hin betrachtet wird und mit der das Wahrgenommene dann auch gefiltert und analysiert werden kann. So kann eine Diagnose wie die Demenz durch das Verhalten des Umfeldes für die Betroffenen zum Stigma werden, z. B. durch abfällige Bemerkungen, Ausgrenzung oder wenn nur die Defizite in den Blick genommen werden, der Faktor des inneren Rückzugs infolge unbefriedigter spritueller-psychosozialer Grundbedürfnisse ausgeblendet wird oder wenn sich dadurch die direkte Kontaktzeit verringert.

> **Wird der Fokus nur auf die Defizite gelenkt und die Krankheit als Schreckgespenst interpretiert, kostet es den Betroffenen sehr viel Kraft, sich von diesem Stigma zu befreien (Rohra 2016).**

Spezielle validierende Pflege deckt drei große Bereiche ab: (I) die allgemeinen Grundlagen und Grundannahmen, (II) die validierende Interaktion und (III) die praktischen Beispiele. Im Zentrum steht immer das Erleben der Betroffenen (◼ Abb. 2.1).

Die spezielle validierende Pflege…

- **ist auf den einzelnen Menschen und seine Individualität ausgerichtet.** Wenn wir von ganzheitlicher und individueller Pflege sprechen und davon, dass wir auf jeden Einzelnen anders eingehen müssen, um seiner Persönlichkeit gerecht zu werden, dann dürfen wir bei den unserer Pflege anvertrauten Menschen nicht generell immer die gleichen Pflegemaßnahmen anwenden. Diese „methodische

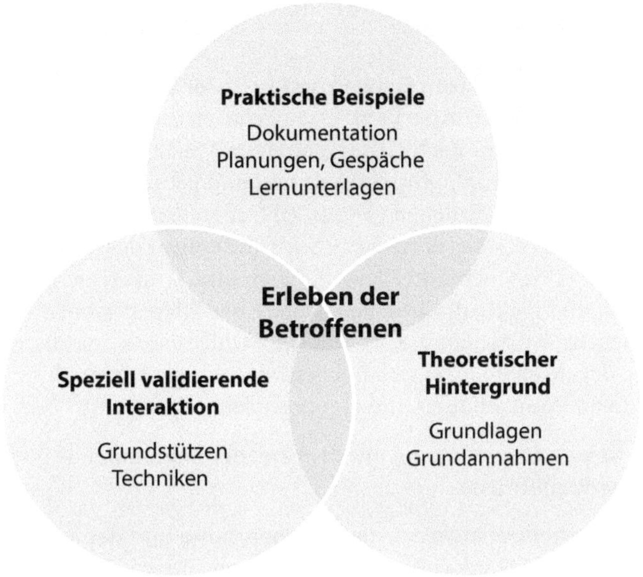

Praktische Beispiele

Dokumentation
Planungen, Gespäche
Lernunterlagen

Erleben der Betroffenen

Speziell validierende Interaktion

Grundstützen
Techniken

Theoretischer Hintergrund

Grundlagen
Grundannahmen

◘ **Abb. 2.1**   Spezielle validierende Pflege

Gleichschaltung" würde bedeuten, alle Menschen in eine einzige Kategorie einzuordnen, anstatt sie so zu sehen und zu behandeln, wie sie wirklich sind: nämlich einzigartige Persönlichkeiten mit dem großen, unverwechselbaren persönlichen Erlebens- und Erfahrungsschatz eines langen Lebens. Der desorientierte Mensch zeigt uns durch seine Reaktionen, welche Interaktionen seine gegenwärtige Situation und Lebensqualität verbessern.

▬ **hilft die Lebensqualität zu verbessern.** Wobei die Lebensqualität nicht so sehr eine Frage des Lebensstandards ist, so wie wir ihn heute in unserer Lebensumgebung der westlichen Industrieländer verstehen und gewohnt sind, sondern eine Frage des individuellen Lebensgefühls. Lebensqualität im Sinne individuell empfundenen Wohlgefühls lässt sich daher nicht statistisch erfassen und standardisieren und im geriatrischen Pflegebereich ausschließlich als „Einbettzimmer, Badezimmer mit allem Komfort, mehrere Menüs zur Essensauswahl und Fernsehen auf vierzig Kanälen" kategorisieren. Es mag sicher so sein, dass alle diese Dinge für uns Lebensqualität bedeuten, aber für die von uns betreuten Menschen mit einer Desorientierung kann dieses Angebot das Gefühl des „Daheimseins" nicht ersetzten. Unser Dilemma besteht darin, dass wir ihnen dieses verlorengegangene Daheim nicht mehr zurückgeben können. Aber wir können zum Beispiel mithilfe sensorischer Stimulation, emotionaler Begleitung oder spiritueller und religiöser Aktivitäten ein wenig des Lebensgefühls von damals wieder erlebbar und zugänglich machen und ein Stück daheim vermitteln. Wenn es gelingt so der Deutscher Ethikrat (2012), die „affektiv-emotionale Situation" wahrzunehmen und entsprechend zu agieren, kann die Lebensqualität der Betroffenen positiv beeinflusst werden.

> Menschen mit einer Desorientierung fehlt etwas ganz Entscheidendes: Sie sind nicht daheim.

— **ist ein Pflegekonzept, dessen Schwerpunkt auf der Befriedigung spirituell-psychosozialer Grundbedürfnisse liegt.** Dazu gehören die Bedürfnisse nach Sinn/Hoffnung/Transzendenz, nach Geborgenheit und Sicherheit, nach Status und Prestige, nach dem Gefühl, produktiv zu sein und gebraucht zu werden und spontane Gefühle auszudrücken (► Kap. 7). Der Stellenwert dieser grundlegenden Bedürfnisse ist mindestens ebenso hoch wie diejenigen der körperlichen Bedürfnisbefriedigung (Waschen und Kleiden, Essen und Trinken etc.). Meine eigene Beobachtung und die Beobachtungen zahlreicher Pflegepersonen untermauert, dass die alleinige Befriedigung körperlicher Bedürfnisse keine ausreichende Voraussetzung dafür schafft, dass sich bei den von uns gepflegten Menschen wirklich das Gefühl von Wohlbefinden und Geborgensein einstellt.

> Validation ist eine Grundhaltung mit dem Ziel der Befriedigung spirituell-psychosozialer Grundbedürfnisse.

— **integriert die Innenperspektive, die Wahrnehmung und das Erleben der Betroffenen.** Diese Schilderungen besonders von Christine Bryden, Helga Rohra, Richard Taylor und anderen Betroffenen (► Kap. 10) aus erster Hand sowie Aussagen von Frau R. sind kostbar wie ein Diamant. Sie bestätigen die theoretischen Ausführungen.

— **respektiert die neurophysiologischen Grundlagen für Gedächtnis, Erinnerung, Kommunikation, Kognition, Emotion und Verhalten** (► Kap. 3). Durch den Einblick in die Demenzformen, ihre Klassifikation und Symptome sowie ihre Abgrenzung zur Depression und zum Delir (► Kap. 4) werden die physisch-anatomischen Grenzen aufgezeigt, ohne ihnen einen übergeordneten Stellenwert zuzuschreiben. Denn wenn die Betreuer die physisch-organischen Gegebenheiten kennen und beachten, müssen sie diesen letztendlich in der direkten Interaktion keine Beachtung schenken. Der Mensch ist mehr als seine Diagnose. Er muss mit seinen jeweils aktuellen Möglichkeiten und Fähigkeiten leben und den Alltag bewältigen. Das Erleben und die Möglichkeiten der Betroffenen ist immer Ausgangspunkt der jeweiligen Interaktion.

> **Tipp**
>
> Setzen Sie sich umfassend mit den Symptomen der Demenz auseinander *und* konzentrieren Sie sich auf die bestehenden Ressourcen (Rohra 2016).

— **berücksichtigt neben dem Erleben der Betroffenen die Situation der Angehörigen und der betreuenden Personen.** Betreuende Angehörige sind für die Betroffenen eine wichtige Stütze, können aber auch selbst der Stütze bedürfen (► Kap. 10). Pflege ist eine immerwährende, komplexe und untrennbare Wechselbeziehung und ein stetiges Zusammenwirken zwischen Gepflegten und Pflegenden. Wir alle zusammen bringen unsere individuellen, einzelnen und gemeinsamen Lebenserfahrungen in diesen Prozess mit ein. Wir geraten daher gegenüber den Betroffenen und gegenüber uns selbst öfters in ambivalente Gefühlssituationen, die uns beunruhigen und belasten können. Diese ambivalenten Gefühle zuzulassen und sie als Teil unseres Lebens anzunehmen ist mit ein wichtiger Baustein und Bestandteil des Konzeptes der speziellen validierenden Pflege (▶ Kap. 10).

– **legt den Fokus auf proaktive Interaktionen,** um Stresssituationen bei den Betroffenen zu vermeiden bzw. die Stärke des Auftretens zu minimieren und die Dauer zu verkürzen. Im Gegensatz zur reagierenden Handlung, die dann aktiv wird, wenn bereits ein (Konflikt-) Ereignis eingetreten ist, meint proaktives Handeln eine vorausschauende Initiative (▶ Kap. 7).

– **ist eine Kommunikationsmethode, die neben den kommunikativen Interaktionen auch die sensorische Stimulation, die individuell biographisch erfahrenen Emotionen und Sinneserfahrungen in die nonverbale Kommunikation mit einbindet** (▶ Kap. 8). Die Zuordnung in die Stadien nach Feil (▶ Kap. 6) gibt eine Orientierung für die Auswahl der entsprechenden verbalen und/oder nonverbalen Interaktion zur Bewahrung und Förderung vorhandener Kompetenzen, um ein Absinken in eine noch stärkere Desorientiertheit zu verzögern.

– **ist keine Form der Psychotherapie** und will daher auch kein Ersatz für andere Therapien und/oder Behandlungsformen sein, die im konkreten Einzelfall die effiziente und fachgerechte Maßnahme sein kann.

– **baut auf bereits bestehende Theorien auf,** wie der Bedürfnispyramide nach Maslow, den Säulen der Identität nach Petzold und vor allem der Theorie der Lebensaufgaben nach Erikson. Diese Theorien werden in das Konzept integriert (▶ Kap. 6).

– **stützt ihre Beschreibungen und Erkenntnisse auf praktische, empirische Beobachtungen und Erfahrungen** und leistet damit einen Beitrag, die „wissenschaftliche Sprachlosigkeit" (Mayer und Kinsperger 2015) teilweise zu überwinden.

– **ist ein Pflege- und Betreuungskonzept, das sich ganzheitlichen Maßstäben erfolgreich annähern möchte.** Ein solches Konzept muss viele Bereiche umfassen und für andere Konzepte und Modelle durchlässig sein. Ein polarisierender Vergleich zwischen verschiedenen Pflegekonzepten und Pflegemodellen ist somit auch nicht zielführend, da es die „einzig wahre Pflegemethode" nicht gibt. Die Methode ist für den Menschen da, nicht der Mensch für die Methode. Erst im Kontakt mit den zu pflegenden Menschen kristallisiert sich heraus, welche Pflegemethode am besten auf die jeweiligen Bedürfnisse zugeschnitten ist: Kann dieser Mensch soweit reaktiviert werden, dass er genügend mobilisiert ist, sich in der Realität des täglichen Lebens wieder besser zurechtzufinden oder ist er durch seine Desorientiertheit nicht mehr in der Lage, sich an der Realität der Gegenwart zu orientieren? Um das festzustellen, ist es hilfreich, mehr über ihn und seine früheren Lebensumstände zu erfahren, den Beruf, die soziale Rolle, die frühere Umgebung und so viel als möglich aus der Biographie (▶ Kap. 5).

> **Tipp**
>
> Wenn Sie nicht so viel aus der Biographie der zu betreuenden Menschen
> herausfinden können, ist es besser, ein paar Takte der „Lebensmelodie" zu begleiten,
> als auf das ganze Lied zu warten oder dieses zuerst erforschen zu wollen.

- **bietet durch ihre modulare Struktur und Vielfalt zahlreiche Koordinations- und Kooperationselemente für andere Pflege- und Betreuungskonzepte.** Das Konzept bietet aber durch die Schwerpunktsetzung auf die Befriedigung spirituell-psychosozialer Grundbedürfnisse des Menschen (▶ Kap. 7) und in der gelebten validierenden Grundhaltung in vielen Teilen auch für andere Berufsgruppen im interdisziplinären Team – und darüber hinaus – ein breites Spektrum an praktischen Anwendungsmöglichkeiten.
- **ist ein praxisorientiertes Pflegekonzept und eine Philosophie, für die ein hohes Maß an Identifikation nötig ist.** Es muss uns auch bewusst werden, dass sich umfassende Pflegekompetenz nicht mit dem Erlernen eines einzigen Pflegekonzeptes erlangen lässt. Nur durch kontinuierliches Lernen und fortgesetztes Einbeziehen neuer Kenntnisse und Methoden (auch aus anderen Berufsgruppen innerhalb des interdisziplinären Teams!) gelingt es, Pflege und Betreuung von herausragender Qualität zu erreichen und permanent zu sichern. Die Sinnhaftigkeit vieler Maßnahmen wird auf diese Weise über den Rahmen des reinen Kosten- und Arbeitseinsatzes auch für Nichtpflegende transparent und die Annäherung der einzelnen Berufsgruppen aneinander durch das klare Bewusstsein eines gemeinsamen Zieles erleichtert und gestärkt. Dies gilt auch für das Zusammenwirken der Institutionen untereinander, zwischen der Tagesbetreuungsstätte, dem Akutkrankenhaus, der extramuralen Betreuung und der Langzeitpflegeinstitution.
- **ist ein wesentlicher Aspekt bei der systematischen Gestaltung des Pflegeprozesses.** Sie orientiert sich an fachlichen Kriterien und an den individuellen Bedürfnissen der pflegebedürftigen desorientierten Menschen und stellt die erhaltenen Kompetenzanteile und Ressourcen in den Vordergrund (▶ Kap. 7 und 11). Es ist das Ziel, mithilfe sorgfältiger Informationssammlung und individueller Pflegeplanung sowie durch kontinuierliche Beobachtung und Begleitung des gesamten Betreuungsprozesses diese vorhandenen Kompetenzanteile zu erhalten und zu stärken.
- **bietet eine Struktur für die praktische Umsetzung und dem Lernprozess nach den folgenden Kriterien (▶ Kap. 12 und 13):**
  - Ausgangsverhalten – Lebensgeschichte erheben
  - Stadium der Desorientierung bestimmen
  - Plan für spezielle validierende Pflege erstellen
  - Validierende Pflegemaßnahmen durchführen
  - Verlaufsdokumentation erstellen
  - Evaluierung/Auswertung des Fortschritts
- **zeigt Möglichkeiten für den Einsatz in der täglichen Pflegepraxis auf (▶ Kap. 11)** und stellt Arbeitsblätter und Vorlagen für die Dokumentation im Lernprozess (▶ Kap. 12 und 13) zur Verfügung. Konkrete Beispiele für die Anwendung werden bereitgestellt, um die theoretischen Ansätze praxisnah zu veranschaulichen.

— **erfasst im Rahmen der Informationssammlung bzw. Pflegeanamnese auch Daten aus der persönlichen Biographie** (▶ Kap. 5). Je umfangreicher die Daten sind, desto leichter ist es, passgenaue spirituell-psychosoziale Interaktionen zu planen und zu gestalten. So kann es sogar gelingen, eine zuvor als unmöglich wahrgenommene Kommunikation mit desorientierten Menschen anzubahnen und zu intensivieren.

— **beinhaltet nicht nur das Wissen um eine bestimmte Form geriatrischer Pflege, sondern umfasst auch die innere Haltung und das Lebensverständnis** in spezieller Weise. Diese Haltung wird unter anderem dadurch gebildet, indem man sich auf ein vertieftes Wissen in Bezug auf die neurophysiologischen Grundlagen (▶ Kap. 3), die Lebensgeschichte (▶ Kap. 5) und die aktuelle Situation sowie das Erleben (▶ Kap. 10) der betroffenen Menschen einlässt. Spezielle validierende Haltung kann ich nicht bei Bedarf an- und ausknipsen wie einen Lichtschalter. „Wenn wir Zeit haben, gehen wir immer validieren", ist ein häufig anzutreffendes Beispiel für den falsch verstandenen Einsatz der validierenden Interaktion. Es geht zumeist nicht um „Validation zusätzlich" zu den alltäglichen Arbeiten zu machen, sondern darum, das bisher Gewohnte in allen Pflegesituationen wie Essen, Waschen, Kleiden und Bewegung „anders" zu machen, nämlich nach den Prinzipien der speziellen validierenden Pflege. Diese Interaktionen sollen in den Mittelpunkt der Arbeit gestellt werden (▶ Kap. 9). Alle Pflegepersonen nehmen so eine proaktive validierende, wertschätzende Grundhaltung ein (▶ Kap. 7). Zusätzlich kann es dann gezielte geplante validierende Gespräche bzw. Interaktionen in regelmäßigen Abständen durch Pflegepersonen mit vertieftem Wissen geben.

> **Es geht zumeist nicht um ein Mehr, sondern um ein Anders in der Kommunikation und Interaktion.**

— **ist mit ihrem ganzheitlichen Ansatz nicht nur ein weiteres Pflegekonzept, sondern auch eine Pflegephilosophie,** die praktiziert und gelebt werden will. Wenn wir von der „Ganzheitlichkeit" reden, wenn das nicht nur Lippenbekenntnisse sein sollen, dann ist die klare Sicht der Pflegenden auf die oft scheinbar verschütteten Ressourcen der von uns gepflegten Menschen mit einer Desorientierung ein unabdingbarer Bestandteil eines personenorientierten Pflegeverständnisses -genauso wie ihre Förderung sowie die zumindest ansatzweise Befriedigung ihrer spirituell-psychosozialen Grundbedürfnisse. Wie schwierig es auch ist, das Problem des Teams nicht zum Problem der Betroffenen zu machen, wird im folgenden Beispiel dargestellt.

Der Frühaufsteher

Im Rahmen eines Supervisionsgespräches berichtet ein Team von einem als schwierig erlebten hochbetagten Mann, der immer gegen drei Uhr früh aufstehen will. Um das zu unterbinden, wurde sein Bett mit Bettseitenteilen versehen. In der Folge versuchte Herr St., über das Seitenteil zu klettern. Der Nachtdienst hatte große Mühe, ihn daran zu hindern. In der Pflegedokumentation wurde eingetragen: „Problem: Herr St. möchte nachts immer aufstehen". Ein Blick in die Biographie von Herrn St. zeigt, dass er von Beruf Wald- und Forstarbeiter gewesen war, das Aufstehen um drei Uhr früh daher zu seinem Lebensrhythmus gehörte. In der Dokumentation wird dieses nächtliche Aufstehen als Problem des

<table>
<tr><td>Betroffenen vermerkt. Es ist aber in Wirklichkeit ein Problem für das Team, das ihn als unruhig erlebt und vermeiden möchte, dass er aufsteht und sich dabei verletzt. Herr St. selbst hat aber mit dem Wunsch nach dem Aufstehen kein Problem. Er möchte ja aufstehen und arbeiten gehen – nützlich</td><td>sein und gebraucht werden. Zu einem Problem für ihn wird das nächtliche Aufstehen erst durch die Seitenteile, die ihn daran hindern. Sein Bedürfnis aufzustehen müsste daher in der Dokumentation unter „Ressourcen" folgendermaßen vermerkt</td><td>werden: „biographisch bedingter Wunsch nach frühem Aufstehen". Wie eine entsprechende validierende Pflegemaßnahme aussehen könnte, damit dieses Bedürfnis auch befriedigt werden kann, wird später erläutert (▸ Kap. 6 und 7).</td></tr>
</table>

2.1 Zielgruppe für die spezielle validierende Pflege

Zur Zielgruppen gehören Personen mit einer Desorientierung deren spirituell-psychosozialen Grundbedürfnisse nicht befriedigt sind,

- die hochbetagt sind, die kein psychiatrisches Krankheitsbild aus jüngeren (an Alter jüngeren) Jahren haben, die unbewältigte Krisen oder Traumata aus der Vergangenheit in sich tragen und/oder
- die aufgrund einer hirnorganischen Erkrankung an einer primär erworbenen neurokognitiven Störung, also an einer Demenz leiden, unabhängig des Alters.

Diese beiden Zielgruppen lassen sich nicht immer eindeutig voneinander unterscheiden, beide werden sich durch die Anwendung validierender Techniken angenommen fühlen. Die Krankheit selbst kann aber nicht zum Stillstand gebracht werden. Vielleicht kann in einzelnen Fällen der Verlauf der Erkrankung etwas verlangsamt werden. Eine rechtzeitige Diagnose einer hirnorganischen Erkrankung mit einer Desorientierung hilft, frühzeitig nach den Aspekten der psychosozialen und spirituellen Bedürfnisse der Betroffenen zu fragen und kann so Ausgangspunkt für die weitere Analyse darstellen.

Durch den fachlich richtigen Einsatz der speziellen validierenden Pflege bekommen die Pflegenden einen neuen, offenen und ressourcenorientierten Blick auf die individuelle Situation und auch einen besseren Zugang zu den von ihnen betreuten Personen.

> **Validierende Haltung ist ein untrennbarer Teil ganz persönlichen Verständnisses im Umgang mit jedem Menschen zu jeder Zeit, im Rahmen jeglicher Form von Kommunikation und Interaktion.**

2.2 Ziele der speziellen validierenden Pflege

Oberstes Ziel ist die weitgehende Befriedigung der spirituellen und psychosozialen Grundbedürfnisse sowie das Bedürfnis, die Emotion, die hinter den Aussagen und dem Verhalten von desorientierten Menschen stehen, wertfrei aufzunehmen, anzunehmen, zuzulassen, zu akzeptieren und zu bestätigen. Dies gelingt, wenn man, wie es Feil (2004) ausdrückt, „in den Schuhen des anderen geht" und eine Brücke zum inneren Erleben aufgebaut hat.

Alle weiteren definierten Ziele entspringen aus dieser übergeordneten Zielsetzung:

- Entängstigung, Vertrauensaufbau
- Stressreduktion bei Gepflegten und Pflegenden
- Emotionale Ausgeglichenheit
- Stabilisierung des seelischen Zustandes
- Verbesserung der Lebensqualität und des Wohlbefindens
- Stärkung des Selbstwertgefühls bzw. der Selbstwertschätzung und des Selbstvertrauens
- Wachheit und Präsenz der Betroffenen
- (Sinnes-) Wahrnehmung fördern und Orientierung erhalten
- Verbesserung der verbalen und nonverbalen Kommunikation
- Reduktion von chemischen und physikalischen Maßnahmen
- Verbesserung des Gehvermögens, des körperlichen und seelischen Wohlbefindens

> **Das Ziel, den Betroffenen abzulenken, damit er zum Beispiel nicht nach Hause gehen möchte, führt vom Betroffenen weg. Verfolge ich meine Ziele, ist das Misslingen der Interaktion bereits besiegelt.**

So, wie es nicht den verallgemeinerbaren desorientierten Menschen gibt, sollte auch jede Pflegeperson für sich selbst prüfen, ob sie Neigung und Eignung zur Anwendung der speziellen validierenden Pflege im Sinne einer vertieften Ausbildung hat und sich mit den Zielsetzungen dieses Pflegekonzeptes identifizieren kann.

2.3 Abschließende Gedanken zur Messbarkeit, Struktur und Zeit

Ganzheitliche Methoden wie die spezielle validierende Pflege, die bestimmte Einstellungen und Haltungen etc. als Grundlage haben, entziehen sich der Messbarkeit im klassischen Sinn (Mayer und Kinsperger 2015). Da sie mit den herkömmlichen Methoden nicht messbar ist, stellt sich die Frage nach dem Nachweis des benötigten Zeitaufwandes. Jede patientenorientierte Pflegeform benötigt von vornherein mehr Zeit als eine rein auf die Funktionen und Abläufe orientierte Arbeitsweise. Wird diese Zeit sinnvoll genützt, können auch zusätzlich auftretende Risiken und Symptome mit den Folgekosten vermindert werden. Die Mehrkosten, die aufgrund einer Mangelernährung entstehen, werden pro aufgenommener Person im Schnitt mit CHF 3344 bzw. 3079 EUR beziffert (Frei 2006) und die Folgekosten eines Harnweginfektes werden von Thiesmann in Höhe von 425 EUR pro Fall errechnet (Schober et al. 2012). Für die USA wird die Mehrbelastung für das Gesundheitssystem durch ein Delir mit mehr als 150 Mrd. EUR pro Jahr angenommen (ÖGGG 2017) und Leslie errechnet für Personen mit Delir Kosten von 830 US$ bzw. 754 EUR (Thomas 2014).

> **Ein langsamerer und kleinerer kognitiver und körperlicher Bewegungsradius ist nicht gleichzusetzen mit der Abnahme der Wichtigkeit der noch vorhandenen Fähigkeiten und Möglichkeiten.**

Der erhöhte Zeitaufwand ergibt sich aus der Langsamkeit, den unstrukturierten Handlungen, dem Vergessen wann, wo und wie Dinge gemacht werden, der nicht mehr erbrachten Ausrichtung einer Handlung nach einer bestimmten Absichtsbildung und aus den unmittelbar geäußerten spirituellen und psychosozialen Bedürfnissen der Betroffenen, die sich, wenn sie nicht beachtet werden, verstärken können. Konkret haben Simmons et al. (2008) den Zeitaufwand für eine desorientierte Person für jeweils eine Mahlzeit mit 42 Minuten und für eine Zwischenmahlzeit mit 13 Minuten berechnet und betonen die Wichtigkeit einer Eins-zu-Eins-Essbegleitung. Damit ist klar ersichtlich, dass die Verantwortung für eine angemessene Essenssituation nicht nur den Pflegepersonen vor Ort übertragen werden kann, sondern auch die entsprechenden personellen Ressourcen zur Verfügung gestellt werden müssen! Das Management und die Entscheidungsträger sind für die Rahmenbedingungen und die strukturellen Bedingungen verantwortlich, die für das Gestalten einer würdevollen, dem Tempo und den Möglichkeiten der Betroffenen angepassten Interaktion notwendig sind.

> **Das Bereitstellen der zeitlichen Ressourcen für eine angemessene Begleitung und Betreuung ist Aufgabe der Entscheidungsträger in allen Hierarchieebenen.**

Die Pflegepersonen müssen sich der Kritik stellen, warum der Zeitaufwand für die Durchführung teamorientierter Pflegemaßnahmen praktisch nie in Frage gestellt wird, sehr wohl aber der Zeitrahmen für ressourcen- und patientenorientierte Pflegemaßnahmen. Das kritische Hinterfragen der eigenen Arbeitseinteilung und Priorisierung der Pflegehandlungen sollte für die Praxis selbstverständlich sein.

Von einer validierenden Grundhaltung profitieren alle: Kranke im Allgemeinen, die Angehörigen, die Betroffenen, die Kollegen, die Familie und Betreuer – probieren Sie es einfach aus!

Literatur

Deutscher Ethikrat (2012) Demenz und Selbstbestimmung. Stellungnahme, Deutschen Ethikrat (Hrsg) ▶ www.ethikrat.org. Zugegriffen: 14. Dez. 2016

Feil N (2004) Validation in Anwendung und Beispielen. Der Umgang mit verwirrten alten Menschen, 4. Aufl. Reinhardt Verlag, München

Frei A (2006) Mangelernährung im Spital – medizinische Kosten und Kosteneffektivität bei Verhinderung. Bericht im Auftrag des Bundesamts für Gesundheit BAG

Geiger A (2011) Der alte König in seinem Exil. Hanser, München

Mayer H, Kinsperger L (2015) Wirkung ohne Evidenz – die wissenschaftliche „Sprachlosigkeit" im Zusammenhang mit „bewährten" pflegerischen Methoden. Tatsachen – Ursachen – Lösungen, Vortrag im Rahmen des Pflegkongresses vom Pflegenetz, 6. November. ▶ http://www.oei-validation.at/images/M_images/Validation_MAYER-Hanna_PPP-zu-Vortrag_25-04-2014_ABZ-OerRK_Wien_144dpi.pdf. Zugegriffen: 3. Juli 2016

ÖGGG (2017) Delir. Ein häufiges Syndrom im Alter – eine interdisziplinäre Herausforderung. In: Österreichische Gesellschaft für Geriatrie und Gerontologie (Hrsg) Österreichisches Geriatrisches Basisassessment, 2. überarbeitete und ergänzte Auflage. ÖGGG, Wien

Rohra H (2016) Ja zum Leben trotz Demenz! Warum ich kämpfe. Medhochzwei, Heidelberg

Schober C, Schober D, Perić N, Pervan E (2012) Studie zum gesellschaftlichen und ökonomischen Nutzen der mobilen Pflege- und Betreuungsdienste in Wien mittels einer SROI-Analyse. NPO-Kompetenzzentrum, Wien

Simmons SF, Keeler E, Zhuo X (2008) Prevention of unintentional weight loss in nursing home residents: A controlled trial of feeding assistance. J Am Geritr Soc 56:1466–1473. ▶ https://doi.org/10.1111/j.1532-5415.2008.01801.x

Thomas C (2014) Prävention und Therapie des Alters – Delir im Allgemeinkrankenhaus. ▶ www.demenz-service-duesseldorf.de. Zugegriffen: 26. Juli 2016

Neurophysiologische Grundlagen

Sonja Scheichenberger

© Springer-Verlag GmbH Deutschland, ein Teil von Springer Nature 2018
S. Scheichenberger, B. Scharb, *Spezielle validierende Pflege*,
https://doi.org/10.1007/978-3-662-56017-4_3

3.1 Das Gehirn und seine Funktionen

Das Gehirn ist der Ort, an dem unsere Erlebnisse gespeichert und archiviert werden. Gedächtnisfunktionen, Erinnerung, Sinneswahrnehmungen, Orientierung, Kommunikation, Kognition sowie Emotionen sind hier zusammengeführt. Ein kleiner Einblick in den Aufbau und die Funktionen des Gehirns kann helfen, die Veränderungen bei einer erworbenen kognitiven Beeinträchtigung besser zu verstehen und einzuordnen. Der Übergang von der Orientierung in die Desorientierung kann fließend, fast unbemerkt verlaufen. In der Desorientierung werden dann die Emotionen wichtiger und das Verhalten ändert sich, ohne dass dies willentlich gesteuert werden kann. Der Denkprozess zerbricht und die Koordinaten des Lebens beginnen sich aufzulösen.

Das Gehirn ist ein hochkomplexes Organ und wird mit seinen mehreren hundert Milliarden Nervenzellen – 10^{11} – als die komplexeste Struktur im Universum beschrieben. Die Nervenzelle, das Neuron, ist der funktionelle Grundbaustein und sozusagen das Rechenelement. Die kleinste funktionelle Einheit ist die neokortikale Säule, ca. 2½ Millionen Säulen hat das menschliche Gehirn, jede Säule besteht aus 70000 Neuronen. Das Stützgewebe, die Gliazelle, macht in etwa 50 % der Gehirnmasse aus. Sie bildet auch die Isolierschicht, sorgt für die Ernährung und Regeneration der Neuronen. Rechnet man die Länge der Nervenfasern zusammen; kommt man etwa auf die Entfernung von der Erde zum Mond und zurück, also 2-mal 384.000 km. Entlang der Axone werden die Impulse mit einer Geschwindigkeit von etwa 360–400 km/h weitergeleitet. Dabei verbraucht unser Gehirn weniger als 60 Watt Strom. Wenn ein Gedanke entsteht, dann ist „ein Gewitter" im Gehirn (Staffen und Kieslinger 2010).

In den ersten Lebensjahren werden laufend neue Synapsen gebildet. Werden die Synapsen häufig gefordert, werden sie verstärkt, nicht benutzte werden abgebaut nach dem Motto: „Use it or lose it!" (Hülshoff 2008). Im normalen Alterungsprozess nimmt die Zahl der Synapsen und das Hirnvolumen ab, wobei man von etwa 2 % pro Dekade ausgeht, was teilweise auf die Reduktion des Wasseranteils in der Zelle zurückgeht (Pritzel et al. 2003). Der kontinuierliche geistige Abbau im Alter ist aber heute widerlegt. Die Fähigkeit des Gehirns, Synapsen und Nervenzellen je nach Verwendung anzupassen wird auch Plastizität genannt. Sie ist ein Leben lang gegeben und ist Voraussetzung für lebenslanges Lernen und Abspeichern von Wissen und Verhalten. Im Alter verlangsamt sich allerdings dieser Prozess (Staffen und Kieslinger 2010; Hülshoff 2008).

3.1.1 Großhirnrinde/Neokortex

Das Gehirn besteht aus der Großhirnrinde (Neokortex oder Isokortex), die in zwei Hälften, sprich Hemisphären und jeweils vier Lappen unterteilt ist. Kortex steht für Rinde.

Linke und rechte Hirnhälfte (Hemisphäre) sind in der Tiefe durch Bahnen, dem Balken (Corpus callosum), verbunden und stehen durch Millionen von Faserverbindungen ständig für einen Informationsaustausch in Kontakt. Ein großer Teil der Funktionen der Hirnrinde ist auf beiden Hirnhälften verankert. Es gibt aber Teile, die die Funktion auf der gleichen Körperseite (ipsilateral) wahrnehmen wie zum Beispiel das Riechhirn der linken Hirnhälfte für Gerüche aus der linken Nasenschleimhaut. Andere Teile übernehmen eine Funktion auf der gegenüberliegenden Seite (kontralateral). So steuert das motorische Rindenfeld der rechten Hirnhälfte den linken Arm und das linke Bein.

Einige anatomische Strukturen sind zum Teil asymmetrisch angelegt. Jede Hemisphäre hat dann eine andere Aufgabe innerhalb einer Funktion wie zum Beispiel bei der Sprache. Bei 96 % der rechtshändigen Menschen und 70 % der linkshändigen ist die Kontrolle von Sprachmotorik, Satzbau (Syntax) und Wortbedeutung (Semantik) links (Hülshoff 2008; Pritzel et al. 2003). Weitere sprachliche und sprachassoziierte Areale in der linken Großhirnhälfte sind unter anderem: visueller, auditorischer und motorischer Kortex, das Wernicke und das Broca-Sprachzentrum (Abel und Lange 2014). Die sprachbegleitende Gestik, die Mimik, das Verständnis des Ausdrucks sowie die Sprachmelodie (Prosodie) und die sprachbegleitenden Emotionen sind die Stärke der rechten Hirnhälfte (Pritzel et al. 2003).

> **Beide Gehirnhälften haben zum Teil unterschiedliche Aufgaben, arbeiten aber eng zusammen.**

Die Großhirnrinde wird in vier äußere Lappen eingeteilt (◘ Abb. 3.1), den Stirnlappen, den Schläfenlappen, den Scheitellappen und den Hinterhauptlappen. Die Oberfläche enthält viele Furchen bzw. Sulkus und Windungen bzw. Gyrus. Die Zentralfurche trennt den Stirn- vom Scheitellappen. Sehr vereinfacht stellen die Bereiche vor der Zentralfurche die motorischen, aktiven, abgebenden und Handlungen signalisierenden Teile und die Bereiche hinter der Zentralfurche dagegen die sensorischen und aufnehmenden Anteile dar (Pritzel et al. 2003; Roth 2001).

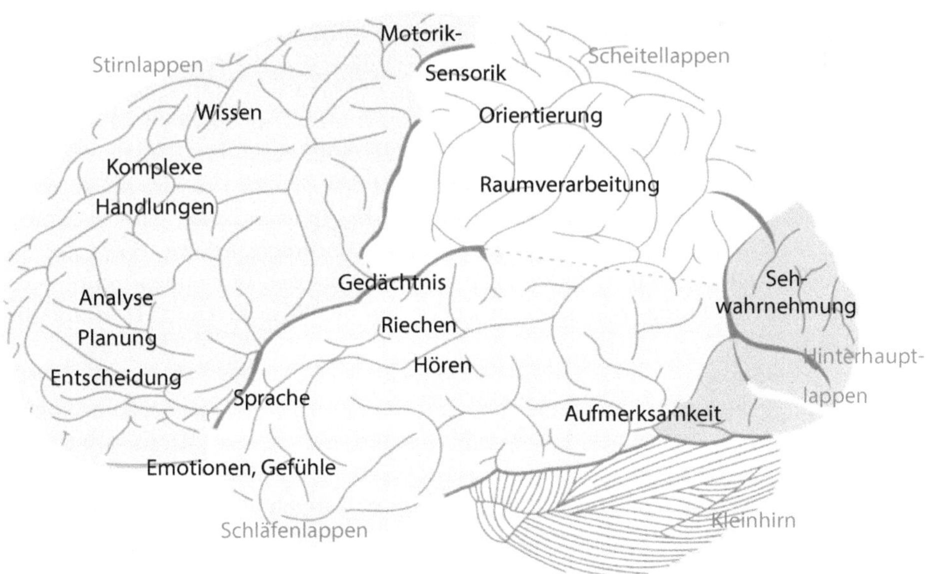

◘ **Abb. 3.1** Gehirnlappen und Funktionen (Pixabay, eigene Bearbeitung, ergänzt)

Der **Stirnlappen oder Frontallappen** liegt im vorderen Teil des der Gehirnrinde und reicht bis zur Zentralfurche. Er wird unterteilt in die vordere Zentralfurche, die motorische Rinde, die prämotorischen und motorischen Bereiche, das frontale Augenfeld und das eigentliche Stirnhirn, das zumeist als präfrontaler Kortex bezeichnet wird (Schmidt 1990). Vor der Zentralfurche liegt das primäre motorische Rindenfeld, das die bewussten Bewegungen steuert und als sogenannter „kleiner Mensch" bzw. Homunculus abgebildet ist.

Der Frontallappen ist unter anderem zuständig für zentralexekutive Funktionen wie Planen, strategisches Denken und Handeln, Setzen von Zielen und Prioritäten, Motivation sowie Konzentration, bewusste Aufmerksamkeitssteuerung und Ausblenden von Störungen. Das Sozialverhalten wie die Antriebs- und Impulskontrolle und das Sexualverhalten sind hier verankert. Gemütslage und Wertehaltung können dem Frontallappen zugeordnet werden. Viele Bereiche für das Gedächtnis wie das Arbeitsgedächtnis, das prozedurale und episodische Gedächtnis (▶ Kap. 3), das Langzeitgedächtnis und auch der Zugriff auf das emotionale Gedächtnis sind hier verortet. Die Broca-Region umfasst Sprachfunktionen (Verarbeitung, Produktion, Verständnis), Wortbildung, Namen spontan sprechen zu können sowie die Tonbildung, Lautbildung und Melodie (Pritzel et al. 2003; Roth 2001).

Läsionen im Frontallappen führen zu Persönlichkeitsveränderungen wie Antriebslosigkeit, Fehlen von konkreten Plänen oder planender Vorausschau sowie zu sozialen Konflikten durch Taktlosigkeit, frivoles Verhalten und jähzornige Phasen bei erhaltener Intelligenz (Schmidt 1990).

Der **Scheitellappen oder Parietallappen** enthält den somatosensorischen Bereich mit dem sensorischen Rindenfeld, das entsprechend dem motorischen Rindenfeld als Homunculus in der hinteren Zentralwindung oder Furche repräsentiert ist (Pritzel et al. 2003). Der Parietallappen empfängt und verarbeitet Informationen über Temperatur, Geschmack, Berührung und Bewegung. Er integriert die räumliche Aufmerksamkeit (Wechsel von einem Reiz auf den anderen), die Körperwahrnehmung, das Tastempfinden (haptisch) und hat Anteil an der visuellen Erarbeitung, am Lesen, Schreiben und Sprechen, am Erkennen von Bewegungen im direkten Blickfeld und der räumlichen Orientierung sowie der Schmerzempfindung. Ein Defizit der räumlich-manuellen Fähigkeiten wird Apraxie genannt. Im Bereich des Scheitellappens ist das episodische Gedächtnis lokalisiert sowie akustische Fähigkeiten wie das Sinnverständnis für Geräusche, Musik und die akustische Aufmerksamkeit. Die Insel oder Insula liegt in einer Furche, die den Frontallappen vom Schläfenlappen trennt. Sie ist wesentlich an den Emotionen, dem Entstehen von Gefühlen beteiligt (Hülshoff 2008; Pritzel et al. 2003; Roth 2001).

Der **Schläfenlappen oder Temporallappen** als zweitgrößter Lappen des Gehirns steuert den Bereich des Hörens und speichert Bilder und Töne. Die Riechfunktion ist für das Speichern von Düften und Gerüchen als Schatz unserer Erinnerungen mitverantwortlich. Die emotionale Verarbeitung, das Gedächtnis (▶ Abschn. 3.2), das Wissen und die Sprache befinden sich in diesem Lappen (Pritzel et al. 2003). Das Wernicke-Sprachzentrum für das Sprachverstehen liegt in der dominanten Hemisphäre. Das akustische Sprachzentrum steuert die Tonfolgen (Melodieverständnis) und die Lautfolgen (Wortverständnis). Das Arbeitsgedächtnis, deklarative, episodische und explizite Gedächtnis sowie das Transferieren von Inhalten vom Kurz- ins

Langzeitgedächtnis und die Kontrolle des räumlichen Gedächtnisses sind hier lokalisiert (Pritzel et al. 2003; Roth 2001).

Der **Hinterhauptlappen oder Occipitallappen** ist der kleinste Lappen und verarbeitet überwiegend visuelle Informationen und Sinneseindrücke wie das Wahrnehmen von Helligkeiten, Farben und Formen. Aber auch der Ortssinn, Blickbewegungen nach oben, optische Aufmerksamkeit, das Ortsgedächtnis, Rechnen, Zahlen erkennen, Lesen, optische Gedanken und optische Dinge erkennen sind hier zugeordnet (Pritzel et al. 2003; Roth 2001).

3.1.2 Strukturen/Systeme

Unter dem Neokortex, im Hirninneren, liegen unter anderem die subkortikalen Strukturen wie Basalganglien, das limbische System und der Hirnstamm. Der Gyrus cinguli und Teile des Thalamus repräsentieren kortikale Anteile (Pritzel et al. 2003; Piefke und Markowitsch 2010).

Zu den **subkortikalen Anteilen des limbischen Systems** im Hirninneren gehören miteinander verbundene Strukturen. Zu den Kernstrukturen zählen der Hippocampus und der Mandelkern oder Amygdala. Das limbische System wurde ursprünglich mit dem Geruchs- und Geschmackssinn in Verbindung gebracht (Piefke und Markowitsch 2010). Es ist mit dem subjektiven Erleben von Gefühlen und Gedächtnisprozessen assoziiert (Hülshoff 2008) und ist für die Emotionen, Motivation und Verhaltensbewertungen zuständig (Roth 2001).

Der **Hippocampus** verarbeitet Erlebnisse, formt die Erinnerungen und hat einen Zugang zu den Gedächtnisspeichern. Er spielt eine wichtige Rolle beim Langzeitgedächtnis, dient als Schaltstelle für Nachrichten von den Sinnesorganen und leitet Sinneseindrücke wie ein lautes Geräusch zur Amygdala weiter (Rettig 2014; Drimalla 2011; Hülshoff 2008).

Die **Amygdala oder der Mandelkernkomplex** besteht aus zwei mandelförmigen Ansammlungen von Kernen im linken und rechten Schläfenlappen jeweils direkt vor dem Hippocampus. Sie ist an vielen Hirnfunktionen wie Lernen und Gedächtnis sowie an der Auslösung und Verarbeitung von Emotionen wie Angst, Wut, Aggression und Trauer zentral beteiligt (Hülshoff 2008; Drimalla 2011).

Die **Basalganglien** sind zuständig für Bewegungen des Körpers im Raum mit der dafür notwendigen Krafterzeugung, die Initiierung von Willkürbewegungen und die Wirkung von Emotionen auf die Verhaltensweisen. Durch die Verbindungen innerhalb der verschiedenen Basalganglien und zu anderen Hirngebieten verbinden sie die ganze Großhirnrinde (Pritzel et al. 2003).

Der **Gyrus cinguli** ist eine Schaltstelle zwischen den Emotionen, der Kognition und dem Verhalten. Er beeinflusst die Aufmerksamkeit, Konzentration und verarbeitet Schmerzen.

Der **Thalamus** wird als das Tor zum Bewusstsein bezeichnet.

Das **nozizeptive System,** also die Schmerzleitung, umfasst die an der Aufnahme und Verarbeitung von Schmerzen beteiligten Gehirnstrukturen. An der Schmerzwahrnehmung sind sowohl kortikale als auch subkortikale Netzwerke aus sensorischen, limbischen, assoziativen und motorischen Arealen beteiligt.

Das **laterale Schmerzsystem,** der somatosensorische Kortex (SI), vermittelt besonders sensorisch-differenzierende Schmerzphänomene und ist für die Lokalisation, die Dauer und Intensität des Schmerzes zuständig und umfasst Neurone des Vorderseitenstranges bzw. Tractus spinothalamicus, einer aufsteigen Bahn im Rückenmark bis zum Thalamus (Schmidt et al. 2010).

Das **mediale Schmerzsystem,** der somatosensorische Kortex (SII) ist für motivational-emotionale Regungen, kognitiv-bewertende Merkmale und das Schmerzgedächtnis verantwortlich. Es umfasst unter anderem Regionen des Thalamus, die Insel, den Mandelkern, den Hippocampus und den Hypothalamus (Schmidt et al. 2010).

3.1.3 Areale für die Miktion

Eine Reihe von Arealen sind für die Miktion verantwortlich, wie der untere Parietallappen, die Insula, die Basalganglien, der Hypothalamus und das Kleinhirn oder Cerebellum, die gemeinsam eine hemmende Wirkung auf die Miktion haben (Madersbacher und Mair 2009). Im Bereich der Brücke bzw. Pons, einem Abschnitt des Hinterhauptes und des Kleinhirnes ist die Miktionskontrolle lokalisiert.

Da die Funktion der Harnblase, die Speicherung und Entleerung durch neuronale Prozesse im Gehirn gesteuert werden, kann es durch Veränderungen im Zentralnervensystem auch zu Funktionsstörungen der Harnblase kommen (Füsgen 2006).

3.2 Gedächtnis

Das Gedächtnis integriert die verschiedenen Sinneseindrücke und Erfahrungen über die Lebensspanne und hält sie zusammen (Pritzel et al. 2003). Die Fähigkeit des Gedächtnisses, sich Dinge anzueignen, zu speichern und wieder abrufen zu können, gibt uns im Leben Halt, Sicherheit und macht uns als Person aus. Das Gedächtnis ist ein persönlicher, einzigartiger Speicher, in dem alles aufbewahrt wird. Alles was erlebt, gedacht, gehört und aufgenommen wurde, ist darin archiviert. Bei Einbußen im Gedächtnis bleibt die nonverbale Ausdrucksfähigkeit länger erhalten als die verbalen Fähigkeiten und die Emotionen können dann stärker ausgeprägt sein.

Im Gegensatz zur Sprache gibt es für das Gedächtnis kein einheitliches System, kein klar lokalisierbares Zentrum im Gehirn. Es verbindet die zahllosen Einzelphänomene unseres Bewusstseins zu einem Ganzen (Piefke und Markowitsch 2010; Schmidt 2008). Obwohl für das Gedächtnis eine netzwerkartige Verarbeitung und unterschiedliche Strukturen verantwortlich sind, können Strukturen mit zum Teil sehr speziellen Gedächtnisformen in Verbindung gebracht werden (Pritzel et al. 2003).

> **Aus der Fülle von Informationen nehmen wir eher die für uns persönlich relevanten und interessanten auf.**

Das Gedächtnis nimmt über verschiedene Sinnesstrukturen Informationen auf. Diese werden im Gehirn verarbeitet, kategorisiert und in verschiedenen Gehirnstrukturen gespeichert. Bei Bedarf können diese Inhalte abgerufen werden. Informationen werden generell in jenen Gehirnarealen gespeichert, in denen sie ursächlich verarbeitet werden z. B. Gesichter und Objekte in temporalen Arealen, Objektpositionen in parietalen Arealen sowie Sprachreize in der Nähe der Broca- und Wernicke-Areale (Schmidt 2008). Das Gedächtnis kann nach zeitlichen und inhaltlichen Aspekten betrachtet werden.

3.2.1 Zeitliche Einteilung des Gedächtnisses

Klassisch ist die Einteilung des Gedächtnisses entlang der Zeitachse (◘ Tab. 3.1), wobei Speicherdauer und Aufnahmekapazität eine Rolle spielen (Pritzel et al. 2003).

Als Schnittstelle zwischen dem Kurz- und Langzeitgedächtnis wird das Arbeitsgedächtnis oder Primärgedächtnis angenommen. Die aktive Verarbeitung neuer und die Bereitstellung bereits gespeicherter Informationen finden hier statt. Im Alter ist das Kurzzeitgedächtnis sehr stabil, die Leistungen des Arbeitsgedächtnisses nehmen hingegen je nach Komplexität der Aufgaben ab, wobei nicht alle Untersysteme betroffen sind. Die Komplexität der Aufgabe scheint die Leistung deutlich zu beeinflussen; je mehr kognitive Ressourcen notwendig sind, desto eher ergeben sich altersbedingte Defizite (Pritzel et al. 2003).

◘ **Tab. 3.1** Übersicht zeitliche Gedächtnisformen

	Funktion	Speicherdauer Aufnahmekapazität	Gehirnregion
Ultrakurzzeitgedächtnis oder sensorisches Register	Speichert eher passiv und kurzfristig Wahrnehmungserfahrungen und Sinneseindrücke (visuell, olfaktorisch, auditiv, gustatorisch, haptisch)	Speichert für Millisekunden bis zwei Sekunden Sehr robust gegen Alterserscheinungen	Sensible Gehirnrinde
Kurzzeitgedächtnis	Aufmerksamkeit und Exekutivfunktionen	Speichert für Sekunden bis einige Minuten Temporärer Speicher Aufnahmekapazität 7 ± 2 Informationseinheiten	Präfrontale und Regionen des Parietallappens Limbisches System insbesondere der Hippocampus
Arbeitsgedächtnis/ Primärgedächtnis Schnittstelle zwischen dem Kurz- und Langzeitgedächtnis	Aktive Verarbeitung neuer Information Bereitstellen bereits gespeicherter Inhalte Aufmerksamkeit und Exekutivfunktionen	Speichert für 20–45 Sekunden	Präfrontale sowie Regionen des Parietallappens
Langzeitgedächtnis oder Primärgedächtnis	–	Unbegrenzt	Cortex

3.2.2 Inhaltliche Einteilung des Gedächtnisses

Eine Differenzierung des Langzeitgedächtnisses ist die Unterteilung auf inhaltlicher Ebene in explizites, deklaratives Gedächtnis oder Verhaltensgedächtnis und implizites, nichtdeklaratives Gedächtnis oder Wissensgedächtnis (◘ Tab. 3.2).

A Implizites, nicht-deklaratives Gedächtnis – Verhaltensgedächtnis

Das implizite, nichtdeklarative Gedächtnis zeichnet sich durch nicht bewusste Inhalte, die nicht so leicht verbalisierbar sind, aus und umfasst das prozedurale, das perzeptuelle und das Arbeitsgedächtnis.

Das **prozedurale Gedächtnis** beinhaltet neben den motorischen Fertigkeiten auch kognitive Prozesse und Regeln. Beim impliziten Lernen werden die Synapsen aktiviert, teilweise auch ohne dass wir es merken. Implizite Prozesse sind bei allen sozialen Aktivitäten und kognitiven Funktionen beteiligt. Der Abruf von gespeicherten Inhalten des prozeduralen Gedächtnisses wird von Basalganglien und vermutlich auch Teilen des Kleinhirns unterstützt. Die Gedächtnisspuren bleiben hier weitgehend stabil, auch bei Menschen mit kognitiven Beeinträchtigungen (Pritzel et al. 2003; Frick-Salzmann 2010).

Das **Priming-System** ist weitgehend unabhängig vom bewussten Reflektieren. Es hilft uns zuvor unbewusst Wahrgenommenes durch eine Art Prägung, vorbewusster Erinnerungen an ähnliche Situationen besser wiederzuerkennen, wie eine zuvor gehörte Melodie anhand weniger Tonsequenzen (Pritzel et al. 2003).

Das **perzeptuelle Gedächtnis** steht zwischen dem Wissens- und Priming-System. Es ist eine Form des bewussten Gedächtnisses, nimmt aber eine Zwischenstellung zwischen bewusstem und unbewusstem Gedächtnis ein. Es ermöglicht das Erkennen von Gegenständen und Objekten (Pritzel et al. 2003).

> **Das implizite Gedächtnis ist wie ein Autopilot für automatisierte Handlungsabläufe zuständig.**

B Explizites, deklaratives Gedächtnis – Wissensgedächtnis

Das explizite, deklarative Gedächtnis wird weiter unterteilt in semantisches und episodisches Gedächtnis. Durch Strukturen des limbischen Systems werden semantische und episodische Informationen ins Langzeitgedächtnis übertragen und längerfristig gespeichert (Pritzel et al. 2003).

Das **semantische Gedächtnis,** auch Wissenssystem genannt, umfasst kontextfrei abgespeicherte Fakten, die unabhängig von Raum- und Zeitbezug abgerufen werden können. Inhalte des semantischen Gedächtnisses werden eher auf der linken Hemisphäre gespeichert und der Abruf episodischer und semantischer Informationen wird vor allem durch das frontotemporale Übertragungsgebiet geleistet. Bei kognitiv nicht beeinträchtigten Menschen bleibt das semantische Wissen bis ins hohe Alter intakt, der Zugang zu den Informationen verlangsamt sich allerdings im Vergleich zu jüngeren Menschen (Pritzel et al. 2003).

Das **autobiographische Gedächtnis** beherbergt unsere persönlichen Erlebnisse, unterstützt die Entwicklung der Identität und ermöglicht es, Erfahrungen aus der Vergangenheit abzurufen, um aktuelle Probleme zu lösen. Das deklarative Gedächtnis

☐ Tab. 3.2 Übersicht inhaltliche Gedächtnisformen (Hülshoff 2008; Pritzel et al. 2003)

A Implizites Gedächtnis – WIE (unbewusst)				B Gedächtnis – WAS (bewusst)		
Nichtdeklaratives Gedächtnis (Verhaltensgedächtnis) Automatisierte Handlungsabläufe, „Autopilot" motorischer und kognitiver Fertigkeiten				Deklaratives Gedächtnis (Wissensgedächtnis)		
–	**Prozedurales Gedächtnis**	**Priming-system** Erinnern von ähnlich erlebten Situationen unbewusst wahrgenommener Information	**Perzeptuelles Gedächtnis** Erkennen von Gegenständen, Objekten und Personen	**Semantisches Gedächtnis** Wissenssystem, Fakten Sachverhalte, Allgemeinwissen	**Episodisches Gedächtnis** Ereignisse, mit klarem Raum- und Zeitbezug; An Bewusstsein, Selbstreflexion und meist auch an emotionale Inhalte gekoppelt	–
Motorisch	z. B. Laufen	–	–	Erinnerung an den Namen einer Freundin	Erinnerung an das Kennenlernen in der Tanzstunde	Autobiographisch
Perzeptiv-räumlich	Räumliche Orientierung	–	–			
sozial	Intuitives Sozialverhalten	–	–	Wissen, dass die amerikanischen Mondflüge zum Apolloprogramm gehörten	Erinnerung an die erste Mondlandung	Nicht autobiographisch

spielt eine Schlüsselrolle bei Prozessen der Persönlichkeits- und Identitätsentwicklung. Das Wahrnehmen der begrenzten Lebenszeit im Alter führt zu einer Zunahme von emotional bedeutsamen Zielen und zu einer Abnahme von wissensbezogenen Zielen. Die vollständige Ausreifung findet in der späten Adoleszenz statt (Wolf 2014; Pritzel et al. 2003).

Das **episodische Gedächtnis** ist das Gedächtnis mit der höchsten Hierarchieebene. Es ermöglicht das Erinnern an die Vergangenheit und den Zugang zu lebensgeschichtlichen Ereignissen in ihrem zeitlichen und räumlichen Kontext und enthält weite Teile der eigenen Biographie. Inhalte des episodischen Gedächtnisses werden eher auf der rechten Hemisphäre gespeichert und der Abruf der Inhalte wird von limbischen Strukturen besonders von der rechten Hemisphäre unterstützt (Pritzel et al. 2003).

> **Einzelne Ereignisse beziehen wir zeitlich aufeinander und können so Vergangenes und Zukünftiges vom Jetzt abgrenzen.**

Das episodische Gedächtnis hat auch eine zentrale Funktion für die synchrone subjektive Wahrnehmung, sowohl der Kontinuität als auch des Wandels von Persönlichkeits- und Identitätsmerkmalen. Es bildet die Basis für die fortlaufende Reinterpretation vergangener persönlicher Erlebnisse. Diese wird aus der Perspektive der sich stetig ändernden aktuellen Lebenssituation vorgenommen, besonders die kognitive, emotionale Bewertung persönlicher Lebenserfahrungen. Die episodischen Gedächtnisinhalte sind zumeist emotional gefärbt und es ist möglich, bei bestimmten Erlebnissen zu unterscheiden, ob diese positiv oder negativ waren. Der Abruf episodischer Informationen aus dem Gedächtnis basiert auf einem frontotemporalen Netzwerk, das mit den hinteren bzw. posterioren Regionen des Scheitel- und Hinterhauptlappens interagiert. Eine zentrale Rolle im episodischen Langzeitgedächtnis und bei emotionalen Prozessen wird dem limbischen System zugeschrieben (Piefke und Markowitsch 2010; Pritzel et al. 2003).

3.3 Erinnerung – Sinneswahrnehmung

Den Prozess, sich des Gedächtnisses zu bedienen, nennen wir Erinnerung. Die bestimmende Fähigkeit des Erinnerns liegt in der Wiederherstellung früherer Erlebnisse, Eindrücke und Gefühle. Wird eine Information aus der persönlichen Vergangenheit abgerufen, wird diese mit neuem Kontext abgespeichert. Das Gedächtnis ist also keine statische Größe, sondern rekonstruiert aus der Perspektive der jeweiligen Gegenwart bereits Geschehenes neu. Ein Teil aus der Vergangenheit genügt, um eine ganze Episode an Erinnerungen zu wecken. Durch diesen Vorgang wird eine mentale Zeitreise in die Vergangenheit ermöglicht, die typischerweise mit einem Gefühl der Selbsterfahrung und des persönlichen Eigentums einer Erinnerung verbunden ist (Piefke und Markowitsch 2010; Pritzel et al. 2003).

> **Abhängig von der Verfassung können sich die Farbgebung und Gestalt der Erinnerung verändern (Rohra 2016).**

Erinnerungen an einzelne Episoden setzen sich häufig aus verschiedenen Sinneserfahrungen zusammen, sind also multimodal, wobei visuelle Eindrücke dominieren. Meistens sind auch die auditiv, gustatorisch, olfaktorisch und somatosensorisch

Sinneseindrücke daran beteiligt (Pritzel et al. 2003). Diese Verknüpfung der Sinne ermöglicht holosensorische Erinnerungen (◘ Abb. 3.2). Das heißt, ein Detail oder eine gegenwärtige Stimmung kann ein längst vergessen geglaubtes Ereignis wieder ganz ins Gedächtnis zurückholen. Die Verknüpfung der Erlebnisse, die wir über unsere sensomotorischen Sinne wahrnehmen, hat eine einzigartige persönliche Qualität!

> **Ein Detail kann das gesamte Ereignis in Erinnerung rufen und in die Stimmung von damals versetzen.**

Wir alle setzen – ohne dass es uns bewusst ist – eine solche Wiederbelebung vergangener Ereignisse ein, um uns bei deren Anblick in positive Stimmung zu versetzen. Wir sammeln Dinge, die uns an positive Ereignisse in unserem Leben erinnern: Wir hängen Bilder von Menschen auf, die uns viel bedeuten, wir stellen den Pokal aufs Bücherregal, den wir einmal bei einem Wettkampf gewonnen haben, wir kaufen Andenken an Orte, an denen wir uns gerne aufgehalten haben, lassen uns die Urkunden einrahmen, die bescheinigen, dass wir erfolgreich eine Leistung erbracht haben usw. Wer einmal ein Jubiläumstreffen eines weit zurückliegenden Schuljahrgangs beobachtet hat, wird feststellen, wie viel Heiterkeit von dieser Runde ausgeht. Das Wiederbeleben alter Erinnerungen hebt deutlich merkbar die gegenwärtige Stimmung.

Andererseits kann man auch an einem Morgen in negativer Stimmung aufwachen und es fallen einem schlagartig alle Ereignisse des Lebens ein, in denen man genau in der gleichen negativen Stimmung war wie heute und durchlebt diese quasi im Zeitraffer noch einmal. Was wir in solchen Momenten als lebhafte Erinnerung empfinden, ist ein sensorisch ausgelöster Dominoeffekt: Einmal durch einen Reiz angestoßen, werden

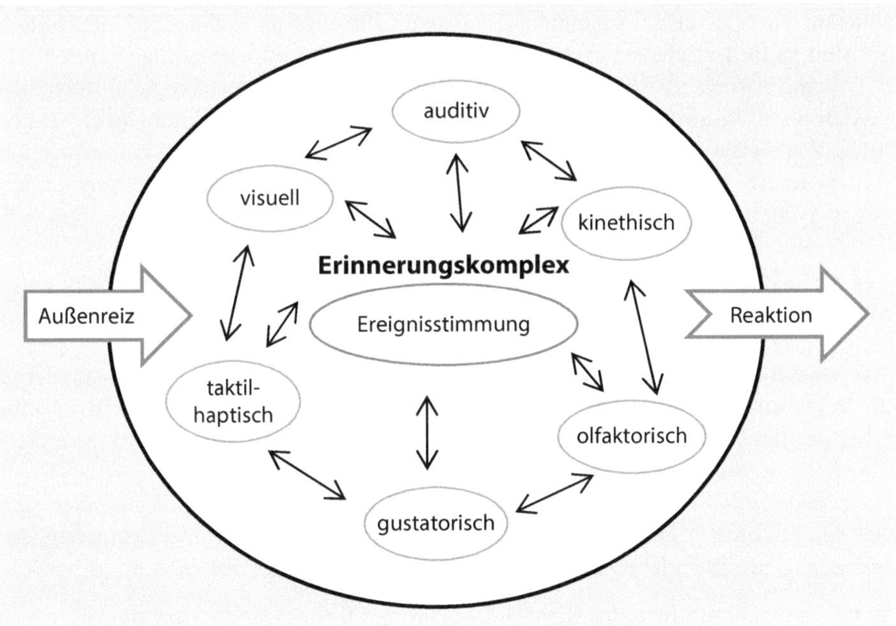

◘ **Abb. 3.2** Holosensorisches erinnern

die gespeicherten Eindrücke der einzelnen Sinnesorgane zu einem multidimensionalen Wiedererleben des seinerzeitigen Ereignisses zusammengefügt.

> **Überlegen Sie für sich selbst**
> Besitzen Sie auch einen Gegenstand wie zum Beispiel eine Muschelschale, die Sie seinerzeit am Meeresstrand im Urlaub gefunden haben? Lässt sie Sie die Sonne wieder spüren, den Geruch und Geschmack der Speisen im Restaurant wieder schmecken, den Sand unter den Füßen und das Meerwasser auf der Haut wieder empfinden? Sehen Sie die schöne Küstenlandschaft und den blauen Himmel wieder vor sich und empfinden wieder das Wohlgefühl dieser schönen Urlaubszeit?

Ein sensorischer Sinnesreiz kann viel aus der Vergangenheit eines desorientierten Menschen in die Gegenwart heben. Der gezielte Einsatz von positiv besetzten Gegenständen, Geräuschen, Gerüchen und Geschmacksempfindungen aus der persönlichen Biographie dieser desorientierten Menschen kann somit helfen, eine positive Gesamterinnerung (und die damit untrennbar verbundene positive Ereignisstimmung) wiederherzustellen und damit an die damals gewohnte Lebensumgebung anknüpfen. Das ist ein Beitrag, um die Lebensqualität desorientierter Menschen zu verbessern.

3.3.1 Sehen und Hören

Wir nehmen bis zu 80 % der Außenwelt mit den Augen auf. Das Sehen beschäftigt ungefähr ein Viertel des gesamten Gehirns und nimmt 60 % der Großhirnrinde ein. Im Alter kann der Sehsinn nachlassen und eine Brille ist oft notwendig (Simm 2011).

Warme Farben in Rot-Orange können bis ins höhere Alter länger unterschieden werden als Blau und Grün. Lila wird oft nur mehr als Grau erkannt (TU München 2012). Alzheimer-Kranke haben eine geringere Sensibilität beim Erkennen von Farbkontrasten im Vergleich zu Patienten mit anderen Demenzarten, die aber auch die exakte Wahrnehmung von Kontrasten und Farben, vor allem von Blautönen beeinträchtigen (Heeg und Striffler 2010).

Der Gehörsinn kann aus allen Richtungen akustische Reize und Klänge aufnehmen. Im Alter verändert sich nicht nur das Verstehen von Sprache, sondern auch das Richtungshören.

Eine Studie zeigt, dass Personen im Alter von 75–90 Jahren gegenüber jenen von 60–75 Jahren Schwierigkeiten beim Führen von Gesprächen und beim Zuhören haben, und zwar vor allem dann, wenn viele Menschen anwesend sind, es lauter ist oder wenn schnell gesprochen wird (Dretzko und Lehmann 2013).

Je mehr das Sehvermögen und die Hörfähigkeit nachlassen, desto eher richtet sich der Blick nach innen und es gewinnen frühere Erlebnisse und Erinnerungen an Bedeutung, um die erlebten Einbußen besser bewältigen zu können.

> **Immanuel Kant sagte, das Nicht-Sehen-Können trenne von Dingen, das Nicht-Hören von Menschen.**

3.3.2 Geruch und Erinnerungen

Das Riechen von Düften hat eine direkte Verbindung ins Gehirn, eine enge Verbindung zum Gedächtnis und somit zur Erinnerung. Die Riechschleimhaut mit den Empfängern für den Geruch ist in den letzten Jahren vertieft beforscht worden.

Kommen die Geruchsempfänger der Reichschleimhaut mit den Duftmolekülen in Kontakt, werden elektrische Signale über die Nervenfasern bis zum Riechkolben im Gehirn weitergeleitet. Dort wird der jeweilige Sinneseindruck interpretiert und zu einem Gedächtnisinhalt verarbeitet, ohne dass dieser zuvor vom Thalamus geprüft werden muss, wie etwa beim Sehen, Hören und Schmecken. Nahe dem Riechkolben ist der Sitz des limbischen Systems mit der Amygdala und dem Hippocampus. Somit ist über den Geruchssinn ein rascher Zugang zu den Erinnerungen und Emotionen möglich (Rettig 2014; Hatt und Dee 2010). Werden ätherische Öle eingeatmet, werden sie durch die Nasenschleimhaut aufgenommen und dringen ebenso rasch in die Blutbahn wie nach einer intravenösen Injektion (Buchbauer 2004).

> **Düfte wirken unmittelbar und rasch und können sehr erfolgreich im Rahmen der Biographiearbeit eingesetzt werden.**

Eine Einschränkung stellt allerdings das Schrumpfen des Riechkolbens bereits im Frühstadium einer Alzheimer-Demenz dar, in dem die Merkfähigkeit erst geringfügig beeinträchtigt ist. Begleitend sind Nervenbahnen im Gehirn geschädigt, die an der Wahrnehmung und Erkennung von Gerüchen beteiligt sind. Auch der mittlere Schläfenlappen, ein Gehirnbereich in direkter Nachbarschaft des Riechkolbens, verliert an Volumen (Thomann 2009).

Durch diese anatomische und funktionelle Nähe kann die beeinträchtigte Wahrnehmung von Schlüsseldüften, die der Betroffene von sich aus nicht merkt, ein Hinweis auf die Entwicklung einer Alzheimer-Krankheit sein. Dies kann mittels eines Geruchstestes ermittelt werden, der sehr zuverlässig Alzheimerkranke von Gesunden unterscheidet sowie Personen mit einer leichten kognitiven Einschränkung, die Alzheimer entwickeln werden, von jenen, bei denen die Krankheit nicht entsteht. Jene Personen, die an Alzheimer erkrankten, erkannten nur 20–30 der beim Riechtest eingesetzten 40 Düfte. Werden besonders folgende Gerüche im Test nicht erkannt, entwickelt sich mit hoher Wahrscheinlichkeit eine Alzheimer-Krankheit: Erdbeeren, Zitrone, Ananas, Gewürznelken, Flieder, Leder, Seife, Menthol, Rauch und Erdgas (Aichinger 2013; Dick-Pfaff 2004).

Allerdings sind die Probleme bei der Geruchserkennung nicht spezifisch für die Alzheimer-Krankheit, sondern könnten auch auf Parkinson oder andere neurologische Diagnosen hindeuten bzw. bei anderen Erkrankungen des HNO-Bereichs und des Gehirns auftreten, z. B. nach Schädel-Hirn-Traumata (Thomann 2009).

3.3.3 Taktile Wahrnehmung/Haut

Die menschliche Haut ist das größte Sinnesorgan. Die über den Körper verteilten Sinneszellen informieren das Gehirn über alle inner- und außerhalb des Körpers ablaufenden Prozesse. Eine Schädigung dieser Sinneszellen kann eine Beeinträchtigung der

Wahrnehmung der eigenen Grenzen und Identität bewirken – man kann sich selbst nicht mehr fühlen, nicht mehr erleben. Zahlreiche Rezeptoren sind an der Hautoberfläche lokalisiert, die verschiedene Strukturen ertasten und unterscheiden können. Eine Hand alleine besitzt bereits an die 10.000 Rezeptoren.

Die taktile Wahrnehmung bleibt auch dann intakt, wenn andere Sinneswahrnehmungen bereits erheblich eingeschränkt sind (Sachweh 2009). Die Haut als äußere Schutzschicht ist nicht nur empfänglich für Berührung, sondern auch durchlässig für bestimmte Stoffe.

> **Das Verbinden von Berührung und der Wirkung von ätherischen Ölen wird durch Einreibungen ermöglicht.**

Durch die Resorption über die Nasenschleimhaut, durch die Atmung, aber auch über die Haut gelangen ätherische Öle in den Körper und beeinflussen die Aktivitäten des Gehirns innerhalb von Sekunden, unabhängig von der Anwendungsart (Buchbauer 2005). Ätherische Öle im Badewasser dringen 100-mal schneller in die Haut ein als das Wasser selbst (Price und Price 2009). Lavendel im Massageöl ist bereits 5 Minuten nach dem Auftragen auf die Haut im Blut nachweisbar und erreicht nach 20 Minuten die höchste Konzentration. Nach 90 Minuten ist der Großteil wieder aus dem Blut eliminiert (Jäger et al. 1992; Heuberger et al. 2004).

Wenn zusätzlich zum normalen Alterungsprozess das Gedächtnis nachlässt, geraten die wohlgeordnet gespeicherten Erinnerungen ins Wanken, die Mitteilungs- und Ausdrucksfähigkeit wird verlangsamt, reduziert und kann sogar missinterpretiert werden.

> **Der Rückzug aus der Realität der Gegenwart wird durch das Nachlassen der körperlichen, sensorischen und sozialen Verluste unterstützt.**

3.4 Orientierung – Desorientierung – Vergessen

Orientierung ist die allgemeine Bezeichnung für die Wahrnehmung der Stellung des Körpers im Raum und die Beziehung zur Umgebung bzw. Lebenssituation. Orientiert sein meint die Fähigkeit, sich räumlich, zeitlich, personell und in Bezug auf die eigene Person und Situation zurechtzufinden. Desorientierung bedeutet, dass die oben genannten Fähigkeiten vorübergehend oder dauerhaft – ganz oder in Teilbereichen nicht bestehen (Institut für Deutsche Gebärdensprache und Kommunikation Gehörloser 2016).

Das Gehirn ist der Ort, an dem unsere Erlebnisse, alles was erlebt, gedacht, gehört und aufgenommen wurde, gespeichert und archiviert ist. Was aber, wenn ein Wirbelsturm den Speicher durcheinander weht und die sorgfältig abgelegten Erlebnisse nicht mehr direkt auffindbar sind? Was, wenn ich nicht mehr zwischen eigenen und fremden Erinnerungen und Erfahrungen trennen kann, wenn Zeit, Ort und Person sich aus verschiedenen Erlebnissen vermischen, wenn Vergangenes und zukünftig Geplantes nicht mehr willentlich abgerufen werden können? Wenn sich die klaren Koordinaten des Lebens wie die Person (Ich – Andere, Mein – Dein), die damaligen Umstände, die Zeit und der Ort aufheben? Dann ist alles möglich und nichts ist fix. So können zufällig die richtigen Personen am richtigen Ort zur richtigen Zeit zusammenfallen oder aber eben auch nicht und das in rasch wechselnder Form.

Die Demenz zerstört das Gedächtnis und verdreht die kognitiven Fähigkeiten, sodass ich unzählige Male verwirrt bin (Taylor 2011). Die Gedanken sind desorganisiert (Lakotta 2010), alle Wahrnehmungen im Beziehungssystem sind verschoben (Rohra 2016) mit ständig wechselnden Bezugsgrößen, deren Werte noch dazu schwanken, sodass man nicht mehr konstant nachdenken kann. Der Denkprozess zerbricht, die Erinnerungen und Denkvorgänge geraten zunehmend durcheinander, die Welt ist voller Erinnerungslücken und Leerstellen (Taylor 2011). Gedächtnisinhalte tauchen unerwartet auf wie bei einem Glücksrad, das zufällig bei bestimmten Worten und Wortverbindungen stehen bleibt (Bryden 2011), die an sich richtig sind, aber zur falschen Zeit, am falschen Ort auf die falsche Art gesagt werden. Dies bezieht sich auf Themen die Stunden, Tage oder Wochen zurückliegen. So kann man den eigenen Aussagen nicht mehr trauen und ist sich nicht sicher ob man das meint was man sagt, oder ob man wirklich das sagt, was man meint (Taylor 2011).

> **Nichts ist fix**
>
> Frau R. lebt bei ihrer Tochter in Wien, seit ihre Desorientierung ein selbständiges Leben nicht mehr ermöglicht. Bei einem gemeinsamen Spaziergang gehen Mutter und Tochter an einem Hund vorbei, der angeleint ist. Er springt plötzlich auf und bellt lautstark. Beide erschrecken. Zu Hause angekommen erzählt Frau R. dann: „Gestern hat mich ein Hund in H. (nennt eine Stadt) angefallen". Wobei für Frau R. die Vergangenheit immer ein „Gestern" war. Oder es kam vor, dass sie sagte: „Alle meine Männer sind gestorben", – ein Schicksalsschlag, den ihre Schwägerin erlebte, die innerhalb eines Jahres ihren Mann und die zwei Söhne durch Krankheit und Unfall verloren hatte.

Nachdem sich im ersten Schritt die Koordinaten (Personen, Umstände, Zeit und Ort) langsam auflösen, verblassen die Inhalte im nächsten Schritt zunehmend (◘ Abb. 3.3).

> **Überlegen Sie für sich selbst**
>
> Schreiben Sie alle Personen, die Sie kennen, alle Orte, an denen Sie im Leben waren, alle erlebten Ereignisse und Zeiten jeweils auf eigene Zettel in verschiedenen Farben. Schütteln Sie diese gut durch. Ziehen Sie nun jeweils ein Ereignis, eine oder mehrere Personen und einen Ort sowie Zeitpunkt. Diese Fakten bilden nun die Begebenheit, die Sie erzählen würden, unabhängig von dem, was andere Beteiligte für korrekt einstufen. Ihre Erinnerungen und somit Geschichten sind ziemlich desorganisiert. Sagen Sie nun die Wahrheit?

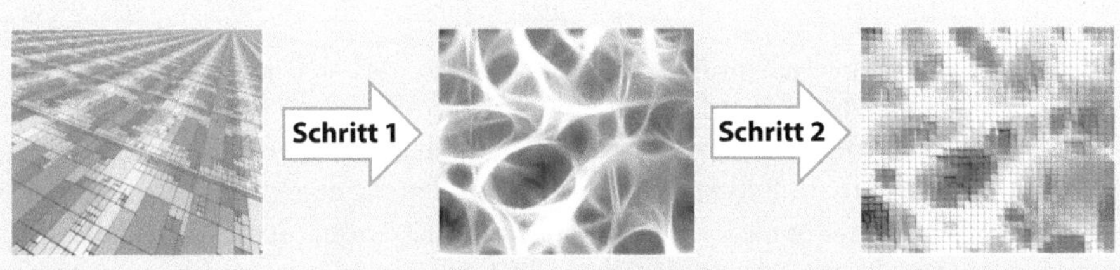

◘ **Abb. 3.3** Auflösung der Koordinaten (Pixabay, eigene Bearbeitung)

◻ Tab. 3.3   Abgrenzung Altersvergesslichkeit – Demenz (Feldkamp o. J.)

Anzeichen für normale Altersvergesslichkeit	Anzeichen für Demenz
Vergesslichkeit im hohen Alter.	Vergesslichkeit im Alter von unter 60 Jahren.
Vergesslichkeit ist vorübergehend.	Vergesslichkeit bleibt und nimmt stetig zu
Probleme wie etwa das Verlegen der Geldbörse, der Haustürschlüssel etc. kommen ab und zu vor. Hin und wieder werden Namen vergessen.	Das Verlegen oder Vergessen häuft sich, insbesondere bei wichtigen Gegenständen, auf die man normalerweise gut aufpasst (Kreditkarte, Geldbörse).
Durch richtiges Nachdenken oder konzentriertes Innehalten fallen dem Betroffenen die vergessenen Dinge in der Regel wieder ein.	Komplette Erlebnisbereiche und Gedächtnisinhalte werden vergessen und lassen sich auch durch Nachdenken oder Konzentration nicht rekonstruieren.
Erinnerungsstützen (z. B. Merkzettel) helfen gegen Vergesslichkeit.	Notizzettel, Eselsbrücken oder Gedächtnisstützen helfen immer weniger.
Nach mündlichen oder schriftlichen Anleitungen können alltägliche Tätigkeiten sicher durchgeführt werden.	Alltagshandlungen wie Kaffee kochen, Essen aufwärmen, Körperpflege, können auch nach mündlichen oder schriftlichen Anleitungen immer weniger durchgeführt werden.

Taylor sagt in einem Interview: „Vergessen impliziert etwas ist verschwunden. Tatsächlich ist es noch da, aber man hat keinen Zugriff, es ist das Fehlen an Aufmerksamkeit und Bewusstheit" (Lakotta 2010).

> **Die Betroffenen vergessen nicht, um uns zu ärgern!**

Gedächtnisfehler können immer vorkommen, wir alle klagen von Zeit zu Zeit über Vergesslichkeit. Gründe für das Vergessen können sein: eine mangelhafte Abrufstrategie, zu wenig tief verankerte Informationen, ein Mangel an Interesse, Motivation, Konzentration oder die Aufnahme findet wegen mangelnder Aufmerksamkeit nicht statt (Frick-Salzmann 2010). Dauerhafte Beeinträchtigungen des Gedächtnisses sind dagegen organisch bedingt. Normale Altersvergesslichkeit unterscheidet sich zur Demenz durch ihre Anzeichen (◻ Tab. 3.3). Die Desorientierung umfasst im Wesentlichen die Bereiche Zeit, Ort, Situation und Person.

3.4.1 Zeitliche Desorientiertheit

Wir alle verfügen über ein individuelles Zeitgefühl, das sich nicht an standardisiert gemessener Zeit (Uhr, Kalender) orientiert, und wir alle kennen das Empfinden von der Relativität der Zeit, dass uns die Zeit manchmal „verfliegt" und manchmal „stillsteht". Dieses innere Zeitgefühl ist daher auch nicht objektiv messbar. Erst wenn wir uns verstandesmäßig nach der Uhr oder dem Kalender, dem Wechsel der Tages- und der Jahreszeiten, nach immer wiederkehrenden Ereignissen und Feiertagen orientieren, „kalibrieren" wir quasi unser inneres Zeitempfinden immer wieder neu und nähern uns an die objektive Zeitmessung an. Dies können wir aber nur tun, wenn wir in der Lage sind, das Wahrgenommene aufzufassen und sinngemäß zu begreifen.

Wer einige Zeit in einem abgeschlossenen System ohne Orientierungsmöglichkeiten verbringt, verliert die Nähe zum objektiven Zeitgefühl. Denken wir z. B. an Einzelhaft, einen langen Aufenthalt in einem Raum ohne Einfall von Tageslicht, Zustände längerer Bewusstlosigkeit oder einfach im Rahmen einer Reise an die Rückkehr aus einem anderen Zeit- und Orientierungssystem (der berühmte „erste Arbeitstag nach dem Urlaub").

> **Zeitlich desorientierte Menschen können das Jahr, die aktuelle Jahreszeit, den Wochentag und die Tageszeit nicht benennen. Sie können nicht sagen, wie lange sie sich in einer Situation, an einem Ort befinden.**

3.4.2 Örtliche Desorientiertheit

Örtlich desorientiert zu sein heißt, sich in der aktuellen Umgebung nicht zurechtzufinden. Die Desorientierung kann bei einer Aufnahme in eine Institution auftreten, auch wenn man sich zu Hause noch orientieren konnte, oder eine bereits bestehende Desorientierung verstärken. Es entsteht ein Gefühl der Fremdheit, wodurch zumeist die Suche nach dem vertrauten Umfeld ausgelöst wird. Die Menschen begeben sich auf die Suche nach dem „Zuhause", ohne es oft genauer beschreiben zu können, vor allem wenn Menschen im Laufe ihrer Biographie mehrmals übersiedelt und umgezogen sind. Dieser Verlust des Vertrauten kann mit Unsicherheit und Angst einhergehen.

> **Örtlich desorientierte Menschen wissen nicht, wo sie sind, können den derzeitigen Aufenthaltsort, Wohnort bzw. die eigene Adresse nicht angeben. Die Umgebung ist ihnen fremd, sie verlegen ihre Gegenstände, verlaufen sich.**

3.4.3 Situative Desorientiertheit

Personen, die situativ desorientiert sind, wissen nicht, wie sie an einen bestimmten Ort gelangt sind und warum sie sich hier aufhalten. Sie können den Ablauf eines Geschehens und/oder die Abfolge zusammenhängender Vorgänge nicht mehr nachvollziehen.

Tochter oder Fremde?

Frau R. kommt mit ihrer Tochter vom Einkaufen zurück, als ihre Schwester anruft. Diese fragt sie, wo sie sei. Frau R. antwortet: „Ich habe beim Einkaufen eine Frau getroffen, die hat mich mitgenommen."

Sie wissen z. B., dass sie sich am Morgen nach dem Aufstehen anziehen müssen, aber die Reihenfolge, in der die Kleidungsstücke angelegt werden müssen, ist ihnen verlorengegangen. Also versuchen sie z. B., die Strümpfe über die Schuhe anzuziehen, oder sie ziehen das Hemd durch Hineinschlüpfen in die Ärmel wie eine Hose an und sind dann völlig verzweifelt, weil ihnen das nicht gelingt. Sie geraten stark unter Stress, haben aber nicht die Fähigkeit, ihre Lage zu begreifen oder zu verändern, was wiederum als stark existenzbedrohend erlebt wird. In dieser Verzweiflung versuchen die Betroffenen daher entweder, durch Tatendrang ein geeignetes Ordnungssystem zu schaffen, und fangen immer wieder damit an, weil sie kein geeignetes System finden, oder sie verharren bewegungslos und apathisch und rühren sich nicht von der Stelle. Aus dem Chaos dieser Orientierungslosigkeit flüchten sie oft in eine ihnen vertraute Umgebung: Sie möchten nach Hause zur Mutter bzw. in ihre frühere Wohnung und begeben sich zielstrebig auf den Weg dorthin oder sie ziehen sich in eine frühere Zeit ihres Lebens zurück und kommunizieren innerlich mit den Personen aus einem Abschnitt ihres Lebens, in dem ihnen noch alle vertraut waren, wo sie noch alles im Griff hatten.

> **Situativ desorientierte Menschen wissen nicht, wie und warum sie an den aktuellen Ort gekommen sind. Sie können Alltagsgegenstände nicht unterscheiden oder deren Funktion nicht beschreiben oder adäquat einsetzen. Sie sind ratlos, verunsichert und ängstlich.**

3.4.4 **Persönliche Desorientiertheit**

Persönlich desorientierten Menschen wird die eigene Person zunehmend fremd. Sie wissen ihren Namen nicht mehr und auch nicht, wie alt sie sind. Das Erkennen funktioniert nicht mehr über die Zuordnung der Menschen anhand der Rollen, welche diese in diesem individuellen Umweltgefüge früher eingenommen haben, sondern es gilt zunehmend die Empfindung, welche diese persönlich desorientierten Menschen mit anderen Personen aus ihrem Umfeld verbindet. So kann es durchaus vorkommen, dass z. B. eine noch vor wenigen Tagen unbekannte Pflegeperson von einer Klientin in Stadium III als „Mutter" angesprochen und zärtlich umarmt wird, weil sie in Gegenwart dieser Pflegeperson das Gefühl mütterlicher Geborgenheit verspürt, während sie sich durch den Besuch mehrerer naher (und früher stets von ihr innig geliebter) Angehöriger überfordert und dadurch „befremdet" fühlt und daher in einem sehr abweisenden, unpersönlichen Ton sagt: „Was machen Sie in meinem Zimmer, verlassen Sie sofort den Raum!" Sie richten sich besonders nach den Kriterien, die ihrem Bedürfnis nach Befriedigung ihrer spirituell-psychosozialen Grundbedürfnisse entgegenkommen.

> **Persönlich desorientierte Menschen wissen ihren Geburtstag, das Alter, den Familienstand, die Anzahl der Kinder, den Namen und den erlernten oder ausgeübten Beruf nicht mehr. Sie können die verschiedenen persönlichen Rollen nicht auseinanderhalten und erkennen letztendlich das eigene Spiegelbild nicht mehr.**

Bei einer fortschreitenden kognitiven Beeinträchtigung geht die Fähigkeit diese Verluste der Orientierung in gewohnter sprachlicher Weise zu berichten verloren.

3.5 Sprache und Kommunikation

Nach einer Legende soll Kaiser Friedrich II. im 13 Jahrhundert mit folgendem Experiment versucht haben, die Ursprache der Menschheit zu entdecken: Er ließ neugeborene Kinder von Ammen aufziehen, wobei diese kein Wort mit den Kindern sprechen durften. Diese Kinder sollten nicht die Sprache „von außen" erlernen, sondern „von innen" heraus sprechen, also – so meinte der Kaiser – die menschliche Ursprache verwenden. Das Experiment schlug jedoch fehl. Obwohl es den Kindern – außer an Kommunikation – an nichts mangelte, starben sie alle im Verlauf des 1. Lebensjahres.

Dieses mittelalterliche Experiment zeigt, wie bedeutend Kommunikation für den Menschen ist. Das Neugeborene reagiert auf die Sprache seiner Umgebung, auch wenn es diese Sprache noch nicht sprechen kann. Es selbst teilt seine Gefühle durch Schreien und Lallen mit, und umgekehrt erspürt es aus dem Klang der elterlichen Stimmen deren Gefühle und Wünsche, auch ohne dass es den Inhalt der einzelnen Worte versteht. Oft können Kinder im ersten Lebensjahr sehr zur Verwunderung ihrer Eltern Anweisungen, Bitten, Tadel, Ermahnungen verstehen, obwohl sie noch nicht sprechen können: Sie hören aus der Art und Weise, wie mit ihnen gesprochen wird, den Sinn oder die Botschaft der Worte heraus.

Wenn es darum geht, Sprache zu erkennen und hervorzubringen, arbeiten viele sprachrelevante Gehirnteile temporär zusammen. Das Broca-Zentrum ist an der Aussprache von Wörtern beteiligt und zuständig für das Erkennen von Verben und für Wörter, die Handlungen und Handlungsprozesse koordinieren. Das Wernicke-Zentrum hingegen kodiert Objekte, vor allem Hauptwörter und ist eng mit den auditiven und visuellen Zentren verbunden (Hülshoff 2008). Für die sprachlichen Auffälligkeiten ist die Lokalisation der Schädigung entscheidend und nicht die Ursache bzw. Ätiologie (Abel und Lange 2014).

3.5.1 Abnahme des Wortschatzes/Sprachvermögens

Bei Menschen mit einer Demenz verringert sich der Wortschatz je weiter die Erkrankung fortschreitet. Zu Beginn kann dies noch durch Umschreibungen kompensiert werden.

Am Telefon

Fr. F. telefoniert mit ihrer Tochter und fragt „Wann kommst Du am Handy wieder zu mir?", statt zu fragen: „Wann rufst Du mich wieder an?"

Je weiter die Demenz fortschreitet, umso mehr nimmt die Vielfalt der Wörter ab und wird durch Phrasen ersetzt. Lancashire und Hirst haben dies anhand von dreizehn Agatha-Christie-Romanen im Vergleich von zwei früh entstandenen Novellen untersucht. Dabei konzentrierten sich die Wissenschaftler vor allem auf drei sprachliche Aspekte: die Vielfalt der Wörter, die Zahl der Wiederholungen von Phrasen und die Menge der verwendeten Phrasen bzw. unbestimmten Begriffe wie „das Ding", „etwas" oder „irgendwas" („thing", „anything", „something"). Per Computer werteten sie das Material aus. Im ersten Roman verwendete Christie 50.000 verschiedene Wörter, im Alter von 67 Jahren erstmals deutlich unter 4500. Gleichzeitig verstärkte sich ihre Tendenz, Phrasen zu wiederholen sowie die Verwendung von vagen Begriffen (Fux 2009).

Der Einsatz von unbestimmten Wörtern wie „Dings" ist für die desorientierten Menschen eine meisterliche Leistung. Sie versuchen trotz fehlender konkreter Worte, den Begriff, den sie verwenden möchten, zu definieren, indem sie z. B. einen Oberbegriff verwenden und „Fett" sagen, weil ihnen „Butter" nicht einfällt oder einfach einen neuen Namen erfinden und „Frühstreich" dazu sagen, weil es Butter immer zum Frühstück aufs Brot gibt.

> **Überlegen Sie für sich selbst**
> Wie oft haben Sie in Ihrem Leben schon „Dings" gesagt, weil Ihnen just in dem Augenblick, wo Sie etwas sagen wollten, der Name für den Gegenstand, auf den Sie gezeigt haben, nicht eingefallen ist? „Es liegt mir auf der Zunge", sagen Sie und es will und will Ihnen nicht einfallen, wie das „Dings", der „Na", und der „Na, du weißt schon" eigentlich geheißen hat.

Dem desorientierten Menschen geht es genauso, aber in einer anderen Häufigkeit. Menschen mit einer kognitiven Beeinträchtigung können ihre Gedanken, Wünsche und Bedürfnisse nicht immer verbalisieren, wissen aber oft genau, was sie sagen möchten. Gelingt es jemandem, für sie das Gewollte auszudrücken wird die dies oft mit „Ja genau" oder „Sie sagen es" bestätigt.

> **Bedenken Sie, dass wir zwar Gedächtnisprobleme haben, aber „wir sind nicht blöde" (Cairns 2010)!**

Eine Kommunikationsform, die sich ebenfalls tief ins Gedächtnis einprägt, ist das im zweiten Lebensjahr vorkommende monologisierende Sprechen von „sinnlosen" Wortfolgen und Reimen. Der desorientierte Mensch greift auf dieses Sprachmittel zurück, wenn die verbale Kommunikationsfähigkeit stark abnimmt und unverständliches, monologisierendes Murmeln den verständlichen Redefluss ersetzt, indem er „sinnlose" Lautfolgen verwendet und Begriffe mit Schlüsselwörtern besetzt.

Im Pflegealltag begegnet uns auch oft eine Symbolsprache. Der griechische Begriff „symbolon", steht für Zeichen, Kennzeichen, dann Sinnbild, das eine bestimmte, nicht ohne Kenntnis des Zusammenhangs ersichtliche Bedeutung ausdrückt oder sogar für einen geheimen Sinngehalt steht (Dorsch 2004). Symbole sind Sinnbilder und haben eine tiefere Bedeutung. Menschen mit einer Desorientierung erzählen uns in fortgeschrittenen Stadien Dinge, die uns Zuhörern in der Realität der Gegenwart als unwahrscheinlich erscheinen. Es sollte uns bewusst sein, dass das, was wir hören und nicht glauben können, stellvertretend für etwas steht, das sehr wohl existiert.

> **Es gibt keinen Un-Sinn in der Kommunikation zwischen Personen mit einer Desorientierung und uns, es gibt nur einen uns nicht bekannten Sinn.**

3.5.2 Nonverbale Fähigkeiten

Es besteht Einigkeit darüber, dass die nonverbalen Fähigkeiten länger erhalten bleiben als die verbalen. Viele Autoren beschreiben, dass die Fähigkeit nonverbale körperliche Signale wahrzunehmen im Verlauf der Desorientierung und Demenz sogar zunimmt. Eine wahrgenommene Diskrepanz zwischen den verbalen und nonverbalen Botschaften scheint die Betroffenen sogar bis in die Sterbephase hinein zu irritieren (Sachweh 2009).

> **Tipp**
>
> Beobachten Sie uns und deuten Sie unser Verhalten, um zu verstehen, was wir sagen, denn wir kommunizieren hauptsächlich nonverbal. Achten Sie vor allem auf den Gesichtsausdruck, die Handbewegungen und den Kontext denn die Wörter und ihre Reihenfolge sind wahrscheinlich nicht richtig! (Bryden 2011)

Zwei Studien, die sich mit der Wahrnehmung der Mimik anderer Menschen durch Menschen die an einer Demenz leiden befassen, werden von Sachweh (2009) beschrieben. Eine Einzelfallstudie konnte zeigen, dass eine Person mit schwerster Demenz sehr sensibel auf ihre Gesprächspartnerin reagierte. Als diese in einer längeren Interaktion ein unbewegtes, ausdruckloses Gesicht machte, und den Blickkontakt vermied, schaute die Betroffene vermehrt im Raum herum und überprüfte immer wieder flüchtig, ob ihr Gegenüber sie wieder anblickte. Ebenso versuchte sie den Kontakt wieder herzustellen durch Näherrücken und Ansprechen. Als dies alles nichts nützte, wurde sie ängstlich, agitiert, die Atmung wurde schwer und sie versuchte aufzustehen und den Raum zu verlassen. Eine andere Untersuchung wollte herausfinden, ob Heimbewohner mit und ohne Demenz auf positive oder negative nonverbale Stimuli unterschiedlich reagieren. Die Annäherung passierte entweder mit freundlichem oder bösem Gesicht, die Ansprache mit sanfter oder harscher, abrupter Stimme oder durch vorsichtiges Handgeben versus Handgelenkumklammern. Das Ergebnis zeigt, dass selbst Menschen mit schwerster Demenz nonverbal ebenso empfänglich waren wie die kognitiv Gesunden. Die Untersuchenden kamen zum Schluss, dass die Sensibilität der Betroffenen so groß ist, dass man Gefühle wie Müdigkeit, Ärger und Ungeduld vor ihnen nicht verbergen kann.

3.6 Emotionalität und Verhalten

Emotionen können als Reaktion auf einen externen oder internen Reiz definiert werden, der für die zentralen Bedürfnisse und Ziele des Organismus als wichtig bewertet wird (Bär et al. 2003). Emotionen zeigen sich besonders deutlich im Gesicht, das in der Lage ist, das volle Spektrum ausdrücken wie zum Beispiel Freude, Trauer und

Angst. Die Körpersprache ist untrennbar mit manchen Emotionen verbunden und kann diese verdeutlichen, wie zum Beispiel beim Erschrecken durch das Heben der Hände zum Gesicht. Ekman und Friesen haben 44 Gesichtsbewegungen identifiziert die in verschiedener Kombination über 10000 Möglichkeiten eröffnen. Für das Erkennen von Gefühlen bei anderen sind aber nur einige davon wichtig. Ekman und Friesen haben sieben universelle, kulturübergreifende Basisemotionen beschrieben: Angst, Überraschung, Ärger, Ekel, Verachtung, Trauer und Freude. Zeigen sich die emotionalen, unwillentlichen Gesichtsausdrücke nur für einen Bruchteil einer Sekunde spricht man von Mikroexpressionen (Eilert 2010).

Durch eine Videoauswertung konnte belegt werden, dass Menschen mit einer schweren Demenz durch eine differenzierte Mimik emotionales Verhalten zeigen, wie zum Beispiel Überraschung, Freude, Ärger, Ekel und Verachtung. Dieses Ausdrucksverhalten wird durch Muskelaktivität, wie Mimik, Stimme und Körperbewegung, dargestellt (Re 2003).

> **Es gibt eine „Verbindung zwischen unserem emotionalen Erleben und dem Ausdrucksverhalten" (Hülshoff 2008). Die Stimmung wird durch die Körperhaltung, Gestik, Mimik, Ausdruck der Augen sowie Klang der Stimme und der Lautstärke ausgedrückt.**

Durch die enge Verbindung zwischen emotionalen und körperlichen Prozessen haben die Körperhaltung und die Bewegung einen Einfluss auf die Stimmung und umgekehrt kann sich die Stimmung auf die Körperhaltung auswirken. Angst und Ärger bewirken einen gesteigerten Muskeltonus. Das Empfinden von körperlichem Schmerz wird genauso erlebt wie verletzte Gefühle. Das Herz steht neuroanatomisch in Verbindung mit dem Gesichtsausdruck, dem Klang und der Melodie der Stimme. Wird der emotionale Ausdruck unterdrückt, wirkt sich das unter anderem auch auf die Stimmvariabilität aus (Heinrich-Clauser 2014).

> **Tipp**
>
> Versuchen Sie sich auf unsere Emotionen und Gefühle einzulassen und auf dieser Ebene mit uns Kontakt aufzunehmen und in unsere Realität einzutauchen um zu verstehen, was wir ausdrücken wollen (Bryden 2011).

Emotionen umfassen verschiedene Komponenten und können gemischt sein, also Freude kann zugleich mit Neugier und Trauer mit Sorge auftreten. Emotionen können bewusst und unbewusst, sogar im Schlaf durch die Aktivität von Muskelgruppen ausgedrückt werden (Pritzel et al. 2003). Das Wahrnehmen positiver Gefühle hat die Funktion der Emotionsregelung. Die Erinnerungen werden vor allem auch im Alter genützt, um die eigene Stimmung zu verbessern. Diese Rückschau wird auch als Nostalgie, als Sehnsucht nach vergangenen Zeiten bezeichnet. Sie hilft, das persönliche Wohlbefinden zu steigern und unterstützt das Erhalten von sozialen Beziehungen (Wolf 2014).

Kognitiv beeinträchtigten Menschen sieht man im Vergleich zu kognitiv gesunden seltener positive Emotionen, aber häufiger Angst an. Die Ausdrucksfähigkeit und Intensität der Mimik scheint sich zu reduzieren. Das Gesicht kann in neutralen emotionalen Situationen starr erscheinen. Diese wahrgenommene Ausdrucksarmut kann durch eine verzögerte körpersprachliche Reaktion bedingt sein, wodurch auch die Gefahr einer Fehlinterpretation steigt. Im Gegensatz dazu ist die Mimik im direkten Kontakt mit anderen oft deutlich lebhafter, die Körpersprache kann heftiger und schneller erfolgen (Sachweh 2009). Das limbische System, in dem das Erleben von Emotionen angelegt ist, bleibt sehr lange erhalten.

> **An emotional stark Besetztes kann man sich besser erinnern.**

Die Hirnrinde jedoch, in welcher im Laufe des Lebens erlernte Normen und Werte abgespeichert sind, wird durch die Erkrankung sehr früh zerstört. Somit geht die Kontrolle über die Gefühle verloren (Wülferath 2007).

> **Die Stimmung kann sehr schnell wechseln und es kommt häufig zu Gefühlsschwankungen oder spontanen Gefühlsausbrüchen (Wülferath 2007).**

Literatur

Abel S, Lange I (2014) Sprachstörungen nach Schlaganfall und bei Demenz: Wie bedeutsam sind die Unterschiede für die Logopädie? Spr Stimme Gehör 38:86–91. ▶ https://doi.org/10.1055/s-0033-1353170

Aichinger O (2013) Problem „Demenz": Lebenslang lernen – für Gedächtnistraining ist es nie zu spät! Report Naturheilkunde, Leitthema 17(6):67–72

Bär M, Kruse A, Re S (2003) Emotional bedeutsame Situationen im Alltag demenzkranker Heimbewohner. Z Gerontol Geriatr 36:454–463. ▶ https://doi.org/10.1007/s00391-003-0191-0

Bryden C (2011) Mein Tanz mit der Demenz. Trotzdem positiv leben. Huber, Bern

Buchbauer G (2005) Wirkung ätherischer Öle ist messbar, Springer Medizin.at. ▶ http://www.springer-medizin.at/artikel/3913-wirkung-aetherischer-oele-ist-messbar. Zugegriffen: 4. Apr. 2012

Cairns D (2010) Die Stimme erheben, Grenzen überschreiten In: Demenz Support Stuttgart (Hrsg) Ich spreche für mich selbst. Menschen mit Demenz melden sich zu Wort. Mabuse Verlag, Frankfurt a. M., S 32–36

Dick-Pfaff C (2004) Das reicht nach Alzheimer. ▶ http://www.wissenschaft.de/archiv/-/journal_content/56/12054/1111314/Das-riecht-nach-Alzheimer/. Zugegriffen: 12. Sept. 2016

Dretzko M, Lehmann M (2013) Kommunikative Bedürfnisse im Alter – Entwicklung des Aachener KOMPASS zur Therapieplanung bei Demenz. Spr Stimme Gehör 37, Suppl 1:e41–e42. ▶ https://doi.org/10.1055/s-0033-1343140

Drimalla H (2011) Das Gehirn info. Startseite/Denken/Emotion/Der Schaltkreis der Angst. ▶ https://www.dasgehirn.info/denken/emotion/der-schaltkreis-der-angst/print. Zugegriffen: 10. Okt. 2016

Eilert D (2010) Ich sehe, was du fühlst, in Gesichtern lesen. ▶ www.emotionen-lesen.de. Zugegriffen: 10. Okt. 2016

Feldkamp H (o. J.) Spezialreport Demenz, VNR Verlag für die deutsche Wirtschaft AG. ▶ http://docplayer.org/15029777-Spezialreport-demenz.html. Zugegriffen: 2. Febr. 2015

Frick-Salzmann A (2010) Gedächtnissystem, Vergessen. In: Schloffer H, Prang E, Frick-Salzmann A (Hrsg) Gedächtnistraining. Theoretische und praktische Grundlagen. Springer, Heidelberg, S 34–52

Füsgen I (2006) Inkontinenz und Demenz. Kein unabwendbares Schicksal. In: Füsgen I (Hrsg) Tabuthemen beim dementen Patienten. Inkontinenz – Schmerz – Mangelernährung, 22. Workshop des Zukunftsforum Demenz, Bd 18. S 13–24. ▶ http://www.zukunftsforum-demenz.de/pdf/doku_18_innen.pdf. Zugegriffen: 5. Febr. 1012

Fux C (2009) Wortschatz im Alter. ► http://www.netdoktor.de/Magazin/Demenz-bei-Agatha-Christie-Da-10861.html. Zugegriffen: 12. Jan. 2013

Häcker H, Stapf, KH (Hrsg) (2004) Dorsch Psychologisches Wörterbuch. Huber, Bern

Hatt H, Dee R (2010) Das Maiglöckchen-Phänomen: alles über das Riechen und wie es unser Leben bestimmt. Piper Verlag, München

Heeg S, Striffler C (2010) Überblick: Lichtgestaltung in Pflegesettings für Menschen mit Demenz. Dess-Orientiert, Licht und Demenz 1:6–15

Heinrich-Clauser V (2014) Zur Wechselwirkung von emotionalen Schutzreaktionen und Muskeltonus. Spr – Stimme – Gehör 38:114–119. ► https://doi.org/10.1055/s-0034-1387785

Heuberger E, Redhammer S, Buchbauer G (2004) Transdermal Absorption of (–)-Linalool Induces Autonomic Deactivation but has No Impact on Ratings of Well-Being in Humans. Neuropsychopharmacology 29:1925–1932

Hülshoff T (2008) Das Gehirn. Funktionen und Funktionseinbußen. Eine Einführung für pflegende, soziale, pädagogische und Gesundheitsberufe, 3. Aufl. Huber, Bern

Institut für Deutsche Gebärdensprache und Kommunikation Gehörloser (2016). ► http://www.sign-lang.uni-hamburg.de/projekte/plex/plex/lemmata/o-lemma/orientie.htm. Zugegriffen: 18. Sept. 2016

Jäger W, Buchbauer G, Jirovetz L, Fritzer M (1992) Percutaneous absorption of lavender oil from a massage oil. J Soc Cosmet Chem 43:49–54

Lakotta B (2010) Ein Leben wie im Fegefeuer. Interview mit Richard Taylor. Der Spiegel Nr 9:110–115

Madersbacher H, Mair D (2009) Inkontinenz und Demenz. ► http://www.bm-balance.at/aktuelles/news/news-anzeige/inkontinenz-und-demenz/. Zugegriffen: 17. Sept. 2016

Piefke M, Markowitsch H (2010) Gedächtnisbildung und -umbildung. In: Schloffer H, Prang E, Frick-Salzmann A (Hrsg) Gedächtnistraining. Theoretische und praktische Grundlagen. Springer, Heidelberg, S 27–33

Price S, Price L (2009) Aromatherapie. Praxishandbuch für Pflege- und Gesundheitsberufe, 2. Aufl., Huber, Bern

Pritzel M, Brand M, Markowitsch H (2003) Gehirn und Verhalten. Ein Grundkurs der physiologischen Psychologie. Spektrum, Heidelberg

Re S (2003) Emotionales Ausdrucksverhalten bei schweren demenziellen Erkrankungen. Z Gerontol Geriatr 36:447–453. ► https://doi.org/10.1007/s00391-003-0189-7

Rettig D (2014) Duftmarke – Warum wecken Gerüche Erinnerungen? Auszug vom Autor selbst aus dem Buch: Die guten alten Zeiten, 2013, dtv Verlag. ► http://www.alltagsforschung.de/gerueche-wecken-erinnerungen/. Zugegriffen: 17. Mai 2015

Rohra H (2016) Ja zum Leben trotz Demenz! Warum ich kämpfe. Medhochzwei, Heidelberg

Roth G (2001) Fühlen, Denken, Handeln. Wie das Gehirn unser Verhalten steuert. Suhrkamp, Frankfurt a. M.

Sachweh S (2009) Non-verbale Kommunikation: II. Qualitative Studien zur non-verbalen Verständigung In: DeSSorienteirt, Hearing the Voice Revisited - Teil 2: Verständigung, 1–2:12–17

Schmidt R (1990) Integrative Leistungen des Zentralnervensystems. In: Schmidt R, Thews G (Hrsg) Physiologie des Menschen, 24. Aufl. Springer, Berlin, S 132–175

Schmidt R, Bach M, Dal-Bianco P, Holzer P, Pluta-Fuerst A, Assem-Hilger E, Lechner A, Cavalieri M, Haider B, Schmidt H, Pinter G, Pipam W, Stögmann E, Lampl Ch, Likar R (2010) Demenz und Schmerz, Review. Neuropsychiatrie 24(1):1–13

Schmidt T (2008) Allgemeine Psychologie: Gedächtnis, Präsentation zum Sommersemester an der Uni Giessen. ► http://www.allpsych.uni-giessen.de/thomas/teaching/pdf/Allg2008/07-gedaechtnis.pdf. Zugegriffen: 20 Apr. 2015

Simm M (2011) Sehen – (k)ein selbstverständliches Wunder. ► https://www.dasgehirn.info/wahrnehmen/sehen/sehen-2013-k-ein-selbstverstaendliches-wunder/print. Zugegriffen: 11. Dez. 2016

Staffen W, Kieslinger KD (2010) Gedächtnisbildung und -umbildung. In: Schloffer H, Prang E, Frick-Salzmann A (Hrsg) Gedächtnistraining. Theoretische und praktische Grundlagen. Springer, Heidelberg, S 27–33

Taylor R (2011) Alzheimer und ich. Leben mit Dr. Alzheimer im Kopf, 3. Aufl. Huber, Bern

Thomann P (2009) Verkümmertes Geruchszentrum zeigt Alzheimer an. ► http://www.klinikum.uni-heidelberg.de/ShowSingleNews.176.0.html?&no_cache=1&tx_ttnews%5Btt_news%5D=4536&tx_ttnews%5BbackPid%5D=24&cHash=ea8059e825. Zugegriffen: 14. Apr. 2012

TU München (2012) Nebendiagnose Demenz im Akutkrankenhaus. Einsatzpotential innovativer Licht-, Kommunikations- und Planungstechnologien für eine Alters- und Demenzsensible Architektur. ► https://www.ebb.ar.tum.de/fileadmin/w00bii/www/Forschung/Schlussbericht_Modul_1.pdf. Zugegriffen: 19. Juni 2015

Wolf T (2014) Nostalgie und die Funktionen des autobiografischen Gedächtnisses. Z Gerontol Geriatr 47(7):557–562. ► https://doi.org/10.1007/s00391-014-0801-z

Wülferath A (2007) Konzeption für die Betreuung demenzerkrankter Bewohnerinnen und Bewohner im Senioren-Park carpe diem Aachen. ► https://www.demenz-service-nrw.de/angebot/52070/2687/3794.html. Zugegriffen: 19. Juni 2013

Epidemiologie und Einteilung der Demenzformen

Sonja Scheichenberger

Die Möglichkeit, eine kognitive Störung bzw. Demenz zu entwickeln ist für viele ein Schreckgespenst, dem man lieber nicht begegnen möchte. Rohrer (2016) und Merlin (2010), zwei Betroffene, schreiben, dass die Menschen bei der Diagnose nur das Endstadium im Blick haben und nicht die Anfänge und die Phasen davor. Sie vergleichen und definieren die Demenz als nicht sichtbare Behinderung mit der man leben muss und nicht als Krankheit, die vorübergehend ist. Die Betroffenen kennen die Krankheit „von innen". Sie wissen, wie es sich anfühlt mit der Krankheit bzw. Behinderung zu leben. Sie hat für die Betroffenen eine andere Bedeutung als die Zuschreibung der von außen wahrnehmbaren und den organisch erkennbaren Defiziten und Einbußen. Für die Interaktion zwischen den Menschen mit einer kognitiven Beeinträchtigung und den Betreuern ist es wichtig, sowohl deren Erleben (▶ Kap. 10) als auch die „äußeren" formalen Grundlagen der Krankheit zu kennen, wie sie im Folgenden beschrieben werden.

> **Die Begegnung auf Augenhöhe erfordert, die Anliegen und Bedürfnisse der Betroffenen im Blick zu haben und das Wissen über die Krankheit im Hintergrund mit zu bedenken.**

Demenz ist eine hirnorganische Erkrankung, die mit kognitiven Störungen einhergeht und das Verhalten und den Affekt beeinflussen kann. Die American Psychiatric Association hat im DSM-IV (Diagnostic and Statistical Manual of Mental Disorders) die Demenz noch als ein Syndrom definiert:

» …als Folge einer meist chronischen oder fortschreitenden Krankheit des Gehirns mit Störung vieler höherer kortikaler Funktionen, einschließlich Gedächtnis, Denken, Orientierung, Auffassung, Rechnen, Lernfähigkeit, Sprache, Sprechen und Urteilsvermögen im Sinne der Fähigkeit zur Entscheidung. Das Bewusstsein ist nicht getrübt (DGPPN 2016, S. 10).

Im nachfolgenden Manual DSM-5 wurde die bisher klassische Einteilung in primäre Demenzen, die auf hirnorganische Veränderungen zurückgehen und sich von den sekundären Demenzformen als Folgeerscheinung anderer Erkrankungen unterscheiden, aufgegeben. Der Begriff Demenz kommt hier nicht mehr vor und wird als sekundär erworbene Störung mit ihren verschiedenen Formen in der Diagnosegruppe „neurokognitive Störungen" („neurocognitive disorders", NCD) mit den Delirien eingegliedert und breiter angelegt als im DSM-IV (◘ Abb. 4.1).

Im DSM-5 werden innerhalb der neurokognitiven Störungen sechs kognitive Domänen unterschieden (◘ Tab. 4.1). Kognition ist ein Sammelbegriff für alle Vorgänge des Denkens und Gewahrwerdens (Dorsch 2004). Eine weitere Veränderung im DSM-5 ist, dass die Gedächtnisstörung in der neuen Klassifikation nicht mehr als vorherrschendes Phänomen auftritt. Diese sind nicht für alle neurokognitiven Störungen ein erstes Anzeichen, da z. B. bei einer frontotemporalen Demenz zu Beginn der Erkrankung die Veränderungen im Verhalten und der Persönlichkeit im Vordergrund stehen. Ein Beweggrund auf den Begriff Demenz zu verzichten ist auch, dass dieser von jüngeren Personen mit kognitiven Einschränkungen, bedingt durch zum Beispiel eine HIV-Erkrankung, nicht akzeptiert wird. Die leichte erworbene kognitive Störung, bisher als milde kognitive Störung (MCI) bezeichnet, wird durch den Begriff „NCD minor" abgelöst. Die Demenzformen sind mit der Bezeichnung „NCD major" abgedeckt. Beide

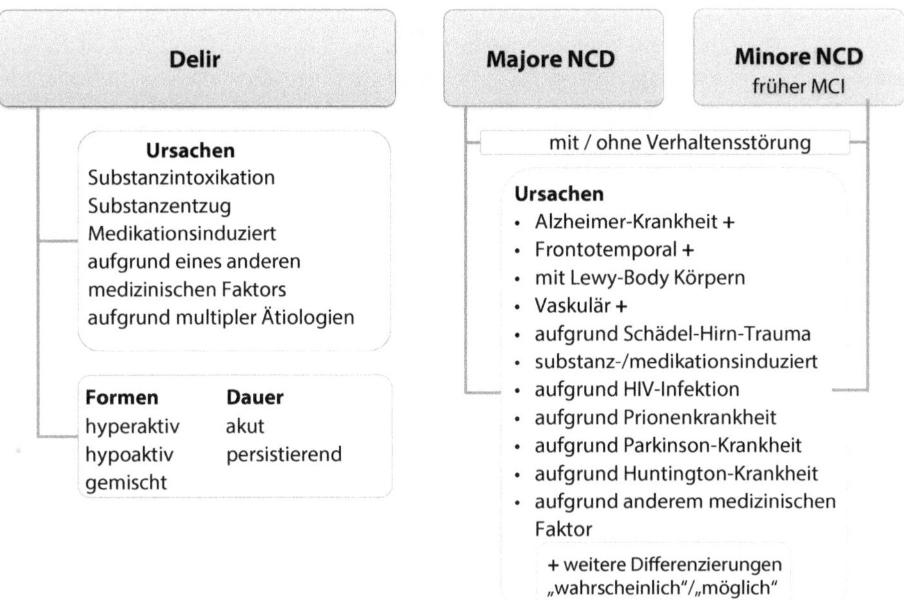

◘ Abb. 4.1 Taxonomie der Diagnosegruppe „neurokognitive Störungen" im DSM-5, leicht modifiziert (Maier und Barnikol 2014), eigene Darstellung

◘ Tab. 4.1 Kognitive Domänen im DSM-5 (Falkai und Wittchen 2015)

Kognitive Domäne	Fähigkeiten
Komplexe Aufmerksamkeit	Daueraufmerksamkeit, geteilte und selektive Aufmerksamkeit, Geschwindigkeit der Verarbeitung
Exekutive Funktionen	Planen, Entscheidungen treffen, Arbeitsgedächtnis, Fehlerkorrektur, Handeln entgegen der Gewohnheit, mentale Flexibilität
Lernen und Gedächtnis	Gedächtnis entlang der Zeitachse, semantisches und implizites Gedächtnis
Sprache	Sprachproduktion (einschließlich Benennen, Wortfindung, Wortflüssigkeit und Syntax) und Sprachverständnis
Soziale Kognition	Erkennen von Emotionen, „theory of mind" – das Erleben anderer Personen beachten
Perzeptuell-motorische Fähigkeiten	Visuelle Wahrnehmung, Visuo-Konstruktion, perzeptuell-motorische Fähigkeiten, Praxis und Erkennen bzw. Gnosis

können mit Verhaltensstörungen einhergehen und werden entsprechend ihrer Ursache eingeteilt (Rainer und Rainer-Krüger 2015; Maier und Barnikol 2014).

Eine in fünf Akutkrankenhäusern im Wiener Krankenanstaltenverbund durchgeführte Studie (Mayer et al. 2014) ergab, dass im Durchschnitt 52,5 % der älteren stationären

Personen ab dem 65. Lebensjahr ohne Demenz innerhalb der ersten 48 Stunden nach der Aufnahme eine temporäre kognitive Beeinträchtigung aufweisen. Diese Zeit ist für diese Personen bereits eine Herausforderung bezüglich der Verarbeitung von Informationen und Treffen von Entscheidungen. Für Menschen mit einer Demenz ist die Aufnahmesituation eine zusätzliche Belastung, die mit vorübergehender Verschlechterung der Symptome einhergehen kann.

Nicht alle Menschen mit einer NCD minor entwickeln innerhalb einiger Jahre das Vollbild einer Demenz – es gibt reversible und stabile Verläufe (Monsch et al. 2008). Bisher wurden steigende Zahlen prognostiziert.

4.1 Epidemiologie

Laut einer Studie leiden 10–25 % der Bevölkerung über 65 Jahren in westlichen Industriestaaten an einer NCD minor bzw. primären Demenz. In Krankenhäusern sind es 36 % der über 65-Jährigen (Defranceso et al. 2010). Der Welt-Alzheimer-Bericht von 2015 beziffert die Zahl der Menschen, die an einer Demenz erkrankt ist, weltweit mit 46,8 Mio. In der Schweiz gibt es 119.000 Menschen mit einer kognitiven Störung (Alzheimer Schweiz 2015). Die Zahlen für Deutschland schwanken zwischen ca. 1,2 Mio. (DGPPN 2016) und 1,6 Mio. (Bickel 2016). In Österreich gibt es ca. 130.000 (Rainer und Rainer-Krüger 2015) demenzkranke Menschen.

Die Krankheitshäufigkeit oder Prävalenz liegt zurzeit im Durchschnitt bei 6 % und ist in Institutionen etwas höher als bei zu Hause lebenden alten Menschen und steigt mit zunehmendem Alter. Ca. 2 % der 65-Jährigen sind von einer Demenz betroffen. Bisher nahm man an, dass sich die Prozentanzahl ca. alle fünf Jahre verdoppelt, wodurch bei den 70-Jährigen ca. 4 % und bei den 85-Jährigen ca. 32 % betroffen sind (Pochobradsky et al. 2008).

Um herauszufinden, wie sich der Anteil der neuerkrankten Menschen an einer Demenz in Zukunft weiterentwickeln wird, wurden in drei ausgewählten englischen Regionen alle Menschen ab 65 Jahren zweimal im Abstand von 20 Jahren untersucht. Die erste Erhebung war von 1989 bis 1994 und die zweite von 2008 bis 2011. Man erwartete, dass der Anstieg von Personen mit einer Demenz bei 884.000 oder 8,3 % liegen würde. Der tatsächliche Anstieg betrug mit 670.000 Personen deutlich weniger als angenommen. Die Anzahl der Neuerkrankten bzw. die Prävalenz liegt mit 214.000 unter dem erwarten Wert, was eine Reduktion um 24 % bedeutet. Daraus lässt sich schließen, dass später Geborene ein deutlich geringeres Risiko haben, eine Demenz zu entwickeln. Auch wenn dies erfreuliche Nachrichten sind, ist trotzdem ein Anstieg zu verzeichnen (Matthews et al. 2013).

Die Prozentzahlen der Verteilung der Demenzformen schwanken je nach Literatur leicht. Die österreichische Alzheimer-Gesellschaft (o.J.) gibt für die neurodegenerativen Demenzformen, also den „primären Demenzformen" jeweils eine Schwankungsbreite an. Der größte Anteil an den Demenzen mit 50–70 % nimmt die Alzheimer-Demenz ein, mit 15–25 % folgt die vaskuläre Demenz, Demenz bei Morbus Parkinson liegt zwischen 20–40 % (DGPPN 2016) und die Lewy-Body-Demenz zwischen 7–20 %. Andere Demenzformen sind mit 10 % seltener, wobei Mischformen häufig sind (Österreichische Alzheimergesellschaft).

4.2 Neurokognitive Störungen – primäre Demenzformen

Die verschiedenen Demenzformen unterscheiden sich sowohl im Beginn als auch im Verlauf. Die pathologischen Prozesse betreffen unterschiedliche Gehirnregionen, die bereits früh zu unterschiedlichen Symptomen (■ Tab. 4.2) führen und so die Diagnose einer bestimmten Form erleichtern können (Eschen et al. 2010). Gemeinsam ist ihnen, dass sie fortschreitend sind und über mehrere Jahre verlaufen (DGPPN 2016).

Es wird im Folgenden immer die gängige, mit der klassischen primären Demenzeinteilung in Verbindung gebrachte Bezeichnung und Abkürzung verwendet, da diese in der Literatur noch häufig verwendet werden.

4.2.1 Alzheimer Demenz (AD)

Alois Alzheimer (1864–1915) hat im Jahre 1906 erstmals das Krankheitsbild beschrieben und entdeckte Ablagerungen im Gehirn: einerseits die amyloiden Plaques als stark veränderte Proteine oder Eiweißablagerungen zwischen den Nervenzellen, andererseits die Tau-Fibrillen als veränderte Proteine innerhalb der Nervenzellen. Die Krankheit beginnt meist schleichend und entwickelt sich langsam über mehrere Jahre. Dabei kommt es zu einer Abnahme des Hirngewebes und die Ventrikel oder Hirnkammern erweitern sich stark.

Forscher haben auch genetische Veränderungen identifiziert, die für bis zu 2 % der Alzheimer-Demenz als alleinige Ursache verantwortlich sind. Die drei Gene auf den Chromosomen 1, 14 und 21 werden mit dem frühen und raschen Verlauf, der vor dem 65. Lebensjahr beginnt, und familiärer Häufung in Verbindung gebracht. Das Gen auf Chromosom 19 erhöht das Risiko nach dem 65. Lebensjahr, meist mit den späten 70-er Jahren, die Krankheit zu entwickeln. Allerdings sind noch zusätzliche Faktoren notwendig, um die Krankheit tatsächlich auszulösen (Cramer 2011).

Der Anteil der familiären Alzheimer-Krankheit liegt bei unter 5 %. Der Verlauf der frühen Form ist wesentlich rascher als bei der späteren Form mit langsameren Voranschreiten und Gedächtnisstörungen als Hauptmerkmal (DGPPN 2016). Die Betroffenen einer AD formulieren es oft so: „Mit mir stimmt etwas nicht mehr" (Faust 2011). Zu Beginn der Erkrankung kommt es nicht selten zu einer depressiven Phase.

> **Die genaue Ursache der Alzheimer-Demenz ist noch nicht eindeutig geklärt. Die Unterscheidung der frühen von der späten Form kann nicht immer sicher vorgenommen werden.**

Die neurokognitiven Störungen aufgrund der Alzheimer-Krankheit beginnen im medialen Temporallappen. Dementsprechend sind Gedächtnisdefizite ein leitendes Symptom (Eschen et al. 2010). Weitere typische Symptome sind Beeinträchtigungen der Sprachfunktion, Durchführen und Verstehen komplexer Aufgaben, sowie der örtlichen und zeitlichen Orientierung (DGPPN 2016). Folgende Störungen des Verhaltens kommen laut Wallesch und Förstl (2005) bei 86 % der Erkrankten im Verlauf mit absteigender Häufigkeit vor: Apathie oder Teilnahmslosigkeit, Agitiertheit, Angst, Reizbarkeit, Dysphorie und Wahn. Mit Dysphorie wird ein verändertes emotionales Erleben, eine ängstlich-bedrückte Stimmungslage mit Gereiztheit und Reizbarkeit umschrieben

Tab. 4.2 Profil der Demenzen (DGPPN 2016; Eschen et al. 2010; Rainer 2007)

	Alzheimer	Vaskuläre Demenz	Frontotemporale Demenz	Lewy-Body-Demenz
Betroffene Region	Vor allem der mediale Temporallappen; erhöhtes Tau-Protein; extrazelluläre Amyloid; Ablagerung 15–30 Jahre vor Beginn	Je nach Region der ischämischen Läsionen	Frontal- und vorderer Temporallappen	Subkortikale Strukturen z. B. Basalganglien des Frontal-, Okzipital- und Parietallappen
Beginn	Häufig nach 75 Jahren	Multiinfarkt-Demenz: akut, plötzlich; subkortikale Läsionen: schleichend	50–60 Jahre	60–80 Jahre
Verlauf	Schleichend progredient	Oft fluktuierend	Langsam kontinuierlich ca. 4–8 Jahre	Fluktuierend, Tagesschwankungen 5–10 Jahre

(Dorsch 2004). Spezielle Phänomene sind das Capgras-Syndrom, bei dem sich nahestehende Personen „verdoppeln", die aber „die anderen" sind (► Gehirn.info, Seng 2012) und die Reduplikation, womit die Überzeugung, sich in einer Doppelgänger-Umgebung zu befinden, meist nahe dem Wohnort gemeint ist.

4.2.2 Vaskuläre Demenz (VD)

Der neurokognitiven Störung aufgrund vaskulärer Schädigungen gehen meist kleine Durchblutungsstörungen im Gehirn voraus. Sie kann akut beginnen, nach einer Reihe von Schlaganfällen mit kortikalen Läsionen, bedingt durch Thrombosen, Embolie oder einer Blutung. Ein langsamerer, allmählicher Beginn ist die Folge einer Anhäufung von Infarkten im subkortikalen Hirngewebe. Je nach Lokalisation dieser Unterversorgung sind die Ausfälle, wodurch die VD ein sehr vielfältiges Bild zeigen kann. Im Vordergrund stehen Verlangsamung, Antriebsstörung, affektive Verarmung mit eher starrer Mimik. Mit der Beeinträchtigung des Gedächtnisses sind zusätzlich mindestens zwei der folgenden Fähigkeiten betroffen: „Orientierung, Aufmerksamkeit, Sprache, visuell-räumliche Fähigkeiten, Urteilsvermögen, Abstraktionsfähigkeit, motorische Kontrolle, das Ausführen erlernter zweckmäßiger Bewegungen" (DGPPN 2016).

Unterstützende Merkmale sind der Beginn der Demenz innerhalb von drei Monaten nach einem Schlaganfall, eine plötzliche Verschlechterung der kognitiven Fähigkeiten sowie ein schwankender Verlauf oder stufenweise Zunahme der kognitiven Störungen, verknüpft mit früh auftretender motorischer Unsicherheit mit Gangstörung und häufigen Stürzen, Blasenstörung mit nicht urologisch erklärbarem häufigen Harndrang, dysarthrische Sprechstörungen, aber auch Schluckstörungen. Es kommt zu Persönlichkeitsstörungen, Stimmungsänderungen, Unentschlossenheit, Depression und emotionaler Instabilität (DGPPN 2016).

Von gemischter Demenz spricht man, wenn eine vaskuläre Schädigung gemeinsam mit der Alzheimer-Krankheit vorhanden ist.

4.2.3 Frontotemporale Demenz (FTD)

Die neurokognitive Störung aufgrund frontotemporaler Veränderungen, auch Morbus Pick genannt, ist die häufigste Demenzform bei unter 60-Jährigen, tritt bei jüngeren Personen aber zumeist erst im Alter über 50 Jahren auf. Bei etwa 10–15 % der Betroffenen sind Gendefekte die Ursache, bei ihnen kann die Erkrankung schon weit früher beginnen (Müller 2015). Diese mit Verhaltensstörungen, extrapyramidalen und motorischen Symptomen einhergehende Krankheitsgruppe zeigt eine schwere ein- oder beidseitige Atrophie, besonders in den frontalen aber auch temporalen und parietalen Hirnregionen. Die Läsionen verändern die Selbstkontrolle, die Schmerz- und Emotionserfassung (Schmidt et al. 2010).

Bei der FTD sind besonders die Frontallappen bis hin zum vorderen Temporallappen betroffen. Dementsprechend sind die Leitsymptome der FTD Persönlichkeitsveränderungen und Verhaltensauffälligkeiten wie Enthemmung, Apathie und Rastlosigkeit. Bereits früh treten Defizite im zwischenmenschlichen Kontakt, emotionale Differenz und Verlust der Krankheitseinsicht auf sowie Defizite in der Exekutive mit Perseveration, Konfabulation, im Einhalten von Regeln und im Verstehen von abstrakten Inhalten wie dies z. B. bei Sprichwörtern notwendig ist. Perseveration beschreibt ein krankhaftes, beharrliches Wiederholen von Bewegungen, Wörtern oder Satzphrasen, auch in unpassendem Zusammenhang. Konfabulation meint das Ausfüllen von Gedächtnislücken mit objektiv nicht korrekten Angaben und zufälligen Einfällen (Dorsch 2004). Als unterstützende Merkmale gelten: Vernachlässigung der Körperpflege, geistige Inflexibilität, Ablenkbarkeit und Veränderung der Ernährungsgewohnheiten. Der Affekt ist oft lange unauffällig und die kognitiven Fähigkeiten oft lange erhalten (Eschen et al. 2010).

Die sogenannte frontale Variante mit Atrophie im präfrontalen Kortex und manchmal mit Beteiligung des rechten Schläfenlappens wird heute zunehmend als behavioral-variant-FTD (bvFTD) bezeichnet. Sie ist durch Wesensveränderung, Affektabflachung und teilweise bizarre Verhaltensauffälligkeiten gekennzeichnet. Kognitive Störungen liegen in der inneren Handlungsplanung und den exekutiven Fähigkeiten vor (Eschen et al. 2010).

4.2.4 Lewy-Body-Demenz (LBD) – Parkinson-Demenz

Eine neurokognitive Störung aufgrund von Lewy-Körperchen ist zusammen mit der Demenz im Rahmen der Parkinsonkrankheit die zweithäufigste degenerative Erkrankung (Ransmayr et al. 2007). Bei der LBD kann es bei einer dementiellen Entwicklung zu Parkinson-Symptomen kommen. Von dieser wird begrifflich die Parkinson-Demenz abgegrenzt, wo die Demenz ca. 1 Jahr nach bereits bestehendem Morbus Parkinson auftritt. Die Entwicklung einer Demenz bei bereits bestehendem Morbus Parkinson ist eher die Regel als die Ausnahme und ist besonders hoch, wenn zuvor Halluzinationen auftraten (Sieb 2007). Halluzinationen sind Sinnestäuschungen, bei denen z. B. nicht nachweisbare Objekte gesehen oder Stimmen gehört werden, ohne dass jemand spricht (Frühwald et al. 2014).

Betroffen sind vor allem subkortikale Gebiete, besonders die Basalganglien, der Frontal-, der Okzipital- und Parietallappen. Dies führt zu den typischen Leitsymptomen wie den Parkinsonsymptomen, wechselnde Aufmerksamkeit, visuelle Halluzinationen sowie zu Defiziten in der Exekutive (❏ Tab. 4.1), im Erkennen von komplexen Formen und Mustern bzw. Visokonstruktion und Perzeption (Eschen et al. 2010). Die Perzeption umfasst das Begreifen, das Bemerken, die Auffassung und das Wahrnehmen (Dorsch 2004). Zu den Diagnostikkriterien zählen (DGPPN 2016):
1. Das zentrale Merkmal ist die fortschreitende Demenz
2. Kernmerkmale
    1. (Tages)Schwankungen in der Kognition, besonders der Aufmerksamkeit und Wachheit
    2. Wiederholt visuelle Halluzinationen ab dem Frühstadium
    3. Parkinsonsymptomatik

Weitere stark unterstützende Merkmale sind: visuell-räumliche Beeinträchtigungen bereits im Frühstadium, wiederholte Stürze, Synkopen, schwere autonome Dysfunktion, nicht visuelle Halluzinationen, Wahn oder verändertes Realitätsbewusstsein und Depression (DGPPN 2016).

Die Schwankungen in der Orientierung, Konzentration, Kommunikation und dem Bewusstsein können Minuten bis Tage dauern.

> **Neuroleptika können die Parkinson-Symptomatik verstärken.**

4.2.5　Creutzfeldt-Jakob-Krankheit (CJK)

Die Creutzfeldt-Jakob-Krankheit kann sporadisch, familiär oder durch einen ärztlichen Eingriff also iatrogen bedingt, auftreten. Die sporadische Form tritt eher im höheren Alter auf. Eine Variante (vCJK) wird mit der bovinen Form der spongiformen Enzephalopathie (BSE) des Rindes in Verbindung gebracht, die vermutlich durch den Verzehr von kontaminierten Lebensmitteln aber auch durch Bluttransfusionen übertragen wird. Die CJK tritt bei über 80 % der Fälle im Alter von über 59 Jahren auf, die vCJK eher bei Personen unter dem 30. Lebensjahr. Insgesamt sind etwas mehr Frauen als Männer betroffen. 2014 wurden in Deutschland 86 Fälle sporadischer CJK gemeldet. Seit 2003 schwanken die Zahlen wischen 80 und nahezu 140 Fällen pro Jahr, wobei der Gipfel 2011 verzeichnet wurde. Die Krankheit schreitet in Wochen und Monaten rasch voran, mit einer mittleren Überlebenszeit von 6 Monaten. Im Vordergrund stehen motorischen Symptome wie unkontrollierte Bewegungen und Muskelzuckungen, Steifigkeit bis hin zur vollständigen Stimm- und Sprachlosigkeit (Robert-Koch-Institut 2015).

4.3　Symptomatik der Demenzformen

Bei den meisten Demenzformen führen bereits bis zu 30 Jahre vor der Diagnose die auslösenden Ursachen zu neurophysiologischen und klinischen Zeichen ohne erkennbare Symptome einer Demenz. Diese kognitiven Beeinträchtigungen wirken sich kaum auf die Lebensführung aus. Dies eröffnet ein Zeitfenster für präventive Strategien im mittleren Erwachsenenalter (Winkler 2017; Maier und Barnikol 2014; Eschen et al. 2010).

Die Symptome einer Demenz sind vielfältig und verändern sich im Verlauf der Erkrankung. Verschiedene kognitive Störungen sowie emotionale Veränderungen können je nach Schweregrad und Ursache auftreten (Schmidt und Döbele 2010).

4.3.1　Verlust der kognitiven/intellektuellen Fähigkeiten

Mit der Abnahme der kognitiven Fähigkeiten ist beispielsweise das Vermögen schlussfolgernd zu denken, Aufgaben zu lösen und Entscheidungen zu treffen, beeinträchtigt. Die kognitiven Defizite verursachen eine signifikante Beeinträchtigung der sozial und beruflich erforderlichen Funktionen und stellen eine deutliche Verschlechterung gegenüber der früheren Leistungsfähigkeit dar. Sie treten nicht im Rahmen einer rasch einsetzenden Bewusstseinstrübung oder eines Delirs auf. Zur Beeinträchtigung des

Gedächtnisses muss noch mindestens eine der folgenden Störungen hinzukommen: Aphasie, eine erworbene Störung der Sprache; Apraxie, die beeinträchtigte Fähigkeit, motorische Aktivitäten zielgerichtet auszuführen; Agnosie, die Unfähigkeit, Gegenstände zu identifizieren bzw. wieder zu erkennen. Je nach Demenzform stehen andere Symptome im Vordergrund (◘ Tab. 4.3).

4.3.2 Sprachstörungen nach Krankheitsstadium am Beispiel der Alzheimer-Demenz

Nach dem Zusammenfassen der Ergebnisse aus mehreren Studien hatten 53 % der Untersuchten Kommunikationsstörungen als Erstsymptome. Diese sind ein sensibler Indikator für kognitive Abbauprozesse (Gress-Heister 2003). Prinzipiell ist bei einer Aphasie der Verlauf nicht fortschreitend und potenziell reversibel. Dies trifft bei der Sprachstörung im Rahmen einer Demenz nicht zu. Deshalb wird teilweise zur Differenzierung auch von der Pseudo-Aphasie gesprochen, die fortschreitend und nicht reversibel ist (Köpf 2003).

Insgesamt hängen die Sprachauffälligkeiten auch vom emotionalen Zustand und vom allgemeinen Niveau der Aktivität ab. Deswegen kann es auch vorkommen, dass zwei aufeinander folgende Erhebungen der Sprachauffälligkeiten zu unterschiedlichen Ergebnissen führen können. Die abnehmenden sprachlichen Fähigkeiten und Symptome bei der Alzheimer-Demenz können in etwa einem Stadium zugeordnet werden (Siegler 2009; Gress-Heister 2003):

Stadium 1 Gelegentliche Wortfindungsstörungen in der Spontansprache; Störungen beim Benennen, Lesen, und Schreiben; reduziertes aktives Vokabular; Mangel an Detail; Schwierigkeiten beim Verstehen indirekter Inhalte; reduziertes Sprechtempo; den „roten Faden" verlieren; häufige Verwendung „kommunikativer Fertigware" bzw. Floskeln; häufiges Wiederholen ganzer Satzteile bzw. Perseveration; Ersetzen von Hauptwörtern bzw. Substantiven oder Sätzen durch Fürwörter bzw. Pronomina

Stadium 2 Komplexe Phrasen und Sätze werden nicht korrekt wiederholt; Wiederholungen der letzten Äußerungen des Gesprächspartners bzw. Intrusion; unspezifischer, trivialer Inhalt; Zunahme unpräziser Wortformen z. B. Bleistift statt Kugelschreiber; Reduktion grammatikalischer Mittel; nicht zusammenhängend bzw. inkohärent in der Gedankenfolge; ausgewähltes Thema vergessen.

---

72 oder?

Sind die Worte nicht mehr leicht zu finden, kann ein Satz so lauten: „Weißt Du wie viel da – wo 72 – oder?" (Frau R.).

◻ Tab. 4.3 Kognitive Defizite

Bereiche	Alzheimer-Demenz	Vaskuläre Demenz	Frontotemporale Demenz	Lewy-Body-Demenz
(Komplexe) Aufmerksamkeit bzw. Wachheit	Selektive Aufmerksamkeit	–	Leicht beeinträchtigt	Stark beeinträchtigt, fluktuierend
Exekutivfunktion Planen, Entscheiden	Spät im Verlauf; Störung der motorischen Fähigkeiten (Apraxie)	Früh schwer beeinträchtigt Mehr als Gedächtnis	Früh schwer beeinträchtigt, Antriebsmangel, Perseveration	Früh schwer beeinträchtigt
Lernen und Gedächtnis	Episodisches Gedächtnis Früh beeinträchtigt	Besser als bei AD Profitieren von Hinweisen	Relativ erhaltenes episodisches Gedächtnis	Gedächtnis zu Beginn relativ gut erhalten
Sprache	Schwierigkeiten Dinge zu benennen, Aphasie, flüssig, inhaltsarm	Geringe Sprachproduktion; Telegrammstil; Konfabulation; Äußerungsabbrüche	Deutliche Sprachprobleme; Sprachverarmung; Stereotypie; Echolalie	Sprachfluss leicht beeinträchtigt
Räumlich-visuelle Fähigkeiten	Beeinträchtigt	Beeinträchtigt	Relativ erhalten	Beeinträchtigt
Soziale Kognitionen Erkennen von Emotionen	–	–	Vermindertes Eingehen auf Bedürfnisse und Gefühle anderer Personen	–
Andere Aspekte	Keine Krankheitseinsicht; Egozentrismus	Perseveration	Keine Krankheitseinsicht; frontale Reflexe; veränderte Nahrungsvorlieben; Essattacken, gesteigerter Konsum von Alkohol, Nikotin	Parkinsonismus; Synkopen

DGPPN 2016; Eschen et al., 2010; Pritzel et al. 2003; Rainer 2007

Stadium 3 Sprachverständnis ist massiv beeinträchtigt; bedeutungslose, bizarre Sprachinhalte; Nachsprechen von vorgelagerten Wörtern bzw. Echolalie; Sprechstörung undeutliche Aussprache bzw. Dysarthrie; die Sprachproduktion und das Sprachverständnis sind hochgradig reduziert; Verstummen bzw. Mutismus.

> **Tipp**
>
> Wenn die Wörter und ihre Reihenfolge nicht richtig sind, ist es wichtig den Kontext zu berücksichtigen. Wenn die gebrauchten Zeiten, Wörter und Grammatik nicht korrekt sind, sollte man nicht verbessern, sondern versuchen die Bedeutung dessen, was gemeint sein könnte, zu erfassen (Bryden 2011).

4.3.3 Einteilung der Symptome nach Schweregrad der AD

Die Symptome lassen sich grob in drei Bereiche einteilen und je nach Schweregrad anhand des Mini-Mental-Status (MMST) zuordnen (◘ Tab. 4.4).

Mit den maximal 30 Punkten erfasst der Mini-Mental-Status (MMST) die Orientierung, Merkfähigkeit, Aufmerksamkeit, Rechnen, Exekutive Funktionen, Lesen, Schreiben und Nachzeichnen.

A. Activities of daily living – Alltagsaktivitäten
B. Behavior – Verhalten, nichtkognitive Symptome wie Verminderung der Affektkontrolle, Veränderung des Antriebs und des Sozialverhaltens
C. Cognition – Kognitive Störungen wie Abnahme von Gedächtnisleistung, Urteilsfähigkeit und Denkvermögen, Informationsverarbeitung

Bevor kognitive Symptome bei einer AD verstärkt auftreten kann die Stimmung beeinträchtig sein. Die Verhaltensauffälligkeiten beginnen im mittleren Stadium und haben den Höhepunkt im späten Stadium. Als Letztes nimmt die Fähigkeiten im Bezug der Mobilität ab (◘ Abb. 4.2).

4.3.4 Schwankungen – Dualismus

Der Dualismus beschreibt das Phänomen, dass die Fähigkeiten wie Erinnern und Vergessen, Absehbarem und Nicht-Absehbarem, Können und nicht Nichtkönnen usw. dicht beieinander liegen und rasch wechseln können. Diese wechselnden Fähigkeiten sind für die Widersprüchlichkeiten, den Dualismus verantwortlich und erschweren dem Umfeld zu erkennen, dass insgesamt die Fähigkeiten abnehmen. Manchmal sagen die Angehörigen oder Betreuer: „Ja schau, er kann es ja doch und er tut nur so als könnte er es nicht". Aber damit tun wir den Betroffenen unrecht. Die Betroffenen berichten von wechselnden Fähigkeiten, die dafür verantwortlich sind, dass sie die Interaktion nicht aktiv gestalten können und somit auf das Verständnis und die Geduld des Umfeldes angewiesen sind. Wenn ein Missgeschick passiert oder aus Ablehnung heraus etwas runterfällt, können sie sich im nächsten Moment oft nicht mehr erinnern, es selbst verursacht zu haben.

◘ Tab. 4.4 Symptome nach Schweregrad und A-B-C-Zuordnung

A – Alltagsaktivitäten	B – Behavior/Verhalten	C – Kognition
Leichte kognitive Beeinträchtigung (NCD minor) / MMST zwischen 24–27		
In komplexen Situationen kann eine Verschlechterung vorliegen		Leichte Einbußen im Gedächtnis Schnelle geistige Ermüdung
Leichte Demenz / „Vergessens-Stadium" / MMST zwischen 23–20		
Selbständige Lebensführung ist eingeschränkt, aber noch gut möglich Arbeiten, Hobbys Umgang mit Geld Einkaufen, Kochen, Haushalt Lesen, Schreiben	Fehlende Spontanität Depression, Antriebs-mangel Reizbarkeit Stimmungsschwankungen Sozialer Rückzug Apathie Isolierung	Komplizierte tägliche Aufga-ben oder Freizeitbeschäfti-gungen können nicht mehr ausgeführt werden Lernfähigkeit und Gedächtnis Problemlösung Urteilsvermögen, Rechnen Wortfindungsstörungen
Mittleres Stadium / „Verwirrtheits-Stadium" / MMST zwischen 19–11		
Auf fremde Hilfe angewiesen Selbständige Lebensführung ist zum Teil noch möglich Verlust der Alltagskompetenz Verlegen von Gegenständen Verirren Schwierigkeiten beim Anziehen	Unruhe, Herumlaufen, Agitiertheit Wutausbrüche Aggressive Verhaltens-weisen Depression Wahn Interpersonelle Fähig-keiten Schlaflosigkeit	Einfache Tätigkeiten möglich, andere unvollständig oder nicht angemessen ausge-führt Kurzzeitgedächtnis beein-trächtigt Zuerst zeitliche, dann örtliche Orientierungsstörung Räumliches Vorstellungsver-mögen Störungen im Hörverstehen
Schwere Demenz / „Hilflosigkeitsstadium" / MMST ≤ 10		
Keine selbständige Lebensfüh-rung möglich Hilfe beim Anziehen, bei der Körperpflege, der Hygiene, dem Essen, dem Gehen Inkontinenz	Unruhe, Nesteln, Schreien Störungen des Tag-Nacht-Rhythmus Schlaflosigkeit Aggressivität: – Körperlich – Verbal (Schreien)	Gedankengänge können nicht mehr nachvollziehbar kommuniziert werden Selbst einfache Aufgaben können nicht gelöst werden Aufmerksamkeit, Agnosie Apraxie

Kasper et al. 2015; Schmidt und Döbele 2010

Kann ich dir helfen?

Frau R. möchte ihre Tabletten nicht einnehmen, sie lehnt sie rundheraus ab. Deshalb nimmt sie die Hand der Tochter mit den Tabletten und schiebt sie abrupt weg. Daraufhin fallen sie weit zerstreut auf den Boden. Die Tochter beginnt sie aufzusammeln. Gleich darauf fragt Frau R.: „Was ist passiert? Kann ich dir helfen?"

Wer sprechen kann und Vorträge hält, kann keine Demenz haben und wird als Betrof-fener auch unglaubwürdig – so ein gängiges Vorurteil (Bryden 2011). Die Fähigkeit

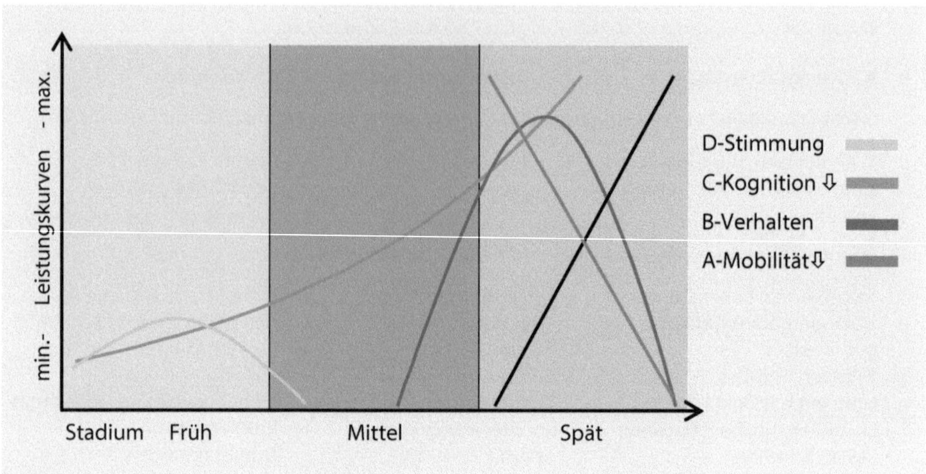

◘ Abb. 4.2   Symptomverlauf der Alzheimer-Demenz (modifiziert nach Bischoff et al. 2004)

Vorträge halten zu können, kann aber gleichzeitig mit der notwendigen Unterstützung für alltägliche Dinge und der zeitlichen und örtlichen Desorientierung existieren.

„Zu Mittag ist das Vorlesen kein Problem, am Abend stolpere ich über die Worte und die Grammatik" (Taylor 2011). An manchen Tagen ist alles viel zu kompliziert und viel zu schwierig und man kann sich zu nichts entschließen und lässt sich einfach treiben und dann gibt es Tage, da ist man ein richtiges Energiebündel. Meistens bin ich am Morgen aktiv und fast euphorisch und schaffe sehr viel, aber am Nachmittag bin ich dann meistens erschöpft und am Abend sitze ich da und warte darauf, ins Bett gehen zu können (Bryden 2011).

> **Das Gedächtnis funktioniert manchmal und manchmal nicht, die Inhalte sind nicht willentlich abrufbar. Die Betroffenen können viel und tun es auch, aber eben nicht konstant.**

Die Interaktionen mit Personen, die eine leichte kognitive Beeinträchtigung haben, können von den Betreuern bereits als schwierig und leicht „streitbar" erlebt werden. Aber ohne konkreten Befund ist diese Phase schwer zu erkennen und kann erst im Rückblick mit der Diagnose in Verbindung gebracht werden. Wird die Orientierung durch sensorische, kinästhetische oder kognitive Verluste und intermittierende Wahrnehmung erschwert, trägt dies wesentlich zum herausfordernden Verhalten bei.

4.4 Herausforderndes Verhalten

Die durch die Krankheit bedingten neuropsychiatrischen, nicht kognitiven-Symptome (◘ Tab. 4.5), sind häufige Begleiterscheinungen bei Menschen mit Demenz und führen oft zu belastenden und missverständlichen Situationen, auch herausforderndes Verhalten genannt (Oppikofer et al. 2016).

◘ Tab. 4.5 Nicht kognitive Phänomene

Bereiche	Alzheimer Demenz	Vaskuläre Demenz	Frontotemporale Demenz	Lewy-Body-Demenz
Persönlichkeit	Sozialer Rückzug; Interessensverlust; Hobbys aufgeben	Relativ erhalten	Deutlich verändert; oft Frühsymptom;	Relativ erhalten
Affekt	Verflachung, Angst; Depression; Apathie	Depression; Apathie Ausdruckslose-Mimik	Angst; Depression; emotionale Gleichgültigkeit; Appetit-/Essstörung	Depression; Apathie
Psychotische Symptome	Irritabilität – auf Reize stärker reagieren Wahn	Wahn	–	Wahn, Halluzination: Personen, Tiere, Gegenstände
Hyperaktivität	Agitation	–	Enthemmung, Hochstimmung, Stereotypien	–

DGPPN 2016; Eschen et al., 2010; Michels und Hatzinger 2010; Rainer 2007; Pritzel et al. 2003

Die Abkürzung BPSD von der englischen Bezeichnung „behavioural and psychological symptoms of dementia" wurde 1996 von der International Psychogeriatric Association entwickelt und bündelt den Symptomenkomplex (◘ Tab. 4.6) aus Verhaltensstörungen und affektiven psychotischen Störungen (Rainer 2007). Diese Symptome variieren je nach Krankheitsstadium in ihrer Häufigkeit, Dauer und Intensität (DGPPN 2016). Besonders die Veränderungen im Gedächtnis, die wechselnde Wahrnehmung und Angst vor einem Kontrollverlust sowie die herabgesetzte Stresstoleranz können eine „katastrophale Reaktion" auslösen wie Schreien, Weinen, Panikstimmung und Hin- und Herlaufen (Bryden 2011).

Die Ursache des Verhaltens mit verschiedenen Schlüsselelementen ist für Außenstehende nicht immer leicht zu eruieren. Die Interpretation des Verhaltens durch die Betreuer als Krise oder Kommunikations- bzw. Anpassungsleistung der Betroffenen beeinflusst die weitere Interaktion (Oppikofer et al. 2016).

Stress, Panikattacken, Wahnvorstellungen und Halluzinationen werden von den Betroffenen als Anpassungsreaktion, als Antwort auf eine Welt, die im Verlauf der Krankheit immer chaotischer erscheint, beschrieben (Bryden 2011). Halluzinationen sind einem Außenstehenden schwer zu erklären. Es können sowohl lustige als auch bedrückende Momente des Lebens permanent vor meinen Augen stehen, wie bei einem laufenden Stummfilm. Dabei ist es anstrengend die Konzentration nicht zu verlieren (Rohra 2016).

Der rasche Wechsel der Stimmung, wie das Ärgerlichwerden, beruht zum Teil auf dem Gefühl, nicht verstanden oder wie ein Kind behandelt zu werden.

◘ Tab. 4.6 Herausforderndes Verhalten/BPSD

Verhaltensstörungen	Affektive und psychotische Störungen
Ungerichtete Aktivität, Agitation, Unruhe	Angst
Erhöhter Bewegungsdrang mit „ziellosem Wandern"	Reduzierte sensorische Kontrolle
Aggression mit Umfeld- und Situationsbezug	Störung des Antriebs
Drohgebärden und körperliche Attacken	Missidentifikation
Schlafstörungen	Misstrauen
Gestörtes Essverhalten	Depression
Unmotiviertes Rufen, Lachen, Schreien, Weinen	Paranoia, Erleben von nicht realen Bedrohungen
Sundowning (Unruhe beginnend zumeist am späten Nachmittag oder Abend)	Halluzinationen
Gestörtes sexuelles Verhalten	Wahnhafte Überzeugungen

Eschen et al., 2010; Rainer 2007; Manteuffel 2006

Ich streite mehr, höre weniger zu, ziehe voreilige Schlüsse und zögere manchmal ängstlich meine Meinung zu äußern. Die Persönlichkeitsveränderungen sind ein tiefgreifendes Phänomen und das Schlimmste, was mir bisher widerfahren ist. Es fällt den anderen sicher nicht leicht mit den Persönlichkeitsveränderungen Schritt zu halten, mich zu akzeptieren und zu lieben – mir auch nicht (Taylor 2011).

> **Durch die geringe Stresstoleranz lösen bereits kleine unvorhergesehene Ereignisse katastrophale Reaktionen aus! Es wichtig auf eine sichere und angenehme Atmosphäre und eine überschaubare Umgebung zu achten!**

Agitiertes Verhalten meint eine Unruhe mit erhöhter Anspannung und gesteigerter Psychomotorik. Das Auftreten einer BSPD mit Agitiertheit führt zu einer Verschlechterung der Alltagskompetenz, zur Verringerung der Lebensqualität und geht mit einer erhöhten Belastung für die Pflegepersonen einher (DGPPN 2016).

Agitiertheit als Teil der BESD tritt am häufigsten bei einer direkten Interaktion mit anderen Personen, besonders während der Aktivitäten des täglichen Lebens wie der Morgenpflege auf. Am zweithäufigsten tritt sie durch Reize aus der Umgebung und an dritter Stelle als Reaktion auf verborgene Bedürfnisse auf. Tritt die Agitiertheit ohne direkte Interaktion auf, kann dies aus einer früheren Interaktion stammen. Eine Erhebung zeigte, dass Agitation an den Wochentagen und im Speziellen am Montag und Mittwoch und tageszeitlich am Morgen häufiger erfasst wurden (Oppikofer et al. 2016).

Hyperaktivität besteht statistisch gehäuft aus Agitation, Euphorie, Enthemmung, Irritierbarkeit und auffälligem motorischen Verhalten, die beim Einzelnen aber nicht immer gemeinsam auftreten müssen (DGPPN 2016).

4.4.1 Aggressives Verhalten allgemein

Es ist davon auszugehen, dass Gewalt in der Regel ebenfalls durch Widerwillen hervorgerufene (aversive) Stimulationen im Rahmen von Interaktionen mit ausgelöst wird. Diese intern erlebten Stimulationen sind in der Regel von außen nicht zu erkennen. Die Atmosphäre an der Station bzw. der Umgang des Personals mit den kranken Menschen kann zum Auslöser aggressiver Situationen werden (AWMF 2009).

Werden die Personen befragt, welche Ursachen sie selbst für ihr aggressives Verhalten erlebt haben, wird häufig das Verhalten des Personals genannt, von welchem sie sich nicht verstanden fühlten oder als nicht akzeptiert erlebten. Ein solches Verhalten ist etwa die Verweigerung von Wünschen, die Durchsetzung starrer Stationsregeln, die Anwendung von Zwangsmaßnahmen oder aber die Aufforderung zu Aktivitäten, die von ihnen nicht gewünscht sind. Aber auch subjektive Hoffnungslosigkeit, tatsächlich erlebte oder vermeintliche Ungerechtigkeiten, resignative Einstellungen, unangenehme Nebenwirkungen von Medikamenten, Kontakte mit Angehörigen oder aber auch die Trennung von ihnen und bevorstehende Ereignisse wie eine richterliche Anhörung können aggressives Verhalten auslösen (AWMF 2009).

> **Tipp**
>
> Achten Sie auf eine ruhige Atmosphäre. Sie verhindern damit eine zusätzliche Desorientierung, denn Hintergrundgeräusche ermüden uns, machen uns ängstlich und sogar aggressiv (Bryden 2011).

Können Wünsche und Bedürfnisse nicht mehr kommuniziert oder in verständlicher Sprache mitgeteilt werden, kann das zu Stress führen. Wenn die Worte fehlen ist die körperliche Abwehr oft die einzige Sprache, die bleibt. Es ist verständlich, dass Menschen, denen bedingt durch eine kognitive Störung das Wort „nein" nicht einfällt, oft schnell und heftig körperlich mit Wegschieben und Um-sich-Schlagen reagieren, wenn man sie zu etwas, was sie nicht wollen zwingen möchte wie Duschen, Ankleiden oder Essen (Bryden 2011).

Untersuchungen haben gezeigt, dass im Allgemeinen aggressive Situationen zumeist nicht ohne registrierbare **Frühwarnzeichen** zustande kommen, die als Ausdruck für die beginnende Eskalation einer Interaktion gelten können (AWMF 2009):

- feindselige Grundstimmung; verbale Bedrohungen und Beschimpfungen
- drohende Körperhaltung und Gestik; gesteigerte Tonhöhe und Lautstärke
- geringe Körperdistanz zwischen Betreuern und zu Betreuenden
- psychomotorische Erregung oder Anspannung; Sachbeschädigungen

Bei bestimmten Krankheitsbildern wie bei einer Demenz sind Frühwarnzeichen allerdings weniger häufig zu beobachten (AWMF 2009).

> **Tipp**
>
> Achten Sie darauf, dass Sie bewusst wahrgenommen werden durch Blickkontakt und direktem Ansprechen (von vorne) mit Namen, indem Sie in kurzen Sätzen und mittels Gesten erklären, was geplant ist und die Zustimmung abwarten. Erst dann die Handlungen für den Betroffenen sichtbar durchführen und eindeutig wahrnehmbar beenden.

4.5 Exkurs Depression, Delir

Sowohl eine Depression als auch ein Delir können begleitend zu einer Demenz, aber auch isoliert auftreten und zeichnen sich sowohl durch ähnliche als auch unterschiedliche Symptome aus.

4.5.1 Depression, Pseudodemenz

Eine Demenz ist von einer schweren Depression, auch Pseudodemenz genannt, abzugrenzen mit Störungen der Aufmerksamkeit, der Wahrnehmung, des Gedächtnisses, des Lernens und der Geschwindigkeit bei der kognitiven Verarbeitung. Eine beginnende Demenz kann sich hinter einer Depression verbergen sowie eine Depression einen Risikofaktor für eine Demenz darstellen kann. Durch die sich überlappende ähnliche Symptomatik mit einer Demenz bleibt immer eine diagnostische Unschärfe bestehen (Winkler 2005). Sund (2010), ein Betroffener, sagt, er ziehe sich zurück um nichts falsch zu machen, er sei vorsichtiger geworden, sage lieber nichts. Dadurch werde man dann noch weiter zurückgedrängt.

Schätzungen zufolge haben bis zu 50 % der Pflegeheimbewohner depressive Symptome. Eine Depression im Alter kann physische Komorbiditäten sowie funktionelle und kognitive Aspekte negativ beeinflussen mit einer beeinträchtigten geistigen Flexibilität und Handlungsplanung. Weitere Anzeichen einer Depression sind Hoffnungslosigkeit, subjektiv wahrgenommene Konzentrationsstörung und ein Morgentief. Je mehr geklagt wird, desto eher liegt eine depressive Störung vor. Es ist aber auch nachvollziehbar, dass eine schwere Erkrankung und Diagnose wie es eine Demenz darstellt, depressive Symptome auslösen kann. Diese können im Zusammenhang mit der Übermittlung der Diagnosemitteilung auch als Anpassung und Bewältigungsstrategie eingeschätzt werden (Eschweiler 2017).

Betroffene berichten, dass sie nach der Mitteilung der Diagnose am Anfang einen Schock erlebt haben, sich in einem luftleeren Raum befanden (Zimmermann 2010), der einen völlig aus der Bahn wirft (Bryden 2011), dass sie nur geheult haben (Taylor 2010), depressiv wurden, den Lebenssinn und Job verloren haben und vieles mehr (Haß 2011; Rohra 2016).

4.5.2　Delir – akute Verwirrtheit

Das Delir ist eine ernste Erkrankung, eine Notfallsituation mit einer ähnlichen Sterblichkeitsrate wie der Myokardinfarkt. Im Rahmen eines Delirs können die betroffenen Personen ihre Umwelt nicht mehr angemessen wahrnehmen, sie wirken „durcheinander" und es ist ihnen nicht möglich, sich zu orientieren (ÖGGG 2017).

Das Delir hat sozusagen drei Gesichter: es kann hyperaktiv, hypoaktiv und in Mischformen auftreten. Ein bestehendes Delir wirkt sich auf die Prognose einer Demenz ungünstig aus, z. B. indem sich die kognitive Leistungsfähigkeit anhaltend verschlechtert (DGPPN 2016).

Für die Entstehung eines Delirs ist das Verhältnis von Risikofaktoren und Auslöser entscheidend (◘ Abb. 4.3). Bei einem hohen vulnerablen Risikofaktor reicht ein schwacher Auslöser bzw. eine exogene Noxe für die Entstehung eines Delirs und umgekehrt (ÖGGG 2017). Verstärkend kann sich auch jede abrupte Veränderung, wie ein Zimmer- oder Ortswechsel, auswirken. Personen, die kaum soziale Kontakte haben, von fremden Menschen betreut werden bzw. ein körperliches oder seelisches Trauma erlitten haben, sind besonders gefährdet (ÖGGG 2017). Blasenverweilkatheter

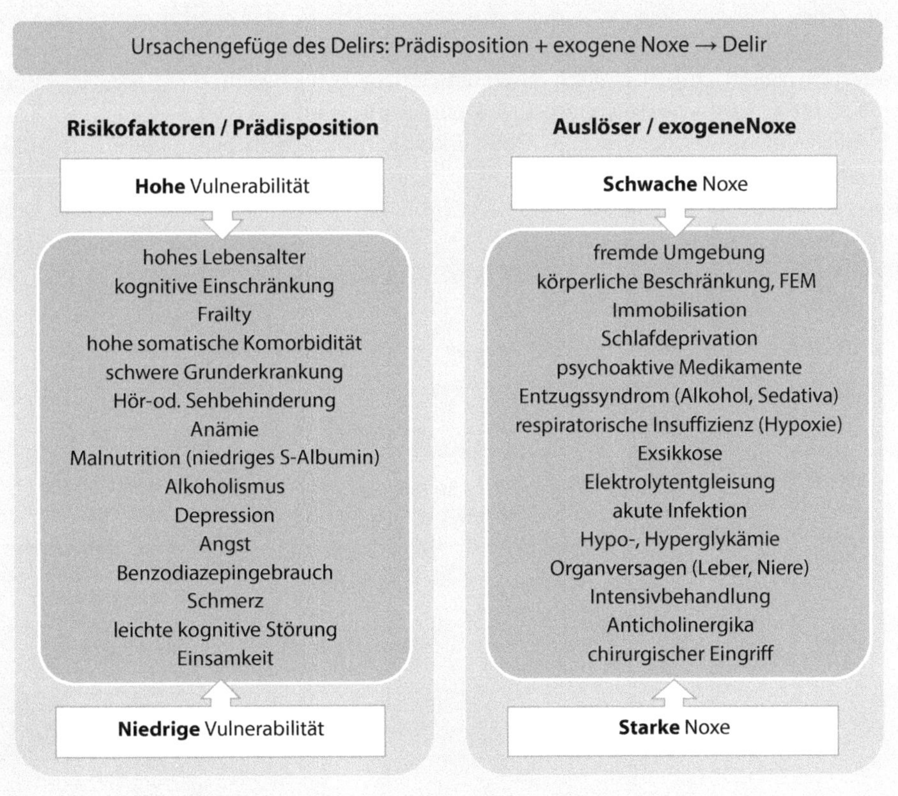

◘ **Abb. 4.3**　Ursachengefüge des Delirs nach Inouye (ÖGGG 2017), eigene Darstellung

und Infusionen sowie Verbände können wie „Ein-Punkt-Fixierungen" wirken und die Bewegung einschränken (Lange-Asschenfeldt 2013; Lee und Malatt 2011).

Die Hauptsymptome des Delirs sind nach dem DSM 5 (Falkai und Wittchen 2015):

A. Beeinträchtigte Fähigkeit die Aufmerksamkeit auf etwas zu richten, zu fokussieren, aufrechtzuerhalten und zu wechseln, sowie ein beeinträchtigtes Bewusstsein mit herabgesetzter Orientierung in der Umgebung.
B. Die Beeinträchtigung entwickelt sich zumeist innerhalb von Stunden bis wenigen Tagen, mit zumeist starken Tagesschwankungen mit veränderter Aufmerksamkeit und verändertem Bewusstseinsgrad.
C. Zusätzliche kognitive Beeinträchtigungen wie z. B. des Gedächtnisses, der Orientierung der Sprache und der visuell-räumlichen Wahrnehmung.
D. Die Beeinträchtigungen aus den Kriterien A und C können nicht durch andere, vorbestehende, gesicherte oder sich entwickelnde kognitive Störung (NCD) erklärt werden und treten nicht im Rahmen eines Komas auf.
E. Es ergeben sich Hinweise aus der Vorgeschichte, der körperliche Untersuchung und den Laborbefunden, dass die Störung eine direkte Folge eines medizinischen Krankheitsfaktors, einer Substanzintoxikation oder eines Substanzentzugs ist.

4

Ein Delir kann unabhängig von einer bestehenden Demenz auftreten, ein Vorbote einer Demenz sein, sich einer vorbestehenden Demenz aufpfropfen, also eine Demenz-Begleiterscheinung sein und deren Symptomatik verstärken (Hürny et al. 2002). Ein Delir kann aber auch eine Demenz zur Folge haben, diese verstärken oder eine Demenz kann das Auftreten eines Delirs begünstigen (■ Abb. 4.4).

Nach einem durchgemachten Delir erkranken innerhalb von 3 Jahren circa 30 % an einer Demenz (Walcher 2012). Zwölf Monate nach einem Delir zeigen 41 % der Betroffenen noch zusätzliche kognitive Defizite, welche sie im alltäglichen Leben beeinflussen und sie von professioneller und/oder institutioneller Pflege abhängig machen (ÖGGG 2017).

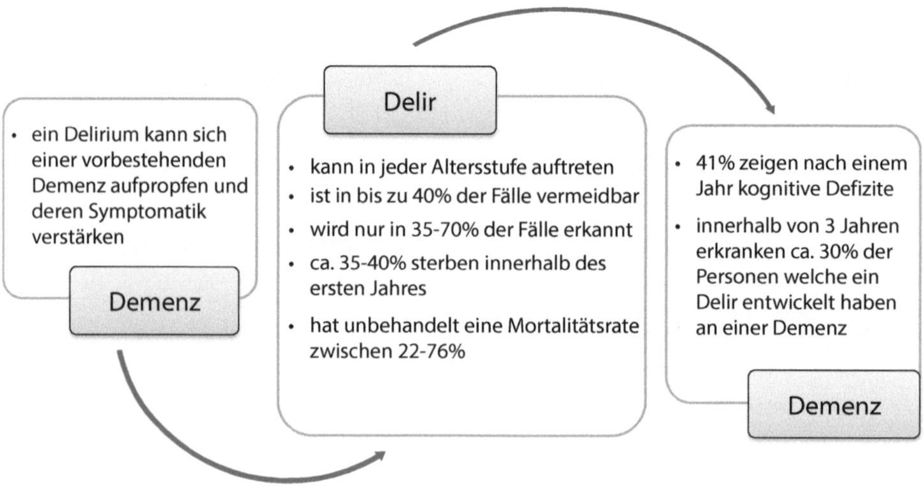

■ **Abb. 4.4** Zusammenhang Delir – Demenz (ÖGGG 2017; Walcher 2012)

Die Unterscheidung von Delir und Demenz ist wichtig und zugleich schwierig, weil die Symptomatik sehr ähnlich ist (◘ Tab. 4.7) und braucht zum theoretischen Wissen auch praktische Erfahrung um bei kurzer Beobachtungszeit die beiden Krankheitsbilder im Einzelfall klar auseinanderhalten zu können.

◘ **Tab. 4.7** Übersicht Differentialdiagnostik

	Depression	**Demenz**	**Delir**
Psychiatrische Vorgeschichte	Unauffällig oder rezidivierend	Meistens unauffällig	Meistens unauffällig
Beginn	Meist erkennbar	Meistens schleichend	Plötzlich, akut/subakut
Dauer	Oft von kurzer Dauer, Monate, zumeist weniger als 6 Monate	Zeichen liegen meist länger als 1 Jahr zurück	Stunden bis Tage
Verlauf	Meistens kontinuierlich	Jahre, chronisch, Symptome kontinuierlich zunehmend, jedoch relativ stabil über die Zeit	Starke Tagesschwankungen; globale Verschlimmerung in der Nacht bzw. beim Erwachen
Aussagen	Gefühl der Wertlosigkeit; Antwort: „Ich weiß nicht"	„Mit mir stimmt etwas nicht" (besonders Alzheimer)	–
Fähigkeiten	Selbstabwertung; klagt über Leistungsverlust	Selbstüberschätzung; bagatellisiert Einbußen	Ratlosigkeit
Eigenen Aussagen	Schuldgefühle und Versagensangst;	Beschuldigt andere;	–
Alltagskompetenz	Gut	Herabgesetzt	–
Bewusstsein	Klar	Klar (außer bei LBD evtl. reduziert)	Reduziert, getrübt
Aufmerksamkeit	Eingeschränkt	Kaum eingeschränkt	Eingeschränkt, schwankend
Orientierung	Meistens erhalten	Beeinträchtigt	Beeinträchtigt
Kognition/Gedächtnis	Schwankende kognitive Leistungsschwäche bzw. verminderte Denk- bzw. Entscheidungsfähigkeit	Konstante kognitive Leistungsschwäche bzw. beeinträchtigtes Kurz- und Langzeitgedächtnis	gestört bzw. Kurz- und Ultrakurzzeitgedächtnis beeinträchtigt
Halluzination	Selten	Selten	Häufig optisch
Wahn	Gelegentlich	Gelegentlich	Häufig
Schlaf	Schlaflosigkeit ohne Unruhe	Schlaflosigkeit mit deutlicher Unruhe	Tag-Nacht Umkehr; Alpträume

(Fortsetzung)

4

◘ Tab. 4.7   (Fortsetzung)

	Depression	Demenz	Delir
Psychomotorik	Oft reduziert, verlangsamt	Meistens normal	Hyperaktiv, hypoaktiv oder gemischt
Körperliche Symptome	Selten	Selten	Meistens Unruhe, Übererregung, Nesteln etc.
Vegetative Zeichen	Meist keine	Meinst keine	Vorhanden

ÖGGG 2017; Kasper et al. 2015; Lechleitner 2013; Hochstrasser 2010; Stadelmann 2007

◘ Tab. 4.8   Erleben eines Delirs durch die Betroffenen selbst

Hauptkategorien	Kategorien	Subkategorien
Beginn	Veränderung der Realität	Plötzlicher Wechsel mit Veränderung der Realität, vorausgehende unerfüllte physische Bedürfnisse wie Durst, Kältegefühl, Umgebung wirkt völlig verändert, vertraute Personen sind plötzlich völlig fremd
Während	Widersprüche erleben	Situation ist gleichzeitig real und irreal Wie im Traum und gleichzeitig hellwach Gefühl, im Spital und gleichzeitig woanders zu sein Erschreckend und gleichzeitig angenehm Vergangenheit und gleichzeitig Gegenwart
	Dramatische Szenen	Halluzinationen, Illusionen Lebensbedrohlich oder Tod z. B. Feuer oder Hochwasser, eingeschlossen sein und Unmöglichkeit zu entkommen
	Starke Gefühle	Ärger, Angst, Panik, „es ist furchtbar" Verunsicherung, Freude
	Schwierigkeiten in der Kommunikation	Hören aber nicht Verstehen Sprechen aber nicht Zuhören
Ausstieg	In die Realität	Wechsel zurück in die Realität
	Gefühle danach	Angst, Entlastung, Beschwerde, Scham
	Integration des Delirs	Bedeutung und Wichtigkeit, Ignoranz Gelegenheit zu lernen, nützliche Erfahrung

Duppils und Wikblad 2004

Das Erleben eines Delirs kann in drei Phasen eingeteilt werden (◘ Tab. 4.8). Zu Beginn ist dies manchmal mit Kältegefühl und Durst verbunden, die Realität und Umgebung wird plötzlich verändert erlebt und bekannte Personen werden nicht erkannt. Während des Delirs dominiert das Erleben von schrecklichen Szenen, die Empfindungen wie Angst, Panik und Ärger auslösen. Es entstehen widersprüchlich erlebte Situationen, die real und gleichzeitig irreal sind oder das Gefühl im Spital und gleichzeitig ganz woanders zu sein.

Die professionellen pflegerischen Maßnahmen bei einem Delir decken sich Großteiles mit den proaktiven und speziellen validierenden Interaktionen (▶ Kap. 7) im Rahmen einer bestehenden Demenzerkrankung. Ein wesentlicher Faktor beim Delir ist die Reorientierung an die Realität durch Aufrechterhaltung eines intakten Sinnessystems und des Tag-Nacht-Rhythmus. Wichtig ist, das Erleben von dramatischen Szenen nicht zu negieren oder „auszureden". Besser ist es, zu sagen: „Sie erleben dies jetzt, ich kann es aber nicht sehen, es wird vorübergehen – ich helfe Ihnen".

Im Wesentlichen gilt es, den Auslösern und Risikofaktoren entgegenzuwirken durch Frühmobilisation, Aktivierung, Zugänge wie einen transurethralen Blasenverweilkatheter kritisch hinterfragen, vertraute Umgebung schaffen, ruhige Atmosphäre, Stressreduktion und Entängstigung, Schmerzlinderung.

Nach einem Delir können zum Teil Gefühle wie die Angst, „verrückt" zu werden, anhalten (Dupplis und Wikblad 2004).

> **Für die Betroffenen sind Nachgespräche hilfreich, das Erlebte besser zu verarbeiten und zu verstehen.**

Literatur

Alzheimer Schweiz (2015) ▶ http://www.alz.ch/index.php/demenz-in-der-welt.html. Zugegriffen: 8. Jan. 2017

AWMF Leitlinie (2009) Therapeutische Maßnahmen bei aggressivem Verhalten in der Psychiatrie und Psychotherapie. PPH 16(02):101–107.

Bickel H (2016) Die Häufigkeit von Demenzerkrankungen, Informationsblatt 1, Deutsche Alzheimer Gesellschaft e. V. ▶ https://www.deutsche-alzheimer.de/fileadmin/alz/pdf/factsheets/infoblatt1_ haeufigkeit_demenzerkrankungen_dalzg.pdf. Zugegriffen: 2. Febr. 2017

Bischoff R, Simm M, Zell A (2004) Kampf gegen das Vergessen, Bundesministerium für Bildung und Forschung (BMBF). ▶ http://www.bmbf.de/pub/der_kampf_gegen_das_vergessen.pdf. Zugegriffen: 14. Mai 2010

Bryden C (2011) Mein Tanz mit der Demenz. Trotzdem positiv leben. Huber, Bern

Cramer B (2011) Biografiearbeit und kognitive Verhaltenstherapie bei Alzheimer Krankheit im Frühstadium. Eine multimethodische und multiperspektivische Untersuchung mit Patienten, Angehörigen und Psychotherapeuten. Dissertation, Universität München

Defranceso M, Schocke M, Messner HJ, Deisenhammer EA, Hinterhuber H, Marksteiner J, Weiss EM (2010) Konversion von MCI (Mild Cognitive Impairment) zur Alzheimer-Demenz: Diagnostische Möglichkeiten und Prädikatoren. Review, Neuropsychiatrie, Bd 24(2):88–98. ▶ https://doi. org/10.5414/nepband24088

DGPPN, DGN (2016) S3-Leitlinie „Demenzen" (Langversion – 1. Revision, August 2015) Herausgebende Fachgesellschaften: Deutsche Gesellschaft für Psychiatrie, Psychotherapie und Nervenheilkunde; Deutsche Gesellschaft für Neurologie in Zusammenarbeit mit der Deutschen Alzheimer Gesellschaft e. V. – Selbsthilfe Demenz. ▶ http://www.awmf.org/uploads/tx_szleitlinien/038-013l_ S3-Demenzen-2016-07.pdf. Zugegriffen: 12. Nov. 2016

Duppils G, Wikblad K (2004) Delirium: behavioural changes before and during the prodromal phase. J Clinic Nurs 13:609–616. ▶ https://doi.org/10.1111/j.1365-2702.2004.00898.x

Eschen A, Schmid R, Martin M (2010) Neuropsychologische Frühzeichen der häufigsten Demenzformen. Diagnostik der Demenz. Info Neurologie & Psychiatrie 8(3):6–16. ▶ https://doi.org/10.5167/ uzh-38339

Eschweiler GW (2017) Diagnostik und multimodale Therapie der Altersdepression. Neue Entwicklungen, Z Gerontol Geriat 50:99–105. ▶ https://doi.org/10.1007/s00391-016-1174-2

Falkai P, Wittchen HU (2015) Diagnostisches und Statistisches Manual Psychischer Störungen DSM-5® American Psychiatric Association

Faust V (2011) Psychiatrie heute. Seelische Störungen erkennen, verstehen, verhindern, behandeln. ▶ http://www.psychosoziale-gesundheit.net/pdf/faust1_altersvergesslichkeit.pdf.   Zugegriffen: 4. Nov. 2012

Frühwald T, Böhmdorfer B, Iglseder B, Jagsch C, Weissenberger-Leduc M (2014) Delir. Ein häufiges Syndrom im Alter – eine interdisziplinäre Herausforderung. medonline.at

Gress-Heister M (2003) Frühdiagnostik dementieller Erkrankungen. Basis für rechtzeitige spezifische Interventions-Therapie. In: Füsgen I (Hrsg) Sprech- und Schluckstörungen – Problemfeld in der Demenztherapie. Zukforum Demenz, S 19–28. ▶ http://www.demenzsprache-hfh.ch/webautor-data/60/4313_Doku5.pdf. Zugegriffen: 30. Apr. 2011

Häcker H, Stapf, KH (Hrsg.) (2004) Dorsch Psychologisches Wörterbuch. Huber, Bern

Haß F (2011) Interview mit Alzheimer-Patient [Richard Taylor]. „Ich bin hier derjenige, der stirbt", Frankfurter Rundschau, 15. Mai. ▶ http://www.fr-online.de/panorama/interview-mit-alzheimer-patient–ich-bin-hier-derjenige–der-stirbt-,1472782,8451720.html. Zugegriffen 11. Aug. 2015

Hochstrasser M (2010) Delirium beim älteren Menschen frühzeitig erkenne & behandeln. Erfahrungsanalyse. ▶ http://www.notfallpflege.ch/delirium.pdf Zugegriffen 14. Nov. 2013

Hürny C, Schwenk B, Inglin D (2002) Vergesslich, verwirrt und verloren. Demenz und Delirium: was ist relevant für den praktischen Arzt? Schweiz Med Forum 17:393–399

Kasper S, Rainer M, Bacher R, Croy A, Fasching P, Fruhwürth G, Grunze H, Jagsch C, Jelem H, Kapfhammer H-P, Köller M, Lehofer M, Praschak- Rieder N, Psota G, Sachs GM, Stastka K, Windhager E, Winkler A, Winkler D, Wuschitz A, Zauner K (2015) Demenzerkrankungen Medikamentöse Therapie. Konsensus-Statement – State of the art. CliniCum neuropsy Sonderausgabe November

Köpf G (2003) Das Alzheimer-Sprach-Training. In: Füsgen Ingo (Hrsg) Demenz – ein unausweichliches Altersschicksal? Fachtagung Zukunftsforum Demenz, S 29–34. ▶ http://www.bagso.de/fileadmin/Aktuell/Publikationen/Dokumentation_Demenz_Unausweichliches_Altersschicksal_18.5.2010.pdf. Zugegriffen: 5. Feb. 2013

Lange-Asschenfeldt C (2013) Hauptvorlesung Psychiatrie und Psychotherapie. Organische psychische Störungen.   ▶ http://www.rk-duesseldorf.lvr.de/forschung/klinik_psychiatrie/hauptvorlesung/organische_psychische_stoerungenkonsiliarpsychiatrie_hauptvorlesung.pdf. Zugegriffen: 26. Aug. 2014

Lechleitner M (2013) Verwirrtheitszustände. Österreichische Ärztezeitung 23(24):22–30

Lee EA, Malatt C (2011) Making the Hospital Safer for Older Adult Patients: A Focus on the Indwelling Urinary Catheter. Perm J/Winter 15(1):49–52

Maier W, Barnikol U (2014) Neurokognitive Störungen im DSM-5. Durchgreifende Änderungen in der Demenzdiagnostik. Nervenarzt 85:564–570. ▶ https://doi.org/10.1007/s00115-013-3984-4

Manteuffel L (2006) Was tun bei herausfordernden Verhalten? Die Schwester/Der Pfleger Nr. 8. ▶ http://www.bibliomed.de. Zugegriffen: 25. Aug. 2008

Matthews FE, Arthur A, Barnes LE, Bond J, Jagger C, Robinson L, Brayne C (2013) A two-decade comparison of prevalence of dementia in individuals aged 65 years and older from three geographical areas of England: results of the Cognitive Function and Ageing Study I and II. The Lancet 382(9902):1405–1412. ▶ https://doi.org/10.1016/s0140-6736(13)61570-6

Mayer H, Wallner M, Faul E, Koller M (2014) Kognitive Beeinträchtigungen bei älteren PatientInnen im Akutkrankenhaus – Eine multizentrische Prävalenzstudie, Institut für Pflegewissenschaft, Universität Wien. hanna.mayer@univie.ac.at | ▶ www.univie.ac.at/pflegewissenschaft. Zugegriffen: 14. Mai 2016

Merlin H (2010) Ich will integriert werden. In: Demenz Support Stuttgart (Hrsg) Ich spreche für mich selbst. Menschen mit Demenz melden sich zu Wort. Mabuse, Frankfurt a. M., S 11–24

Michels S, Hatzinger M (2010) Verhaltensstörungen bei Demenz. Schutz und Sicherheit werden immer wichtiger Neurologie & Psychiatrie 8(3):14–19

Monsch A, Hermelink M, Kressig RW, Fisch H, Grob D, Hiltbrunner B, Martensson B, Rüegger-Frey B, Gunten A (2008) Konsensus zur Diagnostik und Betreuung von Demenzkranken in der Schweiz. Schweiz Med Forum 8(8):144–149

Müller T (2015) Demenz mit Ende 20. Ärzte Zeitung online, 16.04.2015. ▶ http://www.aerztezeitung.de/medizin/krankheiten/demenz/article/882871/tragisches-schicksal-demenz-ende-20.html. Zugegriffen: 3. Nov. 2016

Literatur

ÖGGG (2017) Delir. Ein häufiges Syndrom im Alter – eine interdisziplinäre Herausforderung. In: Österreichische Gesellschaft für Geriatrie und Gerontologie (Hrsg) Österreichisches Geriatrisches Basisassessment, 2. überarbeitete und ergänzte Auflage. ÖGGG, Wien

Oppikofer S, Seifert A, Steudter E, Händler-Schuster D (2016) Begleitumstände von Agitation bei demenzerkrankten Heimbewohnern. Pflegewissenschaft 18. 7/8: 373–380. ▶ https://doi.org/10.3936/1353

Österreichische Alzheimer Gesellschaft (o. J.) Zahlen & Statistik der Österreichischen Alzheimer Gesellschaft. ▶ http://www.alzheimer-gesellschaft.at/index.php?id=60. Zugegriffen: 14. März 2017

Pochobradsky E, Bergmann F, Nemeth C, Preninger B (2008) Demenzhandbuch. Betreuungsangebote für demenziell erkrankte Menschen. ÖBIG, Wien

Pritzel M, Brand M, Markowitsch H (2003) Gehirn und Verhalten. Ein Grundkurs der physiologischen Psychologie. Spektrum, Heidelberg

Rainer M (2007) Neuropsychiatrische Symptome bei Demenz. Facharzt 4:18–21

Rainer M, Krüger-Rainer C (2015) Neue Entwicklungen in der Demenzdiagnostik und -behandlung. J Neurol Neurochir Psychiatr 16(3):111–118

Ransmayr G, Katzenschlager R, Dal-Bianco P, Wenning G, Bancher C, Jellinger K, Schmidt R, Poewe Werner (2007) Lewy-Körper-Demenz und ihre differentialdiagnostische Abgrenzung von Alzheimer'scher Erkrankung: Ein gemeinsames Konsensus-Statement der Österreichischen Alzheimer Gesellschaft (ÖAG) und der Österreichischen Parkinson Gesellschaft (ÖPG). Neuropsychiatrie 21(2):63–74.

Robert Koch Institut (2015) Creutzfeldt-Jakob-Krankheit für das Jahr 2014. Zur Situation bei wichtigen Infektionskrankheiten in Deutschland, Epidemiologisches Bulletin, Nr. 26. ▶ https://www.rki.de/DE/Content/Infekt/EpidBull/Archiv/2015/Ausgaben/26_15.pdf?__blob=publicationFile. Zugegriffen 12 Dez. 2016

Rohra H (2016) Ja zum Leben trotz Demenz! Warum ich kämpfe. Medhochzwei, Heidelberg

Schmidt S, Döbele M (2010) Demenzbegleiter. Leitfaden für zusätzliche Betreuungskräfte in der Pflege. Springer, Berlin

Schmidt R, Bach M, Dal-Bianco P, Holzer P, Pluta-Fuerst A, Assem-Hilger E, Lechner A, Cavalieri M, Haider B, Schmidt H, Pinter G, Pipam W, Stögmann E, Lampl Ch, Likar R (2010) Demenz und Schmerz, Review. Neuropsychiatrie 24(1):1–13. ▶ https://doi.org/10.5414/nepband24001

Seng L (2012) Gehrin.info. ▶ https://www.dasgehirn.info/wahrnehmen/truegerische-wahrnehmung/welt-der-doppelgaenger. Zugegriffen: 14. Okt 2016

Sieb J (2007) Der Parkinson-Demenz-Komplex. Geriatrie Journal 5:9–12

Siegler B (2009) Wortabrufgeschwindigkeit unter dem Einfluss von Alter und Demenz, Dissertation, Universität München

Stadelmann J (2007) Prävention einer akuten Verwirrtheit im Akutspital. Pflegerische, präventive Maßnahmen aus der aktuellen Fachliteratur bei einer Gefährdung von akuter Verwirrtheit bei älteren Menschen im Akutspital, Diplomarbeit Hochschule für Gesundheit in Freiburg

Sund H (2010) „… und dann krieg ich 'nen kleinen Schubs" In: Demenz Support Stuttgart (Hrsg) Ich spreche für mich selbst. Menschen mit Demenz melden sich zu Wort. Mabuse, Verlag: Frankfurt a. M., S 37–49

Taylor R (2010) Ich wünsche mir, dass andere mir zuhören. In: Demenz Support Stuttgart (Hrsg) Ich spreche für mich selbst. Menschen mit Demenz melden sich zu Wort. Mabuse, Frankfurt a. M., S 66–77

Taylor R (2011) Alzheimer und ich. Leben mit Dr. Alzheimer im Kopf, 3. Aufl. Huber, Bern

Walcher C (2012) Das Delir beim geriatrischen Patienten. Eine Übersicht. ▶ http://www.arztakademie.at/fileadmin/template/main/Geriatrie/Publikationen12-13/Walcher_AA.pdfWinkler 2005. Zugegriffen: 12. März 2015

Winkler Andreas (2005), Komorbidität von Depression und Demenz. ▶ http://neurologie-psychiatrie.universimed.com/artikel/komorbidit%C3%A4t-von-depression-und-demenz. Zugegriffen: 14. Apr. 2013

Winkler A (2017) Alzheimer Österreich. ▶ http://www.alzheimer-selbsthilfe.at/was-ist-demenz/praevention/. Zugegriffen: 15. Apr. 2017

Wollmer A (2014) Denken, Fühlen und Handeln sind betroffen! Denken, Fühlen und Handeln sind gefragt! In: Schweizerische Alzheimervereinigung (Hrsg) Demenz Diagnose, Behandlung und Betreuung, Broschüre. S 17–20

Zimmermann C (2010) Natürlich kann ich jetzt genießen! In: Demenz Support Stuttgart (Hrsg) Ich spreche für mich selbst. Menschen mit Demenz melden sich zu Wort. Mabuse, Frankfurt a. M., S 50–62

Theoretische Grundannahmen zur speziellen validierenden Pflege

Brigitte Scharb und Sonja Scheichenberger

© Springer-Verlag GmbH Deutschland, ein Teil von Springer Nature 2018
S. Scheichenberger, B. Scharb, *Spezielle validierende Pflege*,
https://doi.org/10.1007/978-3-662-56017-4_5

Die spezielle validierende Pflege stützt sich auf mehrere Grundannahmen aus der Psychologie wie zum Beispiel auf die von Abraham Maslow entwickelte Bedürfnispyramide mit ihren Grundbedürfnissen und den fünf Säulen des Identitätskonzepts von Hilarion Petzold. Die Berücksichtigung der individuellen Prägung, der Sozialisation, der persönlichen Biographie und der historischen Zeitgeschichte ermöglicht es, das aktuelle Verhalten besser zu verstehen. Die Theorie der Lebensaufgaben nach Erikson nimmt den abschließenden größten Teil ein – sie ist eine wesentliche Grundlage für die Theorie der Aufarbeitung unerledigter Entwicklungsaufgaben. Die Grundannahmen zur speziellen validierenden Pflege helfen das aktuelle Verhalten einzuordnen und entsprechende Strategien zu entwickeln, um die Situation der Betroffenen zu verbessern.

5.1 Bedürfnispyramide nach Abraham Maslow

Abraham Maslow (1908–1970) beschreibt elementare Bedürfnisse, die hierarchisch angeordnet und für alle Menschen gültig sind. Man kann sogar ungefähr vorhersagen, in welcher Reihenfolge verschiedene Bedürfnisse an Wichtigkeit zunehmen werden. Sie unterscheiden sich allerdings in der Art der Befriedigung (Maslow 2016). Er geht also davon aus, dass diese Grundbedürfnisse für nahezu alle Menschen in der von ihm beschriebenen Hierarchie, einer bestimmten Wertigkeitsordnung, stehen.

Maslow ordnet diese Bedürfnisse in „niedere" und „höhere" in Form einer Pyramide: Zu den „niederen" Bedürfnissen des Menschen, den Grundbedürfnissen, zählt Maslow die physiologischen Bedürfnisse, also Hunger, Durst, Schlaf, Bewegung; darauf aufbauend die „höheren" Bedürfnisse nach Sicherheit, nach Zugehörigkeit und Liebe, nach Wertschätzung. An der Spitze der Bedürfnispyramide sind das Bedürfnis nach Selbstverwirklichung, die höheren geistigen Werte, das Bedürfnis zu wissen und zu verstehen und das Bedürfnis nach Transzendenz verortet. Maslows These besagt, dass die Befriedigung von „höheren" Motiven erst dann möglich wird, wenn die „niederen" zumindest teilweise befriedigt sind. Im Zentrum steht die Annahme, der Hauptantrieb des Menschen sei ein Streben nach Wachstum, das durch Selbstverwirklichung gewonnen werden kann.

Ein Zustand der vollständigen Befriedung ist, wenn überhaupt, nur kurz möglich. Sobald ein Bedürfnis befriedigt ist, schiebt sich ein neues, höheres in den Vordergrund. Nach Maslow wird der Mensch durch Defizite motiviert und versucht ständig, seine Grundbedürfnisse zu befriedigen (Maslow 2016).

Je nach Lebensumstand ändert und wechselt sich auch die Wertigkeit der Bedürfnisse. Hochbetagte, die im Zuge beider Weltkriege Hunger und Entbehrungen miterlebt haben, können viel darüber berichten, wie rasch physiologische Bedürfnisse alle anderen Bedürfnisse überlagern können.

Physiologische Bedürfnisse Die physiologischen Bedürfnisse wie Nahrung, Kleidung, Wohnung können als Kanäle für andere Bedürfnisse dienen. So kann eine Person, die physischen Hunger verspürt, eher mehr nach Bequemlichkeit oder Geborgenheit verlangen oder auch nach Sicherheit als nach Essen (Maslow 2016) oder eben auch seelisch ausgehungert sein.

Sicherheitsbedürfnis   Sind die physiologischen Bedürfnisse befriedigt, taucht ein neues „Bedürfnisensemble" auf: nach „Stabilität; Geborgenheit; Schutz; Angstfreiheit; Bedürfnis nach Struktur, Ordnung, Gesetz, Grenzen; Schutzkraft usw." (Maslow 2016, S. 66 f.).

Bedürfnis nach Zugehörigkeit und Liebe   Das Bedürfnis nach Liebe (nicht gleichzusetzen mit Sex), Zuneigung und Zugehörigkeit taucht auf, wenn das Sicherheitsbedürfnis befriedigt ist. Man hungert allgemein nach liebevollen Beziehungen mit den Menschen sowie nach Familie und Gruppenzugehörigkeit (Maslow 2016).

Bedürfnis nach Achtung   Das Bedürfnis nach Achtung umfasst den Wunsch nach Wertschätzung der eigenen Person nach Stärke, Leistung, Bewältigung, Kompetenz und Vertrauen, was zu Gefühlen des Selbstvertrauens, der Fähigkeit sowie nützlich und notwendig für die Welt zu sein führt. Es umfasst aber auch die Achtung seitens anderer, wie ein guter Ruf, Prestige, Status, Berühmtheit, Dominanz, Anerkennung, Aufmerksamkeit, Bedeutung, Würde oder Wertschätzung – wobei die gesündeste Selbstachtung auf „verdientem Respekt anderer" und nicht auf unverdienter Bewunderung basiert (Maslow 2016).

Bedürfnis nach Selbstverwirklichung   Der Mensch strebt danach, das zu sein, was er sein kann – mit dem Bedürfnis nach Selbsterfüllung. Gemeint ist, dass man alles, was man an Möglichkeiten besitzt, auch ausschöpft. Die spezifische Form der Selbstverwirklichung kann je nach Person unterschiedlich sein (Maslow 2016).

Verlangen nach Wissen und Verstehen   Dieses Bedürfnis hat einen begehrenden Charakter, der sowohl ein Persönlichkeitsbedürfnis als auch die bereits beschriebenen Grundbedürfnisse darstellt (Maslow 2016).

Ästhetische Bedürfnisse   Bei einigen Personen tritt ein grundlegendes ästhetisches Bedürfnis auf: nach Ordnung, Symmetrie, Geschlossenheit, Beendigung, Systematik und Struktur (Maslow 2016).

Aktuelle Untersuchungen zeigen, dass sich die Bedürfnispyramide je nach Alter und Lebenssituation unterscheidet, also nicht statisch ist. Auch wenn die Ergebnisse einer Studie nicht auf die gesamte deutsche Bevölkerung übertragen werden kann, wurden intergenerative Unterschiede in der Bedürfnisstruktur herausgearbeitet. Hat für die Studenten die Selbstverwirklichung Priorität, standen für die Senioren dagegen soziale Bedürfnisse als wichtigste Stufe im Vordergrund (Plankensteiner 2010). Taylor (2010) drückt diese Bedürfnisse so aus: Menschen mit Demenz brauchen „Soziozeutika" statt Pharmazeutika.

Die Untersuchung von Plankensteiner (2010) ergab ähnliche Kategorien wie sie Maslow entwickelt. Nebeneinander gestellt wird die unterschiedliche Reihung der Kategorien verdeutlicht (❏ Abb. 5.1).

Eine weitere Untersuchung bei Bewohnern eines Altersheims in Ungarn zeigt, dass sich die Priorisierung der Pyramidenkategorien von Maslow nahezu umdrehen und die Bedürfnisse nach Selbstverwirklichung und Anerkennung einen hohen Stellenwert erhielten (Plankensteiner 2010).

> **Die Bedürfnispyramide ist nicht statisch, sondern ändert sich je nach Lebensumstand. Soziale Bedürfnisse stehen im Alter eher im Vordergrund und biologische Bedürfnisse verlieren an Bedeutung.**

Studentenpyramide [n 70]		**Seniorenpyramide** [n 57]		**Pyramide nach Maslow**	
8	Transzendenz	8	Biologische Bedürfnisse		
7	Ästhetik	7	Ästhetik	7	Ästhetische Bedürfnisse
6	Selbstwert	6	Transzendenz	6	Wissen und Verstehen
5	Soziale Bedürfnisse	5	Selbstwert	5	Selbstverwirklichung
4	Sicherheit	4	Sicherheit	4	Bedürfnis nach Achtung
3	Biologische Bedürfnisse	3	Selbstverwirklichung	3	Zugehörigkeit und Liebe
2	Kognitive Bedürfnisse	2	Kognitive Bedürfnisse	2	Sicherheit sbedürfnisse
1	Selbstverwirklichung	1	Soziale Bedürfnisse	1	Physiologische Bedürfnisse

◘ Abb. 5.1   Pyramidenvergleich

5.2   Fünf Säulen der Identität nach Hilarion Petzold

Die fünf Säulen der Identität nach Hilarion Petzold stellen fünf Lebensbereiche dar, in denen sich Identität durch Fremdzuschreibung (Identifizierung) und Selbstzuschreibung (Identifikation) von Ursache und Wirkung von Handlungen und Vorgängen begründet. Sein Identitätskonzept geht also davon aus, dass Identität durch personale, innere und gesellschaftliche, äußere Zuschreibungen entwickelt wird.

Der Mensch steht im ständigen Austausch, in permanenter Interaktion mit seinem Umfeld, welches die Entwicklung der Identität mitbestimmt. Identität gewinnt der Mensch einerseits durch Selbsterkennen und Eigenwahrnehmung des Ich als der, der man ist und anderseits, indem das relevante Umfeld ihn als den erkennt, den es in ihm sieht bzw. identifiziert. Dies geschieht in einem konkreten „jeweils gegebenen Hier-und-Jetzt" und umfasst die erinnerte Vergangenheit, die persönliche Biographie, als auch den Zukunftshorizont und den persönlichen Lebensentwurf (Petzold 2004).

Identität konkretisiert sich nach Petzold (2004) jeweils im Schnittpunkt des sozialen und ökologischen Kontextes und in einem zeitlichen Kontinuum. Sein Konzept der Identität lässt sich in fünf Säulen, die in einem Zeitkontinuum stehen und zugleich Ausdruck der individuellen und gemeinschaftlichen Geschichte sind, darstellen. Diese Säulen sind auch für das Alter relevant, auf das man sich vorbereiten sollte. Lebensbewältigung setzt bei der jeweils aktuellen Situation an. Alter bedeutet hier, „sich im Lebensganzen verstehen zu lernen".

■   **1. Säule der Leiblichkeit**

Einen gesunden funktionstüchtigen Körper zu haben, ist der Grundpfeiler der Integrität der Leiblichkeit. Die Vorbereitung auf das Alter bedeutet Ernährung und Bewegung dem jeweiligen Lebensalter anzupassen (Petzold 2004).

Was braucht ein Mensch, um sich körperlich, psychisch und geistig gesund zu fühlen? Hier gelten für jeden Einzelnen natürlich völlig unterschiedliche Kriterien. Dazu zählt z. B. Sport, gesundes Leben, bewusste Ernährung (z. B. vegetarische Kost), guter Schlaf, ausgewogenes Sexualleben.

- **2. Säule des sozialen Umfeldes/Netzwerkes**

Wenn im Alter die sozialen Mikrostrukturen verarmen, der Verlust von Rollen und Interaktionspartnern sowie Mitmenschen zunehmen, führt dies zu gravierenden Einbrüchen in der Identität. Maßnahmen zur Vorbereitung auf das Alter sind, die Kontaktfähigkeit zu fördern und Netzwerke aufrechtzuerhalten oder eventuell neu zu beleben (Petzold 2004).

Wer gehört zu diesem Umfeld? Welche Familienangehörigen, welche Freunde, Bekannten sind diesem Menschen wichtig? Welche Menschen z. B. Kollegen, Sportkameraden und Vereinskollegen und welcher Umgang, welches Beisammensein mit ihnen ist für den Betroffenen wichtig?

> **Reichtum**
>
> Frau R. sagt eines Tages zu ihrer Tochter: „Wir brauchen keinen Reichtum, nur uns!"

- **3. Säule der Arbeit, Leistung und Freizeit**

Arbeit, Leistung und Freizeit sind Möglichkeiten, Lebenssinn daraus zu schöpfen und sich mit dem Tun zu identifizieren. Wird man durch die Arbeit und Leistung aber auch von der Außenwelt erkannt und anerkannt, erfüllen sich dadurch auch die bestimmenden Momente der Identität. Mit dem Wegfall der Arbeit und ihrer kommunikativen Funktion minimieren sich in der Regel auch die sozialen Netze. Die Vorbereitung auf das Alter sieht Petzold nicht nur im Vermitteln von Freizeitkompetenz, sondern auch in politischen Initiativen, die das Recht auf Arbeit im Alter unterstützen (Petzold 2004).

Wann hat dieser Mensch das Gefühl, dass er erfolgreich ist? Wo bekommt er Anerkennung? Hierzu zählt die Freude an seiner Arbeit, die er braucht, um sich ausgeglichen zu fühlen. Wie wichtig der Inhalt der Säule der Arbeit und der Leistung ist, sieht man auch daran, dass viele Menschen, wenn sie ihre Arbeit verlieren, eine Identitätskrise erleiden. Dies gilt auch oft für Menschen, die in Pension gehen (der „Pensionsschock").

- **4. Säule der materiellen Sicherheit**

Das Erleben von Identität erfolgt in dieser Säule über das Eingebundensein in die Umwelt, wirtschaftliche Absicherung, Wohnung, Nahrung, Kleidung und auch Komfort. Eine Wohnung oder ein Auto kann zur persönlichen Identifikation und als Statussymbol zur Identifizierung beitragen. Die Vorbereitung auf das Alter ist auch bei dieser Säule ein politischer Auftrag (Petzold 2004).

Wir sagen oft, Geld sei nicht alles oder materielle Dinge seien uns nicht so wichtig, aber wenn wir einmal die Miete nicht bezahlen können oder uns den Friseur nicht leisten können, Heizkosten und tägliche Bedürfnisse nicht finanzieren können, dann merken wir, wie sehr wir bis zu einem gewissen Grad materielle Sicherheit brauchen. Wir müssen uns sicher fühlen, dass wir, wenn wir krank sind, in einem sozialen Sicherheitsnetz aufgefangen werden. Für den einen ist dieses materielle Sicherheitsnetz ein Sparbuch, für den anderen ist es der sichere Arbeitsplatz oder die sichere Rente. Unsere materiellen Ansprüche mögen bescheiden sein, aber wenn unsere verfügbaren Mittel unter diesen Ansprüchen liegen, dann geraten wir neben der finanziellen auch in eine seelische Krisensituation.

■ 5. Säule der Werte

Werte werden individuell angenommen und realisiert. Die Säule der Werte trägt die Identität oft am längsten, wenn andere Säulen bereits eingestürzt sind. Für die Vorbereitung auf das Alter ist eine Auseinandersetzung mit den Werten, die das Leben ausmachen, günstig (Petzold 2004).

Jeder Mensch hat für seinen Lebensinhalt, Lebenssinn, seine Lebensphilosophie ganz persönliche individuelle Werte, deren Beeinträchtigung für ihn eine ernste Lebenskrise auslösen kann. Der Sinn des Lebens kann in einer Liebesbeziehung zu einem anderen Menschen bestehen, in Vertrauen zu sich selbst oder zu anderen, sein Glaube kann für ihn ein hoher Wert sein, die Zugehörigkeit zu einer politischen oder weltanschaulichen Gemeinschaft. Wenn der Sinn des Lebens verlorengeht, wirkt sich das auf das Erleben von Identität aus.

Inhalt und Bedeutung aller dieser Säulen sind für jeden einzelnen Menschen individuell unterschiedlich gewichtet. In jedem Falle gilt, dass unbesetzte Säulen auch gleichzeitig Teile eines Verlustes der Ich-Identität darstellen. Wenn wir diese fünf Säulen der Identität in Bezug auf einen bestimmten Menschen näher betrachten, bekommen wir eine gute Momentaufnahme vom gegenwärtigen Status seines Ich – wobei wir uns bewusst sein müssen, dass die einzelnen Bestandteile dieses Ist-Zustandes bei Änderung der individuellen Lebensumstände einen ganz anderen Stellenwert erhalten können.

Die fünf Säulen der Identität können aufzeigen, was ist bzw. was mir im Leben wichtig war (■ Tab. 5.1). Die Wertigkeiten der Inhalte verschieben sich immer wieder während des gesamten Lebens abhängig von Alter und Lebenssituation. Wenn eine Beziehung in die Brüche geht, wird die Säule des sozialen Umfeldes einen anderen Stellenwert erhalten, wenn ich meine Arbeit verliere, wird die Säule der materiellen Sicherheit eine ganz andere Bedeutung erhalten und wenn ich schwer erkranke, wird die Säule der Leiblichkeit einen ganz anderen Stellenwert bekommen. Wenn sich die Säulen zu stark leeren, wird meine Identität große Einbußen erleiden.

Die fünf Säulen fließen in der **speziellen validierenden Pflege** in die Dokumentationserstellung mit ein (▶ Kap. 12 und 13). Unter Einbezug der erhobenen Daten können dann **spezielle validierende Interaktionen** abgeleitet werden, die dazu beitragen, diese Säulen der Identität bei den Betroffenen – zumindest teilweise – wieder aufzufüllen. Idealerweise beginnt man mit jenen Maßnahmen, die der Säule mit den meisten Verlusten entgegenwirken.

> **Tipp**
>
> Beachten Sie, was die Identität der betroffenen Personen ausgemacht hat. Wie und womit waren früher die fünf Säulen ihrer Identität ausgefüllt? Vergleichen Sie nun, was von all dem heute noch übriggeblieben ist.

▣ Tab. 5.1 Die fünf Säulen der Identität

Säule der Leiblichkeit	Säule des sozialen Umfelds	Säule der Arbeit, Leistung und Freizeit	Säule der materiellen Sicherheit	Säule der Werte
Körperliche, psychische und geistige Gesundheit	Familie, Freunde	Erfolg, Anerkennung, Freude an der Arbeit	Gewisser Wohlstand	Liebe, Vertrauen, Geborgenheit, Glaube
Beispiele				
Essen, Trinken, Genussmittel, viel Schlaf, Musik hören, körperliche Aktivität, Sport, Gesundheit, Natur, Tiere, ausgewogenes Sexualleben	Eltern, Geschwister, Freunde, Vereine	Wertschätzung in der Arbeit, Ansehen, Aufgabe haben, Arbeit haben, Lob von Kunden	Geld haben, Parfum, CDs, PC, sich Urlaub leisten, Essen kaufen können, Wohnung haben	Freuden, Freundschaften, Liebe, Religion

Petzold (2004)

Wie gehen Pflegepersonen mit ihrer Ich-Identität um? Wenn bei den Seminaren die Teilnehmerinnen gebeten wurden, alle ihre Eigenschaften zu nennen und aufzuschreiben, dann kam vorwiegend Negatives zurück: Es wird viel über Fehler und Unzulänglichkeiten geschrieben und wenn ich die Notizen betrachte, dann müsste man fast annehmen, dass nur „Unfähige und Nichtskönner" als Pflegepersonen Dienst tun – doch ich weiß ja, dass dies nicht so ist!

> **Überlegen Sie für sich selbst**
> Testen Sie sich selbst und finden Sie Ihre positiven Seiten: Schreiben Sie auf einem Blatt Papier völlig unsortiert und spontan alle Eigenschaften und Fähigkeiten auf, von denen Sie wissen, dass Sie sie haben oder von denen Ihnen jemand gesagt hat, dass Sie sie haben; Eigenschaften und Fähigkeiten, die Ihnen helfen, den privaten und beruflichen Alltag zu meistern (ohne Trennung in „gute" und „schlechte"). Legen Sie dann das Blatt beiseite und holen Sie es in einer Stunde, in der sie in guter Stimmung sind, wieder hervor. Unterstreichen Sie nun alle Fähigkeiten und positiven Eigenschaften und lesen Sie dieses Blatt wiederholt. Seien Sie stolz auf alles, was Sie entdeckt haben, was Sie an sich selbst wertschätzen und alles, was Ihnen bei der Bewältigung von Aufgaben hilft: Zusammengefasst ergeben Ihre Fähigkeiten und positiven Eigenschaften Ihr persönliches „Powerlaibchen", mit dem Sie das Leben und die Arbeit bewältigen!

Öffnen wir uns für uns selbst – entdecken und erleben wir uns als wertvolle Menschen. Sehen wir uns in unserer Gesamtheit, in der sozialen, psychischen und spirituellen, religiösen Dimension ohne uns selbst ausschließlich auf unsere Rolle im Beruf zu reduzieren. Denn nur wer sich selbst mit Wertschätzung begegnet und sich dem eigenen Selbst gegenüber validierend verhält, wird auch in der Lage sein, anderen mit Wertschätzung gegenüberzutreten und sich anderen gegenüber validierend zu verhalten. Mit einer positiven Sichtweise auf die von uns betreuten Menschen kann man sowohl sich selbst als auch den anderen „zulassen".

Pflegende und Gepflegte stehen immer in einer Wechselwirkung: Eine positive Einstellung der Pflegenden hat eine Wirkung auf das Ergebnis der Interaktion und kann so ein positiv gewichtetes Ganzes bilden. Eine patientenorientierte Grundhaltung hilft den Pflegenden, sich den Zielen wie sie in der **speziellen validierenden Pflege** angestrebt werden, ein großes Stück anzunähern sowie auch die Eigenheiten der Menschen durch die individuelle Prägung, Sozialisation und Biographie besser anzunehmen.

5.3 Sozialisation, Prägung, Biographie und Zeitgeschichte

Die Lebensgeschichte eines Menschen ist sehr bedeutsam für sein späteres Verhalten. Wir alle verhalten uns in unverwechselbarer Weise aufgrund unserer Sozialisation und Prägung, unserer Erfahrungen und der Einflüsse, denen wir zeit unseres Lebens ununterbrochen ausgesetzt sind. Das, was wir von der Familie und dem kulturellen Umfeld mitbekommen, nennt man Prägung. Daneben gibt es die persönliche Biographie und die historische Zeitgeschichte.

Wenn wir daher versuchen, möglichst viel über die Biographie der von uns betreuten Menschen zu erfahren, uns auch ein wenig mit Zeitgeschichte befassen und versuchen, mehr über die vergangene Lebensumwelt der Betroffenen zu lernen, dann können wir uns besser in sie einfühlen und ihr gegenwärtiges Verhalten besser verstehen.

5.3.1 Sozialisation und Prägung

Wir alle werden ein Leben lang beeinflusst und wir können uns diesem lebenslangen Beeinflussungsprozess nicht entziehen. Es beginnt damit, dass wir in eine bestimmte Umgebung hineingeboren werden, in einem bestimmten Kulturkreis aufwachsen und in einem ständigen Interaktionsprozess mit unserer Familie, den Pädagogen und unserem gesamten Umfeld stehen. So lernen wir, mit uns selbst und mit diesem Umfeld umzugehen sowie unsere emotionalen und sozialen Handlungsmöglichkeiten kennenzulernen, zu erproben und zu vertiefen. Wir unterscheiden zwischen primärer und sekundärer Sozialisation, dem Prozess der Einordnung des Einzelnen in die Gemeinschaft.

Die **primäre Sozialisation** findet vorwiegend im Elternhaus statt. Dabei lernt das Kind, seine Bedürfnisse und Wünsche zu äußern und Beziehungen einzugehen. Primäre Sozialisation findet in der frühen Kindheit (in der Regel in der Familie) statt. Dem Kind werden die ersten emotionalen und sozialen Handlungsmöglichkeiten vermittelt und es lernt, Beziehungen zu anderen Menschen aufzunehmen, Gefühle und Wünsche auszudrücken, sich mit den Anforderungen seiner (familiären) Umwelt auseinanderzusetzen u. a. m.

Die Entwicklung des einzelnen Menschen in dieser Phase ist durch erbliche Anlagen und Einflüsse der sozialen Umwelt bedingt. Aus dieser Wechselwirkung entwickeln sich erste Züge der späteren, erwachsenen Persönlichkeit.

Sekundäre Sozialisation ist ein lebenslanger Prozess, der sich ein ganzes Leben lang fortsetzt, weil wir uns immer wieder an neue Situationen anpassen müssen, wie z. B. Berufsleben, Partnerschaften, neue Gemeinschaften, Krankenhaus oder Aufenthalt in einem Pflegeheim. Als sekundäre Sozialisation bezeichnet man die Summe der Einflüsse, denen das Kind und der heranwachsende Mensch nach dem Heraustreten aus der Familie ausgesetzt ist: Kontakt mit Gleichaltrigen, Anforderungen und Lernprozesse in Kindergarten und Schule, Ansprüche der Arbeitswelt usw. Jeder Mensch wird immer wieder mit neuen Aufgaben und Anforderungen konfrontiert. Die Einflüsse der primären und sekundären Sozialisation können gegensätzlich sein und zu Konflikten führen. Die Bewältigung oder Nichtbewältigung dieser Konflikte steht in engem Zusammenhang mit der Bewältigung der einzelnen Lebensphasen. Darüber hinaus werden wir alle durch viele Faktoren geprägt.

Prägungen sind erlernte, sich wiederholende Verhaltensformen (Mechanismen der Daseinsbewältigung) und sagen uns durch unser Über-Ich, was wir tun dürfen und was nicht können und bei Übertretungen ein „schlechtes Gewissen" in uns erzeugen. Diese Prägungen sind Ergebnisse einer biologischen Reifung. Sie entstehen im Elternhaus durch Regeln der Erziehung, im Kindergarten, in der Schule sowie im sozialen Umfeld der Menschen auf den unterschiedlichsten Ebenen wie z. B. Grundbedürfnisse, Heimatgefühl, Kommunikation, Schule, politische Situation, Körperpflege. Sie sind in unserem Über-Ich (Gewissen) verhaftet und wirken lenkend auf den Tätigkeitsdrang unseres Ich.

Beeinflussende Faktoren für unsere Prägung sind erste Kindheitserinnerungen, Lebensstil sowie Umweltfaktoren und die Konstellation der Familie. Eine besondere Rolle kommt der Stellung des Einzelnen innerhalb der Geschwisterreihe zu. So lernen Geschwister früher, sich in einer Gruppe einzuordnen und durchzusetzen als Einzelkinder. Ebenso wird die jüngste Schwester aufgrund ihrer Erfahrungen mit den älteren Brüdern anders geprägt werden als die älteste Schwester, die immer auf alle jüngeren Geschwister aufpassen musste.

Prägend sind auch die Erfahrungen, die der Einzelne aufgrund seines Geschlechtes durchlebt, wobei die Vorbildrolle der Eltern und ihre Erziehungsvorstellung ebenfalls sehr entscheidend sind. Wenn zwischen der Geschlechtsrolle, wie sie im Elternhaus verstanden wird und den Vorstellungen der Lebenswelt „draußen" ein erheblicher Unterschied besteht, dann kommt es zu großen inneren und äußeren Konflikten.

Die Identifikation mit den Eltern findet nicht nur ihren Ausdruck darin, dass Vater und Mutter in ihrem Verhalten und in ihrer Art, sich zu kleiden oder eine Tätigkeit zu verrichten, nachgeahmt werden und dass die Anschauungen der Eltern zu den eigenen gemacht werden. Selbst wenn in späterer Zeit Geisteshaltung, politische Weltsicht und religiöse Anschauungen der Eltern abgelehnt werden, haben sie doch bewusst oder unbewusst das Verhalten der Kinder mitbestimmt und sind oft unerkannte Auslöser für spätere, manchmal unerwartete Verhaltensweisen.

Die persönliche Stellung der Eltern im Sozialgefüge des Umfeldes prägt ebenfalls das Kind. So wird sich der Sohn des Kleinkeuschlers von klein auf anders verhalten als der einzige Sohn des Bürgermeisters im Ort und wird dieses Verhalten wahrscheinlich für sein ganzes Leben im Unterbewusstsein „mitnehmen", auch wenn sich die sozialen Verhältnisse durch äußere Umstände umkehren sollten und der Kleinkeuschlersohn ein schwerreicher Mann wird.

Auch die Familienatmosphäre ist prägend. Wer in einer harmonischen Familie aufwächst, wird mit anderen Voraussetzungen in eine Partnerschaft gehen als jemand, in dessen Familie Streitigkeiten und Handgreiflichkeiten an der Tagesordnung sind. Die unterschiedlichen Familienwerte können auch der Grund dafür sein, dass anfangs harmonische Partnerschaften letzten Endes wieder zerbrechen. Auch für das Leben in Gemeinschaften außerhalb der Familie ergeben sich dadurch oft Konflikte, wenn in solchen Gemeinschaften andere Werte den Vorzug haben, als sie in der Familie hochgehalten wurden.

Nicht nur die soziale Stellung der Kleinfamilie an sich, sondern auch die soziale Stellung ganzer Gruppen und Gemeinden wirkt sich prägend auf die Einzelmitglieder aus. Diskriminierung oder Bevorzugung als Mitglied einer Elitegruppe schaffen prägende Verhaltensweisen, die zumeist das ganze Leben lang – auch bei geänderten sozialen Verhältnissen – weiterwirken. Ebenso wirkt der weite Kreis der Beziehungen jedes einzelnen Menschen während seines ganzen Lebens stetig prägend auf ihn. Dasselbe gilt für wichtige Ereignisse im Leben jedes Einzelnen, für Erfolgserlebnisse und Rückschläge.

Einen erheblichen Anteil der Sozialisation und Prägung erfahren viele auch durch die jeweilige Religion. Durch die Religionszugehörigkeit werden Werte und Moralvorstellungen vermittelt. Gebete und religiöse Zeremonien sind kulturell verschieden und werden von Generation zu Generation weitergegeben.

Alle diese Faktoren tragen dazu bei, den Charakter jedes einzelnen Menschen zu formen, seine Lebensweise und seine Anschauungen zu beeinflussen und fortlaufend zu verändern. Am Ende des Lebens ist der Mensch die Summe seiner zahllosen Lebenserfahrungen. Die Prägungen können oft in Lebensführung und Sprache, Geisteshaltung und Weltanschauung so unterschiedlich sein, dass wir meinen, keinerlei Gemeinsamkeiten zu finden. Doch es liegt an uns, zu erkennen, dass desorientierte Menschen aufgrund ihres Lebens so geprägt wurden und sie so zu akzeptieren wie sie jetzt sind.

> **Sozialisation und Prägung tragen dazu bei, den Charakter, die Lebensweisen und Anschauungen jedes einzelnen Menschen zu formen.**

Wenn der junge Mensch den Kreis der Familie, später vielleicht auch den Kulturkreis, in dem er aufgewachsen ist, verlässt, kann es sein, dass Dinge die „daheim" gültig und lobenswert waren, plötzlich nichts mehr wert sind, ja, unerwünscht und sogar verboten sind. Er wird im Laufe seines langen Lebens auch erfahren, dass Anstandsregeln aus seiner Kindheit im Laufe der Zeit „aus der Mode kommen", ungültig werden und belächelt werden können.

Daraus resultieren weitere Erfahrungen, die den einzelnen Menschen sein ganzes Leben lang begleiten. Wenn dieser Mensch alt geworden ist und er sich auf seine Erinnerungen zurückzieht, dann werden die Regeln seiner Kindheit und seine früheren Erfahrungen für ihn wieder sehr wichtig. So wird er unter Umständen in Konflikt mit den Regeln und Erfahrungen derjenigen Personen kommen, die ihn pflegen und ihm Gutes tun wollen, die aber der nächsten und übernächsten Generation angehören und die ihn dann als störrische alte Person wahrnehmen können.

Frühstücksbuffet

Ich habe in meiner Praxis selbst so einen Fall von „Missverständnis" erlebt: Ich wollte auf der Pflegestation, in der ich tätig war, ein Brotbuffet anbieten. Ich wollte die Möglichkeit bieten, dass die Bewohner sich beim Frühstück selbst bei verschiedenen Brotsorten bedienen können, mehr Abwechslung haben und ihr „Lieblingsbrot" aussuchen können.

Ergebnis

Für mich persönlich ist der Begriff „Brotbuffet" sehr positiv besetzt, ich finde es einfach luxuriös, wenn ich zu einem Buffettisch hingehen und mir unter mehreren Brot- und Gebäcksorten selbst aussuchen kann, was mir schmeckt. Doch der erwartete Erfolg blieb aus. Ein Teil der Bewohner wollte sich nicht selbst etwas aussuchen, zum Teil waren sie über die Neuerung verärgert, ja gekränkt und ich habe nicht gleich verstanden, warum.

Analyse

Eine Bewohnerin hat mir dann erklärt, was diese Menschen unbewusst fühlten: „Wissen Sie, ich musste mich in meinem Leben so oft ums Brot anstellen, nach dem Ersten Weltkrieg, im Zweiten Weltkrieg, nach dem Zweiten Weltkrieg. Ich bin stundenlang gestanden, oft hat es kein Brot mehr gegeben und ich musste ohne Brot nach Hause gehen. Jedes Mal, wenn ich hier vom Tisch aufstehen muss und dort hingehen und mich wegen einem Stück Brot anstellen muss, ist dieses Gefühl von früher wieder da, ich fühle mich so elend." Für diese Menschen war es Luxus, sitzenbleiben zu können und bedient zu werden. Es war an mir, ein „schlechtes Gewissen" zu haben, weil ich ihre Lebenserfahrungen und ihre Biographie nicht mit in meine Überlegungen einbezogen hatte.

5.3.2 Persönliche Biographie

Die persönliche Biographie, ist die Summe dessen, was gewesen ist. Biographiearbeit als Bestandteil der Arbeit ist Erinnerungsarbeit mit Blick in die Zukunft (Hoewer und Siegel 2000). Die Biographie beschreibt, wer oder was man in der Vergangenheit war und hilft, einen Menschen besser zu verstehen, aber man darf sie nicht darauf reduzieren. Denn auch für die Menschen mit einer Demenz ist es wichtig, die Gegenwart zu verstehen, ein Heute zu haben und auch etwas, das die Zukunft sinnvoll und lohnend macht.

Ziele der Biographiearbeit

- Wertschätzung und Bestätigung wird erfahren, das Selbstvertrauen gestärkt
- Schutz vor Einsamkeit und Isolation
- Erinnerungen sind in Handlungen integriert, die Fähigkeit sich zu erinnern ist gefördert
- Der Mensch fühlt sich so verstanden, wie er geworden ist
- Schwere des Lebens wird mit dem Gelungenen in Verbindung gebracht
- Verbliebene Kompetenzen werden in den Vordergrund gestellt
- Kommunikative, schöpferische Kräfte werden gefördert (Hoewer und Siegel 2000)
- Informelle Erinnerungspflege (Hoewer und Siegel 2000)
- Reaktivieren verschütteter Erinnerungen sowie Stolz und Freude über Erlebtes und Geleistetes (Sachweh 2005)
- Auf (Miss)Erfolge und Schicksalsschläge kann besser eingegangen werden (Rohra 2016)

Erinnerungen sind ein persönliches Eigentum, oftmals das Letzte, das Menschen wirklich besitzen. Daher ist genau abzuwägen, welche Informationen privat und vertraulich sind und welche in die Pflegedokumentation aufgenommen werden sollten. Informationen, die wir von den Angehörigen erhalten, kann der Betroffene oftmals nicht kommentieren (Hoewer und Siegel 2000).

> **Tipp**
>
> Eine herzliche offene Begegnung, ehrliche Zuwendung, aufmerksames Zuhören ohne Wertung der Vergangenheit, Feingefühl und Diskretion schaffen eine gute Vertrauensbasis für die Biographiearbeit (Rohra 2016).

Der erste Kontakt mit einem desorientierten Menschen ermöglicht nur eine Momentaufnahme seiner gegenwärtigen Erscheinung und seinem Verhalten. Wir wissen noch nichts oder nur wenig über die Hintergründe, die zu diesem gegenwärtigen Erscheinungsbild geführt haben, und auch nichts über seine Lebensgeschichte, die (wie bei jedem von uns) untrennbar mit diesem Menschen verbunden ist.

Die Gespräche zur Erhebung der Biographie finden situationsabhängig statt und sind eine Annäherung an die subjektiv geprägte Lebenswirklichkeit, wenn Fragen mit Impulscharakter individuell gestellt werden. Die Fragen sollten keinen bohrenden oder neugierigen Charakter haben, sondern nehmen den Erzählenden als „Hauptdarsteller" seiner Lebensgeschichte wahr. Der erzählende Mensch gibt etwas von sich, der Zuhörende empfängt. Es ist dabei wichtig, Widerspruch zu vermeiden bzw. nur sehr vorsichtig einzusetzen! Wichtig ist die Lebensgeschichte nicht zu (be)werten oder zu (ver)urteilen aber sich auch nicht in die Lebensgeschichte des anderen Menschen hineinziehen zu lassen! Ein biographisches Gespräch kann bedeuten, sich auf eine „Berg- und Talfahrt" von wunderbaren Stunden bis hin zu Schrecken und Trauer einzulassen!

> **Ich nehme an der persönlichen Geschichte teil, bin aber nicht Teil der Geschichte.**

Es ist wichtig, dass wir alle verfügbaren relevanten Faktoren aus dem Leben der desorientierten Menschen in den Pflegeprozess mit einbeziehen. Wenn wir die Umstände des früheren Lebens der Menschen, die wir betreuen, möglichst gut kennen und uns mit der Situation und dem Umfeld näher beschäftigen, in die sie seinerzeit hineingeboren wurden und in der sie ihr Leben gelebt haben, ist es besser möglich, sie entsprechend ihren spirituell-psychosozialen Bedürfnissen begleiten können.

Die Aussage einer älteren Dame: „Das Schlimme am Altwerden ist, dass niemand mehr da ist, mit dem man sich ohne große Erklärungen verständigen kann" (Osborne et al. 1997), beinhaltet die ganze Brisanz der ambivalenten Beziehung zwischen den Generationen, sie zeigt eine Quelle der permanenten Missverständnisse auf, die in der Kommunikation zwischen Pflegenden und Gepflegten in der Pflege- und Betreuungsarbeit geschehen, dabei sind gerade sie sehr bedeutende, aber meist unbeachtete Faktoren.

Besonders bei der Arbeit mit alten und hochbetagten Menschen ist der Verlust der persönlichen Biographie augenscheinlich. Manchmal wissen die Pflegepersonen von den Menschen, die sie betreuen, wenig aus der Biographie, auch wenn sie diese schon mehrere Jahre kennen. Die Pflege konzentriert sich oft auf die momentane Pflegeleistung, losgelöst von der Vergangenheit und der Zukunft. Die gemachten Lebenserfahrungen, sowohl angenehme und erfreuliche als auch schwere und schmerzhafte, können so nicht geteilt werden und sind wie ein Buch mit sieben Siegeln für die Betreuer (Blimlinger et al. 1994).

Tipp

Versuchen Sie möglichst viel aus der Lebensgeschichte der Menschen zu erfahren. Das ist nicht in allen Fällen möglich, aber je mehr Anhaltspunkte Sie haben, umso präzisere validierende Pflegemaßnahmen können Sie anhand der Biographie setzen. Interessant wäre zum Beispiel, welche Tätigkeiten die Betroffenen früher ausgeübt haben, welche Vorlieben und Hobbys sie gehabt haben, und ob es Dinge gab, die sie besonders gern gemacht haben oder für die sie besonders begabt waren (▶ Kap. 13).

Wenn es uns nicht möglich ist Daten aus der individuellen Biographie zu erfahren, weil wir weder von dem desorientierten Menschen selbst noch von Angehörigen oder Freunden Informationen erhalten können, sollte es für uns als professionelle Begleiter von Menschen mit einer Desorientierung selbstverständlich sein, dass wir uns ausreichend mit der Zeit- und Sozialgeschichte auseinandergesetzt haben, sodass wir für das

Verhalten, das sie zeigen, einige biographische Anhaltspunkte ableiten können (denn wir alle sind ein Produkt unserer Lebensgeschichte!).

5.3.3 Historische Zeitgeschichte

Neben der persönlichen Geschichte gibt es auch historische Ereignisse und Errungenschaften der Zivilisation, die sich in einem stetigen Wandel befinden. Es lohnt sich zu fragen: „Wie war es damals?"

> **Der Aeroplan**
>
> Eine desorientierte Frau, die als junge Erwachsene Dienstmädchen bei einer sehr reichen Wiener Familie gewesen war, erzählte im Heim von einem „Aeroplan, in dem es Betten gab". Die jungen Mitglieder des Pflegepersonals schüttelten die Köpfe: Die alte Frau erzählt Märchen, und außerdem, was ist eigentlich ein Aeroplan?!
>
> **Analyse**
>
> Auch ich erfuhr später eher durch Zufall, dass es in den 30er-Jahren eine Flugverbindung (per Wassergroßflugzeug) zwischen Rotterdam und den USA gegeben hatte. Diese Art zu reisen konnten sich nur sehr reiche Leute leisten, dafür waren sie aber tatsächlich mit Schlafkabinen ausgestattet wie sonst nur die Schlafwagen bei der Bahn. Wahrscheinlich war die „Herrschaft" dieser nun desorientierten Frau seinerzeit auf diese Weise nach Amerika geflogen, ein Ereignis, das sich ihr unauslöschlich eingeprägt hatte. Wir sind diejenigen, die es nicht wissen und verstehen.

Die Umgangssprache selbst hat sich im Verlauf des Lebens der heute betagten Menschen verändert. So kann das „Potschamperl" („pot de chambre"), das nachdrücklich von der Pflegeperson verlangt wird, ein lebendiger Begriff für diese Generation sein. Die Pflegeperson, die ihn betreut, kennt vielleicht das liebevoll ins Wienerische „übersetzte" französische Wort für diesen Gegenstand des damaligen täglichen Bedarfs nicht mehr, bzw. sie weiß nicht, dass Französisch für diese Menschen in ihrer Jugend die Fremdsprache schlechthin war so wie heute für uns Englisch. Sie weiß vermutlich auch gar nicht mehr oder kann es nicht vorstellen, wie es früher war, ohne eigenes Klosett und ohne Fließwasser in der Wohnung, mit dem Nachttopf unter dem Bett, zugedeckt natürlich, des Geruchs wegen.

Zu alldem kommt noch der Wortschatz der ursprünglichen Muttersprache. Viele der heute betagten Menschen haben noch ihre Wurzeln in den Kronländern der Monarchie, sprachen ursprünglich Tschechisch, Slowakisch, Polnisch, Jiddisch, Ruthenisch, Ungarisch, Italienisch, Kroatisch, von den vielen Dialekten und Färbungen dieser Sprachen und auch der deutschen Sprache in den einzelnen deutschsprachigen Siedlungsgebieten der Monarchie ganz zu schweigen. Zwei Weltkriege haben in diesem Jahrhundert Europa umgepflügt und riesige Völkerwanderungen zur Folge gehabt. Manche der sehr alten und desorientierten Menschen haben ihre Jugend tausende Kilometer von hier entfernt verbracht. Mit ihrem inneren Ohr hören sie noch heute die vertrauten Worte der Sprache ihrer Kindheit und reden in dieser Sprache mit uns. In diesem Fall sind wir die „Ausländer", die sie nicht verstehen.

Es ist daher so wichtig, dass wir uns einerseits mit der Lebensgeschichte dieser desorientierten Menschen befassen und versuchen, möglichst viel über sie und ihr Leben zu erfahren, aber auch, dass wir uns mit der Geschichte im Allgemeinen ein wenig mehr beschäftigen, als wir dies gewöhnlich tun. Niemand verlangt von uns, dass wir alle Sprachen lernen und alles über die Weltgeschichte der letzten achtzig Jahre wissen. Wenn wir aber erkennen, dass hinter den von uns als „ver-rückt" angesehenen Äußerungen vieler desorientierter Menschen Sinn steht, dass sich hier sich ein langes, erfahrungsreich gelebtes Leben auf diejenige Weise artikuliert, zu der sie noch in der Lage sind, dann werden wir verstehen: Vielleicht nicht die Worte und vielleicht auch nicht ihre Bedeutung, wohl aber, dass es für diese Menschen sehr wichtig ist, was sie uns sagen, und dass wir ihnen das Gefühl geben können, dass wir sie verstehen. Wenn wir sie bestätigen, sie begleiten und ihnen damit ihre persönliche Würde wieder erlebbar machen bzw. bewahren, dann geben wir ihren Worten jenen realen Sinn wieder, der für diese Menschen nie verlorengegangen war. Dazu ist es nicht zwingend notwendig, umfangreiche Geschichtswerke studieren und Tabellen mit wichtigen Eckdaten der Weltgeschichte auswendig zu lernen.

> **Tipp**
>
> Seien Sie offen für die Erzählungen von orientierten älteren Personen. Befragen Sie Ihre Eltern, Großeltern und deren Freunde und Bekannten. Lösen Sie sich von der Vorstellung, dass Geschichte und Lebensgeschichte zwei völlig voneinander getrennte Dinge sind.

Orientierte hochbetagte Menschen erzählen gerne und ausführlich über ihr früheres Leben und ihre Erfahrungen und sie zeigen uns auf Nachfrage gerne ihren Schatz an Schriftstücken, Fotografien, Büchern und Gebrauchsgegenständen, die sie von noch früher aufbewahrt haben. Sie wissen viel über heute Unbekanntes zu erzählen, das früher Allgemeingut des Alltagslebens war. Je größer die Anzahl der Personen ist, mit denen wir über diese Dinge sprechen können, umso größer wird die Bandbreite des Wissens, das wir uns über die letzten achtzig Jahre Weltgeschehen – widergespiegelt in der kleinen Welt des Alltags – erwerben können.

Es gibt auch genügend gut orientierte betagte Menschen, die sich gerne als Zeitzeugen für historische Ereignisse zur Verfügung stellen, die sie selbst miterlebt und miterlitten haben. Wenn es möglich ist, einen solchen Zeitzeugen für ein Gespräch mit Pflegepersonen im Rahmen einer Fortbildungsveranstaltung zu gewinnen, lernt man in spannender Form sehr schnell sehr viel über bestimmte Abschnitte der vergangenen achtzig Jahre. Je eher wir in der Lage sind, die zeitgeschichtlichen Ereignisse und das Leben der heute alten Menschen miteinander in Bezug zu bringen, desto wirkungsvoller wird unsere Pflege und Betreuung sein. Wir erwerben uns dadurch die Möglichkeit, das Handeln und Verhalten der von uns betreuten Personen besser zu interpretieren und zu verstehen. Gleichzeitig werden wir, wenn wir uns mit der Lebensgeschichte dieser Generation näher befassen, auch unsere eigenen Wurzeln besser kennenlernen.

Wir können erkennen, in welchen Bereichen wir immer noch genau wie unsere Urgroßeltern denken, fühlen und tun bzw. was wir heute nicht mehr oder ganz anders machen. Es wird uns vor allem bewusst werden, dass im Leben permanent Veränderungen stattfinden. Das wiederum ist auch ein Beitrag, uns selbst und die desorientierten Menschen mit ihrem Lebensumfeld individuell zu betrachten. Wenn wir diese Erkenntnis als zu uns gehörig akzeptieren und nicht verdrängen, leisten wir damit einen wesentlichen Beitrag zur Gestaltung unseres eigenen Alters.

> **Persönliche und zeitgeschichtliche Veränderungen begleiten uns ein Leben lang.**

Wenn wir zulassen können, dass nicht alles so bleibt, wie es ist – im Guten wie im Schlechten -, dann werden wir den körperlichen und geistigen Einbußen, die wir im hohen Alter erleiden werden, viel gelassener gegenüberstehen.

Die Bedeutung der Lebensgeschichte hat auch Erikson (2016) in seiner Theorie der Lebensaufgaben abgebildet.

5.4 Theorie der Lebensaufgaben nach Erik Erikson

Erik Erikson (1902–1994), hat in seiner Theorie der Lebensaufgaben versucht, die Bedeutung der Lebensgeschichte für den Menschen von seinen frühkindlichen Verhaltensweisen bis hin zu den Phasen des Erwachsenseins in Abhängigkeit der Ausprägung der Ich-Identität von historisch-gesellschaftlichen Veränderungen darzulegen und zu erforschen. Erikson geht davon aus, dass jedem Entwicklungsabschnitt unseres Lebens eine spezielle Lebensaufgabe zugeordnet ist, deren Lösung (oder deren Scheitern) für unser weiteres Leben entscheidend ist.

Wir sind zeitlebens bemüht, diese Lebensaufgaben zu lösen. Die Phasen laufen aufeinander aufbauend ab im Sinne einer jeweils „neuen Version" der vorangehenden ohne diese abzulösen, sodass im Alter alle bisherigen Qualitäten neue Werte annehmen, bis in der letzten Phase die Integrität als ein Gefühl der Kohärenz und Ganzheit erreicht ist. Die festgelegte Reihenfolge lässt aber einen zeitlich durchaus großen Spielraum. Erikson hat den einzelnen Stadien bzw. Phasen psychosoziale Krisen mit ihren Aufgaben und Scheitern bei nicht erfüllender Aufgabe gegenübergestellt, ebenso die mit der Phase verbundene Stärke und deren Pathologie als Antipathie (Erikson 2016).

Naomi Feil (2004) geht davon aus, dass nicht gelöste („ignorierte") Aufgaben aus früheren Lebensabschnitten im hohen Alter nach Erledigung drängen. Solange unser Über-Ich noch tätig ist, verdrängen wir die Probleme. Sobald der Filter im hohen Alter durchlässig geworden ist, können diese verdrängten unerledigten Probleme hervortreten.

Anhand von sieben Lebensbildern werden die für das Pflegemodell der speziellen validierenden Pflege besonders relevanten Lebensstadien und Lebensaufgaben erläutert (◘ Tab. 5.2).

Der Ausdruck unbewältigter Lebenskrisen bzw. Entwicklungsstufen wie sie sich in der Desorientierung zeigen können wird anhand von Praxisbeispielen im folgenden Abschnitt dargelegt.

◘ Tab. 5.2   Psychosoziale Lebensaufgaben nach Erikson (2016) und Feil (2004), leicht adaptiert

	Aufgabe erfüllt	Aufgabe nicht erfüllt	Grundstärken	Antipathie
Stadium nach Erikson				
Frühe Kindheit Säuglingsalter	Vertrauen	Misstrauen	Hoffnung	Rückzug
Späte Kindheit Kleinkindalter Spielalter	Autonomie Initiative	Scham, Zweifel Schuldgefühl	Wille Entschlusskraft	Zwang Hemmung
Schulalter	Regsamkeit	Minderwertigkeit	Kompetenz	Trägheit
Adoleszenz/ Pubertät	Identität	Identitäts-konfusion	Treue	Zurückwei-sung
Frühe Erwachsenenzeit	Intimität	Isolierung	Liebe	Exklusivität
Erwachsenenalter Lebensmitte	Generativität	Stagnation	Fürsorge	Abweisung
Alter	Integrität	Verzweiflung	Weisheit	Hochmut
Stadium nach Feil				
Sehr hohes Alter	Verarbeiten der Vergangenheit	Vegetieren	Innerer Friede	Konfusion

5.4.1 Säuglingsalter/frühe Kindheit

Übersicht
Aufgabe: **Urvertrauen gegen Misstrauen.** Bekommen, Nehmen, Abhängigkeit
Empfinden bei Bewältigung: **Vertrauen** „Ich bin, was man mir gibt"
Aufgabe nicht erfüllt, Störungen: Gefühl des Verlassenseins, Angst zu verhungern, emotionale Verwahrlosung
Entwicklungsergebnis bei Störung: **Misstrauen,** „Ich bin ohne Halt"

Wenn ein Kind zur Welt kommt, ist die allererste und die intensivste Beziehung, die es entwickelt, die Beziehung zu seiner Mutter. Das muss nicht unbedingt die biologische Mutter sein, aber es ist die Person, die das Kind hält, liebevoll streichelt, ihm die Brust gibt, es später füttert. Die Beziehung ist eng und unmittelbar, durch körperliche liebevolle Berührung ständig gegenwärtig und stabil. Der Zustand scheint für das Kind immerwährend, durch nichts veränderbar.

Plötzlich ereignet sich etwas, was die Aufmerksamkeit der Mutter in Anspruch nimmt – das Telefon läutet, auf dem Herd pfeift der Wasserkessel, die Türglocke läutet, die Mutter legt das Kind in seine Wiege oder in sein Bett und geht weg. Das ist die erste ernste und unmittelbare Enttäuschung, die das Kind in seinem Leben erlebt: Meine Mutter hat mich verlassen. Und so spontan wie die Enttäuschung da ist, erfolgt auch die Reaktion: Das Kind beginnt zu weinen oder zu schreien. Erst wenn die Mutter zurückkommt, wenn sie das Kind berührt, es aufnimmt, ist „die Welt wieder in Ordnung", und das Kind beruhigt sich rasch.

Die erste sehr wichtige Aufgabe im jungen Leben dieses Kindes besteht nunmehr darin zu lernen, dass es seiner Mutter vertrauen kann: Egal, wie oft die Mutter sich von ihm entfernt, sie kommt immer wieder. „Meine Mutter lässt mich nicht im Stich". Was aber, wenn sich niemand um das Kind kümmert, wenn es „weggelegt" wird, ihm niemand beweist, dass es geliebt wird, und niemand mit ihm spielt? Genauso ist es Frau St. ergangen.

Was man besitzt, muss man festhalten

Frau St. stand wütend in der Tür zum Badezimmer ihres Heimappartements und sah mich böse an: „Es ist mir schon klar", sagte sie, „warum Sie sich **immer bei mir** die Hände waschen kommen. Sie wollen zuhause die Seife einsparen!" Kein Dankeschön dafür, dass ich ihr gerade nach einem Inkontinenzmissgeschick geholfen hatte, Bett und Zimmer wieder sauber zu bekommen. Es stimmte ganz offensichtlich, was die Pflegepersonen und Reinigungskräfte wiederholt erzählten, dass Frau St. immer wieder behauptete, man würde ihr noch einmal die Haare vom Kopf wegstehlen, nur um sich selbst etwas „einzusparen". Eine geizige alte Frau? Durch Altersstarrsinn verstärkte Raffsucht? Einfach Bösartigkeit, dem Nächsten etwas Negatives zu unterstellen?

Lebensgeschichte

Noch einen Tag vorher hatte ich ihr geholfen, Blumen auf dem Balkon ihres kleinen Appartements einzusetzen. Das Hantieren mit den Pflanzen und der Sonnenschein hatte Frau St. gesprächig gestimmt, und ganz plötzlich begann sie, unaufgefordert aus ihrer Kindheit zu erzählen: Sie war ein Pflegekind. Sie seien sechs Geschwister gewesen, die ihre leiblichen Eltern durch einen tragischen Unfall verloren hatten. Den Onkel interessierten die Kinder nicht, sie wurden auf verschiedene Pflegestellen aufgeteilt. Ihre Pflegeeltern hatten nur zugestimmt, sie aufzunehmen, weil sie Geld dafür erhielten, aber gekümmert hatten sie sich nicht viel, nur das Allernotwendigste. Als Baby wurde sie auf dem Feld abgelegt, mit dem berühmt-berüchtigten „Mostzuzler" als Beruhigung. Sie bekam nie etwas extra, kein Spielzeug. Ihre Puppe war ein Kochlöffel, den legte sie abends mit einem Geschirrhangerl zugedeckt zu sich ins Bett, bis die Pflegemutter ihr das Ganze wegnahm. Kochlöffel und Hangerl wurden für „vernünftige" Arbeit gebraucht. Später lernte sie einmal einen Mann kennen, einen Postbeamten, der erzählte ihr viel von Liebe und Heiraten, also „fing sie sich mit ihm etwas an". Dann verschwand er und sie hatte wieder etwas Unwiederbringliches verloren, diesmal ihre Jungfernschaft.

Analyse des Verhaltens

Sie wurde von den Verwandten abgeschoben, von den Pflegeeltern am Feldrand „weggelegt", auch später ohne liebevolle Zuwendung und Verständnis gelassen, ohne Spielzeug, nicht einmal ein selbst umfunktionierter Gegenstand des Alltags – sie konnte Urvertrauen nie lernen, weil sie schon als Säugling erfahren musste, dass man sie allein ließ, ihr stets etwas wegnahm.

Sie hatte ihre Lektion gelernt. Was man besitzt, muss man festhalten, die Menschen sind schlecht, sie nehmen einem alles, man wird nur immer ausgenützt. Von dem Moment an, als sie der Postbeamte verließ, war es endgültig aus mit dem Vertrauen in andere Menschen. Das Misstrauen blieb verankert und begleitete Frau St. bis in ihr hohes Alter. Es war zur Überlebensstrategie geworden. War es ein Wunder, jetzt, wo sie sehr alt war und schon sehr vergesslich, dass sie in allem, was andere Leute taten, nur den Nachteil für sich selbst sah? Wo doch sogar die angeblich immer so selbstlose Pflegeperson sich jetzt die Hände wusch, mit *ihrer* Seife …

Bedeutung für die Pflege

Wenn wir uns dem aus unserer Sicht völlig unbegründeten Misstrauen hochbetagter Personen – so wie Frau St.– gegenübersehen, dann dürfen wir nicht verärgert sein und wir dürfen diese Misstrauensäußerungen von Seiten dieser hochbetagten Menschen nicht persönlich nehmen. Wir stehen stellvertretend für einen Verlust, den diese hochbetagten Personen als ganz kleines Kind erlitten haben und den sie ihr ganzes Leben lang nicht mehr überwunden haben, von dem sie für ihr ganzes Leben geprägt wurden.

5.4.2 Späte Kindheit/Kleinkindalter/Spielalter

Übersicht

Aufgabe: **Autonomie gegen Scham und Zweifel.** Egozentrik, Ich-Konstituierung, primäre Sozialisation (erziehende Beeinflussung der primären Triebsteuerung)
Initiative gegen Schuldgefühl: Identifizierung mit den Eltern (Gewissen), Übernahme von unterschiedlichen Rollen im Spiel, „sich an etwas heranmachen", auseinandersetzten mit dem eigenen Geschlecht
Empfinden bei Bewältigung: **Autonomie,** „Ich bin, was ich will"
Initiative: „Ich bin, was ich mir zu sein vorstelle"
Aufgabe nicht erfüllt, Störungen: Gefühl eigener Wertlosigkeit; Angst vor der Unzulänglichkeit und vor drohender Schande, Gefühl, nicht liebenswert zu sein, Angst vor Strafe
Entwicklungsergebnis bei Störung: Scham, Zweifel: „Ich bin wertlos"
Schuldgefühle: „Ich bin schlecht"

In diesem Lebensstadium als Kind lernen wir, unsere Blasen- und Schließmuskelfunktion unter Kontrolle zu halten. In diesem Lebensstadium geschieht noch etwas: Es entwickelt sich unser Über-Ich, das Gewissen. Jenes Gewissen, das in unserem Leben unserem Ich im Wege stehen kann, wenn es nicht verantwortungsvoll und gut gebildet wurde. Das Ich in uns äußert unser Begehren, etwas zu tun, und unser Über-Ich sagt uns, ob wir das, was mir möchten, tun dürfen oder nicht. Ob wir dürfen, hängt davon ab, in welchem Kulturkreis wir aufwachsen, aus welchem Gewissen heraus unsere Erzieher uns gegenüber handeln, wie also der Prozess unserer Sozialisation verläuft.

Das Kind, das in dieser Lebensphase daran gewöhnt wird, auf den Topf zu gehen und dann doch noch hie und da in die Hose macht und dann immer wieder hört: „Pfui, in die Hose macht man nicht!", dieses Kind empfindet das „Schuldgefühl des Unschuldigen" und erfährt schmerzlich, wie schlimm es sein kann, etwas plötzlich nicht mehr zu dürfen, was vor einer Weile noch erlaubt gewesen war. Oder: Das Kind krabbelt auf allen Vieren zum Fenster hin, zu einem Sessel, der dort steht, schafft es, hinaufzuklettern und jauchzt laut vor Freude. Da kommt die Mutter ins Zimmer herein und ruft erschrocken (und daher mit „bösem" Gesicht): „Dass du ja nicht mehr da hinaufsteigst!" Und wieder erlebt das Kind das „Schuldgefühl des Unschuldigen", es war so stolz, es hatte etwas Neues entdeckt, etwas Anstrengendes geschafft, und jetzt erfährt es unsanft, dass es sich eigentlich gar nicht freuen durfte – es hatte etwas Verbotenes getan und die Mutter gekränkt und geärgert.

Das kleine Kind sammelt auf diese Weise seine ersten Erfahrungen. Wenn es aber stets nur erfährt, dass alles, was es tut, falsch und böse ist, werden die Scham- und Schuldgefühle übermächtig werden und das Kind wird als Erwachsener seine weiteren Lebensaufgaben nicht erfüllen können.

Im Stadium der späten Kindheit beginnen wir auf diese Weise unseren „Rucksack" zu packen, den wir ein Leben lang mitschleppen: voll mit unbewältigten Schuldgefühlen gegenüber unseren Eltern, unseren Partnern, unseren Kindern, den Patienten, den Kollegen, am falschen Ort zur falschen Zeit bei der falschen Person falsch gehandelt zu haben. Die Einflüsse der unterschiedlichen Sozialisation aus der Kindheit bei Gepflegten und Pflegenden – wie etwa unterschiedliche Moralbegriffe und ethische Einstellungen – sind oft sehr gegensätzlich und können zu erheblichen Konflikten im Pflegealltag führen.

Man macht nicht in die Hose

Herr H. sah in seinem Bett sehr verzweifelt aus: „Schwester", flüsterte er leise, „Ich habe mich angemacht. Ich hab es nicht geschafft, aufzustehen und hinauszugehen." „Aber, macht doch nichts", sagte ich mit beruhigender Absicht, „Sie haben ja ohnehin eine Inkontinenzhose an, da können Sie ruhig hineinmachen." Doch Herr H. brach in Tränen aus und war nicht zu trösten: „Ich bin doch kein kleines Kind, das in die Windeln macht! Seit ich ein Bub war, habe ich nicht mehr in die Hose gemacht, das ist entsetzlich, entsetzlich ist das, was ist nur aus mir geworden…" Ich war tief berührt. Wie konnte ich nur so gedankenlos sein! Da war Herr H. den Regeln gefolgt, die er als Kind „fürs Leben" gelernt hatte („Man macht nicht in die Hose!", „In die Hose machen ist pfui!", „Geh schön auf den Topf!", „So ist's brav!"), hatte sich dafür geniert, diese Regeln nicht eingehalten zu haben, und da kam ich und erklärte diese Regeln für überflüssig und stellte damit ihn selbst als Ganzes in Frage.

Analyse des Verhaltens

Es ist für Herr H. schon schlimm genug, dass er überhaupt eine Inkontinenzhose anziehen muss, weil es ihm zu seinem eigenen Schreck und Unbehagen schon ein paarmal passiert ist, dass er ins Bett gemacht hat. Wir haben also Herr H. eine Inkontinenzhose, die wir so locker auch oft als „Windelhose" bezeichnen, gegeben. Diese Situation erinnert uns sehr oft an kleine Kinder. Man sagt ja auch so: Man geht „wickeln" und man geht „füttern" und denken uns, wenn wir so reden und handeln: „Der desorientierte Mensch bekommt das ohnehin nicht mehr mit!" Es mag sein, dass Herr H. mit seinem Intellekt nicht mehr erfasst, was da alles mit ihm und um ihn herum passiert. Die emotionale Erinnerung, die Regeln, die er als Kind gelernt hat, und die damit verbundenen Schuldgefühle, wenn diese Regeln nicht befolgt werden, die sind noch „da". Diese Regeln bleiben ein ganzes Leben lang bis zum letzten Atemzug lebendig, und er wird sich unschuldig – denn er kann ja nichts für seine Inkontinenz – schuldig fühlen für sein „Versagen", wenn wir nicht liebevoll und respektvoll mit ihm umgehen. Es gehörte zu den Lebensaufgaben von Herr H., als Kind Regeln zu lernen. Auch wir haben als Kind diese und ähnliche Regeln lernen müssen. Wir haben sie nach Meinung unserer Erzieher besser oder schlechter erfüllt, und dementsprechend kleiner oder größer sind unsere Scham- und Schuldgefühle, die wir hegen, wenn diese Regeln nicht eingehalten werden. Uns „plagt das Gewissen" oder, wie Sigmund Freud das Über-Ich bezeichnet: „das Schuldgefühl des Unschuldigen".

Im höheren Alter wird der Filter zwischen Ich und Über-Ich durchlässig und Bedürfnisse können dann nicht aufgeschoben werden. Dazu kommt noch, dass wir ein „von außen her" vorbestimmtes Bild davon haben, wie sich ein hochbetagter Mensch zu verhalten hat, damit er ein guter alter Mensch ist – und um die Dinge zu komplizieren, ist dieses Bild, wie ein guter alter Mensch sein soll, auch noch von jener Generation vorgegeben worden, deren Vertreter heute von uns betreut werden. Da stimmt scheinbar nichts mehr zusammen.

5.4.3 Adoleszenz/Pubertät

Übersicht

Aufgabe: **Identität gegen Rollenkonfusion.** Emanzipation von den Eltern, Experimentierstadium auf dem Wege zur Identitätsfindung, Kämpfen
Empfinden bei Bewältigung: **Identität**, „Ich weiß, wer ich bin."
Aufgabe nicht erfüllt, Störungen: Versagensangst bei der Meisterung neuer und widersprüchlicher Triebregungen; Gefühl, die Welt sei nicht gut genug, „Ich bin nur jemand, wenn ich geliebt werde."
Entwicklungsergebnis bei Störung: **Identitätsverlust**

Die Pubertät ist eine sehr schwierige Zeit für den Jugendlichen und auch für seine Familienangehörigen, doch es ist äußerst wichtig, dass der Jugendliche die Lebensaufgabe dieses Lebensalters bewältigt und seine Identität findet: „Ich weiß, wer ich bin." Damit dieser Jugendliche seine Lebensaufgabe bewältigen kann, muss er sich der Liebe seiner Eltern sehr, sehr sicher sein. Er muss wissen und spüren: „Ich kann und ich darf rebellieren, denn meine Eltern lieben mich." Wenn jedoch die Eltern dem Jugendlichen diese Möglichkeit nicht geben, wenn es zu Hause heißt: „Solange du deine Füße unter meinen Tisch streckst, wird das gemacht, was ich dir sage!", oder noch schlimmer: „Du als Kind bist für mich als Elternteil da", dann wird dem Jugendlichen die Rebellion oft zu riskant. Er traut sich nicht zu kämpfen, er wird gehorchen, denn es könnte ja sein, dass Vater und Mutter ihn vielleicht nicht mehr lieben, dass sie ihn verlassen und dann wäre er allein. Der junge Mensch wird unreflektiert immer das tun, was die Eltern von ihm erwarten und er wird wahrscheinlich nicht lernen, selbstverantwortlich zu entscheiden. Er kann sich nicht von seinen Eltern emanzipieren und wird das Gefühl haben, ohne Autorität nichts zu sein. Das Entwicklungsergebnis ist Identitätsverlust. Der junge Mensch nabelt sich niemals ab, er lernt nie, was es bedeutet, ohne seine Eltern zu existieren.

5

Das missbrauchte vierte Gebot

„Das Wichtigste im Leben", sagte Frau K. und hob belehrend ihren Zeigefinger, „ist die Einhaltung des vierten Gebots: Du sollst Vater und Mutter ehren, auf dass du lange lebst auf Erden. Das Wichtigste ist, dass man seinen Eltern gehorcht und für sie da ist." Dabei verhielt sie sich sonst durchaus nicht demütig. Wenn der Arzt ins Heim kam und ihr einen wohlmeinenden Ratschlag gab, schimpfte sie laut hinter ihm her: „Dieser Gauner! Allen redet er ein, was sie machen sollen, und er hat den Vorteil davon, nur er!" Es folgten einige deftige Dialektwörter. Uns allen war das äußerst peinlich. Peinlich war auch, dass sie in der Nacht bei anderen Heimbewohnern an die Türen klopfte, weil sie sich unterhalten wollte, wie sie freimütig sagte. Die Leute verbaten sich das, und Frau K. sagte ihnen in unverfälschtem Vorstadtdialekt, was sie davon hielt. Daraus entstanden große Konflikte, auch mit dem Heimvertrauensmann. Alle meinten nur: „Diese Frau K. vergiftet die gesamte Heimatmosphäre". Sie wieder erklärte wiederholt wütend: „Die Männer nehmen mir alles weg", und sparte nicht mit Schimpfworten.

Lebensgeschichte

In vielen validierenden Gesprächen erfuhr ich dann ihre Lebensgeschichte. Immer sprach sie von ihrem Vater, der ihr das mit dem vierten Gebot beigebracht hatte, der immer wusste, was richtig ist, er war so gescheit. Der Vater beherrschte alles und hatte so das vierte Gebot missbraucht, um seine eigenen Interessen durchzusetzen. Als die Mutter früh starb und er bald darauf wieder heiratete, betonte er unermüdlich, das tue er nur, damit die Kinder wieder eine Mutter hätten und er erwarte von ihnen ewige Dankbarkeit. Den Beruf einer Friseurin, den Frau K. gerne ergriffen hätte, verbot er ihr mit der Begründung, dass „ein anständiges Mädel fremden Männern nicht auf den Kopf greift". Er wollte, dass sie Weißnäherin werde, nur bekam sie dann keinen Lehrplatz. Über Bekannte, mehr durch Zufall, bekam sie dann eine Stellung in Peru bei einer Wienerin, die dort mit einem Fabrikanten verheiratet war. Was für ein Erlebnis! Frau K., gerade 15 Jahre alt, fuhr also nach Südamerika, lernte dort Spanisch, beaufsichtigte die Dienstboten und kam „in bessere Kreise": ins Theater, in Konzerte, Opern. Sie war „wie das Kind im Haus". Frau K. war glücklich. Als sie 20 Jahre alt war, starb ihre Stiefmutter und der Vater kommandierten sie brieflich nach Wien zurück: Es sei ihre Pflicht als Tochter, sich um den Vater zu kümmern, entsprechend dem vierten Gebot! Sie kam nach Wien ins alte Milieu zurück, in die Substandardwohnung

nach Favoriten und kam von ihrem Vater nie mehr los.
Männer, die Frau K. gerne geheiratet hätten, zogen sich geschockt zurück, wenn Frau K. ihnen den Wunsch des Vaters unterbreitete, sie mögen in die väterliche Wohnung einziehen, denn anders würde er keiner Heirat zustimmen. Die beiden Brüder fielen im Krieg. Da wurde alles noch schlimmer für den Vater, jetzt musste Frau K. ihm auch die Söhne ersetzen. Sie, die als Halbwüchsige eine „Chefin" gewesen war, arbeitete als Hilfsarbeiterin, weil die Fabrik „ums Eck" war und sie rasch täglich wieder nach Hause gelangen konnte.

Mit 90 Jahren hatte der Vater ein Schlaganfall, war halbseitig gelähmt und wurde von Frau K. gepflegt, „selbstverständlich, das vierte Gebot …". Nach einem weiteren Jahr starb der Vater. Frau K. war eine alte Frau, ihr Leben war vorbei, ohne dass sie es geschafft hatte, sich vom übermächtigen Vater zu emanzipieren.

Analyse des Verhaltens

Die unverträgliche Frau K., weit über 85 Jahre alt, klammerte sich sehr an mich in meiner Rolle als „Autoritätsperson". Mit der „Frau Oberschwester" konnte man wenigstens vernünftig reden, fand sie. Wenn sie mit mir allein im Sozialraum war und eine große Schale echten Bohnenkaffee trank – ein Ritual, das sich zwischen uns entwickelt hatte, dann sagte sie: „Das ist Kaffee! Nicht dieser Negerschweiß wie unten im Speisesaal. Ich weiß, wie Kaffee sein muss, ich war in Peru!"
Als sie ins Pensionistenheim kam, lud sie all ihre Wut und Enttäuschung, den nie ausgelebten Frust ihres ganzen Lebens, den sie nie hatte aussprechen können, dessen Empfindung sie nie zugelassen hatte, auf „die Männer" ab. Erst als im Heim eine politische Diskussionsgruppe gegründet wurde, fand Frau K. die Möglichkeit, ihre Frustration abzubauen: Sie sitzt jetzt jede Woche inmitten eines zustimmend nickenden Auditoriums und nimmt führende Politiker wütend aufs Korn: „Dieser Gauner! Allen redet er ein, was sie machen sollen und er hat den Vorteil davon, nur er!" Und es folgen einige deftige Schimpfwörter. Der Arzt, der Heimvertrauensmann, das Pflegepersonal – alle finden, Frau K. ist jetzt viel umgänglicher.

Überlegen Sie für sich selbst

Haben Sie als Pflegepersonen nicht auch schon solche Erfahrungen gemacht: Streben Sie oder Ihr Umfeld auch nach der immerwährenden Harmonie mit den Autoritäten, versuchen Sie immer eine gute Kollegin zu sein, immer einzuspringen, stets freundlich, lieb und nett zu sein, auch wenn Sie das Gefühl haben, dass Sie das alles eigentlich längst nicht mehr schaffen? Fühlen Sie sich manchmal als Märtyrer, als Opfer des Berufs, aber Sie versuchen immer noch so zu funktionieren, „wie es alle erwarten" und erwarten das auch von denjenigen, die Ihnen zur Pflege anvertraut sind?
Oder haben Sie daheim Kinder, die pubertieren, die sich „ver-rückt" benehmen, Krach schlagen, sich „unmöglich" anziehen, exaltiert benehmen, Kraftausdrücke gebrauchen und keine Regeln einhalten wollen? Reagieren Sie da nicht eher mit einem Achselzucken und sagen mit leisem Lächeln: „Mein Gott, ich war doch auch einmal so und bin etwas Ordentliches geworden?"

Aber bei den desorientierten Menschen, die uns während unserer Arbeit begegnen, wenn die sich „ver-rückt" benehmen, Krach schlagen, sich unpassend anziehen, exaltiert benehmen, Kraftausdrücke gebrauchen, keine Regeln einhalten wollen, da sagen wir dann nicht: „Mein Gott, die waren doch auch einmal tüchtige Leute und sind halt jetzt so ..." Es liegt daran, dass wir alle einmal halbwüchsig waren und uns an diese Zeit erinnern können. Das fördert unser Verständnis für junge Leute. Sehr alt waren wir noch nie, daher sind wir orientierungslos und hilflos und reagieren dann mit Zwangsmaßnahmen. Wir sind uns eigentlich gar nicht bewusst, dass wir es sind, die in solchen Momenten zeitdesorientiert sind und nicht unsere Patienten: Wir sehen in den desorientierten Menschen unsere Vorbilder, unsere Eltern, die uns vor langer Zeit mit ihrer Erfahrung und Vernunft klargemacht haben, dass „man sich nicht verrückt aufführen kann", „dass das nichts bringt", „dass man vernünftig leben und handeln muss", „dass man von der Gemeinschaft nur akzeptiert wird, wenn man normal agiert".

5.4.4 Frühe Erwachsenenzeit

> **Übersicht**
> Aufgabe: **Intimität gegen Isolierung.** Eigenverantwortliche Rollenübernahme in den verschiedenen sozial-kulturellen Lebensbereichen; persönliche Bindung, Konkurrenz, Kooperation, generatives Verhalten (Nachkommenschaft)
> Empfinden bei Bewältigung: **Intimität, Generativität,** „Ich nehme aktiv am Leben teil"
> Aufgabe nicht erfüllt, Störungen: Stagnation, Festklammern an überholten Rollen, Angst vor Spontaneität, vor Beziehungen zu anderen; Gefühl, im Leben nur eine Rolle zu spielen, Gefühl der Unzulänglichkeit; Vermeidung von Konkurrenz und Kooperation
> Entwicklungsergebnis bei Störungen: **Isolierung, Selbstbeschäftigung,** „Ich entziehe mich den Lebensaufgaben."

In dieser Phase sind wir im Austausch mit anderen Gruppen und Personen und teilen mit ihnen die kreativen Anteile. Es ist dabei notwendig eine geeignete Auswahl zu treffen und festzulegen wie viele und welche Personen daran teilhaben sollen, um nicht in die Isolation zu geraten.

> **Eine Dame mit Niveau**
>
> Frau A., gerade erst in unser Pensionistenheim eingezogen, machte sich bereits nachhaltig unbeliebt. Zur Nachbarin, die bei ihr anklopfte und sie in ihr Zimmer auf einen Kaffee einladen wollte, sagte sie freundlich, aber distanziert: „Das ist sehr nett, dass Sie bei mir vorbeischauen, aber ich halte nichts von diesem primitiven Hausmeisterinnenklatsch und ich bin an Kontakten überhaupt nicht interessiert." Schloss die Tür und ließ die Nachbarin draußen stehen. Zur Ergotherapeutin, die sie besuchte und ihr die Palette von Aktivitäten

im Haus anbieten wollte, sagte sie ebenso freundlich, aber in leicht abfälligem Ton: „Vielen Dank für Ihre Mühe, meine Liebe, aber ich bin mit mir selbst ausreichend beschäftigt. Was soll ich mit Ihren Aktivitäten, das hat doch alles kein Niveau! Ich bitte Sie, Bastelrunden und dieses ganze Kasperltheater!" Als die Ergotherapeutin meinte, es gebe ja schließlich auch Runden für Englischkonversation, Bridge-Runden und Gruppen für Gedächtnistraining, erwiderte Frau A. etwas ungnädig, sollte sie einmal etwas Zeit erübrigen können, werde sie unverbindlich vorbeischauen, aber das sei eher ungewiss. Und damit war das Gespräch beendet.

Die anderen Bewohner meinten: „Die hält sich für etwas Besseres. Kommt zu keiner Geburtstagsfeier, keinem Heurigennachmittag, nicht zum Faschingsball – sie hat mit sich selbst so viel zu tun. Betont immer nur, dass sie eigentlich eine Oberbuchhalterin hätte werden

können … na und? Auch wenn sie sich dreimal am Tag umzieht und dauernd in den Spiegel schaut und von ihrer feinen Haut redet, die so viel Pflege braucht. Glaubt sie etwa, sie ist eine Gnädige?" Den netten, höflichen Herrn Josef, der im gleichen Stockwerk wohnte, den ließ sie auch ganz fürchterlich abblitzen. Endlich war es ihm geglückt, Frau A. dazu zu bewegen, an einem Tanznachmittag im Speisesaal teilzunehmen. Als er sie an den Tisch zurückbrachte, sagte er, „Sie tanzen ganz ausgezeichnet" und küsste ihr die Hand. Da war sie aufgesprungen und hatte wütend gerufen, er solle sich schämen in seinem Alter, die Männer wollten doch alle nur das Eine, aber nicht mit ihr, sie sei eine anständige Frau! Daraufhin ließ sie ihn stehen und rauschte davon.

Wir Pflegepersonen machten auch bald unsere Erfahrungen mit Frau A., als sie mit einem harmlosen, aber lästig juckenden Ekzem an beiden Unterschenkeln kurzfristig auf unsere Bettenstation musste.

Als sie sah, dass ihre Bettnachbarin eine schwerkranke, fast blinde Frau war, erklärte sie gleich: „Also, schauen kann ich auf die Frau nicht und helfen schon gar nicht, ich bin selbst so krank, das kann ich nicht verantworten!" Unsere Beteuerungen, sie wäre für nichts verantwortlich, nützten nichts. Als eine unserer Kolleginnen sie bat zu läuten, sobald die Infusionsflasche der blinden Frau neben ihr leer wäre, kam wieder der Satz: „Wie komme ich dazu, ich bin selbst so krank, das kann ich nicht verantworten!" Und als die blinde Frau durch eine ungeschickte Handbewegung eine Mineralwasserflasche zu Boden fallen ließ, verlangte Frau A., sofort die Station zu verlassen: „Das ist doch ein Wahnsinn, da überträgt man mir die Verantwortung für diese blinde Person und gefährdet mich dadurch, wenn die Scherben herumfliegen …!"

Lebensgeschichte

Mit der Zeit erfuhr ich die Lebensgeschichte von Frau A. und wunderte mich nicht mehr über ihr Verhalten. Sie stammte aus einer „besseren" Familie, die sehr auf Erziehung hielt und sie hatte drei Brüder, die alle erheblich älter waren als sie und immer sehr auf sie aufpassten, wie sie oft sehr betonte.

Das ganze Augenmerk der Familie lag auf den Brüdern. Die studierten und „wurden alle etwas": Der eine studierte Medizin, der zweite wurde ein Geschichtsprofessor und der dritte übernahm die Firma des Vaters. Sie war immer nur das Kind, das „hinausgeschickt" wurde: Von den Erwachsenen,

weil sie etwas reden wollten, „was du ohnehin nicht verstehst". Oder bei einem Besuch, weil „ein Kind macht einen Knicks und grüßt und geht dann auf sein Zimmer". Von der Haushälterin aus der Küche: „Denn du kannst das nicht, du brauchst mir nicht zu helfen, das ist meine Aufgabe." Weg von den Gleichaltrigen: „Das ist doch kein Umgang für dich!", und immer hieß es, selbst noch für die Halbwüchsige: „Geh schön in dein Zimmer!" Kein Wunder, dass Frau A. in dieser ganzen Familie keine persönliche Identität entwickeln konnte und auch keine Beziehung zu anderen Menschen ihres Alters. Wie hätte sie auch sollen. Bis zu ihrem 20. Lebensjahr wohnte sie immer noch zu Hause. In einem Alter, in dem andere sich in Gruppen zusammenfinden, sich einander anvertrauen, einander erzählen, wie sie sich selbst fühlen, wie sie für andere empfinden, welche Wünsche, Hoffnungen und Pläne sie haben, saß Frau A. allein daheim. Es war ihr nicht möglich, in diesem Lebensstadium des frühen Erwachsenenalters ihre Lebensaufgabe zu bewältigen: Nämlich ihre eigene Identität zu entwickeln, Verantwortung und Rollen zu übernehmen und soziale Beziehungen zu anderen Menschen aufbauen. So kam es dazu, dass sie allein die Beziehung zu sich selbst weiterentwickelte, in Form einer alles andere verdrängenden Eigenliebe. Wenn überhaupt, dann gelangen ihr zu anderen Menschen nur Beziehungen oberflächlicher Natur. Geheiratet hat sie nie. Über einen Mann, den es in ihrem Leben gegeben hatte, sagte sie nur wortkarg, er sei „moralisch nicht einwandfrei gewesen".

Analyse des Verhaltens

Weil sie die Aufgabe, Elternteil zu werden, Kinder zu haben und zu erziehen, nie gelernt hatte, wurde sie ihr eigenes Kind: Sie verwöhnte sich selbst, sie konzentrierte sich auf ihr eigenes Ich. Gleichzeitig aber scheute sie jede Verantwortung, auch im Beruf. Hinter dem pompösen Satz: „Ich hätte ja Oberbuchhalterin werden können, aber diese Verantwortung konnte mir ja keiner bezahlen!", steckte nur die uneingestandene Erkenntnis, nie gelernt zu haben, Verantwortung zu übernehmen. Sie tauschte das Zimmer im Elternhaus gegen eine kleine Wohnung in dem Haus, in dem die Firma, bei der sie arbeitete, ihren Geschäftssitz hatte, und blieb dort arbeitend und wohnend von ihrem 20. Lebensjahr bis zu ihrer Pensionierung. Sie tauschte die eine Autorität gegen die andere, hielt Distanz zu den Kollegen, weil „das ja doch nichts bringt" und „Beruf und Privat gehören getrennt". Wenn sie verreiste, dann allein und zu Kuraufenthalten. Fleißig war sie, beständig in der Arbeit. Aber die Einheit von Arbeit und Leben, das ausgewogene Mittelmaß zwischen eigener Familie und Broterwerb, die Freude daran, in Eigenverantwortung ihr Leben zu gestalten, hat Frau A. nie gelernt. Trotz aller Freundlichkeit und Höflichkeit, die in ihrem Elternhaus vorherrschte, hatte Frau A. nie jemandem Wärme, Vertrauen und Spontanität entgegengebracht. Sie konnte nie jemanden an sich heranlassen, sie fühlte sich nur sicher in der Distanz. Für ihre Umwelt wurde sie eine Einzelgängerin, mit der man sich nur Unangenehmes einhandelte, wenn man mit ihr in Kontakt kam. Die Kolleginnen sagten unisono: „Die kann ja überhaupt nicht mit anderen Leuten – die blockt ja total ab, die sieht nur sich selbst!"

5.4.5 Erwachsenenalter/Lebensmitte

Overview

Aufgabe: **Generativität – zeugende Fähigkeit gegen Stagnation.** Neuorientierung auf Inhalte und Aufgaben der zweiten Hälfte des Lebens; Fürsorge, Autorität, Produktivität, Kreativität

Empfinden bei Bewältigung: **Rekreation,** „Ich weiß, wozu ich da bin"

> Aufgabe nicht erfüllt, Störungen: Angst vor Übernahme von Autorität; Gefühl,
> unkonstruktiv zu sein, das Leben vergeudet zu haben
> Entwicklungsergebnis bei Störung: **Stagnation,** „Ich fühle den Fluss der Entwicklung
> versanden …"

Die Lebensmitte ist ein zentrales Lebensstadium für jeden Menschen, denn in diesem Alter wird einem nachhaltig bewusst, dass man von Jugend, Attraktivität, Gesundheit und rundum klaglos funktionierenden Sinnen Abschied nehmen muss und es ist überaus wichtig, sich rechtzeitig neuen sozialen Rollen und neuen Lebensaufgaben zuzuwenden und seine verbliebenen Kompetenzen zu nutzen, um nicht „überzubleiben".

Diese Phase erleben beide Geschlechter als sehr kritisch, und spätestens in diesem Lebensstadium sollte man sich bewusst werden, dass „Frausein" viel vielfältiger in seinem Erleben ist als „funktionierende Eierstöcke" oder die Rolle der Mutter ausleben zu können und „Mannsein" viel vielfältiger ist, als sexuelle Potenz zu haben und ständig und überall die Nummer Eins zu sein.

In der Mitte des Lebens sollte zum ersten Mal das Wirklichkeit werden, was wir beim alten Menschen als „Weisheit" finden und schätzen: über den Rand des bisherigen Lebensumfeldes hinauszublicken und den unendlichen Horizont der Lebensvielfalt jenseits der alten Tretmühlen wahrzunehmen. Sich einzulassen auf Gedanken und Tätigkeiten jenseits der bisher gelebten Klischees und nicht zu resignieren, sondern freudig zu neuen Aktivitäten aufzubrechen – gesellig zu bleiben trotz körperlicher Einbußen, den Geist beweglich zu halten, Hobbys zu pflegen und zu lernen: vornehmlich mit dem eigenen Altwerden umgehen zu lernen, sich anzunehmen und sich selbst zu schätzen.

Ich bin doch kein altes Weib!

Frau G. geisterte durch meine Kindertage wie eine tragische Figur aus einem Drama, dessen Dimensionen mir erst viel später bewusst wurden, als ich schon lange im Beruf stand und wusste, warum hochbetagte Leute oft so „ver-rückt" auf uns wirken. Bei mir als Kind löste die Frau K. im Alter eine Mischung aus Gruseln, verlegener Erheiterung und Betroffenheit aus, zum Teil aus mir selbst heraus, zum Teil war ich aber auch das Echo der Gesprächsfetzen und abfälligen Bemerkungen der Erwachsenen rundherum.

Lebensgeschichte

Früher, als sie noch jung war, war Frau G. in der Nachbarschaft überall sehr beliebt gewesen, immer war sie fröhlich und lustig und sehr hilfsbereit. Sie hatte zwei Kinder großgezogen und zwei Kostkinder dazu. Die geborene Mutter, sagten alle, und auch noch so tüchtig! Ein wenig eitel war sie, die Frau G., aber kein Wunder, bei diesen prachtvollen echtroten Haaren, das verlangte ja geradezu nach einer aufwendigen Frisur, und überhaupt müsse eine Frau auf sich halten, sagte sie immer. „Das bin ich meinem Mann schuldig." Ihr Mann besaß eine Schusterwerkstatt, ein tüchtiger Mann auch er, und es war selbstverständlich für eine so fleißige Frau wie Frau G., auch dort fallweise auszuhelfen. Irgendwann begannen die Probleme, und in der Kaffeerunde rund um meine Großmutter wurde getuschelt – das sollte ich als Kind nicht hören, wenn die Leute über die Frau G. redeten, und wie sie sich doch in letzter Zeit verändert hatte: Jetzt ist sie so ungefähr fünfzig, wurde geschätzt, immer sieht man sie mit rotgeweinten Augen und der Frau T. gegenüber hat sie ganz niedergeschlagen gesagt, sie kriegt die Regel nicht mehr, sie ist jetzt keine richtige Frau mehr. Der Mann hat auch zu trinken begonnen, wie man sieht. Und – so wurde geflüstert – im Wirtshaus sagt er immer, seine Frau will von Intimitäten nichts mehr wissen.

Der Mann musste das Geschäft aufgeben nachdem er zu trinken begonnen hat. Später kam er in ein Pflegeheim und verdämmerte dort. Tochter und Sohn verließen schon vorher das Elternhaus.

Die Tochter heiratete in die Schweiz, ein Schlag für Frau G., die gerne ihre Enkelkinder so rundum betreut hätte wie früher die eigenen und die Kostkinder. Der Sohn verunglückte tödlich beim Bergsteigen. Das war der zweite Schlag für die Frau. Kostkinder gab es schon lang keine mehr – Frau G. wusste ganz genau warum: Wer gibt schon Kinder in eine Familie, wo der Mann ständig trinkt!

Frau G. hörte auf zu lachen, verlor das Interesse an ihrer Umwelt. Die prachtvollen roten Haare begannen rasch grau zu werden. Sie wollte es nicht wahrhaben und schnitt die grauen Strähnen einfach aus der Frisur heraus. Eine mürrisch wirkende Frau mit wirrer, löchriger Frisur – die Nachbarn lachten. Es war ein Teufelskreis.

Da war sie nun allein in der Wohnung, ohne Freunde, ohne Bekannte. Sie besuchte noch fallweise ihren Mann im Pflegeheim, doch nachdem er gestorben war, riss auch der spärliche Kontakt zur Tochter endgültig ab. Es gab ohnedies nur mehr Streit zwischen Mutter und Tochter: Frau G. warf ihrer Tochter immer vor, sie brauche sie jetzt nicht mehr, sie sei ja jetzt unnütz und so weiter. Die Tochter wiederum machte ihr ständig Vorwürfe, sie hätte den Vater in die Trunksucht getrieben, die Mutter sei daran schuld, und sie solle endlich „normal" werden. So blieb nur mehr das „tragische Lächerliche": Sie war schon an die achtzig Jahre alt und immer übertrieben geschminkt wie ein Clown. Sie sah ja schon schlecht und hörte schon schwer, aber weigerte sich, Brillen und Hörapparat zu tragen, denn: „Das ist doch nur etwas für alte Weiber!" Im Winter rutschte sie einmal bei Glatteis aus und brach sich den Fuß. Der Arzt empfahl ihr einen Gehstock.

Frau G. sagte aber immer: „Ich bin doch kein altes Weib!" Und hinkte fortan mühsam. Wenn sie dann auf der Straße ging – immer mit einer hochaufgetürmten Perücke unter einem riesigen Kopftuch und übertrieben jugendlich angezogen, löste sie in der ganzen Nachbarschaft nur Kopfschütteln aus. „… und Stöckelschuhe trägt die Alte auch noch", sagten die Leute belustigt, „kann ja ohnehin nicht mehr gescheit gehen und kommt daher wie die Reichsgräfin Triangi[1]." Frau G. endete tragisch. Zunächst fiel sie auf, weil sie immer und immer wieder Kinderbluserln und Kinderschuhe „für meine Kinder" kaufte. Dann, weil sie immer für vier Personen einkaufte und besonders schöne Fleischstücke verlangte „für meinen Mann". Nachbarn hörten sie laut in der Wohnung mit ihrem Mann sprechen, obwohl der doch im Heim war, und die Hausbesorgerin, die manchmal zu ihr in die Wohnung eingelassen wurde, fand immer den Tisch für vier Personen gedeckt und große Töpfe mit Essen auf dem Herd, „weil mein Mann und die Kinder jetzt zum Essen kommen". Jedem, der sie nach ihrem Alter fragte, antwortete sie fest: „Ich bin

---

1   Die Reichsgräfin Triangi hat tatsächlich gelebt. Sie war ein Original aus dem Wien der Zwischenkriegszeit – verarmt, übertrieben im Stil der längst vergangenen Kaiserzeit wie eine Aristokratin gekleidet. Sie war im ganzen dritten Wiener Gemeindebezirk und darüber hinaus bekannt. ihr Name wurde in Wien zum Begriff für „exzentrische Frau".

Mitte Dreißig." So lose der Kontakt zwischen Tochter und Mutter auch war, es reichte für die Tochter zu veranlassen, dass die Mutter auf die Psychiatrie gebracht wurde, wo sie kurz darauf depressiv und desorientiert starb.

Analyse des Verhaltens

Frau G. scheiterte daran, dass ihr in der Mitte ihres Lebens ihre Lebensinhalte abhandengekommen waren: Der Verlust der Gebärfähigkeit, der körperlichen Attraktivität und der Rolle als Mutter konnte von ihr nicht bewältigt werden, sie klammerte sich an das Verlorene, weigerte sich, es loszulassen, und verlor darüber den Bezug zur Realität. Es gelang ihr nicht, sich in der Lebensmitte neu zu orientieren und für die zweite Hälfte ihres Lebens neue Lebensinhalte und Aufgaben zu finden.

> **Überlegen Sie für sich selbst**
>
> Hat zurzeit nicht gerade Jugend und Attraktivität einen überproportional hohen Stellenwert? Verdienen nicht Schönheitschirurgen und Kosmetikindustrie ein Vermögen damit, den Leuten Hilfsmittel an die Hand zu geben, die das Älteraussehen zumindest etwas verzögern? Laufen nicht zahllose Männer und Frauen überholten Jugendbildern von sich selbst (oder schlimmer noch: idealistischen Vorstellungen aus der Jugend) nach? Kämmen nicht Männer den spärlich verbliebenen Haarschopf quer über die Glatze, keuchen sportiv über Tennisplätze, wollen mit einer jungen Freundin imponieren? Färben Frauen sich nicht die Haare, quälen sich durch Abmagerungskuren und geben Unmengen für Kosmetika aus, die glatte Haut versprechen? Bleibt nicht das Unbehagen, dass die Umwelt „etwas merkt", dass das mit der ewigen Jugend bei der nächsten Generation nicht so ganz ankommt und man dennoch zum alten Eisen gerechnet wird?

Wir erleben es als Pflegepersonen täglich an uns selbst, wie wir die betagten Menschen und auch uns selbst ständig an den Vorbildern, die uns Fernsehen und Werbung frei Haus liefern, messen und abschätzen. Lösen wir uns von diesen Klischees, die uns bei unserer Arbeit und in unserem Privatleben fortwährend unter Stress setzen: nicht jung genug, nicht aktiv genug, nicht schön genug zu sein. Lernen wir wieder, den stetigen Wandel von Werden und Vergehen zu akzeptieren und uns an uns und unserem Sein heute und jetzt zu freuen!

5.4.6　Alter

> **Übersicht**
>
> Aufgabe: **Ich-Integrität gegen Verzweiflung.** Bewusstwerden des eigenen Lebens als Vergangenheit und Lebensganzes; Wiederholung als Zusammenfassung, Vergeistigung (Tod)
>
> Empfinden bei Bewältigung: Einvernehmen mit den unterschiedlichen Strebungen ergangener Jahre

5

Integrität: „Ich nehme mein Leben als das eigene an"
Aufgabe nicht erfüllt, Störungen: Angst vor dem Tod; Gefühl der Resignation, Abscheu, Zynismus; Übernahme pessimistischer Vorurteile hinsichtlich Altern, Rollenverlust
Entwicklungsergebnis bei Störung: **Verzweiflung** – „Ich trage meines Lebens ganze Last"

Die spezifische Stärke dieser Phase ist die Ausreifung der Identität und der Weisheit, eine erfüllte und gelöste Anteilnahme, eine Rückschau und ein sinnvoller Austausch zwischen der ersten Phase und dem Ende. Gelingt dies nicht, wird der andere Pol, das Erleben von körperlichen und geistigen Verlusten präsenter und kann zum Verharren in der Phase der Lebensmitte und seinen Rollen führen.

Ratzenbrut

Herr S. saß auf einer Bank am Gang und starrte düster vor sich hin. Als die Stationsleitung-Pflege und ich vorbeigingen, blickte er auf. Ich grüßte freundlich. Herr S. sagte böse: „Ihr Weiber, ihr Ludern!", und spuckte mir vor die Füße. „Nehmen Sie das nicht persönlich", meinte die Stationsleitung-Pflege entschuldigend zu mir, „Herr S. ist so zu allen. Alle Frauen sind für ihn Ludern und Huren. Er schimpft immer, wenn er einen Menschen sieht. Unlängst waren die Enkelkinder von seiner Nachbarin im nächsten Zimmer da. Die hat er auch gleich beschimpft.

Ratzenbrut, hat er gesagt. Sie können sich vorstellen, wie bös die Nachbarin jetzt ist. Der Mann hat an nichts eine Freude. Für den ist alles nur Schwarz in Schwarz, es ist ein Jammer." Später zeigte sie mir das Zimmer des „finsteren" Herrn S.: Ein kahler, spartanischer Raum, harte Sessel, Tisch ohne Tischtuch, der Teppich ein grober Kotzen, ebenso die Bettdecke. Kein Bild, kein Buch. Das Zimmer wirkte genauso abweisend wie sein Bewohner. Das einzige freundliche Element war ein Aquarium in einer Ecke des Zimmers, offensichtlich

sehr gepflegt, die Fische munter und gut genährt. „Das ist seine einzige Freude", erzählte mir die Stationsleitung-Pflege. „Mit den Fischen beschäftigt er sich jeden Tag stundenlang. Aber mit Menschen will er nichts zu tun haben. Sie sollten einmal dabei sein, wenn die Bedienerin aufräumen kommt, was er da jedes Mal für einen Kampf liefert. Ohne Beschimpfungen geht das nie ab. Ein Glück, dass sie dafür Verständnis hat, dass er halt so ist. Hat ja auch ein wirklich schweres Leben gehabt, der Herr S. – und hat es halt nicht verkraftet."

Lebensgeschichte

So erfahre ich die Geschichte des Herrn S.: Geboren wurde er in den steirischen Bergen als lediges Kind einer Magd und diesen „Makel" bekam er von klein auf immer im Dorf zu spüren. Als er zehn Jahre alt war, steckte ihn seine Mutter zu entfernten Verwandten, dort arbeitete er schon als Kind schwer und lebte schlechter als der letzte Hilfsknecht. Stets der

Letzte bei der Schüssel, oft hungrig, weil für ihn nichts mehr übrigblieb, vom ersten Knecht unter den Augen des Bauern stets drangsaliert, bei der Arbeit auf dem Feld ohne Winterschuhe, nur mit Fetzen an den Füßen, weil das Geld hinten und vorn nicht reichte, und er wurde auch noch ausgelacht dafür. Einmal wurde er dabei erwischt, wie er heimlich ein

Hühnerei austrank, das eine Henne im Stall verlegt hatte. Der erste Knecht prügelte ihn windelweich und keiner half dem Kind gegen seinen Peiniger.
Irgendwann als Halbwüchsiger ging er weg und verdingte sich einige Täler weiter bei einem wohlhabenden Bauern als Knecht. Das Leben hatte ihn bisher schlecht behandelt,

aber er fand Trost durch die Religion und im Glauben. Er glaubte fest an Gott und an die Gottesmutter und betete innig in der Überzeugung, dass Gott und Maria ihn beschützen und dafür sorgen würden, dass es ihm einmal besser gehen werde.

Das Schicksal schien sich zu wenden: Die unverheiratete Tochter des Bauern erwartete ein Kind, von wem blieb unbekannt. Um die „Schande" abzuwenden, bot der Bauer Herrn S. an, seine Tochter zu heiraten und das Kind als seines anzuerkennen. Doch die ganze Verwandtschaft ließ ihn stets voll Verachtung spüren, dass er nur der „Hereingeheiratete" war, der arme Schlucker, der sich ins gemachte Nest gesetzt hatte. Daran änderte auch die Geburt des gemeinsamen zweiten Kindes, eines Sohnes, nichts. Und dann kamen wieder schwere Schicksalsschläge: Das Kind, das die Frau mit in die Ehe gebracht hatte, ertrank im Hochwasser führenden Bach. Die Frau stürzte bei der Arbeit vom Heuboden und starb wenige Tage später an den Folgen.

Den Hof übernahm der Bruder seiner Frau und Herr S. wurde gerade noch geduldet. Sein einziger Lichtblick blieb sein Sohn. Als dieser 1939 an die Front einrücken musste, betete Herr S. täglich, Gott möge seinen Sohn gesund zurückkehren lassen. Tatsächlich kehrte der Sohn ohne einen Kratzer heim. Doch fünf Jahre später erschlug der Sohn im Rausch einen Freund und wurde zu einer langen Gefängnisstrafe verurteilt.

Von diesem Augenblick an war für Herrn S. nichts mehr von Wert. Die Menschen nicht, die ihm immer nur Böses vergolten hatten, die Religion nicht, die ihn „um seinen Sohn betrogen" hatte. Sein Sohn nicht, der einen Menschen umgebracht hatte. Herr S. konnte seinem Sohn nie verzeihen. Er hatte keinen Sohn mehr, sah ihn nie mehr wieder. Ihm verblieb nichts mehr als das Bewusstsein, einsam immer älter zu werden, ohne einen Sinn und Zweck im Leben zu haben und wurde zunehmend resignierter, pessimistischer und menschenverachtender.

Analyse des Verhaltens

Gerade in einem Zeitabschnitt, in dem für jeden Menschen die für ihn äußerst wichtige Aufgabe darin besteht, sich des eigenen Lebens als Vergangenheit und Lebensganzes bewusst zu werden und auf das Erlebte und Erfahrene wie auf einen gesammelten Schatz zurückzublicken, konnte Herr S. nur einen Scherbenhaufen erkennen. Seine Trauer und Resignation galt nicht nur dem Umstand im Alter seine angestammte soziale Rolle nicht mehr ausfüllen zu können. Für ihn war es viel schlimmer: Er hatte nie eine unverwechselbare individuelle Rolle innegehabt, er war immer nur der Sündenbock, der Letzte in der Reihe, der Ersatz. Die wenigen positiven Fixpunkte in seinem Leben erwiesen sich als flüchtige Trugbilder. Es gab nichts, wovon er sagen konnte: „Das ist mir gelungen." Er flüchtete in Zynismus und Abscheu vor dem Leben und versank in bittere Resignation.

Es ist für uns als Pflegende sicher sehr schwierig, uns in einen Menschen wie Herrn S. hineinzufühlen, der auf uns so abweisend und schroff wirkt und niemanden an sich „heranlässt". Versuchen wir trotzdem, „in seinen Schuhen zu gehen" und ihn in seiner Haltung zu verstehen, ihn zu begleiten. Wir werden Herrn S. sicher nicht mehr „ändern" können, aber wir können unsere Haltung ihm gegenüber ändern. Wenn wir Herrn S. akzeptieren, so, wie er ist, und ihn spüren lassen, dass wir ihn respektieren und wertschätzen wird er unsere aufrichtige Emotion spüren und sich dadurch besser verstanden fühlen.

5.4.7 Sehr hohes Alter

> **Übersicht**
> Aufgabe: **Verarbeiten der Vergangenheit gegen Vegetieren**
> Empfinden bei Bewältigung: **Innerer Friede**. „Ich habe mich mit der Welt ausgesöhnt –
> in mir ist Friede"
> Aufgabe nicht erfüllt, Störungen: Unvermögen, unbewältigte Lebensprobleme
> und -aufgaben aufzuarbeiten
> Entwicklungsergebnis bei Störung: **Vegetieren**. „Ich gebe mich verloren – ich will
> nicht mehr Teil dieser Welt sein."

Feil hat der letzten Phase von Erikson das sehr hohe Alter hinzugefügt und der Weisheit einen Pol der unbewältigten Lebensprobleme zugeordnet. Die Bewältigung der Vergangenheit und das Zu-Ende-Führen von unerledigten Aufgaben kann durchaus dramatisch ablaufen. Sie sagt, dass Hochbetagte weise Menschen Verzweiflung vermeiden, indem sie alte, unerledigte Gefühle ausdrücken. Dieser „letzte Kampf" um Ich-Integrität ist eine natürliche Phase bei hochbetagten Personen, die keinen inneren Frieden gefunden haben. Das Aufarbeiten der Vergangenheit ist nicht psychotisch, sondern eine normale Methode, dass zurückliegende Leben vor dem Sterben zu rechtfertigen.

Die Puppe

Frau H., 83 Jahre alt, war eine von jenen Personen, die weder im Guten noch im Schlechten jemals „auffällig" waren. Sie war ruhig und liebenswürdig, war gerne bereit zu helfen, wenn man sie um einen Gefallen bat. Sie war nicht sehr kontaktfreudig, beantwortete Fragen aber immer freundlich. Manchmal erzählte sie von einer Tochter, die dreijährig an Diphtherie gestorben war, beendete das Thema aber stets, bevor man zu viele Fragen stellen konnte. Frau H. hatte eine einzige Bezugsperson, eine Freundin aus Kindheitstagen, die in Deutschland lebte und alle zwei, drei Monate auf Besuch kam. Sie telefonierten aber öfter und schrieben einander Briefe. Davon abgesehen war Frau H., introvertiert, zurückgezogen und unauffällig – bis auf eines: Sie besaß eine schöne alte Puppe, die auf dem Bett saß. Sie war für Frau H. ein Kultgegenstand, den niemand außer ihr berühren durfte. Sie strickte, häkelte, stickte ständig für sie und zog sie mehrmals in der Woche neu an. Als sie nicht mehr in der Lage war, ihre persönliche Pflege zu bewältigen, kam sie auf die Pflegestation. Sie bestand darauf, ihre Puppe mitzunehmen. Kurz danach ereignete sich wiederholt Merkwürdiges: Wenn der Arzt bei der Visite fragte: „Wie geht es Ihnen?", antwortete sie regelmäßig: „Ja, ja, die Wehen – sie kommen jetzt schon alle Stunden." Bei der Nachmittagsjause legte sie die Puppe an ihre Brust und sagte mit völlig verzweifeltem Gesicht: „Schauen Sie her, mein armes Kind, das muss verhungern, ich habe überhaupt keine Milch. Sie müssen mir unbedingt noch einen Kaffee und eine Milch geben, sonst stirbt mein armes Kind." Und beim Bettenmachen verlangte sie immer eine Betteinlage zum Schutz, denn sie sei ja Wöchnerin und würde sonst die Matratze blutig machen. Im Team herrschte begreiflicherweise Beunruhigung. Einige waren der Ansicht, man müsse Frau H. die Puppe sofort wegnehmen.

Andere waren so wie ich der Überzeugung, dass Frau H. die Puppe unbedingt behalten müsse, die Puppe stehe für etwas sehr Wichtiges aus dem Leben von Frau H. Die Puppe blieb und Frau H. fuhr fort, von der Puppe als ihrem Kind zu sprechen. Eines Tages, als eine Pflegeperson Frau H. am Morgen waschen wollte, bemerkte sie mit Schrecken, dass aus der Scheide von Frau H. ein Puppenfuß ragte. Frau H. hatte versucht, die Puppe in ihr Genital einzuführen und dabei war der Puppenfuß abgebrochen und steckengeblieben. Der Puppenfuß musste im Spital durch einen kleinen operativen Eingriff entfernt werden.

Als sie nach knapp zwei Wochen wieder zurückkam, war sie war völlig verändert. Sie fragte nicht mehr nach der Puppe. Sie lächelte still vor sich hin, sie reagierte zwar nach wie vor freundlich darauf, wenn man sie ansprach, aber so als spreche sie aus einem anderen Raum zu uns. Da war eine große Ruhe, eine friedliche Distanz, sie besaß die gelassene Zufriedenheit eines Menschen, der eine schwierige Arbeit endlich beendet hat. Kurze Zeit darauf schlief sie ein, um nicht mehr zu erwachen.

Lebensgeschichte

Nach ihrem Tod verständigte ich ihre Freundin in Deutschland. Sie kam, um sich um die Verlassenschaft zu kümmern. Wir unterhielten uns, und ich erzählte ihr von meiner Validationsausbildung und über meine Erfahrungen. „Wissen Sie", sagte ich zu Frau H.s Freundin, „Wenn ich Frau H. aus validierender Sicht betrachte, dann scheint es mir fast so, dass sie symbolisch ein Kind hat zur Welt bringen müssen, um in Frieden sterben zu können."

Da brach die Freundin in Tränen aus und rief: „Sie wissen ja gar nicht, wie recht Sie haben!" Und fing an zu erzählen: Der Mann von Frau H. war sehr grob gewesen, er mochte auch seine Kinder nicht. Jetzt hatte Frau H. schon zwei Buben und war schon wieder schwanger. Man muss sich die Stellung der Frau in der Ehe seinerzeit vergegenwärtigen, um zu begreifen, dass Frau H. die Vorwürfe des Mannes ertrug: Was sei sie nur für eine Frau, schrie er, er komme einmal an ihrer Unterhose an und schon sei sie schwanger. Er drohte ihr: „Dieses eine Kind noch, gut. Aber wenn du noch einmal schwanger wirst, bring ich dich um."

Als ihre jüngste Tochter zweieinhalb Jahre alt war, wurde sie wieder schwanger. Voller Furcht vor ihrem Mann flüchtete sie ratsuchend zu ihrer Freundin und sah nur den Ausweg bei der „Engelmacherin". Die Einleitung der Abtreibung erfolgte heimlich, damit ihr Ehemann nichts merkt, auf dem Tisch einer Waschküche, unter Missachtung jeglicher Hygiene unter Zuhilfenahme eines kleinen Schlauches, den ihr die Kurpfuscherin einführte. Die Abtreibung selbst fand ebenso heimlich im Kellerabteil des Hauses statt, die Frucht wurde in einem Kübel, in Zeitungspapier eingewickelt weggeschafft und verbrannt. Ihre tiefen Gewissensnöte wurden verheimlicht und verdrängt. Kurz darauf erkrankte die jüngste Tochter an Diphtherie und starb. Zu ihrer Freundin sagte Frau H.: „Ich habe dem Herrgott ein Kind umgebracht und dafür hat er sich mein Kind geholt. Ich habe mich schuldig gemacht, und jetzt muss ich es büßen." Dann sprach sie nie mehr darüber, sagte höchstens: „Erinnere mich nicht, ich habe es vergessen."

Analyse des Verhaltens

Die für uns Außenstehende bestehende „Desorientiertheit" von Frau H. und ihr „Tick" mit ihrer Puppe hatten für Frau H. Symbolcharakter. Frau H. hatte das Kind, das sie seinerzeit in ihrer erlebten Not abgetrieben hatte in ihrem letzten Lebensstadium als hochbetagte Frau symbolisch doch noch zur Welt bringen müssen, um diese unbewältigte Lebenssituation zu verarbeiten. Erst dann war sie bereit zum Sterben.

Die beschriebenen Grundannahmen helfen, die Einbußen in den spirituell-psychosozialen Bedürfnissen besser zu erkennen und darauf zu reagieren. Um besonders die verbalen und nonverbalen Interaktionen auf die Bedürfnisse abzustimmen, bedarf es auch der Einschätzung des Stadiums, in dem sich die Betroffenen überwiegend befinden.

Literatur

Blimlinger E, Ertl A, Koch-Straube U, Wappelshammer E (1994) Lebensgeschichten – Biographiearbeit mit alten Menschen. Vincentz-Verlag, Hannover

Erikson E (2016) Der vollständige Lebenszyklus, 9. Aufl. Suhrkamp Taschenbuch Wissenschaft, Frankfurt a. M.

Feil N (2004) Validation in Anwendung und Beispielen. Der Umgang mit verwirrten alten Menschen, 4. Aufl. Reinhardt Verlag, München

Hoewer O, Sieger L (2000) Biografiearbeit. Referat im SS an der Fachhochschule Frankfurt am Main. ▶ https://docs.google.com/file/d/0B59ELgE_zjS2YmlzZWl2ODgtNmVlNS00MDE4LTlmN2QtZmNm-NWM4MWZmNjky/edit. Zugegriffen: 9. Mai 2015

Maslow A (2016) Motivation und Persönlichkeit, 14. Aufl. Rowohlt Taschenbuch Verlag, Reinbek bei Hamburg

Osborn C, Schweitzer P, Trilling A (1997) Erinnern – Eine Anleitung zur Biographiearbeit mit alten Menschen. Lambertus-Verlag, Freiburg i.Br.

Plankensteiner A (2010) Bedürfnislandkarten der Generation Plus – ein transgenerativer Vergleich. Dissertation, Universität München

Petzold H (2004) Mit alten Menschen arbeiten Teil 1. Konzepte und Methoden sozialgerontologischer Praxis. Pfeiffer bei Klett-Cotta, Stuttgart

Rohra H (2016) Ja zum Leben trotz Demenz! Warum ich kämpfe. Medhochzwei, Heidelberg

Sachweh S (2005) Nutella oder Schokolade? Zur Kommunikation zwischen Pflegenden und Menschen mit Demenz. In: Abt-Zegelin A, Schnell M (Hrsg) Sprache und Pflege, 2. überarbeitete Aufl. Huber, Bern, S 69–73

Taylor R (2010) Ich wünsche mir, dass andere mir zuhören. In: Demenz Support Stuttgart (Hrsg) Ich spreche für mich selbst. Menschen mit Demenz melden sich zu Wort. Mabuse, Frankfurt a. M., S 66–77

Spezielle validierende Interaktion und Pflege bei Desorientierung

Inhaltsverzeichnis

Vier Stadien der Desorientiertheit nach Feil

Brigitte Scharb und Sonja Scheichenberger

© Springer-Verlag GmbH Deutschland, ein Teil von Springer Nature 2018
S. Scheichenberger, B. Scharb, *Spezielle validierende Pflege*,
https://doi.org/10.1007/978-3-662-56017-4_6

Feil hat entsprechend ihrer Grundannahmen den Rückzug der Menschen aus der Realität der Gegenwart in vier Stadien eingeteilt. Jedes Stadium hat seine eigenen körperlichen und emotionalen Charakteristika, für die zum Teil auch unterschiedliche Techniken hilfreich sind. Für die Betreuer ist die Einteilung in die vier Stadien eine wertvolle Unterstützung, um die geplanten und durchgeführten Interaktionen im Zusammenspiel mit den Grundannahmen auf den Einzelfall abzustimmen. Die Charakteristika des jeweiligen Stadiums können unterschiedlich stark sein (◘ Tab. 6.1).

Verschiedentlich wurde aus Kreisen der Pflegewissenschaft der Vorwurf erhoben, eine Klassifikation nach Desorientiertheitsgraden widerspreche dem Prinzip ganzheitlicher Pflege und presse den einzelnen desorientierten Menschen in ein rigides Schema, das seiner individuellen Einzigartigkeit nicht entspreche. Auch Bryden (2011), eine Betroffene, meint, dass für den Einzelfall eine Kategorisierung unerheblich sei, weil sie als Mensch mit individuellen Fähigkeiten behandelt werden möchte. Taylor (2011), ebenfalls betroffen, ordnet sich gedanklich immer wieder einem Stadium zu und reflektiert dann, wie es sein könnte, wenn er in das nächste hinübergleitet. Er spricht von drei Stadien oder drei Akten, die an die Stufen des Mini-Mental-Status (► Kap. 4) angelehnt zu sein scheinen. Den ersten Akt, der bei ihm ca. drei Jahre dauerte, beschreibt er als halb-privat, in dem sich das Drehbuch noch in seinem Kopf befindet und nur die nächste Umgebung weiß, dass er eine Alzheimer-Demenz hat. Im zweiten Akt kann er nicht mehr so tun als habe er sich nicht verändert, er kann zur Gefahr für sich selbst und andere werden. Im dritten Akt werde er wahrscheinlich in einer Institution sein und nicht mehr Beobachter der Alzheimer-Demenz, sondern ein unfreiwilliger Beteiligter. Er weiß nicht, wer er sein wird, aber er weiß, dass er sein wird. In diesem Stadium werden die Berichte aus erster Hand seltener und enden zumeist an dieser Grenze, an der die Fähigkeit, das individuelle Erleben in Worte zu fassen, nicht mehr ausreicht. Die Menschen, die er erlebt hat, sitzen dann einfach da und sind stumm.

Es stimmt, für die Betroffenen ist die Zuteilung zu einem Stadium unerheblich, denn es ändert nichts an ihrem momentanen Erleben und Empfinden. In der professionellen Pflege sind aber Einschätzungsinstrumente wertvolle Hilfsmittel, weil sie einen Überblick über den aktuellen Stand und den Verlauf geben können. Eine individuell erfolgreiche geriatrische Pflege ist ohne präzise Erfassung von Symptomen,

◘ **Tab. 6.1**	Stadien der Desorientierung nach Feil (2004)
Stadium I	Mangelhafte Orientierung (Unglückliche Orientierung an der Realität)
Stadium II	Zeitverwirrtheit (Verlust der kognitiven Fähigkeiten)
Stadium III	Sich wiederholende Bewegung (Ersatz von Sprache durch kinästhetisch dominierte Stereotypen)
Stadium IV	Vegetieren (Totaler Rückzug nach innen)

wie z. B. Feil (2004) sie beschreibt, nicht möglich. Die Stadien nach Feil beschreiben jeweils typische körperliche und emotionale Charakteristika, die dann einen Hinweis auf die konkreten Interaktionen zulassen. Diese Interaktionen müssen aber immer mit der persönlichen Biographie, den Einbußen in den Säulen der Identität und dem spirituell-psychosozialen Grundbedürfnis, den Lebensaufgaben nach Erikson sowie der Demenzart, dem persönlichen Umfeld und der Familie abgestimmt werden. Eine Zuordnung in ein Stadium hilft nicht nur die Art der Interaktion, sondern auch die benötigte Kontaktdauer und Kontakthäufigkeit besser einzuschätzen. Diese Vorgehensweise widerspricht nicht einem individuellen Zugang zu den Menschen. Die Berücksichtigung der Charakteristika der einzelnen Desorientiertheitsgrade nach dem Prinzip von Feil (2004) hat sich in der praktischen geriatrischen Arbeit bewährt, da nicht jede Technik für jedes Stadium geeignet ist.

Fakt ist, dass sich die Fähigkeiten und Befindlichkeiten sehr rasch wechseln können, abhängig von der Tageszeit, den äußeren Umständen und dem eigenen Wohlbefinden dieser Personen – oft auch während eines einzigen Tages. Es ist auch möglich, dass desorientierte Personen sich in einem Zustand zwischen zwei Stadien befinden. Die Einschätzung findet an drei verschiedenen Zeitpunkten im Laufe des Tages statt, und zwar durch die Beobachtung körperlicher Charakteristika wie Augen, Muskeln, Kinn, Stimme, Bewegung usw. (▶ Kap. 13). Erst die Einschätzung des Stadiums, in welchem sich der desorientierte Mensch überwiegend befindet, mit dem ich in Interaktion trete, gibt mir die Möglichkeit, zielgerichtet die entsprechenden validierenden Techniken einzusetzen.

In der Bezeichnung der einzelnen vier Stadien nach Feil ist das jeweils besonders kennzeichnende Merkmal enthalten, wobei jedes dieser Stadien durch andere körperliche und emotionale Charakteristika gekennzeichnet ist. Jedes Stadium bedeutet einen weiteren fortschreitenden Rückzug aus der Realität der Gegenwart und die zunehmende Auflösung der Koordinaten des Lebens (▶ Kap. 3).

> **Jemand, der sich zeitweise zurückzieht, könnte auch Kräfte sammeln.**

6.1 Stadium I: mangelhafte Orientiertheit

Körperliche und emotionale Charakteristika einer Person in Stadium I:
- Blickkontakt/Blick ist zielgerichtet
- Muskeln sind gespannt
- Körperbewegungen sind präzise
- Gehfähigkeit ist erhalten
- Sprache ist leicht verständlich – korrekte Worte werden verwendet
- Zeigt Interesse an Umwelt
- Widersetzt sich Veränderungen
- Weiß Tageszeit/Jahreszeit
- Leugnet Gefühle wie z. B. Einsamkeit, Angst, Eifersucht
- Leugnet Verlust von Seh-, Hör-, Bewegungsvermögen
- Ist kontinent

- Beschuldigt andere z. B., sie bestehlen, vergiften zu wollen
- Fühlt sich in Gesellschaft von desorientierten Menschen deplatziert
- Möchte ihre persönlichen Habseligkeiten immer in Reichweite haben, z. B. Handtasche, Stock, Hut
- Geringfügige Einbußen des Kurzzeitgedächtnisses
- Fühlt sich durch eigene Desorientierung bedroht – konfabuliert
- Besitzt soziale Kontrolle – hält Regeln ein
- Legt Wert auf körperliche Distanz
- Kann überwiegend für sich selbst sorgen
- Möchte besonders Status/Prestige

Menschen in Stadium I stehen oft unter enormem körperlichem und seelischem Druck. Veränderungen jedweder Art, insbesondere aber mit persönlichen körperlichen und seelischen Verlusten einhergehende Veränderungen, werden als bedrohlich erlebt und lösen Stress aus. Diese Menschen fühlen sich durch diese Veränderungen überfordert. Sie erleben zunehmend ihre eigene Unzulänglichkeit, mit diesen Veränderungen umgehen zu können als Verlust des eigenen Selbstwertes und verwenden große Energien darauf, dies vor ihrem Umfeld und auch vor sich selbst zu verbergen. Dies ist aber nicht mit einem bewussten Akt des Verleugnens gleichzusetzen, sondern es ist der Versuch, die gewohnte Normalität aufrechtzuerhalten. Sie sind schnell überfordert, wenn sie erklären müssen, was sie nicht erklären können, und wirken deshalb in ihren Reaktionen auf uns manchmal angriffslustig oder streitsüchtig, verletzend und beleidigend.

Die mangelhaft orientierte Person ist sich der Gegenwart bewusst, klagt aber über die gegenwärtigen Bedingungen und beantwortet gefühlsbezogene Fragen meistens nicht, z. B. sagt sie stattdessen: „Viel zu lange", „Jede Minute ist zu viel", „Hier stinkt es, ein Wahnsinn, wie wenig die hier lüften."

Die Realität, die die diese Personen erleben, erhält von ihnen ihre jeweils eigene Bedeutung. Kohnen (2003) sagt in Bezug auf den Schmerz, dass das Herstellen oder Wiederherstellen einer kognitiven Ordnung zu den Grundbedürfnissen gehöre und eine „erfundene Ordnung" besser sei als gar keine Ordnung. Bei Menschen mit einer Desorientierung kann man von einem ähnlichen Phänomen ausgehen. Für die erlebten Widersprüche der eigenen Realität werden Erklärungen gesucht, z. B.: „Ich lege meinen Schlüssel immer an denselben Platz, jetzt ist er weg, den kann nur die Bedienerin gestohlen haben, die hier am Vormittag aufgeräumt hat". Für das „Zugeben", dass man vergessen hat, wo man den Schlüssel hingelegt hat, wäre es notwendig, sich mit der Unzulänglichkeit des eigenen Gedächtnisses auseinandersetzen zu müssen: „Die glauben ja sonst alle, ich bin verkalkt!". So kommt es dann zur Aussage: „Die vergiften hier das Essen, ich bin schon richtig krank davon!", um die beginnende Stuhlinkontinenz zu rechtfertigen oder: „Die sparen hier derart bei der Beleuchtung, da muss man ja die Stiegen hinunterfallen!", um eine Erklärung für das Nachlassen der Sehkraft und der damit verbundenen Beeinträchtigung, den Treppenabsatz richtig erkennen zu können, zu haben.

So ein Fraß!

Herr M. hat gerade mittaggegessen. Ich begrüße ihn und hole mir einen Sessel. Er sitzt wie immer am Gang neben dem aufgedrehten Radio. Herr M.: „Sie brauchen sich gar nicht hersetzen. Es zahlt sich nicht aus."

Ich: „Sind sie mit dem Essen fertig?" Herr M.: „So ein Fraß, den man hier bekommt. Und das soll ein Spital sein." Ich: „Was ist mit dem Essen?" Herr M.: „Nicht Essen. Fraß! Leere Bohnen

bekommen die Kranken hier. Selbst im Krieg in der Gefangenschaft haben wir nicht so einen Fraß bekommen. Soll der Küchenchef selber den Fraß fressen."

Analyse

Das Nachlassen der Sinnesempfindung kann dafür verantwortlich sein, dass das Essen nicht mehr mit dem Geschmack aus der früheren Zeit in Verbindung gebracht werden kann und die

Erklärung und Deutung von Herrn M. führt dazu: Es kann nur der Koch gewesen sein. Ebenso wird ersichtlich, dass die Wiederholung der damit verknüpften Emotion nicht abgemildert werden darf, es sollte also

anstatt „Fraß" nicht das Wort „Essen" gebraucht werden. Besser wäre es gewesen zu wiederholen: „Das war ein Fraß, wie sie ihn nicht einmal im Krieg bekommen haben. Der Chef isst diesen Fraß nicht."

Diese Menschen spüren auch, dass der direkte Zugang zur Ich-Identität durch ihre unwiderruflichen körperlichen und seelischen Verluste langsam zu verblassen droht. Um die gewohnte Normalität aufrechtzuerhalten, klammern sie sich an Gegenstände und Rituale, die symbolisch für diese Identität stehen, wobei generationsspezifische Verhaltensmuster und vergangene Moden eine große Rolle spielen. In der Generation der heute betagten Menschen gehören zu einem richtigen Mann zumeist ein Hut und ein Gehstock, zu einer Frau eine Handtasche, in der sich alles befindet, was wichtig ist, zumeist noch verstärkt durch die Erfahrungen dieser Generation mit Krieg und Flucht.

Es können aber auch Gegenstände aus dem früheren Lebens- und Berufsumfeld der Person in Stadium I sein, die wie Ikonen an einem unverrückbaren Platz stehen müssen und das frühere, erfülltere, schönere Leben symbolisieren. Es kann daher eine schwere Identitätskrise dadurch ausgelöst werden, wenn „alter Krempel" aus der unmittelbaren Umgebung einfach ohne Rückfragen entsorgt wird. Dinge, die für uns nicht mehr gebrauchsfähig erscheinen, bedeuten für diese Menschen eine ständige Rückversicherung, dass sie ihre eigene Identität noch wahrnehmen.

> **Überlegen Sie für sich selbst**
> Gibt es in Ihrem Leben Dinge, die Sie unbedingt bei sich haben müssen, um sich
> sicher und wohl zu fühlen, um Sie selbst zu sein? Ist es das Handy oder ein anderer
> bestimmter Gegenstand? Wie würde es Ihnen gehen, wenn diese vom Umfeld
> plötzlich als unwichtig eingestuft werden und Ihnen weggenommen werden?

In der Interaktion mit Personen in Stadium I sind besonders folgende Kriterien zu beachten:

Nur wenn ich selbst wirklich frei bin von meinen eigenen inneren Belastungen, kann ich mich auf mein Gegenüber voll konzentrieren und bewusst zuhören. Desorientierte Personen spüren ganz genau, wie ehrlich man sich in die Beziehung mit ihnen einlässt und honorieren aufrichtige Empathie mit Vertrauen. Nur wenn ich das Vertrauen der desorientierten Person besitze, mit der ich in Interaktion trete, wird meine validierende Pflegearbeit auch erfolgreich sein können.

> **Aktives Zuhören und Konzentration sowie das Freimachen von eigenen inneren Spannungen sind wichtige Bestandteile der notwendigen Grundhaltung.**

Menschen in Stadium I fühlen sich durch Emotionen eher bedroht und stellen sich diesen Gefühlen nicht. Wenn Sie z. B. während eines Gesprächs mit einer desorientierten Frau in Stadium I das Gefühl haben, dass sie gekränkt ist, weil ihr Sohn sie schon so lange nicht besucht hat, diesen Umstand aber mit keinem Wort erwähnt, wäre es falsch, dieses Gefühl anzusprechen und zu sagen: „Sie sind sicher sehr traurig, dass der Sohn Sie schon lange nicht besucht hat, der könnte auch wieder einmal bei Ihnen vorbeischauen". Wahrscheinlich wird die Reaktion der Frau dann heftig sein und sie wird sehr ärgerlich antworten: „Wie können Sie so etwas über meinen Sohn sagen? Mein Sohn liebt mich und er denkt immer an mich, er ist nur für seinen Chef unabkömmlich. Ich bin überhaupt nicht traurig, dass er nicht kommt. Ich weiß, dass ich für ihn das Wichtigste auf der Welt bin."

> **Gefühle im Stadium I nur dann validieren, wenn sie ausgedrückt werden.**

Es geht nicht um *unsere* Sicht der Realität, sondern darum, wie desorientierte Personen die Realität für sich empfinden und deuten. Auch wenn Betroffene objektiv ihren Schlüssel „nur verlegt" haben, fühlen sie sich subjektiv bestohlen. Es geht nicht darum, ihnen dieses Empfinden auszureden, sondern darum, das Gefühl des Verlustes zu bestätigen, sie in ihrer Welt zu begleiten und das spirituell-psychosoziale Grundbedürfnis zum Beispiel nach Sicherheit und Geborgenheit zumindest in Ansätzen zu befriedigen.

> **Nicht in die rationale Falle tappen – keine Diskussion über die „Wahrheit" von Tatsachen!**

Menschen in Stadium I, die sich durch Emotionen bedroht fühlen, legen auch Wert auf Distanz. Bedenken wir auch, dass die heute alten Menschen in einer anderen Wertewelt erzogen wurden und das Bewahren körperlicher Distanz für sie gleichbedeutend mit intakter persönlicher Ehre ist. In diesem Bereich zählt auch die Berührung im Zuge der Körperpflege, und wir sollten das Scham- und Ehrgefühl der von uns gepflegten Menschen in allen Kontakten mit ihnen respektieren.

> **Berührung im Stadium I nur dann, wenn die Betroffenen darauf vorbereitet sind.**

Bei Menschen in Stadium I können neben validierenden Techniken eventuell auch noch andere Techniken eingesetzt werden. Die wichtigsten sind:

- **Realitätsorientierung**

Dieser Ansatz geht davon aus, dass desorientierten Personen durch gezielte Hinweise im Bezug zur Realität bei der Bewältigung des Alltages geholfen werden kann. Es werden hierbei Uhr und Kalender verwendet, Lesen und Schreiben wird forciert. Mangelhaft orientierte Personen können von dieser Methode profitieren, manchmal auch abhängig von der Tageszeit. So kann es sein, dass am Vormittag eventuell eine Orientierung an der Realität möglich ist und am Nachmittag nicht mehr. Personen aus anderen Stadien werden davon nicht mehr profitieren und es kann sie eher verunsichern, sodass sie die Interaktion von sich aus abbrechen oder eine ablehnende Haltung einnehmen.

- **Remotivation**

Die Themen, die bei dieser Technik angesprochen werden, sind allgemeiner Natur, sie beziehen Aktivitäten mit ein, welche aus der Erfahrungswelt der Betroffenen stammen und an die sie sich erinnern. Gefühle werden nicht ausgedrückt. Personen in Stadium I können hiervon sehr profitieren, Personen in anderen Stadien fehlt zunehmend die Konzentration und die Fähigkeit, sich verstandesbezogen auszudrücken.

- **Reminiszenz**

Hier werden Erinnerungen von früher wachgerufen. Es ist hierfür ein gewisses Maß an Konzentration und genügend Ausdrucksfähigkeit notwendig, um diese Erinnerungen auszusprechen. Außerdem müssen sich die Betroffenen des Unterschieds zwischen Vergangenheit und Gegenwart bewusst sein. Reminiszenz ist als Technik bei Personen in Stadium I zur Vertiefung von Teilen der Lebensbiographie hilfreich. Bei desorientierten Personen in allen Stadien ist diese Methode als Therapieform, bei welcher die Betroffenen vergangene Verhaltensmuster erkennen sollen um gegenwärtige Verhaltensmuster zu verändern, nicht möglich. Desorientierte Menschen sind zu solchen Erkenntnissen nicht mehr in der Lage und können auch ihr Verhalten nicht mehr willentlich verändern.

- **Hebung von Status und Prestige**

Der Verlust der früher ausgefüllten sozialen Rolle und der Verlust an persönlichen Fähigkeiten, die den einzelnen Menschen positiv gegen seine Umgebung hin abgrenzen, finden in der Nichtbefriedigung des spirituell-psychosozialen Grundbedürfnisses nach Status und Prestige ihren Ausdruck. Die Befriedigung dieses Bedürfnisses ist für Personen aller Stadien, aber für Personen in Stadium I in ganz besonderem Maße wichtig.

> **Tipp**
>
> Betonen die Sie Wichtigkeit der sozialen Rolle und der persönlichen Fähigkeiten besonders in der Interaktion mit Personen in Stadium I, zum Beispiel „Sie waren sicher immer eine sehr liebevolle Mutter, die für ihre Kinder alles gegeben hat." „Sie waren immer ein sehr tüchtiger Arbeiter, der immer alles exakt und genau gemacht hat." „Sie sind eine sehr starke Frau, die ihr Schicksal gemeistert hat. Von Ihnen kann man noch viel lernen!" „Sie haben immer alles im Griff gehabt, und Sie merken es gleich, wenn geschludert wird!"

Zur Hebung von Status und Prestige trägt auch wesentlich die richtige Anrede in der richtigen Milieusprache bei. So wird ein ehemaliger Polizeibeamter sich sicher wohler fühlen, wenn ich ihn am Morgen anspreche: „Herr Inspektor, darf ich Ihnen beim Anziehen helfen?", als wenn ich salopp sage: „Komm, Vaterl, anziehen!"

Um das Grundbedürfnis nach Status und Prestige bei Personen im Stadium I, aber auch um das Bedürfnis produktiv zu sein und gebraucht zu werden besser zu befriedigen, eignen sich insbesondere Tätigkeiten aus der früheren sozialen Rolle, die sich dann auch positiv auf das Wohlbefinden in ihrer gegenwärtigen Situation auswirken. Eine solche Tätigkeit ist aber nur sinnvoll, wenn sie wirklich auf die persönliche Biographie abgestimmt ist. So wird eine ehemalige Küchenhilfe sich mit der Verwaltung einer Materialkartei für Inkontinenzartikel wahrscheinlich überfordert fühlen, während eine ehemalige Buchhalterin das Zusammenlegen von Papierservietten nicht als verantwortungsvolle Arbeit von Niveau empfinden wird.

Es darf aber keine „Leistung" im Sinne tatsächlicher Erwerbsarbeit verlangt und vorausgesetzt werden und die Betroffenen sollen für ihre Tätigkeit eine „Belohnung" erhalten, etwas, was sie gerne mögen, also z. B. eine Schale guten Kaffee und ein Stück ihrer Lieblingsmehlspeise oder ein Glas guten Wein, aber auch z. B. ein Nachmittagsspaziergang „draußen" mit der Bezugspflegeperson kann eine solche Belohnung sein.

> **Tätigkeiten aus der früheren sozialen Rolle helfen, das Bedürfnis nach Status und Prestige und produktiv zu sein und gebraucht zu werden in Ansätzen zu befriedigen.**

6.2 Stadium II: Zeitverwirrtheit

Körperliche und emotionale Charakteristika einer Person im Stadium II:
- Muskulatur ist schlaff, Bewegungen sind nicht zielgerichtete, oft richtungssuchend, Schritte sind schlurfend
- Atemrhythmus ist verlangsamt
- Stimmlage ist meist leise, monoton – spricht langsam
- Blick ist klar, nicht zielgerichtet
- Handbewegungen passen zu Emotionen, oft suchend, fragend
- Schultern sind vorgezogen, Kopf nach vorne geneigt

- Verlust des Kurzzeitgedächtnisses – relativ gutes Langzeitgedächtnis
- Ist teilweise inkontinent
- Realität der Gegenwart verschwimmt durch den Verlust von Hör-, Seh- und logischem Denkvermögen
- Drückt Gefühle aus
- Kann sich an Fakten nicht erinnern
- Kann nicht in Zusammenhängen denken
- Zieht sich in die Vergangenheit zurück, z. B. Suche nach der Mutter, nach dem früheren Zuhause
- Kreiert eigene Wortkombinationen und Lautfolgen (Schlüsselworte)
- Beginnender Ich-Identitäts-Verlust
- Verlust der sozialen Kontrolle – hält Regeln nicht ein
- Weiß Tageszeit/Jahreszeit nicht
- Beschwert sich oft, kein Essen zu bekommen
- Besitzt Intuition – fühlt Aufrichtigkeit/Unaufrichtigkeit
- Reagiert auf Berührung und Blickkontakt mit Stressreduktion und gesteigerter Aktivität
- Verliert die Fähigkeit zu lesen und zu schreiben
- Konzentrationsfähigkeit ist beeinträchtigt.

Zeitliche und situative Desorientiertheit sind somit die Hauptcharakteristika für Personen in diesem Stadium, wobei die Desorientiertheitsfaktoren einzeln oder auch in ihrer Gesamtheit auftreten können. Sie antworten auf Gegenwartsfragen nicht konkret und sprechen stattdessen über das frühere Zuhause, die Eltern und Geschwister oder über den Beruf.

Länger dauernde zeitliche Orientierungslosigkeit führt auch bei an der Realität voll orientierten Menschen mit der Zeit zum Verschwimmen der Ich-Identität. Bei Menschen, denen die Fähigkeit zur Wahrnehmung objektiver Kriterien zur Zeitmessung bereits verlorengegangen ist, geht auch die „Zeitkalibrierung" vollständig verloren. Die Folgen sind ein veränderter Tag/Nacht-Rhythmus, Aktivitäten zur falschen Zeit, Verwechslungen zwischen lebenden und gestorbenen Personen u. a. – wobei hier zu betonen ist, dass die Begriffe „verändert", „falsch", „verwechseln" sich an unserem Zeitkalibrierungssystem orientieren. Für die desorientierte Person in Stadium II selbst finden die Aktivitäten zur richtigen Zeit statt, sind verstorbene Personen wieder lebendig bzw. sie sehnen sich nach den mit ihnen verbundenen Gefühlen. Die Diskrepanzen zwischen der Realität der Personen in Stadium II und unserer Realität wird dann zum Problem, wenn wir ihnen untersagen, nachts aktiv zu sein und wenn wir darauf bestehen, dass verstorbene Personen nicht mehr hier sind.

> **Die Diskrepanzen zwischen der Realität der desorientierten Personen und unserer Realität sind primär ein Problem für uns und nicht für die Betroffenen.**

Die Einhaltung immer wiederkehrender Ereignisse und Handlungen zum immer gleichen Zeitpunkt in immer gleicher Ausführung in immer gleicher Länge ist daher ein fixer Bestandteil validierender Pflegemaßnahmen für Personen in Stadium II, um eine zeitliche Kalibrierung zu ermöglichen, ohne die Betroffenen ununterbrochen auf ihr

Manko aufmerksam zu machen, dass sie Uhr und Kalender nicht mehr anwenden können.

> **Tipp**
>
> Achten Sie auf wiederkehrende Rituale, denn diese geben Sicherheit und tragen dazu bei, die spirituell-psychosozialen Grundbedürfnisse nach Geborgenheit und Sicherheit bzw. Sinn, Hoffnung und Transzendenz besser zu befriedigen, z. B. durch den Wechsel von Alltagskleidung und Sonntagskleidung, den Wechsel der Jahreszeiten, wiederkehrende Ereignisse im Jahresablauf wie Advent, Weihnachten, Fasching, Ostern, Geburtstag usw. Auch Essrituale wie freitags Fisch, sonntags großes Frühstück oder Tagesrituale wie das Beten am Morgen und am Abend oder der Nachmittagsspaziergang sind als Möglichkeiten zu nennen.

Realitätsorientierung ist jedoch bei Personen in Stadium II nicht mehr angebracht und zeigt keine positiven Ergebnisse. Menschen in diesem Stadium fühlen sich durch derartige Versuche überfordert. Sie nehmen ihr Manko noch intensiver wahr und reagieren mit Stress, wenn sie erklären sollen, was sie nicht mehr erklären können oder wollen. Verhörähnliche bohrende Fragen nach exakten Einzelheiten aus der Biographie lösen bei den Befragten großen Stress aus und die Antworten bleiben vage.

Menschen in Stadium II, bei denen die Ich-Identität verschwimmt, können keine oder nur mehr sehr ungenaue Angaben über die eigene Person machen. Sie wissen nicht mehr, wie alt sie sind, wie sie heißen, woher sie stammen, wer ihre Eltern waren, welchen Beruf sie hatten. In der Interaktion mit ihnen ist es daher günstig, bevorzugt die Technik „Mehrdeutige Fürwörter" einzusetzen und überhaupt die Fragen so zu formulieren, dass keine präzisen Angaben als Antwort erforderlich sind. Die Fragen „Wann sind Ihre Eltern gestorben?" und „Wie alt waren Sie da?", werden die zeitlich desorientierten Personen in Stress versetzen, und die Antwort wird wahrscheinlich sein: „Ich weiß nicht".

> **Tipp**
>
> Formulieren Sie Ihre Fragen eher unbestimmt, „Ist das schon lange her, dass Ihre Eltern gestorben sind?", und „Waren Sie da noch klein?", so hat die Person in Stadium II die Möglichkeit, ihrem inneren Zeitgefühl Ausdruck zu verleihen, und sie wird z. B. antworten: „Ja, das ist schon sehr lange her" und „Da war ich schon größer".

Bei der Erfassung der Biographie müssen wir bedenken, dass die desorientierte Person ihr vergangenes Leben aus ihrer Sicht sieht. Wenn sie uns berichtet, dass alle ihre Kinder schon tot sind, obwohl diese täglich auf Besuch kommen, dann sind ihre Kinder trotzdem für sie tot, aus welcher Ursache heraus auch immer, und wenn wir jetzt Realitätsorientierung versuchten und sagten: „Aber Ihre Kinder kommen Sie doch täglich besuchen", dann wird sie vielleicht antworten: „Nicht diese Kinder, das sind die anderen", oder ähnlich. Wenn sich die Koordinaten des Lebens auflösen, werden die Puzzleteile des Lebens anders zusammengesetzt (▶ Kap. 3).

Der verlassene Ehemann

Ein berührendes Beispiel dafür ist die Geschichte von Frau W., 80 Jahre alt, die ich in einem kleinen, sehr schön gestalteten und vom Pflegeteam mit großem Engagement geführten Altenheim in einem österreichischen Ort „auf dem Lande" miterleben durfte: Anlässlich einer Praxisanleitung in diesem Haus fragte mich das Pflegeteam, was man machen könne, damit Frau W. ihren Ehemann erkennt. Frau W., zu diesem Zeitpunkt 80 Jahre alt, ließ sich nur mit „Fräulein Rosa" bzw. ihrem Mädchennamen als Fräulein H. ansprechen, und wenn man sie – verheiratet wie sie war – mit „Frau W." ansprach, dann antwortete sie immer: „So heiße ich nicht, das bin ich nicht!", nannte ihren ledigen Namen und meinte dann jedes Mal freundlich: „Ihr könnt Fräulein Rosa zu mir sagen oder Rosi, nennt mich Rosa, ich bin die Rosa!", um dann auch stets erklärend hinzuzufügen: „Ich bin nicht verheiratet, ich bin ja nicht so dumm, dass ich heirate, mir geht es ja hier so gut bei euch, ich habe genug zu essen, ich habe es hier schön warm und alle sind lieb zu mir."
Wenn ihr Ehemann – auch schon weit über 80 Jahre alt – auf Besuch kam, dann sagte sie immer: „Was will denn der von mir? Ich kenne ihn nicht!" Und wenn Herr W. dann eindringlich sagte: „Du musst mich doch kennen, ich bin doch dein Mann!", dann lachte sie immer und sagte: „Ich kenne ihn nicht, der soll fortgehen und mich in Ruhe lassen, ich war nie verheiratet, ich bin nicht verheiratet und ich bin doch nicht so dumm, dass ich heiraten werde!" Das Pflegeteam richtete an mich die Frage, wie sie es anstellen könnten, Frau W. erfolgreich an der Realität der Gegenwart zu orientieren, weil Herr W. so verzweifelt war. Er schwankte zwischen Zorn über die Situation und Traurigkeit darüber, dass ihn seine Ehefrau nicht mehr erkannte.

Biographie

Ich habe dem Team im Zuge der Praxisanleitung empfohlen zu versuchen, etwas mehr über das Umfeld von Frau W., über ihre Lebensgewohnheiten und ihre Lebensgeschichte zu erfahren. In kleinen Orten ist eine solche Recherche üblicherweise relativ leicht zu bewerkstelligen, da in der Gemeinde fast jeder jeden kennt. Das Team war auch erfolgreich: Eine der Mitarbeiterinnen konnte über einen ihrer eigenen entfernten Verwandten, der in derselben Ortschaft wie Frau W. groß geworden war, Entscheidendes aus der Lebensgeschichte von Frau W. erfahren. Dieser Dorfbewohner konnte sich erinnern, dass Frau W. an der Seite ihres Mannes kein leichtes Leben hatte und er konnte das Team auch mit ein paar anderen Leuten in Kontakt bringen, die Frau W. von früher kannten.
Frau W. war katholisch aufgewachsen und nahm das Gebot der Unauflöslichkeit der Ehe sehr ernst. Herr W. trank oft und gern und brachte manchmal aus der nahegelegenen Kreisstadt „zweifelhafte Frauen" mit nach Hause in den kleinen Bauernhof, den sie hatten. Wenn Frau W. sich das nicht bieten lassen wollte und „getrotzt" hat, dann hat ihr Mann sie ohne viel Federlesens jedes Mal einfach in den Schweinestall eingesperrt. Egal, ob es im Winter dort kalt war und sie dort gefroren hat, sie musste sie in diesem Stall oft zwei Tage und zwei Nächte lang ausharren. Er beschimpfte Frau W. auch, sie würde ihren „ehelichen Pflichten" nicht ausreichend nachkommen und misshandelte sie auch wiederholt körperlich.

Analyse

Für uns Außenstehende ist sehr schwer nachvollziehbar, warum Frau W. bei ihrem Mann geblieben ist. Aber es gab damals weniger Möglichkeiten, es war nicht so leicht sich zu trennen und sie war auch materiell von ihrem Mann abhängig. Frau W. hat nicht erlebt, dass sie durch den Tod ihres Mannes aus ihrer Ehe „befreit" wurde, aber sie hat im hohen Alter diesen Teil ihres Lebens vergessen dürfen. Das Schlimmste, was man ihr heute antun könnte, wäre der Versuch einer Realitätsorientierung, das Unterfangen, nachhaltig zu probieren, Frau W. daran zu orientieren, dass sie verheiratet ist. Sie hat das Problem für sich gelöst. Ihre Lebensqualität ist durch den Einzug ins Heim und durch ihre intuitive Weisheit, diesen für sie schmerzhaften und demütigenden Abschnitt ihres Lebens aus ihrer Erinnerung zu streichen, beträchtlich verbessert worden. Für die Lebensqualität von Herrn W. trifft dies sicherlich nicht zu. Es ist für ihn beileibe nicht einfach, mit der Situation umzugehen, dass seine Frau ihn nicht erkennen kann. Es wäre aber in jedem Fall falsch, selbstgerecht zu sagen: „Geschieht ihm recht, warum hat er seine Frau so schlecht behandelt!" Auch er benötigt in seiner gegenwärtigen Lage validierende Begleitung, wenn es vielleicht auch schwer fällt, wertfrei zu agieren und die Emotionen dieses Mannes empathisch nachzuvollziehen.

■ **Biographiebezug**

Wie wir daraus ersehen, gibt es daher immer *zwei* Biographien – eine in der Realität und die Wahrnehmung der Betroffenen und die des Umfeldes. Besonders bei Personen in einem höheren Stadium der Desorientiertheit, wenn die Absicherung der Biographiedaten durch dritte Personen fehlt, ist eine eindeutige Klärung nicht immer möglich und bei der speziellen validierenden Pflege auch nicht der springende Punkt. Wichtig ist, dass wir aus den vorhandenen biographischen Angaben Ressourcen und Bewältigungsstrategien ableiten, um Pflegemaßnahmen zur Befriedigung der spirituell-psychosozialen Grundbedürfnisse setzen zu können.

❯ **Personen im Zustand situativer Desorientiertheit brauchen präzise Anleitungen und fixe Rituale. So helfen Sie den Betroffenen, die einzelnen Schritte und notwendigen Ressourcen einer Handlungsabfolge situativ zu aktivieren.**

Durch die Strukturierung von Aktivitäten können Fähigkeiten belebt werden: Frau B. kann sich anziehen, wenn ihr die einzelnen Kleidungsstücke in der richtigen Reihenfolge von links nach rechts aufs Bett gelegt werden. Wenn gewohnte Rituale weitergeführt werden, kann dies die Initiierung einer Handlung bewirken: Herr T., der teilnahmslos vor seinem Teller sitzt und mit dem Besteck nicht hantieren kann, ergreift den Löffel und beginnt zu essen, sobald ihm eine große Stoffserviette umgebunden wird.

Es liegt an den Pflegepersonen, die Präzisierungen so vorzunehmen, dass sie für die Betroffenen eindeutig erkennbar und unverwechselbar sind. So ist es eine beliebte Maßnahme, die Toilettentür durch eine große Aufschrift besonders zu kennzeichnen, damit sie leichter gefunden wird. Im Falle einer Betroffenen, die früher Sennerin gewesen war, löste die halbmetergroße, leuchtend rote Aufschrift „WC" jedoch keinerlei Assoziation aus. Der Begriff „WC" war in ihrem Altzeitgedächtnis nicht verankert. Erst als ein großes Herz auf die Toilettentüre gemalt wurde (in Erinnerung an die seinerzeitigen Plumpsklo-Holzhäuschen außerhalb des Hauses), erkannte sie die Toilette als solche und benutzte sie auch entsprechend.

Noch anschaulicher ist der Fall einer Frau, welche die Tür ihres Zimmers im Pensionistenheim nicht finden konnte. Da die Frau Blumen und insbesondere Tulpen sehr liebte, wurde auf ihre Zimmertür ein Tulpenbild geklebt. Von da an fand sie auch immer sofort ihre Türe – bis zu dem Augenblick, wo an einem Frühlingstag eine Gärtnerei dem Pensionistenheim einige große Sträuße mit Tulpen spendierte und das Pflegepersonal überall im ganzen Haus Vasen mit Tulpen aufstellte. Die desorientierte Frau war so sehr in ihrer mühsam wiedergefundenen Orientierung erschüttert, dass sie sich auf einen Stuhl setzte und sich von dort erst nach langem Zureden und in Begleitung von zwei Pflegepersonen weg und in ihr Zimmer bewegte.

Ähnlichen Misserfolg zeigte auch ein Versuch aus meiner eigenen Praxis, als ich einmal probierte, die Orientierung von Betroffenen dadurch zu stärken, dass ich Fotos von ihnen anfertigen ließ und diese außen an die Zimmertüren klebte. Der Erfolg blieb aus. Erst als ich Fotos aus der Zeit anbrachte, als die Bewohnerinnen jung gewesen waren, fanden sie die Tür wieder. Ich hatte nicht beachtet, dass sie – zeitreisend – im Altzeitgedächtnis zu Hause waren. Sie konnten sich nicht als alte Personen wiedererkennen, sie befanden sich an einem Zeitpunkt ihrer Zeitreise, wo sie wesentlich jünger waren! Ich hätte das vermeiden können, wenn ich mich „in den Schuhen des anderen" befunden hätte, als ich die Maßnahme mit den Fotos plante.

In der Interaktion mit Personen in Stadium II sind folgende Kriterien besonders zu beachten:

Desorientierte Personen haben nicht mehr die Energie und die nötige Konzentration, um sich über einen längeren Zeitraum hinweg voll auf den Interaktionspartner zu konzentrieren. Durch zeitliche Begrenzung der Interaktion wird von vornherein vermieden, dass die desorientierte Person die Begegnung mit uns als Stress empfindet, sich überfordert fühlt, das Vertrauen verliert, entweder mit Zorn oder Abwehr reagiert oder sich aus der Interaktion zurückzieht.

> **Die Kontaktdauer für eine gezielte spezielle validierende Interaktion im Stadium II liegt bei ca. 10–20 min.**

■ **Berührung**

Personen in Stadium II oder höher, die mittels verbaler Kommunikation nicht mehr im gleichen Umfang wie Personen in Stadium I erreicht werden können, ist der Einsatz gezielter Berührungen ein immanenter Bestandteil guter Interaktion. Bereits ab der ersten Begegnung mit Personen in Stadium II ist genau darauf zu achten, auf welche Form der Berührung diese besonders positiv reagieren. Es sollte daher mit Berührungen an den „neutralen" Körperteilen wie Hände und Unterarme begonnen werden. Wie schon dargelegt, gehen Menschen aus der Generation der heute betagten Menschen anders mit Berührungen um als unsere eigene Generation. Erst dann, wenn wir herausgefunden haben, wo im wahrsten Sinn des Wortes in der Biographie der Betroffenen die „Berührungspunkte" liegen, können auch andere Körperteile wie Oberarme, Knie, Schultern, Wangen „mütterlich" oder „freundschaftlich" berührt und gestreichelt werden.

Trotzdem müssen wir immer die Tatsache im Blick haben, jede noch so gut gemeinte Berührung kann auch einen ungewollt negativen Effekt erzielen, wenn wir die Biographie nicht oder nicht in allen Details kennen. Eine desorientierte Person, die z. B. als Kind sehr unter einem dominanten und strengen Vater gelitten hat, wird bei einer Berührung am Hinterkopf vielleicht aufspringen und heftig mit Abwehr reagieren.

Wir müssen uns selbst überprüfen, ob wir es für uns zulassen können, auch von den desorientierten Menschen berührt und umarmt zu werden. Wenn wir zu solchen „guten" Berührungen in beide Richtungen fähig sind, tragen wir viel dazu bei, das individuelle Befinden der Betroffenen zu verbessern und ihnen ein Gefühl von Geborgenheit und Sicherheit zu vermitteln.

> **Berühren zieht auch ein Berührt-Werden nach sich.**

- **Blickkontakt**

Im Alter kann es zu einem peripheren Sehverlust kommen. Desorientierte Personen können dadurch nur schlecht bis gar nicht erkennen, was sich seitlich von ihnen ereignet, und da sie meist auch sehr schlecht hören, merken sie nicht, wenn jemand von hinten oder von der Seite an sie herantritt. Die Folge sind Erschrecken, Stressempfindung und in höheren Stadien der Desorientiertheit oft Assoziationen mit negativen Erinnerungen aus ihrer Lebensgeschichte und damit verbunden eine automatische Abwehrhaltung. Nach einem solchen Beginn einer Interaktion ist der Aufbau von Vertrauen nur mehr sehr schwer möglich. Wir müssen daher von vorne in die Interaktion mit den Betroffenen eintreten und diese „mit den Augen berühren". Damit sie sich angesprochen fühlen, müssen wir auch nahe genug auf sie zugehen und unsere Worte und Gesten eindeutig für sie wahrnehmbar vermitteln.

> **Ein direkter Blickkontakt schafft Vertrauen und stellt sicher, dass ich alle Veränderungen in Mimik, Gestik und Haltung im Verlauf der Interaktion erkennen und angemessen darauf reagieren kann.**

- **Stimmlage**

Es ist immer wieder zu beobachten, dass bei der Kommunikation mit desorientierten Menschen die Stimme beim Sprechen zu sehr angehoben wird. Eine klare und tiefe Stimmlage eignet sich in der Kommunikation besser, um den Kontakt herzustellen, die Konzentration aufrechtzuerhalten und Vertrauen zu schaffen und zu erhalten. Hohe, schwache Töne werden von Menschen infolge des Hörverlusts im Alter schwerer wahrgenommen, während scharfe Klänge bewirken, dass die Person sich aus der Interaktion zurückzieht, weil sie sich nicht angenommen fühlt.

> **Eine fürsorgliche Stimmlage kann bei den desorientierten Menschen Erinnerungen an vertraute Menschen wachrufen. Dies trägt dazu bei, dass sie sich angenommen, wertgeschätzt und geborgen fühlen, Vertrauen fassen können und sich ihr Stress reduziert.**

- **Sensorische Stimulation**

Bei Menschen in Stadium II und höher ist der Einsatz sensorischer Reize, die auf den desorientierten Menschen positiv stimulierend wirken, ein wertvoller und unerlässlicher

Bestandteil validierender Pflegemaßnahmen. Doch müssen diese sensorischen Sinnesreize ganz gezielt auf das bevorzugte Sinnessystem abgestimmt und unter Einbezug der Biographie eingesetzt werden. Durch die Erinnerung an mit diesem Reiz verbundene positive Erlebnisse und die Wieder-Erfahrung der Wertigkeit der eigenen Person öffnet sich der desorientierte Mensch eventuell wieder in der einen oder anderen Weise ein Stück der Realität der Gegenwart.

> **Sensorische Stimulation spricht direkt den emotionalen Bereich von Menschen an. Sie kann „schlafende" Sinneszellen und eine damit verbundene Erinnerung wecken. Ob diese positiv oder negativ erlebt wird, kann durch genaue Beobachtung erkannt werden.**

Wesentlich ist, dass einmal gesetzte Maßnahmen zur sensorischen Stimulation kontinuierlich fortgesetzt werden, wenn die Betroffenen positiv reagiert haben. So wird der Anreiz zur Aktivität aufrechterhalten. Wenn der sensorische Sinnesreiz nicht mehr vorhanden ist, geht der in diesem Zusammenhang hergestellte Teilbezug zur Realität wieder verloren und der desorientierte Mensch zieht sich wieder tiefer in sich selbst zurück.

6.3 Stadium III: sich wiederholende Bewegung

Körperliche und emotionale Charakteristika einer Person im Stadium III:
- Vollführt ständig eine Bewegung z. B. rastloses Auf- und Abgehen, Klopfen, Wischen, Schmatzen
- Wiederholte emotionale Ausdrucksweisen z. B. Jammern, Schreien, Murmeln
- Spricht in unverständlichen Silben bzw. summt oder stammelt
- Ist vollständig inkontinent
- Starrt vor sich hin oder sitzt mit geschlossenen Augen
- Vollständiger Ich-Identitätsverlust
- Reagiert nach längerer Stimulanz auf Berührung oder Blickkontakt
- Kein Bedürfnis zu sprechen
- Keine soziale Kontrolle
- Kann sich nur auf eine Person bzw. einen Gegenstand konzentrieren
- Vergisst Personen und Gegenstände der Gegenwart, erinnert sich gut an Personen und Gegenstände aus der Vergangenheit

Menschen in Stadium III leiden an persönlicher Desorientiertheit und wissen oft nicht mehr, wer sie sind.

Wer bin ich denn?

Frau R. fragte ihre Tochter und letztendlich sich selbst: „Wer bin ich denn?" Sie kann auch die Frage nicht mehr beantworten „Wie haben sie Dich denn gerufen?"

Jeder orientierte Mensch verkörpert in seinem Leben mehrere Rollen: Er ist gleichzeitig Kind seiner Eltern, aber auch Elternteil seiner eigenen Kinder, Mitarbeiter seines Chefs und Vorgesetzter seiner Untergebenen, aber auch Kollege unter Gleichrangigen, er ist Kunde beim Einkaufen und gleich darauf Patient beim Arzt. Mit jeder Rolle sind konkrete Erwartungen an das Verhalten der Person verbunden, die diese Rolle ausfüllt. Schauspieler machen einen Beruf daraus, ständig von einer Rolle in die nächste zu wechseln und beherrschen die Darstellung der Charakteristika, die für die jeweilige Rolle typisch sind. Aber auch wir sind ständig bemüht, der von uns gerade ausgeübten Rolle in unserem Handeln gerecht zu werden, um nicht „aus dem Rahmen zu fallen".

Oft aber verspüren Personen in Stadium III kein Bedürfnis mehr zu sprechen. Sie verwenden nicht korrekte Wörtern oder gar Sätze oder reagieren nur mit Wortteilen, Silben und Lauten. Wir Pflegepersonen haben daher oft das Gefühl, diese Menschen in ihrer tiefen Zurückgezogenheit nicht mehr erreichen zu können und sprechen oft deutlich weniger mit ihnen. Wir vergessen dabei aber allzu gern, dass Kommunikation nicht an grammatikalisch richtige und eine an Vokabeln reiche Sprache gebunden ist. Der Satz von Tucholsky: „Wenn du willst, dass der andere dich versteht, musst du in seiner Sprache mit ihm reden", gilt nicht nur für Fremdsprachen und Milieusprache. Gesprochene Worte helfen beim Ausdrücken von Gefühlen und inneren Zuständen als Appell an die Umwelt und zum Bezeichnen von Gegenständen und Ereignissen. Es gibt aber sehr viele Möglichkeiten, diese Mitteilungen anderen verständlich zu machen.

Der doppelte Sohn

Frau B. erzählte wiederholt: „Mein Sohn war da", wenn man ihr abends ins Bett half und wenn die sie betreuende Pflegeperson sagte: „Ja, der Herr Peter, nachmittags zur Jause war er da, ich weiß", widersprach sie regelmäßig: „Nein, der andere war da, jetzt, vor dem Nachtmahl." Beim ersten Mal fragte die Pflegeperson erstaunt. „Ich wusste gar nicht, dass Sie einen zweiten Sohn haben. Wie heißt denn der andere Sohn?" „Peter", antwortete Frau B. „Wieso? Peter heißt der Herr, der heute zur Jause da war", gab die Pflegeperson zu bedenken. „Nein", beharrte Frau B., „Der Peter, das ist der andere Sohn." „Aber der Herr, der jeden ersten Sonntag im Monat hier ins Heim zur Jause kommt, heißt doch Peter?" – Jetzt war sich die Pflegeperson ein wenig unsicher. „Ja", sagte Frau B. mit fester Stimme. „Das ist mein Sohn Peter. Und der andere, der jeden Tag kommt, ist mein anderer Sohn." „Aha", sagte die Pflegeperson, „Und wie heißt Ihr anderer Sohn?" „Peter", antwortete Frau B. mit liebevollem Lächeln.

Sie sagte auch wiederholt: „Der Peter war da – der ist so lieb, der kommt mich jeden Tag besuchen", und wenn jemand aus dem Pflegeteam widersprach und sagte: „Aber Ihr Sohn Peter kommt doch nur jeden ersten Sonntag im Monat auf Besuch", dann antwortete sie jedes Mal mit entwaffnendem Lächeln: „Ja, der schon, aber mein anderer Sohn, der kommt jeden Tag. Er ist ein guter Sohn, er lässt mich nicht allein!"

Als der Sohn von Frau B. nach dem nächsten Monatsersten am Sonntag ins Altersheim auf Besuch kam, fragte ihn eine neugierige Kollegin, die ihn bei seiner Mutter sitzen sah: „Wir haben erst jetzt gehört, dass Sie einen Bruder haben – Ihre Mutter erzählt immer von einem anderen Sohn, der täglich kommt – das mit dem täglichen Besuch verwechselt sie, denn es kommt niemand außer Ihnen, aber sie erzählt ganz freudig von ihm." Der Sohn schüttelte den Kopf: „Nein, ich bin ein Einzelkind", und zu seiner Mutter gewendet, die im Rollstuhl neben ihm saß, „Aber, Mama, da bringst du etwas durcheinander. Du hast doch nur mich,

ich bin dein einziger Sohn." Da hob Frau B. den Kopf und sah ihren Sohn kritisch an: „Ja, du kommst manchmal. Aber der Peter kommt jeden Tag, der ist ganz brav, der lässt mich nicht allein!" Und als der Sohn rief: „Aber ich bin doch der Peter und du hast doch keinen anderen Sohn!", antwortete Frau B. bestimmt: „Du bist der Peter und der andere ist auch der Peter!" Der Sohn verließ seine Mutter ein wenig bestürzt.

Biographie

„Sie sprach immer öfter von diesem anderen Peter", erzählten mir die Kolleginnen, „Sie schilderte ihn als einen idealen Sohn und jeden Monat war ihr Sohn mehr bedrückt, weil seine Mutter auch ihm gegenüber diesen anderen Peter immer öfter erwähnte." Tatsache war, dass Frau B. sich ihr ganzes Leben abgerackert hatte, damit der Sohn einmal „etwas Besseres" werden konnte, während der Vater lieber trank und politisierte und sich nicht um den Sohn kümmerte. Sie blieb aber bei diesem ungeliebten Mann, um dem Sohn das Elternhaus zu erhalten. Der Sohn versprach der Mutter hoch und heilig, sie im Alter daheim zu pflegen. Aber als der Vater einen Schlaganfall erlitt und dann auch die Mutter pflegebedürftig wurde und im Haus des Sohnes kein Platz war, um beide Eltern daheim zu pflegen, behielt der Sohn den Vater im Haus und gab die Mutter schweren Herzens ins Heim. Das alles kostete viel Geld und wenn der Sohn, der beruflich als Unternehmer sehr erfolgreich, aber auch sehr durch Arbeit belastet war, auf Besuch kam, plagte ihn das schlechte Gewissen, weil er sein Versprechen nicht hatte halten können. Und jetzt erzählte sie ihm immer von dem anderen, dem braven Peter!

Analyse

Wir müssen vor der Weisheit dieser betagten Frau großen Respekt haben. Wenn wir uns vorstellen, dass Frau B. ihr ganzes Leben nur darauf ausgerichtet hatte, ihrem Sohn ein besseres Leben zu ermöglichen, als sie selbst es leben konnte und deswegen bei ihrem Mann geblieben ist – und jetzt ging der Sohn her und pflegte den Vater, der sich nie darum gekümmert hatte, ob aus dem Sohn „etwas wird", aber für die Mutter, die sich aufgeopfert hatte und der er hoch und heilig versprochen hatte, dass er sie nie verlassen wird – ist kein Platz in seiner Familie … Jemand anderer würde darüber verzweifeln. Doch Frau B. hatte die Kraft gefunden, diesen harten Schlag zu überleben. Sie spürte intuitiv den Zwiespalt, in dem ihr Sohn sich befand – der „äußere" Peter, der aus seinen Lebensumständen heraus nicht anders handeln kann, und der „innere" Peter, der immer für sie da ist und sich permanent um sie kümmert. Sie hat dem „äußeren" Peter verziehen und hat den „inneren" Peter für sich körperlich spürbar in ihre Nähe geholt.

Die hier bezeichneten Symbole, die in den Handlungen und Äußerungen desorientierter Menschen enthalten sein können, besitzen aber von Person zu Person individuell völlig unterschiedlichen Charakter und sind eng mit der persönlichen Lebensgeschichte verbunden. Sie können nicht einheitlich klassifiziert werden und haben keinen psychoanalytischen Bezug – der im Konzept der speziellen validierenden Pflege auch keinen Platz hat. Es gilt achtsam zu sein, diese Kommunikationssymbole nicht überinterpretierend zu deuten. Man sollte sie stattdessen behutsam als Platzhalter für ein tatsächlich stattgefundenes Ereignis aus dem früheren Leben der desorientierten Menschen oder als Variable für ein tatsächlich existierendes Wort aus dem Sprachschatz der desorientierten Personen annehmen und in der Interaktion mit ihnen bestätigend weitertragen. Wir sollten diejenigen Informationen, die wir erhalten, wertfrei aufnehmen, dokumentieren und verwenden und vorsichtig Schlüsse daraus ziehen.

Die Kriterien, die in der Interaktion mit Personen in Stadium III besonders beachtet werden müssen, gleichen in großen Zügen denen für die Interaktion mit Personen in Stadium II. Es sind dies in der Hauptsache: Berührung, direkter Blickkontakt, fürsorgliche Stimme, Verwendung mehrdeutiger Fürwörter, Spiegeln und Gefühle z. B. mit Musik validieren.

Berührungen helfen, den eigenen Körper zu spüren und zu erfahren und hilft so, das Selbstbild des desorientierten Menschen zumindest in Ansätzen wieder herzustellen. Sie erfahren auf diese Weise nicht nur zusätzliche Sinnesreize, sondern auch wahrnehmbare Veränderungen ihrer Umwelt. Außerdem vermittelt Hautkontakt menschliche Nähe und Zuwendung. Mangel an sensorischer Information steigert den Grad der Desorientiertheit.

> **Tipp**
>
> Sie können Vertrauen und Geborgenheit z. B. durch Handhalten, umarmen, streicheln, eindeutige, klare Berührungen während der Körperpflege anbahnen bzw. unterstützen.

Sensorische Stimulation (▶ Kap. 8) geht von der Grundlage guter Berührungsqualität aus. Um eine solche gute Berührungsqualität sicherzustellen, muss die Pflegeperson frei von eigenen Blockaden sein, konzentriert und bewusst, respektvoll und empathisch, frei von Berührungsängsten und nah, aber nicht distanzlos sein. Sensorische Stimulation beschränkt sich aber nicht nur auf Berührungen, sondern verwendet auch akustische, taktile und olfaktorische Reize.

Durch eine qualitativ hochwertige sensorische Stimulation wird bei desorientierten Menschen in Stadium II, III und IV das spirituell-psychosoziale Grundbedürfnis nach Geborgenheit und Sicherheit zumindest ansatzweise befriedigt. Da besonders im Stadium III und IV jedoch oft nicht nachvollziehbar ist, welche Teile der Umwelt wahrgenommen werden, sollte man immer wieder Sinnesreize aus allen sensorischen Bereichen anbieten.

Sensorische Reize umfassen unter anderem das Ansprechen und Berühren, das Vermitteln von Temperaturreizen, Gerüchen wie z. B. Heuduft, Hefegeruch, eine bestimmte Parfumsorte oder liebgewordene Klänge aus der Biographie wie z. B. Wanderlieder, Volkslieder, Operettenmusik, Marschmusik. Aber auch Geräusche wie Vogelzwitschern, Meeresrauschen oder durch Setzen von Geschmacksreizen wie Mundpflege mit Butter und Honig (▶ Kap. 8).

> **Wehrmachtsbesteck**
>
> Eine Kollegin fand auf dem Flohmarkt eines jener Wehrmachtsbestecke aus dem Zweiten Weltkrieg, bei denen Löffel und Gabel durch eine gemeinsame Schraube zusammengehalten wurden. Als sie dieses Besteck einem desorientierten Mann in Stadium III–IV, der auf fast keinerlei Ansprache oder Berührung mehr reagierte, in die Hand drückte, öffnete der alte Mann plötzlich die Augen und sagte klar und deutlich: „Das ist nicht meins! Das gehört dem Leutnant. Meines ist aus Blech!"

Die Möglichkeit, sensorische Stimulation als Mittel der Interaktion einzusetzen, setzt aber nicht voraus, dass wir viele verschiedene Stimulationstechniken lernen müssen. Nicht die Anzahl der angewandten Berührungstechniken, sondern die Qualität und Intensität der Berührung ist entscheidend, mit der wir bereit sind, uns in diese sensorische Interaktion einzulassen. Wo uns dies gelingt, werden wir feststellen, dass wir sensibler wahrnehmen können, wie es den Betroffenen geht, wo sie Fortschritte machen oder wo ihnen eine Pflegehandlung nicht guttut. Dadurch lassen sich Methoden und Techniken z. B. zur Körperpflege oder zur Mobilisation besser an die Bedürfnisse der Betroffenen anpassen und tragen dadurch wesentlich zum individuellen Wohlbefinden der desorientierten Menschen bei.

6.4 Stadium IV: Rückzug in sich selbst, Vegetieren

Körperliche und emotionale Charakteristika einer Person im Stadium IV:
- Augen sind geschlossen, Gesicht ist ausdruckslos
- Nahezu kein Muskeltonus – kaum Bewegungen
- Reagiert nicht auf Berührung, Stimme oder Blickkontakt
- Vollständig inkontinent
- Keine Erinnerung an Personen oder Gegenstände der Gegenwart und Vergangenheit
- Schlaffe Sitzhaltung, oft embryonale Liegehaltung

Desorientierte Personen in Stadium IV haben sich schon weit aus der Realität der Gegenwart zurückgezogen bzw. die Demenz ist weit fortgeschritten. Es gibt beobachtbare Anzeichen, dass Menschen in diesem Stadium auf validierende Techniken oder Pflegemaßnahmen mit kleinen differenzierten Ausdrucksmöglichkeiten reagieren (▶ Kap. 8). Deshalb sollte man sie durch Berührung und fürsorglichen Anteilnahme bis zum Lebensende spüren und hören lassen, dass wir sie wahrnehmen und ihnen empathisch und respektvoll begegnen.

Hören ist der erste Sinn, der sich beim Menschen entwickelt, und der letzte, der verlorengeht. Mit einem Menschen in Stadium IV bestätigend zu sprechen, kann wohltuend für ihn sein, z. B. seine Hand zu streicheln und zu sagen: „Das ist die Hand, die immer so fleißig gearbeitet hat. Sie waren immer ein fleißiger und guter Arbeiter."

> **Tipp**
>
> Setzen Sie einfache, deutliche und zeitlich begrenzte sensorischer Sinnesreize durch Berührung, Druck, Wärme, Vibration, aber auch bekannte Stimmen, Gerüche und Musik ein.

In der heutigen Zeit, in der nur messbare Leistungen zählen, nur Aktivität und Erfolg Kriterien für positive Lebensbewältigung darstellen, neigen wir oft dazu, die Begleitung eines Menschen in seiner allerletzten Lebensphase als vergebliches Bemühen einzuschätzen, sein Sterben als Misserfolg unserer Arbeit zu werten. Wir betrachten das letzte Lebensstadium nur zu oft als eine Kette von Defiziten.

> **Wesentlich ist, dass wir nicht davon ausgehen, dass unser Bemühen um das Wohlbefinden dieses Menschen in Stadium IV für uns einen Erfolg zeigt, sondern dass es für die desorientierten Menschen erfolgreich ist.**

Wir sollten uns bewusst sein, dass gezielte validierende Interaktionen die desorientierten Menschen beim Durchleben dieses letzten Lebensstadiums unterstützen und die Wertschätzung und persönliche Würde bis zuletzt erlebbar gemacht werden kann.

Literatur

Bryden C (2011) Mein Tanz mit der Demenz. Trotzdem positiv leben. Huber, Bern
Feil N (2004) Validation in Anwendung und Beispielen. Der Umgang mit verwirrten alten Menschen, 4. Aufl. Reinhardt Verlag, München
Kohnen N (2003) Von der Schmerzlichkeit des Schmerzerlebens. Wie fremde Kulturen Schmerzen wahrnehmen, erleben und bewältigen. pvv Verlag, Ratingen
Taylor R (2011) Alzheimer und ich. Leben mit Dr. Alzheimer im Kopf, 3. Aufl. Huber, Bern

Grundstützen der speziellen validierenden Interaktion

Sonja Scheichenberger und Brigitte Scharb

© Springer-Verlag GmbH Deutschland, ein Teil von Springer Nature 2018
S. Scheichenberger, B. Scharb, *Spezielle validierende Pflege*,
https://doi.org/10.1007/978-3-662-56017-4_7

Die Validationsprinzipien nach Feil stützen sich auf die in ▶ Kap. 5 dargestellten Grundannahmen und Theorien und ihren langjährigen praktischen Erfahrungen im geriatrischen Bereich. Die spirituell-psychosozialen Grundbedürfnisse (Bedürfnis nach Sinn, Hoffnung, Transzendenz, nach Geborgenheit und Sicherheit, nach Status und Prestige, produktiv zu sein und gebraucht zu werden sowie spontane Gefühle zu äußern) stellen das zweite Standbein dar. Ein weiterer wesentlicher Aspekt ist die Qualität der Beziehungsgestaltung, die eine universelle Grundstütze in der validierenden Interaktion darstellt. Die Vielfalt auf eine überschaubare Menge zu reduzieren fördert die Konzentration auf das Wesentliche. Proaktive Kommunikation und Interaktion ermöglicht es, den Tag für die Betroffenen und die betreuenden Personen entspannter zu gestalten. Validation in stressbesetzten herausfordernden Situationen ist Personen mit vertieften Wissen vorbehalten.

In der Praxis und durch das Feedback in den Workshops zur speziellen validierenden Pflege bestätigte sich, dass das Verhalten der desorientierten Menschen mit ihren zum Teil stressbesetzten Reaktionen durchbrochen werden kann, wenn die speziellen validierenden Grundstützen und Prinzipien zur Interaktionen angewendet werden.

7.1 Validationsprinzipien nach Feil

Die Validationsprinzipien nach Feil (2004) beruhen auf ihren empirischen Erfahrungen im Aktionsfeld Geriatrie, die sie durch jahrelange Beobachtung gesammelt und mit theoretischen Erkenntnissen aus der Psychologie in Verbindung gebracht und systematisch dargestellt hat. Die Feldforschung ist eine in der Soziologie durchaus anerkannte qualitative Forschungsmethode, deren Hauptmerkmal die teilnehmende Beobachtung ist.

Die meisten Pflegepersonen werden bereits Erfahrungen mit den konkreten Beispielen dieser Prinzipien (A–H) in ihrer täglichen Pflegearbeit gemacht haben.

A. Erlerntes aus dem Altzeitgedächtnis ist bleibend. Wenn das Kurzzeitgedächtnis abnimmt, kommt Früherlerntes wieder hervor.

Sicher haben Sie es in Ihrem Pflegealltag schon erlebt, dass desorientierte Menschen ihre Inkontinenzeinlagen zum Trocknen auf die Heizung hängen, weil man nasse Dinge eben trocknen lässt. Vielleicht waren Sie ebenso überrascht oder entsetzt darüber, wie ich es seinerzeit oft war, dass so unhygienische und unappetitliche Dinge gemacht werden, umso mehr, wo er oder sie doch früher so eine „reinliche Frau" oder so ein „sauberer Mann" war. Sie haben sich den Kopf zerbrochen: Woher haben sie nur diese „schlechte Gewohnheit"?

Früher mussten die Menschen bestimmte Lebensbedürfnisse mit wesentlich einfacheren Mitteln bewältigen, als wir dies im Zeitalter der Vollautomatisation und der Computer gewohnt sind. Ganz anders als heute war schon die Waschkultur mit der Körperwäsche und dem Wäschewaschen, da es die sanitären Einrichtungen zu der Zeit, als die von uns betreuten Menschen jung waren, nicht gab. Ein Waschtag war schwerste körperliche Arbeit. Die Frauen, die diese Arbeit bewältigten, standen dabei oft zwei Tage oder mehr in der Waschküche. Dazu kommt noch die Prägung dieser Generation: „Vom Wäschewaschen wird die Wäsche kaputt", denn die Wäsche wurde mit Sodalauge gekocht und sie wurde mit Reisbürste und Waschrumpel bearbeitet. Daher galt immer die Regel: „Wenn ein Wäschestück schmutzig ist, drehen wir es um (auf die „linke" Seite), dann geht es schon noch ein paar Tage."

Diese Generation zählte nicht zur „Wegwerfgesellschaft" so wie wir heute, die Bedarfsgegenstände des täglichen Lebens waren teuer, der Verdienst war knapp und daher musste alles geschont und vor Beschädigung geschützt und aufbewahrt werden. Durch diese Zeitumstände wurden die hochbetagten Menschen und ihre Meinung geprägt: „Die Inkontinenzeinlage, die ist ja nicht schmutzig, die ist ja nur nass, die hängen wir zum Trocknen auf die Heizung auf, noch dazu, was das alles immer kostet."

Vielleicht können wir den Gedankengang dieser Menschen leichter nachvollziehen, wenn wir uns vorstellen, wie es uns einmal gehen könnte, wenn wir alt sind: Wir sind in unserem Waschverhalten von dem Verlangen nach „Sauberkeit und Frische" und nach Duft geprägt. Wir sind es daher gewohnt, täglich zu duschen, täglich frische Unterwäsche anzuziehen, Parfum und Deodorants zu verwenden.

Wenn jedoch die düstere Vorhersage der Wissenschaft wirklich eintreffen sollte, dass im 21. Jahrhundert durch die Klimaveränderungen weltweite Wasserknappheit herrschen wird und sogar große Kriege um Wasser ausbrechen werden, dann würde dies zu einer Zeit eintreten, in der wir, wenn wir es erleben, im fortgeschrittenen Alter sind. Die Gepflogenheiten in den Haushalten und in den Altenheimen wären aufgrund des Wassermangels jedoch dann genauso wie schon heute in der Wüste: einmal alle zwei Monate ein Duschbad und alle vier Wochen frische Unterwäsche.

> **Überlegen Sie für sich selbst**
> Können Sie sich vorstellen, dass Sie dann im Pflegeheim wütend in Ihrem Rollstuhl sitzen und rufen: „Ich habe schon so lange keine frische Unterhose bekommen, so eine Frechheit! Gebadet bin ich auch schon so lange nicht geworden. Was sind denn das für Zustände?", und die jungen Pflegepersonen kopfschüttelnd an uns vorbeigehen und später im Dienstzimmer sagen: „Mein Gott, ist das ein verrücktes Ansinnen! Wo gibt es denn so etwas! Täglich duschen! Täglich frische Wäsche! Das hat es doch noch nie gegeben!"

Der rasche Wandel der Zeit wird uns wahrscheinlich mit einer Realität konfrontieren, die wir so nicht gewohnt waren.

B. Ein Geschehnis der Gegenwart kann eine Erinnerung aus der Vergangenheit auslösen. Gegenwart und Vergangenheit werden vermischt.

Wir können davon ausgehen, dass die Generation, die den Krieg miterlebt hat, auch traumatisierende Erlebnisse hatte. In unser Pflegeheim wurde einmal ein alter, fast blinder Mann zur Urlaubsbetreuung gebracht. Nachdem alle Formalitäten erledigt waren und der Mann in seinem Bett lag, wollte ich ihm die Rufanlage erklären. Ich nahm seinen Finger, um ihm zu zeigen, wie er den Knopf drücken soll, und berührte damit die Schaltfläche – in diesem Moment begann der Mann zu zittern und zu weinen und schrie: „Ich bringe keine Leute mehr um, da lass ich mich lieber an die Wand stellen!"

Ich fragte: „Um Gottes willen, wer verlangt denn so schlimme Sachen von Ihnen?“, und er hat nur gerufen: „Dieser verdammte Krieg – ich spiel da nimmermehr mit.“ Ich habe ihn bestätigt: „Sie spielen da nimmermehr mit. Sie sind sogar bereit, sich dafür an die Wand stellen und erschießen zu lassen. Sie wollen sich in der Früh in den Spiegel schauen können. Sie wollen die Achtung vor sich selbst nicht verlieren.“ Er weinte bitterlich, und schlief dann vor Erschöpfung in meinen Armen ein.

> **Tränen haben eine reinigende Wirkung, sie sind das „Weihwasser der Seele“.**

Seine Frau kam am Nachmittag und ich führte mit ihr ein Gespräch. Sie erzählte, dass beide während des Zweiten Weltkriegs in England im Exil gewesen waren. Ihr Mann war Flieger bei der Royal Air Force und als Bomberpilot auch bei dem Großangriff 1945 auf Dresden dabei. Er bekam dafür sogar eine Auszeichnung. Doch als er unmittelbar nach dem Krieg mit seiner Einheit in das völlig zerstörte Dresden kam, war er über die verheerende Wirkung dieses Angriffs so entsetzt, dass er die Armee verließ und lange über den Anblick der zerbombten Häuser nicht hinwegkam, an Schlaflosigkeit und Depressionen litt. Als sein Finger den Knopf der Rufglocke berührte, löste diese Berührung die Erinnerung an die Bombenabwürfe von 1945 wieder aus. Der Knopf, den er im Flugzeug gedrückt hatte, und der Knopf der Rufglocke – es war die gleiche Empfindung.

C. Ein körperlicher Verlust in der Gegenwart kann die anschauliche Erinnerung an ein früheres Gefühl anregen.

Ein Mann, dessen Augenlicht fast verloren ist, fühlt sich eventuell emotionell in die gleiche Situation versetzt, die er durchlebte, als er als kleiner Bub strafweise in den finsteren Keller gesperrt wurde. Damals hatte er Angst gehabt, und dieses Gefühl ist ihm vertraut. Er ist damals vielleicht von einer Person eingesperrt worden, die zufällig genau die gleiche Frisur hat wie die Pflegeperson, die heute im Dienst ist. Dies löst die Erinnerung des Mannes an die schlimme Situation von damals aus, als er ein kleiner Junge war. Die Pflegeperson wird zur strafenden Person von damals, und alle Gefühle, die der Mann damals als Kind unterdrückt hat, kommen jetzt hoch. Er schreit, er schimpft, er schlägt um sich.

Eine Frau, der ein Katheter gesetzt werden soll, schreit und ruft: „Bitte, hört auf, habt doch Erbarmen mit mir, ich bin eine anständige Frau“, und beginnt bitterlich zu weinen. Der Versuch wird abgebrochen. Viel später erst erfährt das Betreuungspersonal, dass diese Frau von russischen Soldaten vergewaltigt wurde und die Berührung des Katheters im Intimbereich das Gefühl von damals ausgelöst und in die Gegenwart geholt hat. Gegenwart und Vergangenheit haben sich durch diese Berührung miteinander vermischt.

D. Jedes Lebensstadium hat eine andere Aufgabe zu erfüllen. Eine ignorierte Lebensaufgabe fordert in einer späteren Phase ihr Recht ein.

E. Menschen, die bis ins hohe Alter ungelöste Aufgaben mit sich schleppen, betreten das Endstadium „Verarbeiten oder Vegetieren“. Sie streben danach, unerfüllte Aufgaben zu erledigen, um vor dem Sterben Frieden zu finden.

Es gab in unserem Pflegeheim eine alleinstehende Frau, die eines Tages unerwartet von uns Pflegepersonen Salz und Pfeffer verlangte, denn „die Buben kommen aus der

Schule, und wenn das Essen nicht fertig ist, dann passiert ein Unglück". Wir hielten im Apartment der Frau Nachschau und fanden den Tisch für vier Personen gedeckt, auf dem kleinen Kocher einen riesigen Topf voll mit Nudeln, auf einem kleinen Schneidbrett einen großen Berg kleingehackten Schinken – Zutaten für Schinkenfleckerln, Hausmannskost. Die Frau war völlig außer sich und konnte von uns nur mit Mühe dazu gebracht werden, den Topf vom Kocher zu nehmen und den Tisch wieder abzudecken. Am Tag danach war sie unerwartet aus ihrem Zimmer verschwunden. Einige Stunden später kam die Polizei: Man hatte die Frau, nur mit Schlafrock und Pantoffeln bekleidet, im Gebüsch vor dem geschlossenen Supermarkt liegend stark unterkühlt aufgefunden, ein Einkaufsnetz und die Geldbörse in der Hand. Sie wurde ins Krankenhaus eingeliefert und starb einige Tage später.

Erst im Zuge des Nachlassverfahrens erfuhr ich von einer entfernten Verwandten den Hintergrund für das Verhalten der Frau: Als sie noch ein Kind war, musste sie – da die Mutter gegenüber von dem Haus, in dem sie wohnten, in einem kleinen Laden arbeitete – für ihre jüngeren Brüder nach der Schule das Mittagessen fertigkochen. Einmal verplauderte sie sich jedoch mit einer Freundin. Die Brüder kamen heim, fanden den Herd kalt, hatten Hunger und wollten sich eine Scheibe Brot abschneiden. Da es ihnen aber strengstens verboten war, ein Messer in die Hand zu nehmen, kam der Jüngste auf die Idee, mit dem Brotlaib über die Straße zur Mutter zu laufen. Dabei wurde er von einem Pferdefuhrwerk erfasst. Er blieb zwar unverletzt, aber der Schreck war groß und das Donnerwetter der Mutter gegenüber der Tochter gewaltig. „Du bist ein ganz schlechtes Mädchen", sagte die Mutter, „und wenn du nochmal aufs Fertigkochen vergisst, dann will ich dich nie mehr sehen!"

Die Frau musste einfach noch einmal „für die Buben" fertigkochen, um sich die Liebe ihrer Mutter zu sichern und in Frieden sterben zu können.

F. Nicht beachtete Gefühle verstärken sich im Inneren.
Diese Tatsache haben wir vielleicht schon bei uns selbst beobachtet. Man kann eine Zeitlang Gefühle verdrängen und „hinunterschlucken", aber irgendwann einmal kommen sie hoch, und dann meistens explosionsartig. Auch wir, noch im aktiven Erwerbsleben, haben oft genug Probleme mit dem Unterdrücken nicht beachteter Gefühle. Desorientierte Menschen, die ihre Gefühle spontan ausdrücken möchten, können dies plötzlich und für uns unerwartet tun. Werden diese nicht ernst genommen, können sie in kurzen Abständen wiederkehren und sich sogar verstärken.

G. Empathisches Zuhören (Validieren) erleichtert den Leidensdruck.

H. Empathisches Zuhören verhindert den Rückzug ins Stadium des Vegetierens.
„Empathisches Zuhören" bedeutet nicht, mitzuleiden, sondern sich auf die Gefühlswelt des anderen einzulassen. Wenn z. B. ein desorientierter Mensch sich beklagt: „Mir sind 100.000 Schilling gestohlen worden", und ich aber ganz sicher weiß, dass er nie im Besitz einer solchen Summe sein kann, wäre es falsch, ihn an der Realität zu orientieren und zu sagen: „Sie haben ja nie so viel Geld gehabt, reden Sie keinen Unsinn, und außerdem haben wir jetzt schon lange den Euro als Währung." Genauso falsch wäre es zu sagen: „Um Gotteswillen, 100.000 Schilling, da werden wir jetzt gleich bei der Polizei die Anzeige machen" – das wäre eine Lüge und Fopperei.

Vielmehr kann es dabei helfen, sich eine Situation vorzustellen, in der man ähnliche Gefühle wie das Gegenüber gehabt hat. Ich versuche dann zum Beispiel, mir eine Situation vorzustellen, in der mir selbst etwas abhandengekommen ist, das für mich sehr großen Wert hatte, und stelle mir vor: Wie ist es mir damals ergangen? Dieses Gefühl lasse ich dann in meine Stimme einfließen und sage z. B.: „100.000 Schilling, das ist sehr viel Geld. Sie haben sicher sehr lange und hart arbeiten müssen, um soviel zu sparen." Auf diese Weise bestätige ich den hochbetagten Menschen in seinem Gefühl des großen Verlusts.

> **Wir können nichts mehr an den gemachten Erfahrungen im Leben der Menschen ändern. Wir können auch nichts mehr ungeschehen machen. Aber wir können uns empathisch einfühlen und versuchen, zu verstehen.**

In die Gefühlswelt des anderen hineinzugehen ist mehr als eine bloße Technik und bedeutet, dass ich mich zunächst selbst frei machen muss, um in der Lage zu sein, ihn auch so zu akzeptieren, wie er ist. Akzeptieren heißt noch lang nicht „für gut heißen", wohl aber bedeutet Akzeptieren, den anderen so sein zu lassen, wie er ist, ohne ihn verändern zu wollen. Ob uns das gelingt, hat auch viel mit uns selbst, unserer Prägung und Sozialisation und mit der Art und Weise zu tun, wie wir unsere eigenen Lebensaufgaben bewältigt haben. Nur wenn wir uns selbst wertschätzen und akzeptieren, dann wird es uns auch bei den anderen wirklich gelingen.

7.2 Spirituell-psychosoziale Grundbedürfnisse

Die grundlegenden spirituell-psychosozialen Grundbedürfnisse sind in der Lebenssituation, in der sich die desorientierten Menschen befinden, in verschiedenem Ausmaß unbefriedigt. Durch ihre starken körperlichen und kognitiven Einbußen sind sie an der Fortführung ihres früheren Lebensstils gehindert und womöglich von ihrer bisherigen Lebensumwelt getrennt. Werden die Betroffenen von den Menschen in ihrem Umfeld lediglich als Summe von Defiziten betrachtet, reduziert sich ihre Ich-Identität und ihr Selbstwertempfinden in dramatischer Weise in Richtung sozialer Tod noch vor ihrem physischen Ableben. Bryden (2011) sagt, sie fürchte nicht nur den physischen, sondern auch den schleichenden Tod auf der emotionalen und psychischen Ebene.

Wird die Pflege rein nach den körperlichen Bedürfnissen ausgerichtet, werden die spirituell-psychosozialen Grundbedürfnisse (◘ Abb. 7.1) der Menschen mit einer Desorientierung ausgeblendet. Vermittlung von Status und Prestige, Hoffnung und Sinn sowie Geborgenheit und Wertschätzung geben den Menschen oft mehr die Möglichkeit sich in der „Fremde wohl zu fühlen" oder das Gefühl, allein gelassen zu sein, bewältigen zu können. Dabei wird nur zu leicht vergessen, dass gerade die Menschen mit einer Desorientierung neben ihren körperlichen Bedürfnissen grundlegende spirituell-psychosoziale Bedürfnisse haben, deren Befriedigung mindestens ebenso wichtig, wenn nicht in vielen Belangen sogar wichtiger ist als die körperliche Bedürfnisbefriedigung.

Es hängt auch von der Befriedigung dieser spirituell-psychosozialen Bedürfnisse ab, ob die von uns gepflegten und betreuten Menschen in der Lebenssituation, in der sie sich befinden (Fremdbestimmung, starke körperliche Einbußen, sich zu Hause

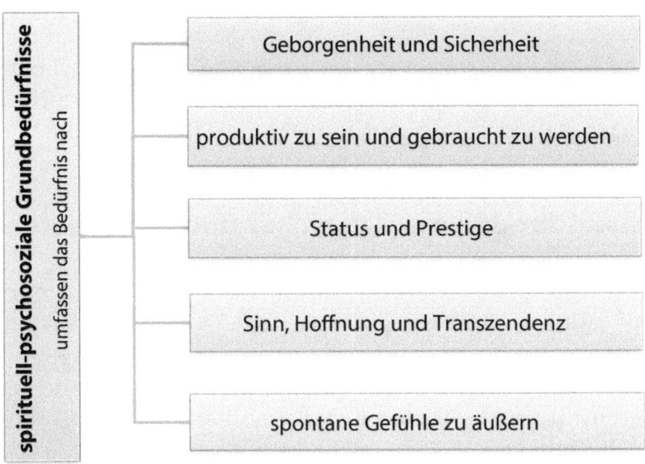

❑ Abb. 7.1   Spirituell-psychosoziale Grundbedürfnisse

fremd fühlen, ungewohnte Umgebung), sich wohlfühlen können und sich in mehrerer Hinsicht „daheim" fühlen zu können.

Tägliches Baden und „ordentliches" Ankleiden können sicher auch wichtige Faktoren dafür sein, dass sich ein Mensch in der Betreuungssituation wohlfühlt. Die Bedeutung dieses Bedürfnisses nach Maslow rückt nach neueren Untersuchungen bei älteren Menschen in den Hintergrund und soziale Aspekte gewinnen an Bedeutung (▶ Kap. 5). Wenn diese Menschen jedoch nicht das Gefühl haben, dass sie sicher und vom Pflegeteam respektvoll angenommen sind, können sie nicht spüren, dass sie akzeptiert und wertgeschätzt werden. Wenn ihnen nicht vermittelt wird, dass sie trotz aller persönlichen Einbußen immer noch Status und Prestige besitzen, dass sie immer noch gebraucht werden, dass sie ihre Gefühle spontan ausdrücken dürfen sowie Sinn, Hoffnung und Angenommensein erleben können, dann ziehen sie sich aus der für sie frustrierend erlebten Realität der Gegenwart zurück, die so unsicher und abweisend erscheint, und werden „Zeitreisende".

> **Überlegen Sie für sich selbst**
> Kennen Sie solche Momente, wo der Druck des Unbefriedigtseins stark und keine Lösung der Situation in Sicht war und Sie womöglich an sich selbst zu zweifeln begannen und beschlossen, aus der Situation „auszusteigen" („innere Kündigung")?

Die Befriedigung spirituell-psychosozialer Grundbedürfnisse ist nicht allein nur auf Personen mit einer kognitiven Beeinträchtigung beschränkt. Auch wir als „aktive Leistungsmenschen" fühlen uns in der Realität der Gegenwart frustriert und alleingelassen, wenn diese Grundbedürfnisse nicht befriedigt sind. Wir alle benötigen Akzeptanz und Wertschätzung und ein Eingebettetsein in eine hoffnungsvolle Zukunft, um uns in unserer Lebenssituation wohlzufühlen. Dies vollzieht sich im Besonderen im Bedürfnis nach religiöser und spiritueller Erfüllung, nach Sinnhaftigkeit und Hoffnung, das ja auf die Zukunft ausgerichtet ist. Das hilft, das bereits gelebte Leben und die Gegenwart zu bewältigen. Die Grundbedürfnisse ergänzen sich und haben gemeinsam Berührungspunkte, so dass z. B. ein Gebet je nach Kontext sowohl das Bedürfnis nach Geborgenheit, als auch nach Sinn, Hoffnung und Transzendenz abdecken kann.

7.2.1 Das Grundbedürfnis sich sicher und geborgen zu fühlen

Jeder Mensch hat das Grundbedürfnis nach Sicherheit. Wir leben in einem Land, in dem wir relativ sicher leben können. Gesetze und Vorschriften, Verkehrsregeln, Normen und ein vielstufiges Netz kommunaler und sozialer Einrichtungen, das recht gut ausgebaut ist, sorgen dafür, dass im Regelfall unser Leben in gesicherten Bahnen verläuft. Trotzdem hat jeder Mensch seinen individuellen „Anker" der Sicherheit, den er versucht aufrechtzuerhalten. Für den einen ist es das Sparbuch, für den anderen eine unkündbare Arbeitsstelle. Geht eine solche Sicherheit verloren, entsteht Stress und es wird versucht, die Sicherheit wiederherzustellen.

Wir alle haben das Bedürfnis nach Zugehörigkeit, Wärme, Schutz und nach Sich-angenommen-Fühlen. Diese Zugehörigkeit wurde uns bereits von unseren Eltern, besonders von der Mutter übermittelt. So erlebt man öfters im Praxisalltag, dass sich desorientierte Personen beklagen, hier „verhungern zu müssen" nichts zu essen zu bekommen, obwohl vor 10 Minuten die ganze Portion vom Teller gegessen wurde. Diese Menschen haben nicht Hunger nach Brot, sondern Hunger nach Zuwendung und Liebe. Diese Menschen verhungern emotionell. Ihnen fehlt die Geborgenheit und dieser emotionelle Mangel wird dann physisch geäußert.

> **Überlegen Sie für sich selbst**
> Stellen Sie sich ein ungefähr dreijähriges Kind vor, das sich länger allein in einem fremden Zimmer mit geschlossener Tür aufhält. Das Kind wird vielleicht zuerst neugierig im Zimmer umherschauen, aber nach einer Weile wird es sich unsicher und verlassen fühlen, es gerät unter Stress und will seine Sicherheit wiederhaben: Es beginnt zu weinen und ruft nach der Mutter. Wie würden Sie reagieren?

Ein anderer häufiger Ausdruck des Bedürfnisses nach Geborgenheit ist der Wunsch „zur Mutter heimgehen" zu wollen. „Mutter" steht symbolisch für das Bedürfnis nach Sicherheit und Geborgenheit: „Wenn die Mutter bei mir ist, dann fühle ich mich sicher, wenn die Mutter mich hält, dann fühle ich mich geborgen." Wenn Sie das einsame Kind im versperrten Zimmer nach der Mutter weinen hören, werden Sie wahrscheinlich auf das Bedürfnis des Kindes eingehen. Sie werden das Kind an sich drücken und streicheln und werden sagen: „Die Mama – ist die Mama nicht da? Fehlt Ihnen die Mama? Hat die Mama Sie ganz allein hier zurückgelassen? Ja, das ist sehr schlimm, wenn die Mutter nicht da ist!" Wenn desorientierte Menschen ihre Mutter suchen, versuchen wir oft spontan, diese an der Realität zu orientieren und ihnen klarzumachen, dass die Mutter schon gestorben ist, dass die Mutter am Friedhof liegt, anstatt zu bestätigten: „Die Mutter fehlt immer, die kann durch nichts ersetzt werden".

Durch die Konfrontation mit der Realität lösen wir heftige Reaktionen aus: Manche widersprechen zornig, wie man so etwas behaupten kann, wo doch die Mutter noch lebt, und andere werden vielleicht bitterlich zu weinen beginnen und sagen: „Warum hat mir das keiner gesagt?" Doch das Gefühl der Verlassenheit und des Fremdseins bleibt, und sie rufen bald wieder nach der Mutter.

Ich kann mich noch an meine eigene Zeit als junge Pflegerin erinnern. ich war in solchen Situationen völlig überfordert und sagte dann meist beschwichtigend: „Ja, die Mutti – Ihre Mutter kann heute nicht kommen, die hat noch viel Arbeit zu erledigen, aber sie lässt Ihnen ausrichten, morgen kommt sie und sie bringt ihnen etwas mit!" Manchmal haben sich die Menschen mit einer Desorientierung dadurch für eine Weile beruhigen und beschwichtigen lassen, doch das Gefühl der Verlassenheit und des Fremdseins blieb auch hier, und bald darauf wurde ich wieder gefragt, wann denn die Mutter nun endlich kommt.

> **Gefühle und Bedürfnisse, die anfangs noch wie ein Kätzchen sind, dem man noch leichter begegnen kann, werden unbeachtet zu einem Tiger.**

Bei solchen Ereignissen im Pflegealltag kommt der Moment, in dem wir unsere Pflegephilosophie definieren und uns fragen müssen: Was wollen wir? Wollen wir die desorientierten Menschen „nur so" beruhigen, beschwichtigen – oder sehen wir uns wirklich als professionelle Begleitung? Erkennen wir, dass hier ein Grundbedürfnis nicht befriedigt ist, und wissen wir, dass wir in dieser Situation pflegerische Interaktionen setzen können, ja sogar müssen, um die Bedürfnisbefriedigung zu ermöglichen? Das Konzept der speziellen validierenden Pflege zeigt über die validierenden Kommunikationstechniken hinaus weitere besondere validierende Interaktionen auf, die gezielt dazu beitragen, eine Befriedigung der spirituell-psychosozialen Grundbedürfnisse – zumindest in Ansätzen – zu erzielen.

Das Abendritual		

Frau G., auf der Pflegestation aufgenommen, ist abends immer weinend eingeschlafen. Auf meine Frage, was sie so traurig mache, bekam ich die Antwort: „Die Mutti hat mich schon wieder nicht ins Bett gebracht." Ich fragte Frau G. daraufhin: „Das war sicher immer sehr schön, wenn die Mutti Sie ins Bett gebracht hat. Was hat denn die Mutti getan, was war denn das Beste am Zubettbringen?" Darauf hat Frau G. mir erzählt, dass die Mutti immer gemeinsam mit ihr gebetet hat: „Lieber Gott, mach mich fromm, dass ich in den Himmel komm. Steh mir bei, dass ich frei und fern von jeder Sünde sei." Und dann hat ihr die Mutti ein Kreuzerl auf die Stirn gemacht und sie umarmt. Frau G. erzählte weiter: „Die Mutti hat so gut gerochen, nach Kölnischwasser." Und mit diesem Geruch und dem Gefühl der liebevollen Umarmung habe sie immer so gut einschlafen können. Ich habe Frau G. gefragt, ob sie mir helfen könnte, dieses Gebet, das sie mir aufgesagt hatte, mit ihr zu beten, ich würde es gerne lernen. Das hat Frau G. mir gerne beigebracht. Wir haben das, was uns Frau G. von ihren Sehnsüchten erzählt hat, sodann als Pflegemaßnahme eingesetzt: Die Pflegeperson im Nachtdienst, die sie ins Bett bringt, hat mit ihr das Gebet gesprochen, Frau G. ein Kreuzzeichen auf die Stirne gemacht und sie dann umarmt. Der Sohn von Frau G. hatte uns ein Flakon Kölnischwasser gebracht, von dem gab der Nachdienst einige Tropfen auf das Kopfpolster. Frau G. ist ab diesem Zeitpunkt jedes Mal friedlich lächelnd eingeschlafen.

Besonders Betroffenen ab Stadium II–III, die scheinbar immer hungern, können wir durch validierende Interaktionen das Gefühl von Sicherheit und Geborgenheit vermitteln.

> **Tipp**
>
> Um Geborgenheit und Sicherheit zu vermitteln verwenden Sie validierende Interaktionen wie z. B. Berührung, eine fürsorgliche und mütterliche Stimme, Lieder, Gebete, sanftes Wiegen, eventuell ein Stofftier. Manchmal hilft ein Satz wie z. B.: „Daheim ist Daheim, das gibt es nur einmal auf der Welt."

7.2.2 Das Grundbedürfnis produktiv zu sein und gebraucht zu werden

Jeder von uns möchte etwas leisten, das von anderen anerkannt wird. Unser gesamtes „aktives" Leben besteht aus dem Bestreben, solche anerkannte Leistungen zu erbringen. Nichts ist frustrierender, als nicht gebraucht zu werden und seine Fähigkeiten und Fertigkeiten nicht unter Beweis stellen zu können. Darum ist auch für die meisten Menschen Arbeitslosigkeit und Untätigkeit auf die Dauer unerträglich.

> **Überlegen Sie für sich selbst**
>
> Haben Sie zum Beispiel am ersten Praktikumstag, an einer neuen Arbeitsstelle oder beim Aushelfen an einer anderen Abteilung oder Station einmal erlebt, dass Sie helfen wollten, doch statt einer Aufgabe wird Ihnen eine Pause angeboten? Und das, obwohl Sie bemerkt haben, dass sehr viel zu tun ist? Vielleicht haben Sie sich in diesem Moment nicht sehr hilfreich oder sogar nutzlos gefühlt.

Desorientierte Menschen sind aufgrund ihrer körperlichen Einbußen nicht mehr in der Lage Leistungen wie in ihrer „aktiven Zeit" zu erbringen. Sie können sich daher nutzlos fühlen und aus der Realität der Gegenwart, „zeitreisend" zu den Jahren, in denen sie wertvolle Leistungen erbracht haben, zurückziehen.

> **Es war schon viel Gutes**
>
> Ich berühre die Unterarme von Frau B. im Stadium II, streiche sanft die Wangen und singe ein Lied.
> Frau B. lächelt und sagt: „Ja, ja. Es war schon viel Gutes."
> Ich: „Viel Gutes haben Sie gehabt? Was war das Beste daran, Frau B.?"
> Frau B.: „Gebraucht sein, wichtig." Frau B. lächelt wehmütig.
> Ich: „Wer hat Sie denn alles gebraucht?"
> Frau B.: „Viele, Mann und Kinder."

Bei angeborener Beschäftigung ist es wesentlich, das Gewicht nicht auf das Ergebnis der Tätigkeit der Betroffenen zu legen, sondern auf die Handlung an sich, auf das Ritual. Wir dürfen uns als Pflegepersonen keine Hilfe, keine Entlastung, keine Unterstützung für uns erwarten. Wenn wir sagen: „Sie war ja sicher früher einmal eine exzellente Mehlspeisköchin, aber sie kann ja jetzt nicht einmal mehr ordentlich die Äpfel schälen, die kann man ja für einen Apfelstrudel dann nicht mehr brauchen", oder „Sie kann ja gar nicht mehr ordentlich zusammenkehren", oder „Das wird nie und nimmer ein Bild, was der Mann da zeichnet", dann haben wir den Zweck dieser Maßnahmen verfehlt.

Das Tun zu genießen und das freudige Gefühl ergeben sich aus der Tätigkeit an sich – nicht aus dem Abschluss eines Planes. Obwohl es wichtig ist, wie das Ergebnis ausschaut, gilt der Stolz in erster Linie der Art, wie es getan wurde (Taylor 2011). Wesentlich ist, dass wir die noch vorhandenen Ressourcen, Fähigkeiten und Fertigkeiten biographiebezogen nützen und diese zur Befriedigung der Grundbedürfnisse einsetzen. Die hierfür gesetzte validierende Interaktion sollte auch den Charakter einer für die Betroffenen lohnenswerten Tätigkeit bewahren ohne diese zu über- oder unterfordern. Die erledigte Aufgabe kann dann „belohnt" oder „bezahlt" werden. Als validierende Interaktion zur Anerkennung für die geleistete Arbeit genügt z. B. ein Kaffee im Sozialraum, ein Glas guter Wein, ein Spaziergang in Begleitung durch den Park oder ein Ausgang ins Kaffeehaus oder auf den Markt in Begleitung eines Teammitgliedes.

Das Gefühl zu haben, gebraucht zu werden, ist für die Betroffenen wichtig. Auch jemand mit kognitiven Einbußen und eingeschränkten Möglichkeiten möchte nicht nur Empfänger von Hilfeleistungen sein, sondern auch selbst etwas geben, etwa nette Worte. Diese Momente gilt es zu erkennen und dankbar anzunehmen.

Tipp

Regelmäßig kleine Aufgaben mit Biographiebezug durchführen lassen wie zum Beispiel zusammenlegen oder stapeln von Wäsche, einen Wagen schieben lassen, eine Liste ausfüllen lassen, Kochrezepte oder Gedichte aufschreiben, Blumen gießen usw.

7.2.3 Grundbedürfnis nach Status und Prestige

Besonders Menschen in Stadium I (mangelhaft orientierte Personen) leiden in dieser Phase stark unter dem Verlust an Autorität und Kompetenz, die sie früher hatten und brauchen daher besonders Status und Prestige.

Die Vorarbeiterin

Frau H. (Stadium I): „Manche Menschen brauchen halt eine ständige Kontrolle, um eine gute Arbeit leisten zu können. Ich weiß das, denn ich war schließlich Vorarbeiterin, und bei mir hat das immer klaglos funktioniert."
Ich: „Bei Ihnen hat immer alles klaglos funktioniert, das kann ich mir vorstellen! Denn so ohne Weiteres wird man nicht Vorarbeiterin bei einer so renommierten Firma wie dem ‚Frieb'."

Um validierende Interaktionen setzen zu können, ist es erforderlich, zumindest ein paar Anhaltspunkte zu haben, wie etwa Beruf oder Vorlieben. Eine professionelle Haltung zeichnet sich dadurch aus, dass jene validierenden Interaktionen eingesetzt werden, die diesen Menschen Status und Prestige zurückgeben, auch wenn es nicht immer leicht ist, die praktischen Auswirkungen derartiger Pflegemaßnahmen für sich selbst zulassen zu können.

Wenn als validierende Pflegemaßnahme z. B. gesetzt wird, dass die Betroffene alle Papierkörbe im Haus kontrolliert, ob sie sauber ausgeleert sind (Maßnahme aus der Biographie: war Vorarbeiterin), und diese dann das Pflegeteam ermahnt, keinen Abfall neben die Körbe zu werfen, dann dürfen wir nicht so reagieren: „Was bildet sich die Frau eigentlich ein, glaubt sie vielleicht, sie ist etwas Besseres, wenn sie uns kontrolliert und herumkommandiert?" Stattdessen sollten wir uns den therapeutischen Wert dieser Pflegemaßnahme bewusst machen und erfreut erkennen, dass diese ganz offensichtlich wesentlich zum Wohlbefinden beiträgt.

> **Tipp**
>
> Als validierende Interaktion, um das Gefühl von Status und Prestige erlebbar zu machen, kann den Betroffenen die Verantwortung, z. B. für die Sauberkeit im Aufenthaltsbereich der Station übertragen werden. Diese berichtet dann regelmäßig der Stationsleitung Pflege über die Ergebnisse der Beobachtungen.

7.2.4 Grundbedürfnis nach Sinn, Hoffnung und Transzendenz

Sinn und Hoffnung sind Kräfte, die wachsen können, auch wenn die kognitive Leistung abnimmt. Transzendenz (lat. „transcendere" = übersteigen oder überschreiten) kann im Sinne von „immateriell" und „übersinnlich" übersetzt werden. Mit dem Nachlassen der physischen und kognitiven Fähigkeiten treten die Emotion und die Spiritualität stärker in den Vordergrund. Spirituelle Fragen und Themen werden aber noch häufiger als emotionelle im Pflegekontext ausgeklammert und dadurch tabuisiert oder nicht als solche erkannt. Aber auch Menschen mit kognitiven Einbußen müssen das Leben, so wie es ist und wie es war, bewältigen und es muss bis zum Ende gelebt werden.

Einen Sinn im Leben zu haben, eine Hoffnung, die den Blick auf das Künftige eröffnet und die Transzendenz sind ein essenzielles Bedürfnis. Sie sind auf etwas hin gerichtet und weisen von sich selbst auf etwas Größeres hinaus, sie helfen, das Hier und Jetzt zu meistern und gleichzeitig darüber hinauszuwachsen sowie Ängste und Sorgen hinter sich zu lassen bzw. das als schwer und belastend Erlebte aushalten zu können.

Die ursprüngliche Bedeutung von „Sinn" mit Gang, Reise, Weg ist in dieser Bedeutung im „Uhrzeigersinn" noch enthalten und deutet auf etwas, das noch angestrebt wird hin. Es ist wichtig, sich auf etwas hin orientieren zu können, einen lohnenden

Bezugspunkt zu haben, einen Lichtblick oder ein Highlight des Tages, etwas, das hilft Freude und Sinn empfinden zu können, um den durchaus oft eintönigen Alltag zu durchbrechen. Sinn, Hoffnung und Transzendenz gehen zudem über den Verstand hinaus ins Herz und in die Seele und können Halt im Leben geben. Für Rohra (2016) ist dieser Bezugspunkt der Glaube, der ihr hilft, schwierige Zeiten zu überstehen sowie das Urvertrauen zu stärken, dass im Leben alles einen Sinn hat.

> **Spiritualität kann Sinn und Hoffnung geben, in jeder Lebenslage.**

Vielen Menschen mit einer Desorientierung, denen ich begegnet bin, war das Gebet ein wichtiger Anker, mit dem sie auch Schwierigkeiten im Leben überwunden haben. Viele haben ein Angebot wie zum Beispiel die Kapelle aufzusuchen, eine Kerze anzuzünden oder ein Gebet zu sprechen angenommen. Auch wenn sie nicht mehr in der Lage waren, die Worte korrekt auszusprechen, waren sie meist mit wacher Anteilnahme dabei und dankbar, dieses zumindest verbal oder durch „innere Worte" mitsprechen zu können. Aber auch kreative Aufgaben, Verbundenheit mit der Natur und Kontakt zu Tieren können sinnstiftende Angebote sein.

Vater unser

Als ich zu Herrn M. (Stadium I) komme, weint er. Ich frage ihn, ob er traurig sei, was er bejaht. Auf die Frage, was er früher gemacht habe, wenn er sehr traurig war, sagt er „Gebetet zum Himmelvater". Ob er oft mit dem Himmelvater spreche, beantwortet er mit: „Ja, sehr oft". Einen Tag später führen wir folgendes Gespräch:
Herr M.: „Ich weiß nicht, mir ist es heute so schwer."
Ich: „Ist es Ihnen heute so schwer? Was hat Ihnen früher geholfen, wenn es schwer war?"
Herr M.: „Ich weiß es nicht."
Ich: „Was ist das Schwerste?".
Herr M.: „Das, was man nicht aufheben kann."
Ich: „Das, was Sie nicht aufheben können. Sollen wir miteinander ein Gebet sprechen und das Schwere hineinlegen?"
Herr M.: „Ich weiß nicht, was Sie können."
Ich: „Vielleicht ein „Vater unser"?"
Herr M.: „Ja, aber ich weiß nicht, ob ich es noch kann."
Ich: „Darf ich Ihnen dabei helfen?" Wir beten gemeinsam ein Vater unser. Herr M. (zeigt auf seine Brust): „Da reinschaun kann keiner".
Ich: „Da kann keiner reinschaun. Ist da sehr viel drinnen?"
Herr M.: „Ja, die Gedanken sind zollfrei."
Ich: „Haben Sie alles im Herzen drinnen?"
Herr M.: „Ja."
Ich: „Ist es dort gut aufgehoben?"
Herr M.: „Ja."

Die religiösen und spirituellen Angebote sollten der erlebten Tradition entsprechen. Psalmenverse sind insofern geeignet, da sie fast alle Lebenslagen abdecken wie zum Beispiel behütet zu sein, Trübsal zu empfinden, von Ängsten befreit zu werden, Verluste zu verarbeiten, von Leid erfüllt zu sein, loben und danken:
„Zu dir, Herr, erhebe ich meine Seele. Mein Gott auf dich vertraue ich." (Ps 15,1)

„Ich suchte den Herrn, und er erhörte mich, aus allen meinen Ängsten riss er mich heraus." (Ps 34,5)

„Der Herr ist mein Licht und mein Heil: Vor wem sollte ich mich fürchten?" (Ps 27.1)

„Danket dem Herrn, denn er ist gütig, denn seine Huld währt ewig." (Ps 118,1)

> **Tipp**
>
> Bieten Sie für das Grundbedürfnis nach Hoffnung, Sinn und Transzendenz unter anderem Gespräche über diese Themen an und sorgen Sie für die Möglichkeit, eigenen Interessen nachgehen zu können. Aber auch eine Kerze anzünden, Weihrauch, Glocken, religiöse Gesänge, Gebete aus der Kindheit, Rosenkranz und Weihwasser können Sie je nach Gewohnheit einsetzen.

7.2.5 Das Grundbedürfnis spontane Gefühle auszudrücken

Das Gewissen ist die Instanz, die hilft, ethische und sittlich vertretbare Entscheidungen zu treffen, um „Gut und Böse" auseinanderhalten zu können. Die Entwicklung des Gewissens wird auch von unserer Kultur geformt und geprägt, unterliegt zum Teil einem Wandel und ist daher für die verschiedenen Generationen nicht ident. Für ältere Menschen gelten daher unter Umständen andere Regeln als für uns „aktive" Menschen, die wir in der Realität der Gegenwart leben. Im hohen Alter, wenn der Filter zwischen Ich und Über-Ich durchlässiger wird, kann es sein, dass desorientierte Menschen oft Dinge sagen und Handlungen setzen, die „sich einfach nicht gehören", sie „halten sich nicht an Regeln", sie „können nicht nach Regeln spielen".

Gerade die Generation der heute alten Menschen wurde so erzogen, die eigenen Gefühle hintan zu stellen. Diese unterdrückten Gefühle kommen jetzt zum Teil ungefiltert zum Vorschein, was bei Angehörigen oft zu Entsetzen führt. Vielleicht haben Sie es in Ihrer Praxis auch schon erlebt, dass Angehörige sagen: „Mein Gott, ich verstehe die Mutter nicht, sie war ihr ganzes Leben so eine feine Frau, nie kam ein böses Wort über ihre Lippen, wir sind entsetzt, wo hat die Mutter diesen vulgären Sprachschatz her, das kann doch nicht möglich sein!" Ich erkläre den Angehörigen dann immer: „Ihre Mutter hat jetzt nicht mehr die Möglichkeit, ihre Emotionen zu steuern und drückt jetzt aus, was sie früher unterdrücken konnte".

Ich erlebe sehr oft in meiner Arbeit, dass Menschen, die das ganze Leben lang immer nur ihre „Fassade aufrechterhalten haben", „die Contenance bewahrt haben", nie Gefühle offen gezeigt haben, im Alter sehr viele Gefühle spontan ausdrücken. Das wird von der Umgebung nicht immer als angenehm empfunden. Plötzliche unerwartete Wutausbrüche und Schimpftriaden aus scheinbar nichtigen Anlässen können genauso auftreten wie plötzliche scheinbar grundlose Freudenausbrüche. Wichtig ist es für uns als Pflegepersonen zu erkennen, dass Ermahnungen oder eventuell gar Sanktionen in diesen Fällen nicht das geeignete Mittel der Wahl sind, um die Situation „in den Griff zu bekommen" oder solche Gefühlsausbrüche für die Zukunft zu unterbinden.

Emotionale Reaktionen sind auch oft die einzige Möglichkeit, die dem desorientierten Menschen bleiben, um die eigenen Bedürfnisse mitzuteilen. Desorientierte

Personen reagieren zunehmend emotional und spontan, die Betreuer meist rational. Rationale Argumente sind aber nicht zielführend, sondern erzeugen Stress auf beiden Seiten. Das Konfrontieren mit unserer Realität führt zudem zu unnötigen Auseinandersetzungen. Für die Betreuer ist es durchaus eine Kunst, nicht in diese „rationale Falle" zu tappen und sich nicht in fruchtlosen Diskussionen wiederzufinden.

> **Emotion vor Kognition!**

Bei den emotionalen Reaktionen ist zu bedenken, dass auch Menschen ohne kognitive Beeinträchtigung mit einer Aphasie berichten, dass sie eher zu Schimpfwörtern greifen, auch wenn sie davor eine sehr gepflegte Sprache hatten oder auch Gefühlsschwankungen unterliegen oder lachen obwohl sie traurig sind und umgekehrt. Hier gilt es sensibel zu hinterfragen, ob diese emotionalen Ausbrüche eher dem Bedürfnis nach spontanem emotionalem Ausdruck entspringen oder ob es sich eher um eine neurophysiologische Störung handelt. Wenn das Letztere der Fall ist, kann es demjenigen oft leidtun und sogar peinlich sein bis zu dem Punkt, dass er sich dafür schämt.

Menschen mit einer Desorientierung haben nicht mehr die Fähigkeit Einsichten zu zeigen und ihr Verhalten willentlich zu verändern. Wenn wir sie belehren: „Das gehört sich nicht", oder sanktionierende Maßnahmen setzen, tragen wir eher dazu bei, den Stress aller Beteiligten zu erhöhen. Immer spontan seine Gefühle zu äußern gehört sich vielleicht für uns nicht und wir handeln mit unseren Lenkungsversuchen aus unserem eigenen Über-Ich heraus, aber für den Menschen mit einer Desorientierung ist es sehr wichtig, dass er diese spontanen Gefühle äußern kann und darf, denn es trägt dazu bei, seinen „persönlichen Rucksack" ein Stück weiter auszuleeren, damit er seinen letzten Lebensabschnitt in Frieden beschließen kann.

> **Menschen mit einer Desorientierung haben keinen willentlichen Einfluss auf die oftmals emotionalen Reaktionen. Der kognitiv beeinträchtigte Mensch hat nicht die Fähigkeit andere bewusst „zu ärgern" und kann uns auch nicht willentlich entgegengehen, auch nicht den halben Weg.**

7.3 Universelle Prinzipien der speziellen validierenden Interaktion

Es gibt einige Prinzipien, die für die spezielle validierende Interaktion wesentlich sind und daher als universell bezeichnet werden können, da sie fast immer stimmig sind, wenn man sie beachtet. Zu den universellen Prinzipien zählen die Qualität der Interaktion und das Ermöglichen von Normalität in einer reduzierten Vielfalt.

7.3.1 Qualität der Beziehung

In jeder Begegnung liegt die Möglichkeit, sie so zu gestalten, dass in der Interaktion beide etwas Positives daraus mitnehmen. Dabei ist die Quantität (messbare Zeit) nicht immer das Entscheidende, sondern wie wir diese Begegnung gestalten und zu einer positiv Erlebbaren machen können (Scheichenberger 2009). Ein hergestellter Blickkontakt, eine

Berührung, Schweigen oder das rechte Wort zur richtigen Zeit sind die Zutaten einer qualitativen wertvollen Begegnung. Zu den Grundvoraussetzungen einer validierenden Interaktion gehören daher Verstehen, Empathie sowie Akzeptanz und Respekt für mein Gegenüber und die emotionale Präsenz der Betreuer.

Verstehen

Wenn wir wirklich versuchen auf das zu hören, was die Betroffenen uns vermitteln wollen und ihre Realität akzeptieren, kann unser Gegenüber eher erleben, als Person wahrgenommen zu werden. Zuhören ist die Eintrittskarte, um die Empfindungen der desorientierten Menschen (besser) zu verstehen und die Basis, um „in den Schuhen des anderen gehen" zu können. Genauso wichtig ist es aber, stets im Auge zu behalten, wo und wann wir diese Schuhe wieder „ausziehen"!

Obwohl ein Betroffener sagt, man kann nicht wirklich in den Schuhen des anderen gehen, stellt er fest, dass es doch möglich ist, sich auf derselben Straßenhöhe zu befinden – allerdings jeder auf seiner Seite mit den je eigenen Schlaglöchern und Problemen (Taylor 2011). Die gleiche Straße zu benutzen ermöglicht aber eine Begleitung auf gleicher (Augen-)Höhe.

> **In den Schuhen des anderen gehen heißt konkret neben ihm zu gehen, in seinem Tempo, in seiner Realität entsprechend seiner Absicht (Intention).**

Um mich validierend verhalten zu können, muss ich mich von meiner Wertewelt und dem Gefüge von Sympathien und Antipathien lösen. Es ist nicht immer leicht, die eigenen Wertepositionen zeitweilig zu verlassen, ohne sie aufzugeben und die meines Gegenübers zu respektieren. Dies bedarf eines gewissen inneren Reifeprozesses der eigenen Persönlichkeit.

Nicht alles was andere Menschen tun ist in unseren Augen vernünftig. Wenn ich versuche den Betroffenen zu verstehen hat das nichts mit dem Verstehen der Gründe und der Frage, ob diese vernünftig sind, zu tun und darf auch nicht mit einer Zustimmung verwechselt werden. Es geht hier nicht um **unsere** Realität und Wahrheit.

> **Jemanden verstehen in dem was er tut ist nicht gleichzusetzen mit dem Einverstandensein.**

Versuchen Sie die Welt mit den Augen der Betroffenen zu sehen, sich in ihre Lage und ihre Realität hineinzuversetzen und herauszufinden wie das aktuelle Befinden ist unter Berücksichtigung des Krankheitsstadiums (Taylor 2011).

Wenn die Fähigkeit der Betroffenen, sich verbal auszudrücken nachlässt, birgt dies die Gefahr, dass wir sie nicht mehr angemessen verstehen können. Nicht verstanden zu werden kann Stress und Angstgefühle auslösen. Je weiter die Krankheit fortschreitet, desto mehr liegt die Verantwortung für das Verstehen und das Gelingen einer Interaktion zur Gänze bei den Betreuungspersonen! Sie sind Brückenbauer und -benützer in einem.

Empathie und Wertschätzung

Der amerikanische Psychologe Carl R. Rogers (1902–1986) gehört zusammen mit Abraham H. Maslow und Erich Fromm zu den Begründern und wichtigsten Vertretern der humanistischen Psychologie. Er erkannte, dass die Voraussetzungen oder Bedingungen für erfolgreiche Kommunikation und Beratung in der Wertschätzung, Echtheit oder Kongruenz sowie Authentizität und Empathie liegen (Kurtscheid 2016). Damit sind eine konkrete Hinwendung und ein konkretes Hinhören auf das, was eine Peron ausdrückt und ausmacht, gemeint und nicht die eingehende Analyse der Probleme.

Zur Empathie, dem Einfühlungsvermögen gehört die Berührbarkeit, eine Fähigkeit mit dem anderen emotional mitzuschwingen (Kurtscheid 2016). Erst wenn man die Welt aus der Sicht des Betroffenen sieht, kann man eine einfühlsame Betreuung anbieten (Bryden 2011), den anderen so verstehen wie er sich selbst versteht und sieht, ihm gleichsam aus dem Herzen sprechen und wenn notwendig die wahrgenommenen Gefühle sensibel ansprechen. Mit dem Abnehmen der kognitiven Fähigkeiten gewinnen die Emotionen und Gefühle an Bedeutung, die dann eher wahrgenommen und erinnert werden als gesprochene Inhalte.

Wertschätzung meint eine positive, nicht an Bedingungen gebundene Haltung, jemanden mit seinen Stärken und Schwächen anzunehmen und drückt sich mehr im nonverbalen Bereich aus, wie intensives Zuhören oder tröstende Berührung (Kurtscheid 2016). Dazu gehört, Menschen so sein zu lassen wie sie geworden sind, sich für eine andere Person zu interessieren, deren Sichtweisen ernst zu nehmen sowie das Verhalten und Erleben des Betroffenen nicht zu verbessern oder abzuwerten und keine verletzende Kritik zu äußern.

> **Wenn wir die Betroffenen ernst nehmen und ein offenes Ohr für die Anliegen, Sorgen und Gefühle haben, vermittelt das Wertschätzung und Respekt.**

Emotional mitgehen

Emotional mitgehen heißt, sich in die Gefühlswelt des anderen einzufühlen. Es bedeutet aber nicht, mitzuleiden und mitzufühlen. Das mag auf den ersten Blick paradox klingen, ist aber unerlässlich, um das eigene innere Energiepotenzial in der Begegnung aufrechtzuerhalten: Mitleiden und Mitfühlen führt mit der Zeit in eine ausweglose Überforderungssituation grenzenloser Selbstlosigkeit (Altruismus) und mündet in seelischer Erschöpfung (Burn-out). Deshalb muss ich mich, wenn ich mit einem desorientierten Menschen erfolgreich in Beziehung treten möchte, von eigenen Gefühlen und von eigenen Blockaden frei machen, bevor ich die Interaktion beginne.

Das Mitgehen mit dem anderen erfordert demnach, sich selbst soweit hintanzustellen, dass eine Öffnung für den anderen möglich ist, aber dennoch die eigene Ich-Identität gewahrt bleibt. Denn erst, wenn ich mich und meine Grenzen gut kenne, kann ich zwischen dem Ich und dem Anderen in einer Interaktion unterscheiden (Scheichenberger 2009). Das Tempo und die Richtung, die der andere eingeschlagen hat, gilt es zu begleiten und zu halten, als würde uns ein unsichtbares Band zusammenhalten.

> **Nicht zielführend ist es, nur kurz mitzugehen um dann doch die eigenen Ziele zu verfolgen, z. B. dass der Betroffene ruhiger wird und mit einer Handlung aufhört, hier bleibt usw.**

Im Moment präsent sein

Damit ich in die Gefühlswelt des anderen hineingehen kann, muss ich in dieser Begegnung völlig präsent und frei sein von allen Dingen, die mich innerlich blockieren könnten. Manchmal ist es auch wichtig, schweigen zu können. Nicht immer muss etwas gesagt werden. Die Qualität des Schweigens ist vergleichbar mit den Pausen in der Musik. Manchmal sind sie länger, manchmal kürzer und so bestimmen sie den Takt und die Rhythmik eines Musikstückes oder Liedes mit. Die stille Präsenz ist eine „nicht-sprachliche" pflegerische Interaktion, die durch Anwesenheit beim Betroffenen charakterisiert ist, Anteilnahme vermittelt und sogar eine Erfahrung ermöglicht. Das Schweigen ist vom Verschweigen im Sinne des Unterlassens und vom Verstummen, dem Mangel die geeigneten Worte zu finden, abzugrenzen.

> **Tipp**
>
> Setzen Sie Schweigen wie die Pausen in der Musik ein!
>
> Seien sie präsent mit allen Sinnen! Versuchen Sie, wirklich präsent zu sein – nicht mit den Gedanken ganz woanders, nehmen Sie durch Berührung und Blickkontakt eine Verbindung zu uns auf, überwinden Sie die trennende Mauer zu unserer Welt, seien Sie dabei kreativ und einfallsreich (Bryden 2011).

Lillekroken et al. (2015) haben für das im Moment-präsent-Sein den Begriff „slow nursing" geprägt, der die Präsenz mit dem langsamen Handeln und der Berührung verbindet. Die Betreuer lassen sich dabei von den Betroffenen im Tempo und Inhalt leiten: Eins nach dem Anderen, Tempo herausnehmen sowohl im Sprechen als auch in der Bewegung, im Tun und herausfinden, was jetzt möglich ist. Das Schaffen von Zeit und Raum und die Konzentration auf das momentan Mögliche helfen, die jeweils aktuellen Fähigkeiten, Fertigkeiten und Ressourcen zu nützen. Durch das langsame Tempo nehmen wir eher die feinen Rückmeldungen und Reaktionen wahr und können besser erkennen, wann eine Handlung zur Überforderung oder Unterforderung wird.

> ❯ **Die Betroffenen brauchen vielleicht nicht immer unsere Worte, sehr wohl aber unsere Anwesenheit und die Anteilnahme an den Gefühlen. So können wir auch in die tieferen Schichten vordringen und die Menschen und ihre Seele (neu) entdecken.**

Sinn hinter dem Tun erkennen

Wenn sich desorientierte Menschen mit etwas beschäftigen, sind dies zumeist Tätigkeiten, die mit der persönlichen Geschichte und den bisherigen Gewohnheiten in Beziehung stehen. Das Wischen mit der verschmutzten Serviette, das Schieben von Tassen und Gegenständen oder das Hantieren mit Essensresten kann ein Hinweis auf früher gewohnte Tätigkeiten sein. So kann das Klopfen am Tisch eine gewohnte Bewegung oder Beschäftigung aus dem Beruf, dem Haushalt oder Hobby sein oder auch eine unerledigte Aufgabe, die jetzt zu Ende gebracht werden muss. Diese erscheinen für Außenstehende oftmals als „sinnlose", ja sogar störende, zum Teil wiederholende Aktivitäten und Rituale wie ständiges Falten von Servietten und Zeitungen, Schlagen und Klopfen mit Gegenständen oder Speisereste kunstvoll auf dem Tisch verteilen.

Für eine ehemalige Buchhalterin kann das Sortieren von Papierservietten auf zwei getrennte Stapel einmal links, einmal rechts als Ritual für das Sortieren von Belegen sein. Oder ein ehemaliger Kontrolleur an einem Verpackungsfließband, sagt immer wieder: „… sechzehn, achtzehn, zwanzig …", dann wieder „… sechs, neun, zwölf …".

> **Tipp**
>
> Sehen Sie hinter den scheinbar „sinnlosen" Aktivitäten den kreativen Sinn der Beschäftigung! Erkennen und Anerkennen Sie, dass jemand „fleißig" ist, seine Aufgaben erledigt! Entfernen Sie das „Arbeitsobjekt" nicht!

7.3.2 Vielfalt reduzieren und Normalität anstreben

Ein Überangebot an Reizen oder Dingen kann zu Unsicherheit und verminderter selektiver Aufmerksamkeit bis zum Rückzug und sogar zur Apathie führen. Daher sind klare Strukturen und eine Reduktion der Reize grundlegende Voraussetzungen, um die vorhanden Ressourcen und Fähigkeiten optimal zu erhalten.

Reizüberflutung vermeiden

Reize aus der Umwelt sollten eindeutig und klar zuzuordnen sein. Denn wenn die Sinnesorgane schon etwas nachgelassen haben, sind ständige Geräusche und wechselnde Bilder wie zum Beispiel beim Fernsehen oft schwer einzuordnen. Daher sollten alle Störungen, die vermeidbar sind, ferngehalten werden. Die Ansprache soll eindeutig und nahe genug sein, der Betroffene soll erkennen, dass die Worte an ihn gerichtet sind.

> **Tipp**
>
> Sorgen Sie für Ruhe und Kontinuität! Sprechen Sie immer vom nächsten geplanten Schritt, nicht vom gesamten Ablauf.

Eine Überforderung kann auch ein Überangebot an Möglichkeiten und das Treffen von Entscheidungen sein. Bei Überforderung durch zu viele Wahlmöglichkeiten kann eine stabile verbindliche empathische Führung guttun. Formulieren Sie das Angebot einladend, zum Beispiel „Ich bringe Ihnen jetzt …", „Ich begleite Sie jetzt …," und warten Sie auf das Signalisieren von Zustimmung oder Ablehnung.

Alltag strukturieren

Der täglich gleiche Ablauf hilft, sich darauf einzustellen und diesen Ablauf intuitiv zu erfassen – eben durch das Tun. Wenn die Gegenstände gut erkennbar immer am gleichen Ort und in der gleichen Anordnung platziert werden, hilft diese Strukturierung den Überblick über die Umgebung zu bewahren.

> **❯** **Reduzieren Sie die Vielfalt und achten Sie auf eine überschaubare Umgebung.**

Ein Rhythmus, der dem Sonntag eine besondere Bedeutung gibt, hilft die Woche als Zeitspanne erlebbarer zu machen. Rituale strukturieren den oft sehr gleichförmigen Tagesablauf, unterstreichen den Zeitpunkt von jährlich wiederkehrenden Fest- und Feiertagen und geben gerade Menschen, die sich nicht mehr an Kalender und Uhr orientieren, ein erhöhtes Gefühl von Sicherheit. Sie helfen, die vorhanden Fähigkeiten zu erhalten und zu „automatisieren" und geben Halt in einer fremden Umgebung.

> **Tipp**
>
> Sorgen Sie dafür, dass zum Beispiel die Mahlzeiten immer am gleichen Platz mit den gleichen Utensilien zur gleichen Zeit eingenommen werden können.

Hinweisschilder, die gleich nach dem Aufstehen gut gesehen werden, zum Beispiel mit der Aufschrift „Aufstehen, waschen, rasieren, Deo benutzen und anziehen", können helfen, die ersten Aufgaben und Tätigkeiten des Tages zu überblicken. In der Akutpflegeeinrichtung kann es hilfreich sein, die Lichtverhältnisse auf den Tag- und Nachtrhythmus einzustellen, um die Tageszeiten so besser erlebbar zu machen.

Normalität anstreben – nicht erwarten oder gar erzwingen

Das, was sich die Betroffenen wünsche, unterscheidet sich nicht sehr von unseren Wünschen: Gemeinsam zum Mittagessen gehen und über Alzheimer aber auch über Sport sprechen und das gleiche Leben wie vor der Diagnose leben (Einzelne Betroffene weltweit 2010).

Der gewohnte Alltag gibt den Menschen Sicherheit und Halt im Leben. Die Art, wie wir uns kleiden, was und wie wir speisen oder wie wir die Körperpflege vornehmen, unterscheidet sich oftmals von den gesetzten Angeboten von den Betreuern. Plastikgeschirr, Schnabelbecher, Plastiktischdecke und „Esslätzchen" oder nur mehr ein Löffel statt die gesamte Besteckfolge sind zumeist nicht Teil der bisherigen Routine. Die Qualität der gewählten und angebotenen Gegenstände und Dinge strahlen etwas auf die Person aus und helfen ihr, sich diesen entsprechend zu verhalten. Wir nehmen eine andere Haltung beim Trinken aus der Sonntagstasse als aus einem Plastikbecher ein oder passen beim Essen besser auf, wenn das Tischtuch aus Stoff und nicht aus Plastik ist. Die gewohnte Kleidung und Waschutensilien unterstützen das Erleben von gewohnter Normalität.

Auch wenn der Maßstab eines Gesunden hier nicht angewendet werden kann, sollen machbare Tätigkeiten und überschaubare Aufgaben aus der gewohnten Biographie gewählt werden, die für die Betroffenen einen Sinn ergeben. Es gilt, erwachsenengerechte Angebote auszuwählen, keine Beschäftigungen mit Kinderspielzeug, wie z. B. Kinderbücher. Bücher mit einfachen Motiven und Fotos unterstützen die Erinnerungen und Erfahrungen und reduzieren das visuelle Angebot auf leichter erkennbare Strukturen.

> **Tipp**
>
> Bieten Sie einfache, überschaubare Aufgaben an! Stellen Sie Normalität her, aber erwarten sie diese nicht!

Die Betroffenen sollten immer die Möglichkeit haben, die vorhandene Energie für die Dinge nutzen zu können, die für sie wichtig sind. Daher sollte auch nicht die ganze Zeit mit Aktionen verplant sein.

Menschen mit einer Desorientierung sollten am besten so sein gelassen werden, wie sie geworden sind, denn sie können sich nicht mehr willentlich ändern. Versuche, das Verhalten von Menschen mit einer Desorientierung zu ändern, werden keine nachhaltigen Erfolge erzielen. Es kann sogar die Beziehungsarbeit erschweren und zur Frustration bei den Betreuern und den Betroffenen führen.

7.4 Proaktive Grundsätze für eine spezielle validierende Interaktion

„Proaktiv" meint ein vorausschauendes Interagieren und Handeln. Proaktive Kommunikation und Interaktion ermöglicht es, den Tag für die Betroffenen und die betreuenden Personen entspannter zu gestalten. Spezielle validierende Interaktion in stressbesetzten herausfordernden Situationen ist den Personen mit vertieftem Wissen vorbehalten. Validation ist kein Zaubermittel, das bei starker Stresssituation aus dem Hut geholt wird, sondern ist gerade in den scheinbar ruhigeren Phasen für alle Betreuer effektiver und leichter anzuwenden. Die Art und Weise wie Gespräche und Interaktionen im Allgemeinen geführt werden und wie der Tag und die Alltagsaktionen begleitet werden, hat Einfluss auf die Stärke und Häufigkeit dieser durchaus herausfordernden Situationen (◘ Abb. 7.2).

> **Tipp**
>
> Nützen Sie die Täler bzw. die Ruhe vor dem Sturm für die proaktive Interaktion!

Ergänzend zu den universellen Grundsätzen (► Kap. 7) sind die folgenden gut für eine proaktive Interaktion geeignet.

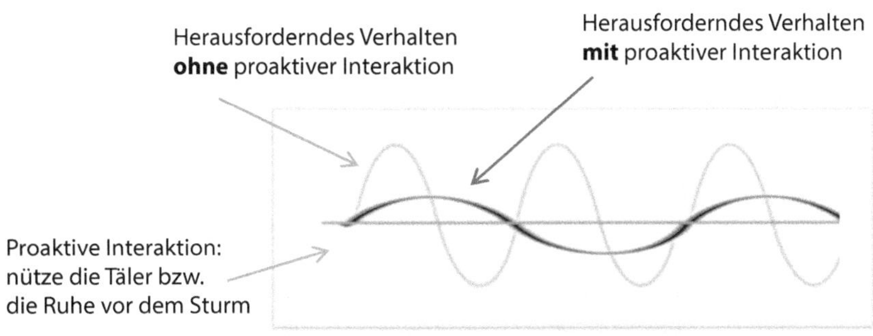

◘ **Abb. 7.2** Proaktive Interaktion

7.4.1 Kommunikation gestalten

Wie bei jeder Kommunikation, gilt es auch bei desorientieren Menschen allgemeine Grundsätze zu beachten.

- **Klare, einfache Kommunikation und Anleitungen**

Je einfacher und klarer die Informationen und Anleitungen formuliert werden, desto eher können sie aufgenommen werden. Kürzere Sätze kommen der eingeschränkten Aufmerksamkeit entgegen, eine Babysprache ist nicht notwendig. Wir haben es mit erwachsenen Personen zu tun, die bereits einen Großteil ihres Lebens gelebt haben. Besser ist es das zu betonen, was man möchte, nicht was nicht getan werden soll. Das heißt konkret, nicht zu sagen: „Stehen Sie nicht auf, gehen Sie nicht weg", sondern „Bleiben Sie noch ein bisschen hier". Es kann manchmal notwendig sein, Dinge in einem verbindlichen Umgangston zu artikulieren, der aber dennoch empathisch und liebevoll ist und Sicherheit vermittelt.

Wenn in der Ansprache der Vorname wegen des besseren Erkennens verwendet wird, am besten „Frau" oder „Herr" davorsetzen und nicht mit „Du" ansprechen. So kann auch die professionelle Distanz bewahrt bleiben.

❯ **Eine fürsorgliche Ansprache ist nicht gleichzusetzen mit dem Duzen.**

Je weiter fortgeschritten die Desorientierung ist, desto einfacher sollte die Kommunikation gestaltet werden. Bei notwendigen Wiederholungen den Satz nicht variieren, sondern möglichst mit den gleichen Worten wiedergeben. Kann der Betroffene keinen verständlichen Satz mehr formulieren, aber einzelne Wörter sind gut verständlich, dann ist es hilfreich dieses eine Wort zu wiederholen.

❯ **Auch wenn die Betroffenen von sich aus wenig bis gar nichts mehr sprechen, dürfen wir nicht mit ihnen verstummen. Nur weil man keine Antwort bekommt, ist das kein Freibrief, ebenfalls mit den Betroffenen nicht mehr zu reden.**

7.4.2 Ich-stärkende Kommunikation und Interaktion

Die Ich-stärkende Kommunikation und Interaktion (Scheichenberger 2009) stärkt das Selbstwertgefühl der Menschen und verbindet die Bestätigung der im Hier und Jetzt erkennbaren Fähigkeiten mit dem früher Geleisteten. Es betont bestimmte Stärken und Charaktereigenschaften wie Starksein, Mut und Durchhaltevermögen zu haben oder sehr zuverlässig und genau gewesen zu sein und macht diese Ressourcen für die Betroffenen bewusst und anschaulich. Es fördert das Erleben von Lebenskontinuität.

❯ **Loben bringt mehr als kritisieren!**

7.4.3 Ressourcenförderung

Ressourcen sind die Mittel, die benötigt werden, um eine bestimmte Aufgabe zu lösen. Die Förderung der Ressourcen bewirkt beim Betroffenen eine Reduktion von Stress und bei den Betreuenden eine Reduktion des erlebten Aufwandes.

Ressourcen erkennen und fördern meint auch, die Betroffenen so zu behandeln, als ob sie das gleiche Potenzial haben wie wir, auch wenn die Umsetzung für sie schwieriger ist. Das ist ein Balanceakt, der kontinuierlich geleistet werden muss. Betonen Sie nicht das, was nicht gelingt, sondern das, was die Betroffenen noch gut können (Einzelne Betroffene weltweit 2010). Ein langsamerer und kleinerer kognitiver und körperlicher Bewegungsradius ist nicht gleichzusetzen mit der Abnahme der Wichtigkeit der noch vorhandenen Fähigkeiten und Möglichkeiten.

> **Auch wenn die Betroffenen einer Unterstützung bedürfen, ist es wichtig die Fähigkeiten zu betonen, denn diese helfen die immer größer werdende Kluft zwischen dem Wollen und Können etwas zu verkleinern!**

Starke Ressourcen können auch Verhaltensweisen sein, die aus der Sicht des Pflegeteams eher ein Problem darstellen: Etwas nicht essen zu wollen, zu ungewöhnlicher Stunde aus dem Bett aufstehen zu wollen, nicht jetzt und sofort gebadet werden zu wollen und sich darüber auch nachdrücklich (verbal oder durch physische Abwehrreaktion) äußern zu können. Der eigenen Meinung noch Ausdruck geben zu können, ist eine oft übersehene Kraftquelle! Bedenken Sie auch: Ein Angebot oder Vorschlag nicht anzunehmen, ist ein Grundrecht des Menschen im Sinne der Autonomie. Auch wenn diese Entscheidung respektiert wird, kann es sinnvoll sein, die Angebote zu variieren und so vielleicht eine Annahme zu unterstützen.

Ressourcen existieren sowohl in der Person der Betroffenen selbst als auch in ihrer Umgebung. Dazu zählen z. B.:

- Physische Fähigkeiten wie Bewegung, Essen, Trinken, Ausscheiden, aber – sehr oft vergessen – auch die Fähigkeit, Gefühle, Wünsche und Bedürfnisse zu äußern
- Psychische Fähigkeiten wie Ehrgeiz, Optimismus, Charaktereigenschaften, aber auch der Wille, sich nicht fremdbestimmen zu lassen
- Soziale Fähigkeiten wie Familienbindungen, Kontakte zum Umfeld
- Spirituelle Fähigkeiten wie Lebenswünsche - „Das möchte ich noch erleben", Hoffnung, Glaube

Diese vorhandenen Fähigkeiten sind zumeist nicht willentlich abrufbar und wechselnd in ihrer Intensität. Fakt ist aber auch: Nicht genutzte Ressourcen gehen verloren!

Tipp

Trauen Sie den Betroffenen etwas zu, resignieren Sie nicht, wenn es anders kommt!

Ressourcenorientierung bedeutet, die Einzigartigkeit der von uns betreuten Menschen zu entdecken, das Besondere zu sehen, die Blüten an den Rosen vor den Dornen, sowie das Akzeptieren von Eigenheiten.

7.4.4 Motivation, Lob, Zuversicht

Menschen haben im Leben sowohl positive als auch negative Erfahrungen gemacht. Die Tatsache, dass sie sie überstanden haben, zeigt die erfolgreiche Bewältigung. Die Motivationen eines jeden einzelnen Menschen können sich ständig ändern. Ein Bedürfnis, das gestern noch wichtig war, kann heute anders empfunden werden oder unwichtig erscheinen. Es liegt an uns als Betreuungs- und Pflegepersonen, den Menschen mit einer Desorientierung jene Lebensanreize zu bieten, die für sie eine Motivation darstellen und ihnen hilft, die Gegenwart zu bewältigen und sich in Ansätzen an positive Momente ihres Lebens anzunähern.

Motivation leitet sich vom Lateinischen „movere" her: bewegen, sich auf etwas hinbewegen. Sie kann sich aus verschiedenen Quellen speisen. Eine Kollegin erzählte mir einmal von einer physisch schwachen kranken Person, die auch nicht die Kraft aufbringen konnte, zumindest kurz aufzustehen. Bis sie das Geräusch eines herannahenden Helikopters hörte. Sie stand auf, um das Landen des Helikopters sehen zu können.

> **Überlegen Sie für sich selbst**
> Gibt es etwas, für das Sie alles liegen und stehen lassen würden, dass Sie lockt aufzustehen um das Unmögliche in Angriff zu nehmen? Wie sieht Ihr Helikopter aus?

Ist das Ziel für die körperliche, geistige, seelische Bewegung attraktiv genug, motiviert und zieht mich dies förmlich an, entfaltet Kräfte, um die vorhandenen Möglichkeiten auszuschöpfen und dieses zu erreichen. Motivieren bedeutet demnach nicht nur das Tun zu fördern, sondern auch die wichtigen Ziele der zu Betreuenden zu erkennen. Wenn wir, nachdem das Ziel oder das Teilziel erreicht wurde, dafür loben, fördern wir das Selbstvertrauen und ermutigen für die zukünftigen Aufgaben. Dieser eine erfolgreiche aktuelle Schritt auf dem Weg des Zieles macht es wahrscheinlicher auch den nächsten zu vollbringen und kann wie eine Initialzündung wirken. Lob ist auf etwas Vergangenes und Zuversicht auf etwas Zukünftiges ausgerichtet (◻ Abb. 7.3).

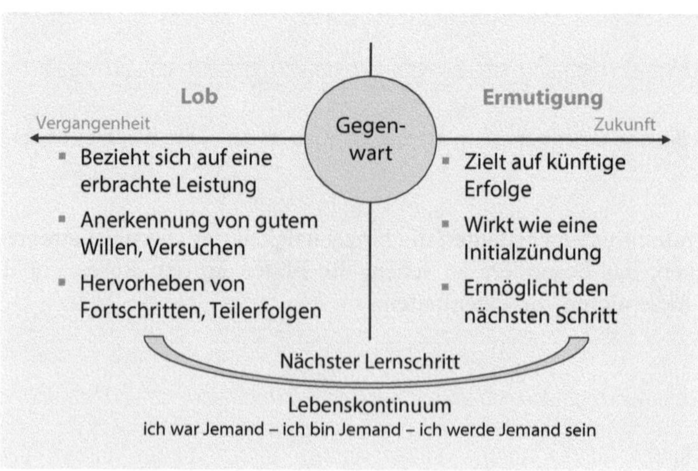

◻ **Abb. 7.3**   Lob und Ermutigung

Übersicht: Speziell validierende (proaktive) Interaktionsmöglichkeiten

Symbol	Proaktive Interaktionen	⇨	Was konkret (besonders die ruhigen Phasen für die proaktive Interaktion nützen)
	Validierende Grundhaltung	⇨	in den Schuhen des anderen gehen; auf Emotionen und Gefühle einlassen - auf dieser Ebene Kontakt aufnehmen; ernst nehmen und Begegnung auf Augenhöhe gestalten; aktives Zuhören; akzeptieren von Eigenheiten
	Empathie	⇨	in die Gefühlswelt einfühlen; ausgedrückte Gefühle validieren (CAVE Stadium 1); ein offenes Ohr für Fragen und Sorgen haben; Zuwendung, Trost und Nähe vermitteln; fürsorgliche Stimme; nicht mit Fürsorge erdrücken
	Emotion vor Kognition	⇨	keine Diskussion über die „Wahrheit" von Tatsachen: keine rationalen Argumente, keine Konfrontation mit der Realität; nicht belügen; gezeigte Emotionen zulassen; nicht ständig verbessern; auf das Herz hören
	Strukturierung	⇨	Vielfalt reduzieren und Normalität anstreben; Alltag und Umgebung strukturieren; nur vom jeweils nächsten geplanten Schritt sprechen;langsame Pflege;einfache, überschaubare Aufgaben anbieten
	Ruhe und Kontinuität	⇨	Reizüberflutung, Überstimulation vermeiden; ruhige und sichere Atmosphäre schaffen z.B. Radio abdrehen, es redet nur eine Person; versuchen Ängste zu verstehen; Pausen zwischen den Aktivitäten: Überforderung vermeiden
	Ressourcenorientierung	⇨	das Besondere sehen; auf das achten was möglich ist; Betroffenen etwas zutrauen und nicht resignieren wenn es anders kommt; Zeit und Raum geben so viel als möglich selbst zu tun; Fleiß und Ausdauer bewundern
	Ich-Stärkung	⇨	Mut und Zuversicht vermitteln; Motivation; aktuelle Fähigkeiten stärken und loben; befähigen Vertrauen, Autonomie, Initiative und Kompetenz zu erhalten bzw. zurückzugewinnen; nicht entmündigen; Einzigartigkeit entdecken
	Kommunikation	⇨	Einfache kurze Sätze; Wortwahl an positiv besetzte Themen ausrichten wie z.B. Beruf und Hobby; Blickkontakt herstellen (CAVE Stadium 1); Gespräche eindeutig wahrnehmbar beginnen und beenden; mit Namen ansprechen
	Vertraute Umgebung	⇨	Atmosphäre des Angenommen-Seins und Vertrauens schaffen; vertraute Personen in den Tagesablauf einbeziehen; persönliche, vertraute Gegenstände bzw. Erinnerungsanker beim Bett z.B. Fotos, Polster, Radio
	Beschäftigung (-sanreize)	⇨	Sinn hinter dem Tun erkennen; „Arbeitsobjekt" nicht entfernen; kleine Entscheidungen ermöglichen, die das Gefühl geben, etwas unter Kontrolle zu haben; Aktivitäten so weit als möglich zulassen
	Rituale, Gewohnheiten	⇨	Gewohnte fixe Rituale z.B. Frühstück immer zur gleichen Zeit, am gleichen Platz mit gleicher Anordnung des Geschirrs; Tagesplan mit Fixpunkten sichtbar aufhängen; gewohnte Kleidung und Pflegemittel verwenden
	Sensorisches Sinnessystem	⇨	Visuelle, auditive, motorische, taktil-haptische, olfaktorische und gustatorische Angebote mit klarem Zeitrahmen aus der Biographie anbieten; Brille aufsetzen; Hörgerät und Zahnprothesen einsetzen

◘ **Abb. 7.4** Übersicht (proaktive) Interaktionen (Alle Bilder: Pixabay, gemeinfrei)

Motivation in Kombination mit Lob ist eine Möglichkeit ein Stück Lebenskontinuität aus der Gegenwart heraus erlebbar zu machen: Ich war jemand – ich bin jemand – ich werde jemand sein.

Proaktive Interaktion vereint die universellen Prinzipien mit den kommunikativen Möglichkeiten und den validierenden Techniken in der Begegnung mit dem desorientierten Menschen während der gesamten Betreuungsphase (◘ Abb. 7.4; ◘ Tab. 7.1).

> **Tipp**
>
> Stärken und ermutigen Sie die Betroffenen, „Beziehungen zu anderen Menschen aufzubauen" (Bryden 2011) sowie Vertrauen, Autonomie, Initiative und Kompetenz zurückzugewinnen.

7

◘ Tab. 7.1   Arbeitsanleitung „Validierende Interaktion Allgemein" (Vorlage KHR adaptiert)

Bezeichnung, Geltungsbereich, Definition	
Bezeichnung	Unter validierender Interaktion allgemein versteht man jene Maßnahmen, welche die Bedingungen schaffen, die es den Desorientierten erleichtert, entsprechend den vorhandenen Ressourcen „entspannt zu agieren" und durch die das Erleben von Wertschätzung ermöglicht wird.
Geltungsbereich	Alle „in der Gesundheits- und Krankenpflege tätigen Personen", die im Arbeitsalltag Patient/innen mit einer Desorientierung betreuen.
Definitionen	Validation ist eine Grundhaltung mit dem Ziel der Befriedigung spirituell-psychosozialer Grundbedürfnisse
	Interaktion ist der wechselseitige Austausch zweier Personen
	Allgemein ohne vertieftes Wissen in der speziellen validierenden Pflege anwendbar
	Desorientierung aufgrund des Rückzugs aus der Gegenwart und/oder erworbener hirnorganischer Veränderungen
Ergebnis	
Ziele	– Die Betroffenen fühlen sich verstanden, wahr- und angenommen sowie ernst genommen – Gefühle und Erlebniswelt der Betroffenen ist respektiert – Gefühl der Sicherheit ist gesteigert, Wohlbefinden ist gefördert – Emotionale Ausgeglichenheit, Stabilisierung des seelischen Zustandes – Vertrauensaufbau ist sichergestellt, Stresserleben ist reduziert – Entängstigung – Anforderungen des Tages sind bewältigbar – Fühlt sich gebraucht und wertgeschätzt – Selbstwertgefühl und Selbstvertrauen sind gestärkt – Freude über Erlebtes und Stolz über Geleistetes ist aktiviert – Verbesserung der Lebensqualität und des Wohlbefindens

(Fortsetzung)

◘ **Tab. 7.1**   (Fortsetzung)

Prozess	

Vorbereitung und Beobachtung	**Vorbereitung** Sich mit dem Erleben der Betroffenen und Symptomen einer Demenz vertraut machen Biographische Daten, zumindest Beruf, liebstes Hobby und Vorlieben erheben **Beobachtung** Stimmung, Körperhaltung, Gestik, Mimik, Ausdruck der Augen sowie Klang der Stimme und der Lautstärke Reaktionen der Betroffenen auf die Interaktionen vor allem der Berührungen
Durchführung, Interaktion	**Validierende empathische Grundhaltung einnehmen** Sich auf Emotionen und Erlebniswelt einlassen und auf dieser Ebene Kontakt aufnehmen Ehrliche Zuwendung, aufmerksames Zuhören ohne Wertung Begegnung auf Augenhöhe gestalten, präsent sein, aktives Zuhören, Atmosphäre des Angenommen-Seins und Vertrauens schaffen Personen mit ihren Ängsten zu verstehen versuchen. Bei Ängsten und Panik signalisieren: „Ich bin da, ich helfe Ihnen durch den Dschungel, wir werden gemeinsam einen Ausgang finden." Zuwendung, Trost und Nähe vermitteln **Spezielle validierende wertschätzende Kommunikation** Blickkontakt herstellen, von vorne mit Namen ansprechen, nicht duzen Gespräche eindeutig wahrnehmbar beginnen und beenden Fragen aus ehrlicher Anteilnahme heraus stellen, einfache kurze Sätze Verbindlicher Umgangston, der empathisch und liebevoll ist Worte und Gesprächsinhalte aufgreifen und wiederholen In kurzen Sätzen und mittels Gesten erklären was geplant ist und die Zustimmung abwarten Ernst nehmen: W-Fragen (Was, Wann, Wie … aber nicht warum, weshalb, wieso) **Ich-stärkende Gespräche (Scheichenberger 2009)** Mut und Zuversicht vermitteln; Motivation Fleiß und Ausdauer bewundern; aktuelle Fähigkeiten stärken und loben Komplimente über Fähigkeiten und Fertigkeiten; Einzigartigkeit entdecken Bewältigungsstrategien würdigen Spirituell-psychosoziale Grundbedürfnisse berücksichtigen Wortwahl an positiv besetzte Themen ausrichten wie z. B. Beruf und Hobby **Emotion vor Kognition** Keine Diskussion über die „Wahrheit" von Tatsachen Keine rationalen Argumente, keine Konfrontation mit der Realität Gefühle im Stadium I nur dann validieren, wenn sie ausgedrückt werden **Ressourcenorientierung** Auf das achten, was möglich ist/was die Betroffenen noch gut können Betroffenen etwas zutrauen und nicht resignieren, wenn es anders kommt So begegnen, als ob alle Fähigkeiten vorhanden wären ohne diese zu erwarten

(Fortsetzung)

▣ Tab. 7.1   (Fortsetzung)

	Vielfalt reduzieren – Umgebung strukturieren Eine überschaubare Umgebung gewährleisten In kleinen Bereichen Entscheidungen ermöglichen, die das Gefühl der Kontrolle geben Tempo der Handlungen auf die Fähigkeiten abstimmen Präzise, schrittweise Handlungsanleitung geben
	Berührung Berührung nur dann, wenn die Betroffenen darauf vorbereitet sind Handlungen für den Betroffenen sichtbar durchführen und eindeutig wahrnehmbar beenden
	Normalität anstreben bzw. ermöglichen/ohne diese zu erzwingen Anforderungen des Tages so einfach wie möglich gestalten Nicht zu viele Wahlmöglichkeiten – immer vom nächsten geplanten Schritt sprechen, nicht vom gesamten Ablauf
	Für Ruhe und Kontinuität sorgen Auf möglichst ruhige, angstfreie und sichere Atmosphäre ohne Hintergrundgeräusche wie Radios, Fernsehgeräte, Telefone die klingeln und Menschen die sich unterhalten achten Reizüberflutung und Überstimulation vermeiden
	Vertraute Umgebung schaffen Vertraute Personen, Gegenstände bzw. Erinnerungsanker, Kleidung und Pflegemittel in den Tagesablauf einbeziehen
	Beschäftigung/Beschäftigungsanreize schaffen Einfache, überschaubare Aufgaben anbieten Sinn hinter dem Tun erkennen, „Arbeitsobjekt" nicht entfernen, Aktivitäten zulassen
	Gewohnte Rituale, Gewohnheiten weiterführen Fixe Rituale im Tagesablauf z. B. Frühstück immer zur gleichen Zeit, am gleichen Platz mit gleicher Anordnung des Geschirrs
Dokumentation/Komplikationen/Besonderheiten	
Dokumentation	Mit dem Eintrag „Pflege nach Aa „Validierende Interaktion Allgemein" bzw. „Pflege lt. Aa-VIA" sind alle Inhalte der Aa aktiviert Wo kann dokumentiert werden (Ist in der Institution/Abteilung individuell festzulegen)
Mögliche Komplikationen	Misslingen der Interaktion, weil PP ihre Ziele verfolgen Stress für Betroffene und PP, wenn zurzeit kein Zugang in die Welt der Betroffenen möglich ist Abwehr der Betroffenen, wenn ihnen die Worte fehlen um Bedürfnisse zu verbalisieren PP nehmen Sorgen und Ängste der Betroffenen mit nach Hause/Überforderung

(Fortsetzung)

■ **Tab. 7.1**	(Fortsetzung)
Besonder-heiten	Die Betroffenen haben nicht die Möglichkeit sich nach den Betreuern zu richten, können ihnen auch nicht auf halben Weg entgegenkommen Die Verantwortung für das Gelingen einer Interaktion liegt zur Gänze bei den Betreuungspersonen – die Betroffenen können ihr Verhalten nicht willentlich steuern Das Gedächtnis funktioniert manchmal/manchmal nicht, Inhalte sind nicht willentlich abrufbar Ein Detail kann das gesamte Ereignis in Erinnerung rufen und in die Stimmung von damals versetzen Betroffene wissen oft genau, was sie sagen möchten, können dies nicht immer verbalisieren Das Zurückziehen aus der Realität der Gegenwart wird durch das Nachlassen der körperlichen, sensorischen und sozialen Verluste unterstützt Die Stimmung kann schnell wechseln – kleine unvorhergesehene Ereignisse können katastrophale Reaktionen auslösen
Struktur	
Verantwort-lichkeit und Voraussetzungen	**Verantwortlichkeit** Aktivierung und Beendigung der Arbeitsanleitung (Aa): durch den gDfGuK Durchführung: alle in der Pflege tätigen Personen Evaluierung: durch den gDfGuK, STLP, BLP und im Rahmen der Pflegevisite **Voraussetzungen** – Durchführende betreffend Alle MitarbeiterInnen im Geltungsbereich sind über die auf der Abteilung/Station aufliegende Arbeitsanleitung VIA in Kenntnis gesetzt und mit dem Inhalt vertraut **Querverweise** wie z. B. Gesetzliche Vorgaben, Standards des Unternehmens/der Institution, Fachinformationen (sind in der Institution/Abteilung individuell festzulegen) **Ergänzung:** Die Bezeichnung „in der Gesundheits- und Krankenpflege tätigen Personen" wird im KHR für folgende Berufsgruppen definiert: Gesundheits- und Krankenpflegeberufe sowie Auszubildende in der Gesundheits- und Krankenpflege **Lenkungsangaben:** Sind in der Institution/Abteilung individuell festzulegen

Abkürzungen: Aa = Arbeitsanleitung, BLP = Bereichsleitung Pflege; gDfGuK = gehobener Dienst für Gesundheits- und Krankenpflege; KHR = Krankenhaus Hietzing mit Neurologischem Zentrum Rosenhügel, lt = laut; QST = Qualitätsstandard, PP = Pflegeperson; STLP = Stations-leitung Pflege

Literatur

Bryden C (2011) Mein Tanz mit der Demenz. Trotzdem positiv leben. Huber, Bern
Einzelne Betroffene, weltweit (2010) Demenz support Stuttgart. ► http://www.demenz-support.de/stimmig?cmd=forderungen. Zugegriffen: 11. Aug. 2012
Feil N (2004) Validation in Anwendung und Beispielen. Der Umgang mit verwirrten alten Menschen, 4. Aufl. Reinhardt, München
Kurtscheid H (2016) Wertschätzung, Empathie und Authentizität – die Kraft der Personenzentrierten Haltung in der professionellen Begegnung. In: Färber H-P (Hrsg) Mitteilen – Zuhören – Verstehen: Die verschlungenen Wege der Kommunikation. BoD – Books on Demand, Norderstedt
Lillekroken D, Hauge S, Slettebø A (2015) The meaning of slow nursing in dementia care, Dezember. Dementia 16(7):1–18. ► https://doi.org/10.1177/1471301215625112
Rohra H (2016) Ja zum Leben trotz Demenz! Warum ich kämpfe. Medhochzwei, Heidelberg
Scheichenberger S (2009) Ressourcenorientierte Interaktion in der Pflege. Schau auf die Flügel, die dich tragen. Facultas wuv, Wien
Taylor R (2011) Alzheimer und ich. Leben mit Dr. Alzheimer im Kopf, 3. Aufl. Huber, Bern

7

Spezielle validierende Interaktion

Brigitte Scharb und Sonja Scheichenberger

© Springer-Verlag GmbH Deutschland, ein Teil von Springer Nature 2018
S. Scheichenberger, B. Scharb, *Spezielle validierende Pflege*,
https://doi.org/10.1007/978-3-662-56017-4_8

Spezielle validierende Pflege als Angebot in der Interaktion und Begleitung ist auf ein Hinhören, ein genaues Beobachten und auf das Abwarten der Reaktionen angewiesen. So drängt man den Betroffenen nicht durch wohlmeinendes Verstehen in die Defensive und lenkt ihn vom Hier und Jetzt, dem Sein in der Gegenwart, ab. Die Möglichkeiten des Einsatzes von validierenden Pflegemaßnahmen aus der Biographie der Betroffenen mit Hilfe verbaler, nonverbaler validierender Techniken und sensorischer Stimulation sind vielfältig, wenn wir uns dessen bewusst werden, dass Kommunikation und Interaktion auch durch die Aussendung oder Aufnahme eines Sinnesreizes in Gang gesetzt und aufrecht erhalten werden kann. Interaktion ist ein Geben und Nehmen, ein wechselseitiger Austausch. Hinhören auf Gesagtes, verbale Ausdrücke, nonverbale Signale, Körpersprache und letztendlich der basal vegetative Ausdruck.

Wir Pflegepersonen sind uns oft gar nicht bewusst, dass wir durch die Art unserer Kommunikation eine Abwärtsspirale in Gang setzen bzw. verstärken, die sehr viel dazu beiträgt, dass die desorientierten Menschen manchmal binnen kurzer Zeit vom Stadium mangelhafter Orientiertheit in ein höheres Stadium eintreten. Wir fördern auf diese Weise unbewusst ihre Ausgrenzung aus der verbalen Kommunikation und damit die zunehmende Isolation dieser Menschen bis hin zum sozialen Tod noch vor dem physischen Sterben. Es ist ein schrittweiser Rückzug unsererseits aus der Interaktion. Das Versiegen der Sprache ist nicht nur die Begleiterscheinung der fortschreitenden Desorientierung und Demenz, sondern auch das mangelnde Verstehen der Ausdrucksformen dieser Menschen durch die Betreuungspersonen. Wir bedenken oft nicht, wie vielfältig das Angebot auf anderer Ebene als ausschließlich verbal-kognitiv für das Aufrechterhalten der Interaktion sein kann.

> **Allgemein zu beachten: Für die gezielte spezielle validierende Interaktion ist es wichtig, eine gute Ausganslage zu haben.**

■ **Stadium bestimmen**

Um die spezielle validierende Pflege zielgerichtet einsetzen zu können, muss auf die für jedes Stadium typischen körperlichen und emotionalen Charakteristika besonders geachtet werden. Die genaue Beobachtung der einzelnen Charakteristika ist der Grundstein erfolgreicher validierender Pflege. Die Einstufung in ein Stadium erfolgt anhand der Checkliste zur Bestimmung des Grades der Desorientiertheit (▶ Kap. 13). Die exakte Einstufung ist besonders wichtig, um die passenden Pflegemaßnahmen setzen zu können und um sicherzustellen, dass die gesteckten Ziele, die mit diesen Maßnahmen erreicht werden sollen, auch wirklich realistisch sind. So sind Kommunikationstechniken und Pflegemaßnahmen, auf welche Personen in Stadium II oder III sehr gut ansprechen, oft für Personen in Stadium I nicht geeignet. Sie fühlen sich dadurch oft in ihrem Bemühen, sich an der Realität zu orientieren, nicht ernst genommen.

■ **Informationssammlung, Ausgangsverhalten erfassen – Biographie erstellen**

Informationen kann ich durch das Gespräch mit den Betroffenen selbst besonders noch im Stadium I erhalten, aber auch von den Angehörigen, Besuchern aus dem Freundes- und Bekanntenkreis, von anderen Mitbewohnern im Heim, vom

Pflegeteam und anderen Personen, die mit der Betreuung befasst sind. Es ist wichtig, in allen Fällen ungeachtet dessen, in welchem Stadium sich die Betroffenen befinden, so ausführlich wie möglich das Ausgangsverhalten und so viele Anhaltspunkte als möglich aus der Biographie (▶ Kap. 13) zu erfassen. Insbesondere bei Personen in Stadium II und höher ist es wichtig, dass Details, die auch für die Anwendung nonverbaler Techniken und den Einsatz validierender Pflegemaßnahmen auf Basis sensorischer Stimulation von Bedeutung sein können, möglichst umfangreich und präzise erfasst werden. Je mehr zu Beginn und im Verlauf der Interaktion über die betreffende Person bekannt ist, desto genauer können die validierenden Interaktionen auf die individuelle Situation der Betroffenen abgestimmt werden.

> **Ein Minimum für die Biographiearbeit im Akutkrankenhaus umfasst den Beruf, das liebste Hobby und die wichtigsten Vorlieben.**

■ **Emotionaler Support**

In der speziellen validierenden Pflege sind die Grundhaltung der Pflegepersonen und der emotionale Support die Parameter, die den Ausgang einer Interaktion sogar stärker beeinflussen können als die Techniken an sich. Dieser Support ist eine gleichzeitig gemeinsame Interaktion, so wie dies im Konzept der Kinästhetik auf körperlicher Ebenen beschrieben wird und meint ein aufeinander abgestimmtes Gestalten der Bewegung, die auf das Tempo und das Können der Betroffenen Rücksicht nimmt. Übertragen auf den spirituell-psychosozialen Bereich wird das emotionale Mitgehen – die Aktion und Reaktion der Interaktionspartner – so auf einander abgestimmt, dass diese wie aus „einem Guss" simultan wahrgenommen werden. Es ist ein Da-Sein, das die Betroffenen dort abholt, wo sie gerade stehen, sie in der Interaktion stützt und ihnen Halt gibt. Erst durch mein Mitschwingen und Interesse kann ich den Betroffenen dann langsam dazu einladen, sich auf mein Angebot einzulassen ohne dass ich mich aufdränge, Gegendruck ausübe, pushe oder vom beabsichtigten Vorhaben ablenke. Diese Begleitung auf Augenhöhe respektiert das Ausgangsverhalten, gibt emotionale Sicherheit und schafft eine Vertrauensbasis.

Zu Beginn einer Begegnung und Interaktion ist es für die Betreuer wichtig, sich auf die zu Betreuenden einzustimmen, das bevorzugte sensorische Sinnessystem zu erkennen und sich darauf einzustellen.

8.1 Das bevorzugte sensorische Sinnessystem

Wenn es uns gelingt, den desorientierten Menschen, mit dem wir in Beziehung treten, so zu akzeptieren, wie er ist, ihn in seinem Wesen zu respektieren und uns in seine Gefühlswelt empathisch einzufühlen, dann sind wir mit diesem Menschen in Rapport.

■ **Rapport**

Die Übersetzung des Begriffes Rapport aus dem Französischen mit Beziehung, Gemeinsamkeit umschreibt das Auf-der-gleichen-Wellenlänge-Sein. Rapport beschreibt eine

Atmosphäre, die angenehm, voll Vertrauen und Verständnis ist, sowie einen besonders guten Kontakt zwischen zwei Menschen aufgrund von Gemeinsamkeiten. Der Aufbau des Rapports ist ein bedeutender und notwendiger Grundstein für die Entwicklung einer guten Kommunikation und ist die Basis aller erfolgreich angewandten verbalen und nonverbalen validierenden Techniken. Der erfolgreiche Aufbau und die Qualität des Rapports hängen davon ab, wie gut Veränderungen in der sensorischen Aktivität der Betroffenen beobachtet werden und ob diese angemessen beantwortet werden.

Das Erkennen des bevorzugten sensorischen Sinnessystems (visuell, auditiv, kinästhetisch, olfaktorisch oder eine Kombination von zwei oder allen der vorgenannten), ist die Vorbedingung, um sich dann konkret auf die Nachahmung von Tonfall, Lautstärke und Sprachtempo einzustimmen und das eigene Verhalten entsprechend dieser Beobachtungen abzustimmen.

> **Tipp**
>
> Schaffen Sie eine Atmosphäre des Angenommenseins und des Vertrauens! Fühlen Sie sich empathisch in die Gefühlswelt ein!

▪ Kalibrieren

Habe ich das bevorzugte sensorische Sinnessystem in Erfahrung gebracht, so werde ich nunmehr die Technik des Kalibrierens anwenden, d. h. auf die Sinneswahrnehmung eingehen, in der sich die Betroffenen konkret gerade befinden und im Vokabular derselben Sinneswahrnehmung antworten. Wenn also der Betroffene sagt: „In der Nacht kommt immer jemand heimlich ins Zimmer", dann werde ich antworten: „Wie sind Sie denn da draufgekommen?". Je nachdem wie die Antwort lautet, verwende ich andere Wörter.

Auditiv: „Ich habe ihn gehört"   Dann verwende ich „hörende" Worte, also alles, was man mit dem Ohr wahrnehmen kann. „Was war denn das für ein Geräusch? War das laut? War das leise? Wie hat sich denn das angehört? Was genau haben Sie denn hier gehört? Hat er was gesagt?"

Kinästhetisch: „Das habe ich gespürt"   Dann werde ich fragen: „Was haben Sie da gespürt? Hat er Sie berührt? Hat er nach Ihnen gegriffen? War das kalt? War das warm? War das unangenehm? Wie hat sich das angefühlt?"

Visuell: „Den habe ich gesehen"   Dann werde ich fragen: „Wie hat er denn ausgeschaut? War er groß, war er klein? War er dick? War er dünn? Was hat er denn angehabt?"

Olfaktorisch: „Ich habe das gleich gerochen"   Dann frage ich: „War das süßlich, übelriechend? War es ein bestimmtes Parfum? War es eine bestimmte Ausdünstung?"

Das bevorzugte sensorische Sinnessystem bzw. die bevorzugte Sinneswahrnehmung kann aus den verbalen Aussagen der Betroffenen erkannt werden (◘ Tab. 8.1).

Tab. 8.1 Stichwörter zu den unterschiedlichen sensorischen Sinnessystemen

Visuell	Auditiv	Kinästhetisch	Olfaktorisch/gustatorisch
Sehen	Hören	Fühlen	Riechen
Dunkel	Sagen	Stechen	Schmecken
Hell	Sprechen	Fummeln	Kosten
Blick	Reden	Kühl	Mild
Glanz	Rufen	Balance	Geschmack
Portrait	Schreiben	Schock	Süß
Vision	Singen	Zart	Sauer
Trüb	Brabbeln	Biegen	Bitter
Muster	Ton	Dehnen	Herb
Erscheinen	Ruhig	Werfen	Salzig
Zeigen	Laut	Fangen	Wohlgeruch
Wolkig	Musik	Heiß	Blumig
Beobachten	Klang	Rau	Rauchig
Klar	Schrill	Greifen	Übelriechend
Reflektieren	Zischen	Spannung	Aroma
Anschauen	Resonanz	Drücken	Duft
Starren	Dröhnen	Reißen	Schnuppern
Sichtbar	Erzählen	Verbinden	Modrig
Brillant	Flüstern	Warm	Muffig
Überblick	Schnurren	Scharf	Würze
Bild	Lärm	Erhaschen	Fruchtig
Blind	Klingeln	Berühren	Lecker
Image	Trommeln	Hart	Wittern
Neblig	Kreischen	Weich	Konsistenz
Sicht	Quietschen	Stolpern	Scharf
Scheinbar	Auf jemanden hören	Fallen	Pikant
Farbe	Ohrwurm	Begreifen	Schmackhaft
Blitzartig	Krach	Unterstützen	Odeur
Dämmrig	Melodie	Einschnappen	Bukett
Blinken	Lauschen	Wirbeln	Gestank
Glitzern	Leise	Glatt	Ausdünstung

(Fortsetzung)

⬛ Tab. 8.1   (Fortsetzung)

Visuell	Auditiv	Kinästhetisch	Olfaktorisch/gustatorisch
Gleißend	Tönen	Gefühl	Stinken
Durchblick	Krachen	Tasten	Wohlriechend
Einleuchten	Horchen	Greifen	Parfum
Einsehen	Brummen	Prickeln	Verdorben

Menschen mit gleichen Sinneswahrnehmungen werden sich, wenn sie miteinander ins Gespräch kommen, gegenseitig gut verstanden fühlen. Auch wenn sich zwei Personen, die sich erst kurz kennen, unterhalten, als würden sie sich ewig kennen, haben sie vielleicht im „gleichen Sinneskanal" kommuniziert. Im Gegensatz dazu haben Menschen mit unterschiedlichen bevorzugten sensorischen Sinnessystemen manchmal das Gefühl, aneinander vorbeizureden, da sie ein unterschiedliches Vokabular verwenden.

So können vier Personen über einen Aufenthalt im Garten recht unterschiedliche Angaben machen. Der Erste sagt: „Diese bunten Blumen im Sonnenschein! So viel Grün! Und der blaue Himmel – einfach herrlich!" Der Zweite sagt: „Wie der Wind flüsternd in den Bäumen rauscht! Wie leise der Springbrunnen plätschert! Und wie vielstimmig die Vögel zwitschern!" Während der Dritte sagt: „Die warme Sonne und der Wind – die Haut kann richtig atmen! Und wenn der Wind das Sprühwasser vom Springbrunnen herüberweht – das prickelt so schön im Gesicht!" Der Vierte sagt: „Wie das riecht – der Duft der Blumen, dieser Wohlgeruch tut meiner Seele gut." Je nach bevorzugtem Sinnessystem wird dieselbe Situation völlig unterschiedlich beschrieben.

> **❯ Das Verwenden des gleichen sensorischen Sinnessystems trägt wesentlich zum Verstehen und Sich-Verstanden-Fühlen bei.**

Aber nicht nur die Wortwahl, auch verschiedene körperliche Hinweise geben Aufschluss über den Charakter des bevorzugten sensorischen Sinnessystems in Bezug auf Sehen, Hören und Fühlen (⬛ Tab. 8.2). Diese körperbezogenen Beobachtungen und die Reaktion darauf müssen entsprechend trainiert werden.

> **Tipp**
>
> Versuchen Sie bei Ihnen vertrauten Personen durch Beobachtung und das Hinhören auf die Wortwahl herauszufinden, welches bevorzugte sensorische Sinnessystem Sie erkennen können.

Die Wortwahl entsprechend des bevorzugten sensorischen Sinnessystems begleitet sowohl die verbalen und als auch nonverbalen validierenden Techniken.

◘ Tab. 8.2 Körperliche Hinweise auf das bevorzugte sensorische Sinnessystem

Zugangshinweis	Bevorzugtes sensorisches System		
	visuell	auditiv	kinästhetisch
Unwillkürliche Augenbewegungen			
Augen nach oben rechts gerichtet	x		
Augen geradeaus		x	
Augen nach unten			x
Veränderung des Atems			
Im oberen Brustkorb, nicht sehr tief	x		
Gleichmäßig in der Mitte des Brustkorbs		x	
Voller Atem im Unterbauch			x
Veränderung von Tonhöhe und Sprechtempo			
Schnelles Sprechtempo mit hoher nasaler oder gespannter Stimme	x		
Gleichmäßiges Tempo, mittlere Tonhöhe, deutliche Aussprache		x	
Langsameres Tempo, längere Pausen, tiefere Stimmlage			x
Gesichtsfarbe			
Leicht gerötet	x		
Etwas stärker gerötet		x	
Tiefer gerötet			x

8.2 Techniken für die verbale und nonverbale spezielle validierende Interaktion

Voraussetzung für eine erfolgreiche Interaktion ist das bewusste Wahrnehmen von Aussagen und Verhaltensweisen, die verbal oder nonverbal vermittelt werden. Die Betreuer müssen dafür offen sein, um zu spüren, welches Gefühl hinter der Aussage und dem Verhalten stehen könnte – auch wenn dies nicht immer auf den ersten Blick erkennbar ist.

8.2.1 Verbale Techniken

Die Anwendung bestimmter verbaler Gesprächstechniken unterstützt die Aufnahme und die Weiterführung der validierenden Interaktion, wirkt vertrauenaufbauend und -verstärkend und erleichtert den Zugang in die Gefühlswelt und die momentane innere Realität der desorientierten Personen. Ein wesentlicher Teil der validierenden Interaktion – wenn nicht der wesentlichste überhaupt – besteht darin, den Menschen mit einer Desorientierung respektvoll zu begegnen und sie in ihren Gefühlen zu begleiten und zu bestätigen. Die folgenden genannten verbalen Techniken bilden das wesentliche Gerüst für eine validierende Interaktion.

Technik: Zusammenfassen/Wiederholen

Diese Technik besteht darin, immer wieder in großen Umrissen den Inhalt zusammenzufassen, das Gesagte zu wiederholen und das Gefühl, das hinter der Aussage steht, zu bestätigen. Aber sprechen Sie niemals ein Gefühl an, das nicht selbst geäußert wurde.

Wenn z. B. eine Frau sagt: „Es kümmert sich hier überhaupt keiner! Die lassen mich hier immer allein!", kann man zusammenfassend wiederholen: „Keiner kümmert sich und alle lassen Sie allein!", und das Gefühl bestätigen: „Ist das sehr schlimm für Sie, dass sich keiner kümmert und alle Sie allein lassen?" Wichtig ist hier, nicht zu interpretieren (zu „pushen"), indem man etwa sagt: „Sie müssen sich nicht kränken, dass alle Sie allein lassen!" Vielleicht ist die Betroffene gar nicht gekränkt, vielleicht empfindet sie nur Langeweile. Stellen Sie daher alle Fragen immer so, dass die Entscheidung in allen Belangen bei den Betroffenen bleibt.

Technik: W-Fragen stellen

Die Fragewörter einer gestellten Frage laden zur weiteren Unterhaltung ein, zeugen von Interesse, aber man darf nicht darin hängen bleiben. Beispiele für W-Fragen sind:

Wie haben Sie das bemerkt (bevorzugtes Sinnessystem)?

Wer lässt Sie allein? **Wer** hat Ihnen das geschenkt? **Wer** hat Ihnen Ihre Geldbörse, gestohlen, weggenommen?

Was genau ist passiert? **Was** genau haben Sie gesehen, gehört, gespürt? **Was** tun die denn, die sich nicht um Sie kümmern?

Wann lässt man Sie allein? **Wann** hat Ihnen der Mann den seidenen Schal geschenkt?

Allerdings: **Nie** „warum", „weshalb" und „wieso" fragen! Das sind analytische Fragen, und desorientierte Personen können nicht erklären, warum man ihnen etwas gestohlen hat, warum man sie vergiften will, warum sie die Mutter suchen. Die Fragen „warum" und „wieso" erfordern eine Erklärung. Desorientierte Personen sind aber nicht mehr in der Lage, ihr Verhalten analytisch zu hinterfragen. Durch solche Fragen werden sie auf ihr Manko zusätzlich aufmerksam gemacht. Das kann Scham und Schuldgefühle auslösen, die zudem weit über den Zeitrahmen der Interaktion hinausreichen und nachwirken können.

Zu genaue Fragen können aber auch zu Stresssituationen führen, weil man sich nicht mehr so gut erinnern kann. Da ist es hilfreicher, statt zu fragen „Wie viele Kinder haben Sie?" die Frage unbestimmter zu formulieren: „Haben Sie viele Kinder, mehr Mädchen oder mehr Buben?"

> **Überlegen Sie für sich selbst**
> Was würden Sie sagen, wenn eine vertraute Person Ihnen erzählt, ihr wurde die
> Geldbörse gestohlen? Sie würden vielleicht fragen: „Wann ist das passiert?", „Wo
> war das?", „Wann hast du es bemerkt?" oder auch: „Wie sieht sie aus?", und das mit
> echter Anteilnahme. Fast genauso können Sie das Gespräch in der validierenden
> Begegnung einleiten.

Stellen Sie Fragen nicht aus reiner Neugierde, sondern immer aus einer ehrlichen Anteilnahme heraus. Kombinieren Sie dabei die W-Fragen mit den anderen verbalen Techniken und bleiben Sie im Gespräch nicht ausschließlich bei den Wiederholungen und den W-Fragen „stecken".

Technik: Extreme herausfinden

Gerade wenn man etwas Schlimmes, wie den Verlust einer geliebten Person, erlebt hat, ist es für die Betroffenen oft unpassend, gefragt zu werden, ob sie traurig sind. Denn das liegt ja zumeist auf der Hand. Da ist es besser, nach dem Extrem der Empfindung zu fragen z. B. danach, was das Schwerste an einer bestimmten Situation ist. Weitere Beispiele sind: „Was ist das Schlimmste daran, dass man sich nicht um Sie kümmert?", „Kümmert sich gar niemand um Sie oder gibt es jemanden, der sich doch ein wenig um Sie kümmert?", oder, wenn jemand sagt, es wird ihm alles gestohlen: „Was ist das Wertvollste, das Ihnen gestohlen wurde?" „Was ist das Schönste, das Sie hier erlebt haben?", „Was vermissen Sie am meisten an der Mutter?", „Was ist Ihre Lieblingsblume?", „Welches war Ihr liebstes Hobby?"

> ❯ Die Fragetechnik nach den Extremen eignet sich auch sehr gut, um rasch eine
> Kernaussage zu einem Thema zu erhalten wie auch z. B. zur Biographie und zu
> Vorlieben, auch bei Menschen, die kognitiv vollständig orientiert sind.

Technik: Sich das Gegenteil vorstellen

Wenn Desorientierte eine Situation schildern wie „Ich habe nichts zu essen bekommen", fragen Sie, ob es Zeiten gibt, an denen dies nicht vorkommt. Wenn sie dann sagen: „Ja, wenn Sie da sind, dann bekomme ich genug zu essen", dann ist dies auch ein Hinweis auf „emotionalen Hunger". Eine andere Möglichkeit wäre, zu fragen, was damals anders war. So können positive Bewältigungsstrategien aus der Vergangenheit ermittelt werden und Informationen darüber, was wird benötigt, damit das Problem nicht auftritt.

Technik: Schlüsselworte

Schlüsselwörter sind Worte, Wortfolgen oder Wortassoziationen, „Word-doodles" (Feil 2004) bzw. für uns unverständliche Silbenfolgen, deren Sinn oft nur die Betroffenen selbst kennen, z. B. „Wollstopf", „Das ist der Mufok". Oder Synonyme bzw. ähnlich klingende Wörter anstelle des gemeinten Begriffs wie „Park" statt „Bank", „Würstel" statt „Wüste" „angetucht" anstelle von „angezogen", „Frühstreich" anstelle von „Brotaufstrich zum Frühstück".

Schlüsselwörter sind von den für uns unverständlichen und unbekannten Wörtern zu unterscheiden. Es gibt ein Schlüsselwort, das wir alle einsetzen, wenn uns eine Wortassoziation nicht gelingt und uns das Wort „auf der Zunge liegt": das Wort „Dings". Im Zusammenhang mit einer hinweisenden Körpergeste oder durch einen Blick auf den Gegenstand, den wir meinen, kann unser Gesprächspartner die richtige Begriffsassoziation auch herstellen, ohne dass der Begriff mit dem richtigen Wort bezeichnet wurde.

In der Interaktion mit kognitiv beeinträchtigten Menschen, die Schlüsselworte verwenden, ist eine solche Begriffsassoziation in dieser Form meist nicht mehr möglich und der Begriff bleibt für uns unbekannt. Wenn jemand verzweifelt ist, werden wichtige Schlüsselwörter oft sehr leise ausgesprochen. Wenn Sie die Schlüsselworte im Gespräch weiter verwenden zeigt dies Respekt gegenüber der Begriffswelt unseres Gegenübers.

Technik: Mehrdeutige Fürwörter

Werden für uns nicht verständliche Schlüsselwörter verwendet, ist es günstig im Gespräch stattdessen unbestimmte Fürwörter einzusetzen, wie z. B. „es", „jemand", „etwas", „das". Wenn die desorientierte Person z. B. sagt: „Ach ja, so mufok", kann man z. B. antworten: „So mufok – ist das gut, wenn es mufok ist?" Auf diese Weise können wir die Aussage bestätigen, ohne dass wir auf eine Erklärung des für uns unverständlichen Begriffs drängen. Und wer sagt uns schließlich, dass ein für uns unverständliches Wort auch ein sinnloses Wort ist? Menschen, die sich aus der Realität der Gegenwart zurückgezogen haben und über einen längeren Zeitraum verbal nicht kommunizieren, können einfach ihre Worte nicht mehr „ordentlich" artikulieren. Vielleicht ist dies nach dem Empfinden dieser Menschen auch nicht mehr notwendig, da ihnen ohnehin niemand mehr zuhört. Es gibt aber auch eine Fülle von Wörtern aus unterschiedlichen Milieusprachen, Fachsprachen, Fremdsprachen, familieninterne „spaßige" Bezeichnungen oder Wörter, die schon lange aus der Mode gekommen sind, die uns unbekannt sind, für diese Personen aber durchaus eine sehr konkrete Bedeutung haben!

❯ **Es ist nicht erforderlich zu wissen, was das Schlüsselwort bedeutet.**

Technik: Lösungsmöglichkeiten aus der Vergangenheit suchen

Geben Sie niemals eine Lösung vor (das wäre Bevormundung), sondern versuchen Sie, Probleme gemeinsam mit den Betroffenen anhand ihrer gemachten Erfahrungen zu lösen, die sie früher bei der Lösung ähnlicher Probleme angewendet haben. Auf diese Weise erfahren Sie Bewältigungsstrategien aus dem Leben dieser Personen und wie sie früher ihre Krisen gemeistert haben. Wenn eine Frau also sagt: „Die haben mir die ganze Wäsche versteckt", dann sollte man nicht „pushen" und bevormunden und sagen: „Kommen Sie, wir gehen die Wäsche jetzt suchen!", sondern man könnte fragen: „Was haben Sie früher gemacht, wenn man Ihnen etwas versteckt hat?", oder auch: „Was hat die Mama damals gemacht?" Eine andere Möglichkeit wäre, die Hilfe nur anzubieten und die Entscheidung bei den Betroffenen lassen: „Was meinen Sie, wäre es hilfreich für Sie, wenn wir gemeinsam die Wäsche suchen gehen?"

❯ **Lösungen aus der Vergangenheit können helfen Gegenwärtiges zu bewältigen.**

Kommunikation im emotionalen Bereich

Wir müssen im validierenden Gespräch stets darauf achten, immer in der Gefühlswelt des Betroffenen zu bleiben und nicht unsere eigenen Empfindungen zur Grundlage unserer Antwort werden zu lassen, nicht kognitiv zu antworten, auch nicht den Versuch zu unternehmen, realitätsorientierend auf unser Gegenüber einzuwirken und auch nicht einfach das Thema zu wechseln.

Seien Sie sich dessen bewusst, dass dieser Mensch im Augenblick der Interaktion mit Ihnen nicht wissen will, wie es Ihnen geht und was Sie denken. Der Wechsel des Themas oder Versuche, seine Erlebnis- und Empfindungswelt an unsere Realität der Gegenwart anzunähern, verunsichern ihn nur und lösen starken Stress bei ihm aus, im schlimmeren Fall wird er sich seiner kognitiven Defizite noch zusätzlich bewusst und zieht sich dadurch erneut weiter aus der Realität zurück.

> **Teilhaben an der Welt des anderen bedeutet nicht, Teil von ihr zu sein. Emotional mitgehen heißt nicht in der Realität der Betroffenen „mitspielen".**

Validierend kann eine Interaktion nur sein, wenn ich die von meinem Interaktionspartner geäußerten Gefühle nicht in eine Skala einordne, die sich nach meinen Werten und meinem Realitätsempfinden richtet. Ich darf mein Gegenüber also nicht mit der „Wahrheit" konfrontieren, verbessern, so tun, als würde ich etwas glauben, was ich ja doch nicht glaube, lügen, mein Gegenüber bevormunden, beschwichtigen oder gar für diese Interaktion sanktionieren. Empathisch in die innere Erlebniswelt des Gesprächspartners einfühlen heißt konkret, stets in der Gefühlswelt der Person mit einer Desorientierung zu bleiben.

Mutter wartet zu Hause

Ein Mann läuft im Heim auf dem Gang auf und ab, rüttelt an allen Türen und ruft den Pflegepersonen zu: „Ich muss nach Hause, meine Mutter wartet auf mich!" Zu den nicht validierenden Reaktionen zählen Aussagen wie z. B.: „Nun überlegen Sie doch einmal. Sie selbst sind schon fast neunzig, ihre Mutter war fünfundzwanzig als Sie geboren wurden, da müsste Ihre Mutter ja schon hundertfünfzehn Jahre alt sein. Das ist doch unmöglich! Ihre Mutter ist tot!" (Konfrontation mit der „Wahrheit"). Oder: „Jaja, Sie wollen zur Mutter. Das haben wir ohnehin vor, dass wir mit Ihnen gemeinsam die Mutter besuchen gehen („mitspielen", so tun, als würde man es glauben, lügen, bevormunden). Aber Ihre Mutter hat gesagt, zuerst müssen Sie Ihr Mittagsschläfchen machen (lügen, beschwichtigen). Also gehen wir jetzt schön ins Zimmer (bevormunden), damit die Mutter eine richtige Freude hat (lügen)." Oder (ganz schlimm): Wenn sich der Mann weder durch das Belügen noch durch das Bevormunden beschwichtigen lässt und sofort wieder auf den Gang läuft und ruft, dass er nach Hause zur Mutter muss, wird er in den „Geriatriestuhl" gesetzt, um einer eventuellen Sturzgefahr vorzubeugen (sanktionieren).

In ◘ Tab. 8.3 sind Beispiele für eine validierende Interaktion anhand von charakteristischen Aussagen desorientierter Personen mit entsprechenden Antwortmöglichkeiten dargestellt.

> **Überlegen Sie für sich selbst**
> Vergleichen Sie einige charakteristische Aussagen (◘ Tab. 8.3) von desorientierten Personen und die Antwortmöglichkeiten. Wie hätten Sie auf die Aussagen der Betroffenen geantwortet?

Einsatz der verschiedenen Gesprächstechniken

Verwenden Sie die beschriebenen validierenden Gesprächstechniken möglichst vielfältig (▶ Kap. 12). Die Verwendung von nur wenigen Redewendungen in der Interaktion bedeutet für den desorientierten Menschen einen Mangel an Gefühlsbestätigung.

Es kann natürlich im Laufe eines solchen validierenden Gesprächs auch vorkommen, dass ein durch die gesprächsführende Fachkraft für validierende Pflege gerade erst aufgebautes Vertrauensverhältnis plötzlich „kippt" und der Betroffene plötzlich „zumacht" oder mit Zorn oder Misstrauen reagiert. Oft ist der Auslöser dafür in unseren Augen so unbedeutend, dass er uns gar nicht bewusst wird, aber für den desorientierten Menschen kann ein Wort, eine Geste, ein sensorischer Reiz plötzlich eine Kette von vielleicht unangenehmen Erinnerungen auslösen. Wir dürfen daher solche „Misserfolge" nicht persönlich nehmen. Der (für unser Empfinden) negative Gesprächsausgang muss nicht an uns liegen, vielleicht stehen wir lediglich stellvertretend für ein Ereignis aus der Biographie dieses Menschen.

Dass dies einiger Übung bedarf und über die Kenntnis der Techniken hinausgeht, bestätigten die Teilnehmenden an den Lehrgängen in der Anfangsphase ihrer praktischen Arbeit mit desorientierten Menschen: „Ich habe probiert ein validierendes Gespräch zu führen, aber auf einmal hat sich das Gespräch nur mehr im Kreis gedreht." Das ist ganz klar und passiert meist, wenn man im Gespräch ausschließlich Wiederholungen macht und bei den W-Fragen „stecken" bleibt. Also wenn man zum Beispiel auf die Klage einer desorientierten Frau „Mir haben sie die Unterhose gestohlen!" nur fragt: „Die Unterhose hat man Ihnen gestohlen! Ja, wo haben Sie die gehabt? Wie hat denn die ausgeschaut? Wann haben Sie sie das letzte Mal gesehen?" Dann vielleicht noch: „Was war das für ein Material?", und „Wer hat Ihnen die gekauft?" – dann geht nichts mehr, dann bleibt das Gespräch „hängen", wobei es ohne Weiteres passieren kann, dass Menschen in Stadium I (mangelhafte Orientierung) sich nicht ernst genommen und in ihrem Verlustgefühl nicht respektiert fühlen und schon bei der dritten W-Frage unwirsch sagen: „Was fragen Sie mich denn so blöd?" Diese Gesprächstechniken an sich sind für eine validierende Interaktion zu wenig.

Vermeiden Sie auch, auf die Person mit einer Desorientierung, mit der Sie in die Interaktion treten möchten, einfach mit Bleistift und Zettel drauflos zu gehen. Denken Sie an die Prägung der Generation der heute alten Menschen: Sie haben in ihrem Leben schon so viel Frage und Antwort stehen müssen und amtliche Bevormundung über sich ergehen lassen müssen, schon so viele amtliche und halbamtliche Fragebögen ausfüllen

◘ Tab. 8.3 Beispiele für eine validierende Interaktion

Aussage Betroffene	Mögliche empathische Antwort	Statt (Anlügen, Ablenken)
„Ich muss sofort heim zu meinen Kindern, die haben kein Essen und hungern!"	„Sie müssen für die Kinder kochen." „Sie sind eine sehr gute Mutter, die sich große Sorgen um ihre Kinder macht!" „Was haben Sie am liebsten gekocht?"	„Die Kinder sind erwachsen und können sich selbst versorgen." „Das Essen ist bereits gekocht."
„Haben Sie meine Mutter gesehen, sie war doch gerade noch da?"	„Ihre Mutter war gerade noch da, wo könnte sie hingegangen sein?" „Fehlt Ihnen Ihre Mutter sehr? Was fehlt Ihnen am meisten?"	„Sie sind 70 Jahre, überlegen Sie mal, ob da Ihre Mutter noch leben kann."
„Die Menschen stinken hier alle, das ist ja nicht auszuhalten!"	„Der Gestank ist hier für Sie nicht auszuhalten. Wenn man so eine feine Nase hat muss das ja sehr unangenehm sein."	„Das lässt sich hier im Krankenhaus nicht ganz vermeiden."
„In der Nacht kommen immer Leute und beobachten mich!"	„In der Nacht werden Sie beobachtet, da kann man nicht in Ruhe schlafen!" „Kennen Sie diese Leute, die da kommen? Gibt es Zeiten, in denen sie nicht kommen?"	„Hier sind Sie sicher. Es ist immer eine Pflegeperson hier und passt auf."
„Das Essen ist wieder vergiftet, die wollen mich hier umbringen!"	„Das Essen ist vergiftet, wer um Gotteswillen möchte Sie umbringen?" „Wie haben Sie das erkannt?"	„Na schauen Sie mal, die anderen Patienten essen das auch und es geht ihnen gut."
„Das Mittagessen wurde heute wieder nicht pünktlich serviert! Das ganze Geld kassieren sie da von mir, das ist eine riesengroße Schweinerei!"	„Mussten Sie wieder auf das Mittagessen warten, weil es unpünktlich war? Sie wollen für Ihr gutes Geld auch eine gute Leistung haben und sich nicht über Unpünktlichkeit ärgern müssen!"	„Bei uns ist das Essen gratis. Sie haben ja ein Leben lang Versicherung einbezahlt."
„Sie haben mir mein Geld gestohlen, geben Sie mir sofort mein Geld zurück!"	„Ihr Geld ist weg und Sie sind überzeugt, dass ich es gestohlen habe? Das ist ja ganz schrecklich, wenn Sie das von mir denken müssen." „Wie sieht die Geldbörse aus?"	„Die Tochter hat die Geldbörse mitgenommen. Morgen wenn sie auf Besuch kommt können wir sie zur Sicherheit fragen."

(Fortsetzung)

◘ Tab. 8.3   (Fortsetzung)

Aussage Betroffene	Mögliche empathische Antwort	Statt (Anlügen, Ablenken)
„Ich muss unbedingt zum Bahnhof! In einer Stunde fährt mein Zug, wenn ich den versäume, komme ich heute nicht mehr nach Stegersbach!"	„Sie müssen dringend zum Bahnhof, damit Sie den Zug nach Stegersbach nicht versäumen!" „Werden Sie in Stegersbach erwartet?"	„Wir können anrufen und den Termin verschieben."
Klagt an, dass der Ring vom ersten Mann gestohlen worden ist.	„Der Ring von Ihrem ersten Mann wurde gestohlen? Wie war Ihr erster Mann? Wie alt waren Sie, als er Ihnen den Ehering gab?"	„Die Tochter hat den Ring mitgenommen."
„Ich muss jetzt wirklich gehen, mein Vater braucht mich doch und macht sich Sorgen."	„Den Vater wollen Sie nicht lange warten lassen – Sie waren sicher immer eine sehr gewissenhafte Tochter, auf die sich der Vater verlassen kann!"	„Der Vater weiß, dass Sie hier sind."
„Meine Seidenunterwäsche ist mir hier gestohlen worden, ich weiß auch, wer es getan hat!"	„Ihre teure Unterwäsche ist weg und Sie wissen sogar, wer es getan hat. Wie haben Sie das denn herausbekommen?"	„Die Hose ist in der Wäsche."
Eine Dame (wütend): „Mein Pelzmantel ist gestohlen!"	„Den schönen, braunen Pelzmantel mit dem glänzenden Fell? Ein Geschenk Ihres Mannes?" „Natürlich", antwortet die Dame, „Er hat ja auf mich geschaut".	„Der Mantel hängt sicher im Schrank zu Hause." „Ich helfe Ihnen beim Suchen."

müssen und in Folge oft unangenehme private und berufliche Sanktionen und Verlust-situationen erlebt, dass das gerade hergestellte Vertrauensverhältnis sich schlagartig in Misstrauen umkehren kann, wenn Sie ungefragt mit Stift und Block agieren. Es ist daher immer wichtig, das Einverständnis der desorientierten Person einzuholen, wenn Sie sich Notizen zum Gespräch machen möchten. Man kann – wenn schon ein Vertrauensverhält-nis hergestellt wurde – z. B. sagen: „Sie erzählen mir Dinge, die für mich so wichtig sind und die ich nicht vergessen möchte. Darf ich mir einige Stichworte dazu aufschreiben?"

> **Tipp**
>
> Achten Sie darauf, dass Ihr Gespräch nicht zu einem Verhör oder einer stereotypen Befragung wird.

Desorientierte Menschen, bei denen die kognitiven Fähigkeiten bereits stark abge-nommen und die sich aus der Realität unserer Gegenwart zurückgezogen haben, können durch Worte nicht mehr so leicht erreicht werden. Werden sie emotional unmittelbar angesprochen, akzeptiert und respektiert, fühlen sie sich dadurch gebor-gener und sicherer, in ihrer Persönlichkeit angenommen und sind, durch wiederge-wonnenes Vertrauen emotional entspannter, sodass sie teilweise ihre Pflegeumgebung besser annehmen können.

> **Nicht mit der Realität konfrontieren, nicht anlügen, nicht bevormunden und nicht ablenken!**

8.2.2 Nonverbale Techniken

Das Wissen, dass Kommunikation in allen Ebenen des kognitiven wie auch des emo-tionalen Bereichs stattfindet und wir alle mit allen unseren Sinnesorganen ununter-brochen miteinander kommunizieren, rückt im Alltag der Betreuer manchmal stark in den Hintergrund. Die vielfältigen Möglichkeiten nonverbaler Kommunikation werden im Pflegeprozess zurzeit noch häufig ausgeklammert und der Schwerpunkt liegt meist auf den physischen Aspekten – ein Umstand, der durch die Gleichsetzung von Kom-munikation mit verbaler, Verständigung unterstützt wird.

Im Bestreben verbal-kognitiv zu kommunizieren, rücken die Kommunikations-möglichkeiten über die anderen Sinne in den Hintergrund oder werden nicht bewusst eingesetzt. Wenn wir mit jemandem nicht mehr „vernünftig" sprechen können, dann betrachten wir die Kommunikationsmöglichkeit als gescheitert und reduzieren dann oft die verbale Ansprache ohne vermehrt andere Techniken zielgerichtet anzuwenden.

> **Überlegen Sie für sich selbst**
> Können Sie sich an eine Situation erinnern, in der Sie sich nicht verbal verständigen konnten? Zum Beispiel im Urlaub in einem fremden Land, dessen Sprache Sie

nicht beherrschen. Wie haben Sie versucht sich verständlich zu machen? Haben Sie Ihre „Hände und Füße" eingesetzt, um Ihr Anliegen zu vermitteln? Wie ist es ausgegangen, wie haben Sie sie sich dann gefühlt? Waren Sie vielleicht frustriert, weil Ihr Gegenüber Sie verständnislos angesehen und sich nach einer Weile achselzuckend abgewendet hat oder waren Sie erleichtert, weil Sie verstanden worden sind?

Eine erfolgreiche nonverbale Kommunikation setzt eine differenzierte Beobachtung von Mimik, Gestik, Augenausdruck, Körperhaltung, Atmung, Muskelspannung usw. voraus. Diese Beobachtungen können durch genauere zeitliche Angaben wie Sekunden oder Minuten verfeinert werden. Der Einsatz gezielter sensorischer Interaktionen kann dann besser darauf abgestimmt werden (◘ Tab. 8.4).

◘ **Tab. 8.4** Körpersprache – mögliche Beobachtungsparameter

Ebene	Erkennbar durch (Beispielhafte Aufzählung)
Vegetativ	
Schweiß/Sekret	Vermehrtes Schwitzen/vermehrte Schleimproduktion
Brechzentrum	Übelkeit, Brechreiz, Erbrechen
Vitalparameter	Beschleunigte, verlangsamte Atmung, Luft anhalten, Atempausen, Blutdruck, Herzfrequenz (steigend, sinkend)
Nonverbal	
Atmung	Langsam, schnell, tief, oberflächlich, Stoßseufzer
Körperspannung	Körperanspannung, -entspannung, Schultern hochziehen
Körperreaktion	Unruhe, Zittern, fahrige Bewegungen
Körperhaltung	Oberkörper aufrecht/gebeugt, Schulter hochgezogen, Achselzucken
Gesten und Gebärden	Daumen drücken, Zeigefinger heben, mit den Fingern trommeln Hand heben/drücken/wegziehen, am Kopf kratzen, Faust machen Arme entgegenstrecken/ verschränken/Abwehrbewegungen Bein beugen/ausstrecken/vermehrt oder weniger bewegen
Stirn	Glatt/gerunzelt/in waagrechten Falten/Längs gefaltet
Nase	Nasenflügel geweitet, Nase rümpfen, Vertiefen der Nasolabialfalte
Augenbrauen	Augenbrauen hochziehen/zusammenziehen
Augen	Augen öffnen/schließen, offen halten Lidschlag: Augenzwinkern, Blinzeln, Lider zukneifen
Blickkontakt	Nachschauen, Blick abwenden/hinwenden, Blickkontakt halten

(Fortsetzung)

◗ Tab. 8.4   (Fortsetzung)

Ebene	Erkennbar durch (Beispielhafte Aufzählung)
Blick/Augen	Blick senken oder nach oben oder unten sehen Augen matt/starr/glänzend/staunend
Pupillen	Pupillen erweitert/verengt
Mund	Mund öffnen/schließen, Mundwinkel nach oben/unten ziehen, Zucken der Mundwinkel, vermehrter Speichelfluss, Schlucken, Zunge gegen die Zähne pressen
Lippen	Lippen eng/schmal/bewegen/zusammengepresst, auf Unterlippe beißen
Kinn	Kinn nach vorne strecken/zurückziehen/senken/heben, bebendes Kinn
Gesichts-/Hautfarbe	Erröten, Erblassen, Gänsehaut
Kopf	Kopf hinwenden/wegdrehen/abwenden/nicken/einziehen, Ja-Nein-Gestik
Lautäußerungen	Brummen, Summen, Brabbeln, Schmatzen, Lutschen, Zungenschnalzen, Gähnen, Hüsteln, TzTzTz-Laute, Seufzen, Räuspern, Wimmern, Jammern, Schluchzen, Schreien, Stöhnen, Klagen, Weinen, ...
Paraverbal (Art und Weise des Sprechens)	
Tonfall	Leise, laut, flüsternd, zitternd, tragend, monoton
Tonhöhe	Zunahme/Abnahme der Tonhöhe
Sprachtempo	Beschleunigt/verlangsamt/stockend, mit Pausen
Sprechdauer	Abnahme der Sprechrate/der Antwortlänge, Zunahme von Sprechfehlern
Stimmung/Emotionen	
Stimmungen, Gesichtsausdruck	Tränenfluss, Lächeln, wirkt euphorisch, traurig, müde, wütend, apathisch, erschöpft, entspannt, schlaff, lebhaft, starr, schmerzverzerrt, freudig, gleichgültig, ...

Technik: Direkter Blickkontakt

Ein ehrlicher direkter Blickkontakt, der Anteilnahme vermittelt, wird besonders bei Personen in einem höheren Stadium der Desorientiertheit für die Ingangsetzung und Aufrechterhaltung der nonverbalen Kommunikation unterstützend eingesetzt, wie auch die Technik des Spiegelns.

> ❯❯ Direkten Blickkontakt im Stadium I nur mit Vorsicht und nur kurz anwenden, da dieser auch provozierend erlebt werden kann.

Technik: Spiegeln, Über-Kreuz Spiegeln

Hand in Hand mit der verbalen Übereinstimmung geht der Gleichklang von Körperhaltung, Mimik und Gestik, Atmung, Tempo der Bewegungen meines Gegenübers und der Stimmqualität durch die Anwendung der sogenannten Spiegeltechniken. Sitzt der Betroffene vornübergebeugt und bewegt die Hand streichend hin und her, so werde ich die gleiche Körperhaltung einnehmen und die Bewegung im gleichen Rhythmus spiegeln, nachahmen – nicht übertreibend oder verspottend nachäffen, sondern im Gleichklang, um auf diese Weise Übereinstimmung mit dem Gefühl des Betroffenen zu zeigen. Klopft mein Gegenüber mit der Faust rhythmisch auf den Tisch, werde ich ebenfalls im gleichen Rhythmus auf den Tisch klopfen. Sagt er z. B. laut und scharf „So eine Gemeinheit! Die sind ja alle blöd!", so werde ich im gleichen lauten scharfen Ton ihn und sein Gefühl bestätigen: „Das ist eine Gemeinheit! Die sind alle blöd!"

Spiegeltechniken können auch als „Überkreuz-Spiegeln" angewendet werden. Wenn der Betroffene rhythmisch auf den Tisch klopft, kann ich auch rhythmisch mit dem Fuß aufklopfen.

> **Vorsicht bei der Anwendung von Spiegeltechniken bei Personen im Stadium I (mangelhafte Orientierung)! Betagte Menschen in diesem Stadium fühlen sich durch die Anwendung von Spiegeltechniken in der Regel verspottet und respektlos behandelt und reagieren mit Rückzug und Misstrauen.**

Technik: Berührung

Eine achtsame körperliche Berührung hat die Kraft, die Seele zu erreichen. Berührung gehört zu den intimsten Formen der Interaktion zwischen den desorientierten Menschen und ihren Betreuern. Durch eine gezielte Berührung wie das Streicheln und Massieren der Hände können wir Trost spenden und vermitteln „Ich bin da". Berührung zusammen mit verbaler Ich-Stärkung mit biographischem Bezug vertieft das Vertrauen und kann Geborgenheit und Sicherheit vermitteln. So kann ein sanfter, gezielter Handkontakt durch die Aussage „Das sind die fleißigen Hände, die ein ganzes Leben lang so hart gearbeitet haben", kombiniert werden. Die Biographie zu beachten bewahrt vor negativ assoziierten Berührungen: z. B. einen ehemaligen Polizisten von oben am Handgelenk zu fassen („Arretiergriff") kann jedes Vertrauen zunichtemachen. Feil (1990) beschreibt darüber hinaus eine Reihe von Berührungstechniken für den Einsatz in der Kommunikation mit Menschen in höheren Stadien der Desorientiertheit und gliedert diese in allgemeine, universelle und individuelle Berührungen:

- Allgemeine Berührungen erfolgen am Körper dort, wo besonders viele Sinneszellen sitzen (Ellbogen, Knie, Schulter) und somit die Wahrscheinlichkeit hoch ist, dass der Reiz der Berührung auch bei Menschen wahrgenommen wird, deren Sinnesempfinden bereits stark reduziert ist.
- Universelle Berührungen erinnern an Bezugspersonen aus der Vergangenheit – Feil ordnet den einzelnen Berührungen feste Begriffsbezüge zu: Streichen über Wange oder Unterkiefer wird mit der Mutter assoziiert, Streichen über den Hinterkopf mit dem Vater, Streichen über Schulter, Rücken oder Oberarme mit guten Freunden, Streichen über die Unterarme mit Geschwistern oder Spielkameraden.
- Individuelle Berührungen sind solche, die vom Einzelnen als angenehm empfunden werden – dies kann nur durch vorsichtiges Ausprobieren herausgefunden werden und die Reaktion des Betroffenen muss genau beobachtet werden.

Wenn wir Berührung bei desorientierten Menschen einsetzen, die wir oft über mehrere Tage, Wochen und darüber hinaus betreuen, kennen wir diese Personen bereits länger und gehen davon aus, schon vertraut zu sein. Der Betroffene hingegen kann die Begegnung jeweils neu erleben und könnte eine spontane Berührung als Eindringen in die Privatsphäre interpretieren. Daher bei wiederholten Begegnungen immer mitbedenken, dass diese von Betroffenen womöglich als Erstkontakt erlebt wird. Ob bei einer Begegnung die Ansprache oder die Berührung den Kontakt einleitet, ist individuell festzulegen. Auf alle Fälle bei einer erregten Grundstimmung Berührungen zuerst vermeiden bzw. ganz vorsichtig anbahnen. Berührungen von bekannten Menschen können als wohltuend erlebt werden.

Eine Berührung, die in unserer westlichen Kultur sehr öffentlich ist und von klein auf fast täglich erlebt wird, ist das Handgeben. Wenn die taktile Sinnesempfindung intakt ist, kann diese Berührung auch gut wahrgenommen werden. Berührung ist sowohl Teil einer nonverbalen Interaktion als auch einer sensorischen Stimulation.

> **Eine Berührung kann Trost spenden sowie Sicherheit und Geborgenheit vermitteln.**

8.3 Sensorische Stimulation

Wenn ganzheitliche Pflege nicht nur ein inhaltsleeres Schlagwort bleiben soll, müssen zuverlässige Wege gefunden werden, innerhalb des Pflegeprozesses auch jene Menschen kommunikativ zu erreichen, die kognitiv-verbal nicht mehr angesprochen werden können. So ist auch für Sie neben qualitativ hochwertiger körperlicher Pflege auch die wichtige spirituell-psychosoziale Unterstützung gewährleistet, um ihre Lebensqualität zumindest in Ansätzen zu verbessern.

Hier kommt die sensorische Stimulation zum Einsatz. Voraussetzungen sind biographische Kenntnisse über den anderen sowie Sensibilität in der Interaktion.

> **Sensorische Stimulation über den Weg emotionaler Erinnerung und emotionalen empathischen Einfühlens in die frühere Lebensumgebung der desorientierten Menschen durch die Pflegeperson ermöglicht eine Interaktion von besonderer Qualität jenseits kognitiv-verbaler Möglichkeiten.**

Sensorische Stimulation, wie sie im Rahmen des Konzeptes der speziellen validierenden Pflege eingesetzt wird, geht über die beschriebenen Berührungstechniken hinaus und verbindet diese mit den Vorlieben und Ressourcen der Betroffenen aus ihrer persönlichen Biographie. Es ist wichtig, möglichst detailliert zu erfahren, was die Betroffenen früher gerne gemacht haben, ob sie gerne gelesen und was sie gerne gelesen, gesungen haben, ob sie Musik gehört haben und wenn ja, welche, ob sie gerne ins Theater gegangen sind oder ins Kino, ob es einen Schauspieler gegeben hat, den sie gern gemocht haben; ob sie Ausflüge gemacht haben, gereist sind, welche Hobbys sie gehabt haben; ob sie noch immer soziale Kontakte zu Familienangehörigen oder Freunden haben usw.

> **Vertraute Dinge zu berühren, Bilder zu sehen, gewohnte Musik und vertraute Stimmen zu hören sowie Gerüche, öffnet ein Fenster in die Vergangenheit, was positive Erinnerungen und das Gefühl der Geborgenheit auslösen kann sowie das Gefühl von Vertrautheit und Geborgenheit.**

Die sensorische Stimulation kann bei einer bestehenden Demenz die emotionalen Erinnerungen anregen und Halt im Leben geben. Unter Berücksichtigung der jeweiligen persönlichen Biographie können Impulse für eine sensorische Stimulation über alle Sinne gesetzt werden.

- **Visuell – Bilder einsetzen**

Die Angebote sollen dem Rückzug entsprechen. Alte Fotos und Bilder von damals unterstützen das Wiederkennen und die Erinnerung und können Anlass für kommunikativen Austausch werden. Wenn eine desorientierte Person ihr Zimmer nicht findet, kann es mit einem Bild gekennzeichnet werden, zu dem sie eine starke emotionale Bindung hat. So kann die Orientierung unterstützt werden. Themenbezogene Fotowürfel mit Bildern von früher helfen, sich wieder an Vertrautes zu erinnern. Sie haben auch den Vorteil, dass sie gedreht und gewendet werden können ohne eindeutigen Anfang und Ende und so auch ein Stück weit das Bedürfnis nach Bewegung und Aktivität mit den Händen befriedigt werden kann.

- **Auditiv – Einsatz von Musik**

Musik kann sowohl passiv aufgenommen als auch aktiv ausgeübt werden. Durch den Takt eines Musikstückes oder den gezielten Einsatz zu bestimmten Zeiten kann Musikhören auch eine Tagesstruktur unterstützen. Singen ist eine aktive Tätigkeit, die Herz und Hirn anregen kann und bis in die Seele dringen kann. Alte Gedichte und Reime sind zumeist noch unter einem bestimmten metrischen Versmaß verfasst und haben dadurch einen melodischen Charakter, wodurch das Gesprochene untermauert wird. Singen von Liedern mit einfacher Melodie und einfachem Text ist oft noch gut möglich, wenn der sprachliche Ausdruck schon stark reduziert ist und hilft auch, Emotionen auszudrücken und zu vermitteln, Stress abzubauen, es kann die Stimmung heben und sogar die Mobilität fördern.

> **Tipp**
>
> Bitten Sie die Angehörigen, entsprechend den früheren Vorlieben und Gewohnheiten, Aufnahmen mit bestimmten Musikstücken, Menschen- oder Tierstimmen, aber auch Motorengeräuschen u. a. aus der früheren Lebensumwelt mitzubringen.

- **Taktil-haptisch und motorisch – Berührung/Bewegung**

Wenn desorientierten Menschen vertraute Gegenstände oder Dinge aus dem früheren Beruf oder den persönlichen Vorlieben aktiv berühren, wird der taktil-haptische Sinn angeregt. Wenn man einer Hausfrau die gerne genäht hat, verschiedene Stoffe und Knöpfe anbietet, kann sie diese fühlen und „bearbeiten". Einen Bäcker kann man beispielsweise einige Minuten lang die Hände in eine Schüssel mit Mehl tauchen lassen. Diese Aktivitäten holen eine Lebensempfindung mit dem Gefühl von gewohnter Umgebung und Produktivität zurück und verbessern auf diese Weise die gegenwärtige Lebensqualität der Betroffenen.

▪ Olfaktorisch und gustatorisch – Einsatz von (Aroma-)Düften

Der Einsatz von Düften und Aromaölen ist eine gute zusätzliche Möglichkeit, den Geruchssinn wieder zu sensibilisieren und Pflegemaßnahmen im Rahmen sensorischer Stimulation unterstützend zu intensivieren (◙ Tab. 8.5). Es gibt Düfte, die binnen Sekundenbruchteilen eine negative Gefühlsschranke zu durchbrechen und einen positiven Gefühlsimpuls auszulösen vermögen. Es erfolgt eine spontane Stimmungsaufhellung, weg von negativen und in ihrer psychischen Ursache auch oft physisch krankmachenden Gefühlen. Wenn Sie z. B. einem Bäcker Hefe als Badezusatz ins warme Badewasser geben, kann der Geruch der Backstube wiederbelebt werden.

Die Anregungen der Sinne können auch kombiniert werden: Singen mit Bewegung, Tasten und Riechen, visuelle Reize und taktil-haptische. Oder Sie orientieren die Impulse für die sensorische Stimulation an der Jahreszeit wie Weihnachtslieder, Osterkerze, Frühlingsblumen, Kastanien sammeln, Blätterrauschen, Sonntagskuchen, Festtagskleidung.

> **Durch die sensorische Stimulation können Erinnerungen in die Gegenwart geholt werden. Sich an etwas erinnern zu können, einen Zugang zur persönlichen Geschichte zu haben, gibt uns Sicherheit und stärkt das Erleben von Identität.**

◙ **Tab. 8.5** Beispiele – sensorische Stimulation

Sensorisches Sinnessystem	Beispiele für die sensorische Stimulation
Visuell	Alte Bücher, Bilder, Ansichtskarten, Formulare, Briefe, Filme, Fahrkarten, Plakate, Briefmarken, Geldscheine
Auditiv	Gesungene Lieder, gesprochene Gedichte und Reime, Geräusche
Motorisch	Arbeitsvorgänge von früher, Bewegungsabläufe
Taktil-haptisch	Betasten und Angreifen von alten Gebrauchsgegenständen z. B. Münzen Fühlen lassen von alten Materialien aus der früheren Arbeitswelt z. B. Tischler – Holzstücke; Sekretärin – Papierbogen; Schneiderin – Stoffstücke Kleiderstoff, gestärkter Hemdstoff
Olfaktorisch	Aromadüfte, Gerüche und Düfte von „früher" z. B. Kölnischwasser (4711), Rasierwasser (Pitralon), Kernseife, Talkumpuder, Maiglöckchen, Weihrauch, Parfüm, Lavendel aber auch Gewürze und Mottenkugeln
Gustatorisch	Kostenlassen, Lippenbetupfen usw. mit einem Lieblingsgetränk, einer Lieblingsspeise

8.4 Erinnerungsarbeit und Reminiszenzgruppe

Eine gute Kenntnis des Alltagsumfeldes früherer Generationen (▶ Kap. 5, Sozial- und Zeitgeschichte) und das Sammeln entsprechender Gegenstände in einer „Nostalgiekiste" helfen, wenn aus der Biographie des betroffenen desorientierten Menschen nur wenig oder gar nichts bekannt ist. Die Frage „Wie war das damals?", kann das Erzählen solcher Erlebnisse anregen.

> **Tipp**
>
> Es empfiehlt sich, Alltagsgegenstände aus der Zeit, als die heute desorientierten Personen noch jung waren, in einer Kiste zu sammeln. Flohmärkte und die Dachböden der Eltern und Großeltern sind dafür Fundgruben. Gestalten Sie mehrere Fotowürfel mit verschiedenen Themen.

Alltagsgegenstände von früher stellen auch dann einen biographischen Bezug her, wenn wir mangels Information keine individuellen Angebote setzten können. Machen wir uns bewusst, welche Gegenstände des täglichen Bedarfs unser Umfeld ausmacht! Diese Dinge kommen in unser Leben und gehen auch wieder, ohne dass wir es sonderlich bemerken. Erst nach vielen Jahren, wenn wir diesen Gegenstand wieder entdecken, wird uns bewusst, dass er uns ein Stück im Leben begleitet hat.

> **Überlegen Sie für sich selbst**
> Haben Sie schon einmal im Zuge einer „Entrümpelung" einen Gegenstand wieder entdeckt, der einmal ein fixer Bestandteil Ihres Alltags war? Haben Sie sich schlagartig daran erinnert, was Sie damals alles mit diesem Gegenstand verbunden hat? Was ist Ihnen da durch den Kopf gegangen? Was haben Sie gefühlt?

Es gibt auch die Möglichkeit, Erinnerung in Form einer Reminiszenzgruppe zu pflegen, wobei diese Form der Erinnerungsarbeit aber gut geplant und konsequent fortgeführt werden muss.

Wesentlich ist, sich vor Beginn zu überlegen, ob das Erinnern in einem Rahmen zwanglos geselligen Zusammenseins stattfinden soll, ob es Bestandteil der Betreuungs- und Pflegearbeit ist, um die einzelnen Mitglieder der Erinnerungsgruppe besser kennenzulernen, oder ob am Ende dieser Reihe an Begegnungen eine Broschüre oder ein Buch herausgegeben werden soll, in welchem die Erkenntnisse aus diesen Begegnungen an Dritte weitergegeben werden sollen. Es sollten die entsprechenden Räumlichkeiten vorhanden sein, um Störungen zu vermeiden. Die Gruppe sollte nicht mehr als 6–8 Personen umfassen, damit die Konzentration auf das Gruppengeschehen während des ganzen Treffens erhalten bleibt.

In den Treffen selbst sollte ein Thema vorgegeben werden, zu dem alle Beteiligten einen Beitrag leisten können. Wenn der Gruppe das Thema schon vor der Versammlung bekannt ist, sind die teilnehmenden Personen in der Lage, eventuell Gegenstände, die das Thema illustrieren, mitzubringen. Diese Themen sollten aus dem Alltagsleben kommen, also z. B. Mode, Mahlzeiten, Elternhaus, Schule, Sonntagsausflüge, Arbeit und Früheres aus der Biographie der Teilnehmenden durch Erzählen und Vorzeigen wieder lebendig machen.

Das gewählte Thema sollte zum Alltagsablauf und zur Jahreszeit passen (überspitzt gesagt: keine Weihnachtserinnerungen im Hochsommer), denn die sensorischen Reize aus der gegenwärtigen Jahreszeit fördern den Fluss der Erinnerungen nur dann, wenn sie der seinerzeit gelebten Jahreszeit entsprechen. Es kann aber natürlich durchaus vorkommen, dass jemand aus der Gruppe sich für alle unvermutet im heißesten Hochsommer plötzlich an Weihnachten erinnert, weil er seine Kindheit in den Tropen oder in Brasilien verbracht hat!

Ein Thema kann z. B. in der kalten Jahreszeit „Winter in meiner Kindheit" sein. Wie wurde damals geheizt und das notwendige Brennmaterial beschafft und gelagert? Wie kleidete man sich damals (das berühmte „Entmotten" der Winterkleidung)? Was wurde gegessen in einer Zeit, als es noch keine Kühlschränke und keine Luftfrachtimporte gab? Wie vertrieb man sich winters die Freizeit? Wie war der Winter in den beiden Weltkriegen? Wie in der Nachkriegszeit? Die im Langzeitgedächtnis gespeicherten Erinnerungen sind eher ad hoc abrufbar. Ganze Gedichte, Prosatexte können rezitiert und vor allem viele Lieder mit sämtlichen Liedstrophen gesungen werden. Wenn dies alles gesammelt, aufgeschrieben und auf Tonband aufgenommen wird, dann kommt binnen Kürzestem eine Sammlung von Materialien zusammen, die als sensorische Stimulation äußerst wirkungsvoll eingesetzt werden kann.

Spezielle validierende Interaktionen sind aber im Regelfall nicht an eine Zeit gebunden, sondern alle Interaktionen im Laufe des Tages können und sollten unter diesen Gesichtspunkten gestalte werden.

Literatur

Feil N (1990) Validation – ein neuer Weg zum Verständnis alter Menschen. Delle Karth, Wien
Feil N (2004) Validation in Anwendung und Beispielen. Der Umgang mit verwirrten alten Menschen, 4. Aufl. Reinhardt Verlag, München

Spezielle validierende Pflege bei ausgewählten Situationen im Pflegealltag

Sonja Scheichenberger

© Springer-Verlag GmbH Deutschland, ein Teil von Springer Nature 2018
S. Scheichenberger, B. Scharb, *Spezielle validierende Pflege*,
https://doi.org/10.1007/978-3-662-56017-4_9

Die Abnahme der verbalen Fähigkeiten, der Orientierung und der Sinneswahrnehmung führen im Verlauf einer kognitiven Beeinträchtigung zu Problemen, die das selbstständige Bewältigen des Alltages für die Betroffenen zunehmend erschweren. Über die Körperhaltung können Stimmungen transportiert werden und umgekehrt. Körper und Seele beeinflussen sich gegenseitig, sodass z. B. das persönliche Gangbild mit seinen stimmungsabhängigen Ausdrucksformen auch eine nonverbale Sprache für seelische Vorgänge darstellt. Pierobon und Funk (2013) halten fest, dass die intraindividuellen Schwankungen beim Gehen Rückschlüsse auf die psychische Verfassung zulassen – ein Umstand, der als „Gangpantomimik" bezeichnet wird. Es ist daher nicht sinnvoll, die körperbezogenen Pflegetätigkeiten von den emotionalen seelischen Vorhängen zu trennen. Die Körperpflege und damit verbundene Bewegung erfordert Berührung und manuelle Anleitung in unterschiedlicher Intensität, die Sicherheit und Geborgenheit vermitteln können.

9.1   Körperpflege und Kleiden

Die Kleidung schützt unseren Körper und ist gleichzeitig Ausdruck von Persönlichkeit, Zugehörigkeit sowie von Status und Prestige. Körperpflege und Intimpflege hat in der Pflegesituation mit dem Entblößen vor fremden Menschen zu tun. Durch das Ausziehen und Veröffentlichen des Körpers, so Gröning (2014), entsteht eine „verletzungsoffene und beschämende Situation", die ursächlich mit der Pflege verbunden ist. Die menschliche Pflege und Würde bilden dabei eine wichtige Einheit.

Für Menschen mit einer Desorientierung wird die Durchführung der Körperpflege durch verschiedene zusätzliche Faktoren zu einem stressbesetzten Faktor, für die Betroffenen aber auch für die Betreuungspersonen. Wenn das Zeitgefühl verloren geht und die Stunden und Tage nicht mehr auseinandergehalten werden können, kommt die Aussage „Ich habe mich schon gewaschen" sehr häufig vor.

Der Wunsch, sich nicht dem Ungewissen auszusetzen – sowohl räumlich als auch situativ, ist eine weitere Ursache dafür, dass die Betroffenen oft sehr schwer zu motivieren sind, ins Badezimmer oder in die Dusche zu gehen. Wenn sie nicht wissen, was sie dort erwartet, was genau und wie es zu tun ist, entziehen sie sich diesem Plan. Vielleicht ist es auch einfach die Sprache: „Dusche" und „Badezimmer" können vielleicht nicht mit der täglichen Körperpflege in Verbindung gebracht werden, da sie sich früher vielleicht mit einer Waschschüssel oder einem Waschtrog gewaschen haben oder ins „Tröpferlbad" gegangen sind, eine öffentliche Badeanstalt in Wien. Eine einladende Sprache aus der Biographie der Betroffenen könnte z. B. sein: „Bitte einmal waschen – legen – föhnen". Neben dem Ablehnen der Dusche oder des Badens aufgrund einer nicht vertrauten Sprache kann auch einfach das situative Verständnis für das Was und Wie im Rahmen der Körperpflege verloren gegangen sein. Es können aber auch negative Erfahrungen, vor allem aus der Kriegszeit, damit verknüpft sein.

Überlegen Sie für sich selbst
Sie bekommen eine Einladung an einen Ort, den Sie nicht kennen. Sie wissen auch nicht, was Sie dort tun sollen bzw. was man dort von Ihnen erwartet. Würden Sie einfach mitgehen, weil Sie neugierig sind oder würden Sie sich eher zurückhalten

> und sich nicht dem Ungewissen aussetzen? Falls Sie sich entschlossen haben nicht
> mitzugehen und die Einladung wird immer verbindlicher wiederholt, eventuell
> sogar unter Hinweis auf negative körperliche Folgen für Sie, würden Sie sich
> wehren? Wenn ja, wie und wie stark?

Chronisch Kranke, und dazu zählen Menschen mit einer Demenz, haben eine körper- und ereignisbasierte Zeit. Dies ist jene Zeit, die sie benötigen, um den pflegebedürftigen Körper zu versorgen und sich sauber zu fühlen. Demgegenüber steht die messbare lineare Zeit der Organisationen, die für ihre Lebenswelt mehr oder weniger vorgegeben ist. Betroffene entwickeln Schuldgefühle, wenn die vorgegebene Zeit keine Rücksicht auf ihre Fähigkeiten nimmt. Sie werden sich dadurch ihrer Schwächen erst recht bewusst und sehen sich mit ihrer Abhängigkeit konfrontiert. Das kann wiederum zur Ablehnung der Pflegehandlung führen, weil sie sich diesem Gefühl nicht aussetzten wollen (Gröning 2014).

Die Beschleunigung der linearen Zeit beruht auf den veränderten Rahmenbedingungen und der Rationalisierung der Arbeitszeit. Als Dienstleistung wird nur das definiert, was sich unmittelbar abbilden lässt, womit vieles, wie zum Beispiel die Beziehungsarbeit, ausgeblendet wird, was auch zu Schuldgefühlen auf Seiten der Pflegepersonen führt (Grönig 2014). Dennoch ist es wichtig sich gut auf die Interaktion einzulassen, das Zeitmanagement und die Gewohnheiten der Betroffenen zu berücksichtigen, da eine missglückte Interaktion auch Zeit, wenn nicht sogar mehr Zeit, beansprucht.

Wenn Kleidung mit großen Knöpfen und einfachen Verschlüssen verwendet werden, sollten diese aber in der Handhabung bekannt sein. Ein Klettverschluss ist praktisch – aber vielleicht habe ich damit nie etwas zu tun gehabt. Auch beim Einsatz sensorischer Stimulation im Rahmen der Körperpflege empfiehlt es sich, bekannte Düfte und Pflegemittel einsetzen.

> **Generell gilt: Bekanntes vor Unbekanntem.**

Am besten ist es, die Körperpflege und das Anziehen immer zur gleichen Zeit mit gleichem Ablauf anzubieten, die adäquaten Handlungsabläufe positiv zu bestärken und ein Lob auszusprechen.

Tipp

Nach einer für den Betroffenen anstrengenden Selbstpflege (Tätigkeit) kann man z. B. eine Lehrerin gezielt fragen: „War das eine Schularbeit (oder Matura)!" Oder biographiebezogene Sprichwörter einsetzen z. B. bei Frühaufstehern: „Morgenstund hat Gold im Mund", oder „Wer zuerst kommt, mahlt zuerst".

- **Scham**

Der Begriff „Scham" stammt von einer alten germanischen Wurzel und bedeutet so viel wie zudecken und verbergen, womit besonders unser Intimbereich, das Gefühl bloßgestellt zu sein, gemeint ist, dem man sich entziehen möchte, wenn es bedroht oder verletzt wird. Die Körperpflege und die Versorgung im Intimbereich gehört zu den sensibelsten Bereichen in der Pflege. Erlebte Scham führt oftmals dazu, dass man sich ihr zu entziehen versucht, indem man die damit verbundenen Pflegehandlungen ablehnt oder sogar körperlich abwehrt. Die Scham, das Sich-Schämen, gehört nach Gröning zu den existenziellen Grunderfahrungen. Sie ist die Hüterin unserer Würde und erfasst das ganze Selbst. Weicht unser aktuelles Selbst vom Selbstbild ab, signalisiert das Über-Ich diese Diskrepanz und löst das Sich-Schämen aus. Differenziert betrachtet ist die Schamreaktion die Angst vor der Bloßstellung und vor der Erniedrigung.

Jede Kultur hat Grenzen dafür, was als beschämend gilt. Dazu zählt besonders die mangelnde Umwelt-und Körperkontrolle, was mit Schwäche und Autonomieverlust in Verbindung gebracht wird. Daher werden auch körperliche Verluste und eine mangelnde Kontrollfähigkeit der Umwelt als beschämend empfunden (Gröning 2014). Aber auch die Krankheit Demenz an sich löst ein Schamgefühl aus, so als könnte man etwas dafür, schreibt Assauer (2012). Darüber kann man mit niemanden wirklich reden, weder mit der Familie noch mit der Partnerin. Es gibt nichts Peinlicheres, stellt er fest. Taylor fand es peinlich, weil er erkannte, dass er seine Gefühle nicht mehr kontrollieren konnte (Lakotta 2010).

Der Verlust über die Kontrolle der Ausscheidung ist in besonderem Maße beschämend.

9.2 Ausscheidung und Intimsphäre

Hilfe bei der Ausscheidung zu benötigen, heißt auch, jemanden in die Kernzone der Scham vordringen lassen zu müssen, mit allen bereits beschriebenen Reaktionen.

Für die Inkontinenz im Alter sind multifaktorielle Ursachen verantwortlich, die sich auf Veränderungen der Ausscheidungsorgane, den kognitiven Fähigkeiten und körperliche Einbußen zurückführen lassen (Ahnis et al. 2008). Wenn der Toilettengang nicht mehr selbständig erledigt und/oder die Ausscheidung nicht mehr kontrolliert werden kann, kann die benötigte Hilfe beim Kleiden und Reinigen oder die Versorgung mit Inkontinenzprodukten als Eingriff in die Intimsphäre erlebt werden und in weiterer Folge die Lebensqualität verringern. Wird die Intimsphäre überschritten, kann dies sogar Gefühle wie Ekel und Scham hervorrufen (Behr et al. 2013).

- **Prävalenz und Ursache**

Jeder dritte ältere Mensch ist von einer Inkontinenz betroffen. Im Pflegeheim haben mit 80 % doppelt so viel Bewohner, die an eine Demenz leiden, eine Inkontinenz im Vergleich zu jenen, die keine kognitiven Einbußen haben. Die Inkontinenz ist für die Betroffenen äußerst unangenehm und peinlich. Sie ist einer der häufigsten Gründe für eine Einweisung in ein Pflegeheim (Beubler et al. 2007; Füsgen 2006). Eine Inkontinenz bedingt durch eine Demenz tritt je nach Form zu 30–100 % und im Verlauf zu verschiedenen Zeitpunkten und in unterschiedlichem Ausmaß auf (Madersbacher und Mair 2009).

Die wichtigste Ursache für die Harninkontinenz ist die zerebral enthemmte Blase (Madersbacher und Mair 2009). Um die Blase willkürlich am richtigen Ort gut entleeren zu können ist es notwendig, dass auch jene Gehirnareale funktionieren, die den Detrusor und den Sphinkter kontrollieren.

▪ Auswirkungen

Die subjektiven Belastungen und Auswirkungen einer Harn- und/oder Analinkontinenz bei 112 befragten Menschen zwischen 59 und 93 Jahren ergab auf körperlicher Ebene Erschöpfung, Schmerzen und Geruch; auf der Verhaltensebene verstärkte Hygiene, veränderte Kleidung, Toilettensuche, Probleme mit der Aufbewahrung und dem Transport der Hilfsmittel; auf psychischer Ebene Angst und Unsicherheit, Kontrollverlust, Wut, Ärger, Scham, Ekel; auf sozialer Ebene eingeschränkte soziale Beziehungen und Aktivitäten, Probleme in der Partnerschaft und Sexualität und auf ökonomischer Ebene die finanzielle Belastung. Die psychischen Belastungen wurden am häufigsten genannt, gefolgt von den sozialen Auswirkungen (Ahnis et al. 2008). Dieses Belastungsbündel nehmen Personen, die bereits vor ihrer Demenz eine Inkontinenz haben, in die Krankheit mit und dies kann die Hilflosigkeit auf der Verhaltensebene verstärken.

Mit der Abnahme der Kognition durch die Demenzerkrankung nimmt auch die zentrale Steuerungsfunktion ab. Das bedeutet, dass ein Harndrang entweder nicht mehr oder zu spät erkannt wird. Dazu kommt häufig die Tatsache, dass auch der Orientierungssinn verloren gegangen ist und der Weg zur Toilette nicht mehr gefunden wird (Frank 2006). Es kann auch einfach verlernt werden, wie der Schließmuskel funktioniert.

> **Durch regelmäßiges Begleiten auf die Toilette kann zu Beginn die gewohnte Fähigkeit zur Miktion eine Zeitlang aufrechterhalten werden.**

Bei der Alzheimer-Demenz tritt eine Harninkontinenz spät im Laufe der Erkrankung auf, weil der Harndrang nicht mehr realisiert wird und die Miktion so nicht mehr gesteuert und kontrolliert werden kann. Bei der vaskulären Demenz ist eine Überaktivität bei teilweise gleichzeitiger Schwäche des Detrusors im Vordergrund. Bei der Lewy-Body-Demenz sind besonders die Basalganglien betroffen, wodurch die Inkontinenz zum Frühsymptom wird (Madersbacher und Mair 2009).

▪ Hilfsmittel

Das Verwenden von Einlagen bei Personen, die aufgrund der Desorientierung die Ausscheidung nicht immer rechtzeitig am richtigen Ort erledigen können, ist dann legitim, wenn die Anzeichen für das Bedürfnis nicht oder zu spät erkannt werden. Das angebotene oder eingesetzte Inkontinenzprodukt wird aber oft als Störfaktor wahrgenommen und entfernt und dennoch öfter durch einen improvisierten Schutz wie etwa eingelegtes Toilettenpapier ersetzt. Das heißt, das Nichtwahrhaben und das Erkennen, das da etwas ist, dass behoben werden muss, liegen dicht beieinander. Die Bemühung um das Einhalten der erlernten Normen ist für Außenstehende oft nicht auf den ersten Blick erkennbar.

Fast richtig

Herr W. steht im Badezimmer. Eine Pflegeperson, die dazukommt, sieht, dass die Einlage am Boden liegt und er an diesem unüblichen Ort auf die Einlage uriniert.
Eine genauere Betrachtung zeigt, Herr W. hat viele geforderte und erlernte Normen eingehalten. Er sucht oder findet einen Raum, der dem WC von der Ausstattung noch am ähnlichsten ist. Er erledigt die Ausscheidung auch nicht einfach auf den Boden, sondern benutzt dazu seine Einlage.

Werden die Räumlichkeiten mit Biographiebezug beschriftet und gekennzeichnet, unterstützt dies das Erkennen der Toilette. Kontraste wie eine farbige WC-Brille können besser wahrgenommen werden. Die vorhandenen Ressourcen kann man aktivieren, indem der gewohnte Zeitpunkt für die Toilette aufrechterhalten und ein gewohntes Rituale wie z. B. Zeitunglesen zusätzlich ermöglicht wird. Falls eine Versorgung mit Inkontinenzprodukten notwendig ist, gilt es, sensibel an die Versorgung heranzugehen.

Einige Betroffene sind irritiert oder schämen sich, wenn sie eine Einlage eingelegt bekommen – eine „Windel" tragen ist doch nur etwas für kleine Kinder. Hier kann eine zur eigentlichen Handlung begleitende kleine aber nützliche Aufgabe für die Betroffenen, wie etwa sich am Waschbecken oder Bett anzuhalten, in Kombination mit einem angenehmen Angebot wie das Eincremen des Rückens als Ritual entwickelt werden. Zum Beginn oder manchmal auch zum Abschluss kann dann der Einlagewechsel stattfinden.

> **Das Gefühl der Peinlichkeit und Scham sollte nicht verniedlicht, herabgespielt oder gar überspielt werden. Erst, wenn diese Gefühle angesprochen und anerkannt werden, kann das durchaus unangenehme Thema abgehakt werden.**

Auch kognitiv nicht beeinträchtigten Personen ist das Einnässen peinlich und sie möchten, dass dieses Gefühl validiert wird. Umso mehr gilt dies für desorientierte Personen, die das Defizit noch bewusst wahrnehmen.

Es ist mir peinlich

Herr K. hat in der Früh ein vom Urin nasses Bett, das ihm peinlich ist und er sagt dies auch. Die Pflegeperson sagt sehr empathisch: „Ich helfe Ihnen gerne, das ist meine Aufgabe". Nach einer kurzen Zeit wiederholt sich das mehrmals, bis sie sagt, „Ich verstehe das, ich glaube es wäre mir auch peinlich – aber ich helfe Ihnen, dann haben Sie gleich wieder ein trockenes Bett". Jetzt ist Herr K. zufrieden und wiederholt nicht mehr, dass es ihm peinlich ist.

Es kann aber auch sein, dass jemand vergisst, bereits auf der Toilette gewesen zu sein und wiederholt über Verstopfung klagt. Vielleicht hilft hier eine Liste, die von den Betroffenen selbst oder gemeinsam mit der Pflegeperson geführt werden kann.

9.3 Nahrungsaufnahme und Mangelernährung

Das Sprichwort „Essen und Trinken hält Leib und Seele zusammen" verbindet die physiologischen und biologischen Funktionen mit den Kräften im psychischen Bereich. Genug essen und trinken zu können wird mit Gesundheit in Verbindung gebracht und ist ein lebensnotwendiges elementares Bedürfnis, aber auch eine Erfahrung, die mit unseren Sinnen korrespondiert. Essen riechen und sehen können, das Knacken der Speisen hören, die Konsistenz spüren, sind wichtige Begleiter für die Nahrungs- und Flüssigkeitsaufnahme und animieren zum Weiteressen. Die sinnlichen Eindrücke helfen, Nahrung und Flüssigkeiten als solche zu erkennen und sich daran zu erinnern, was jetzt zu tun ist, zum Beispiel das Besteck oder das Trinkgefäß zum Mund zu führen. Geräusche und Gerüche, die mit Kochen und Essen in Verbindung gebracht werden, können das Essen unterstützen. Andererseits kann eine ruhige Umgebung notwendig sein, um sich darauf konzentrieren zu können.

Ein vermindertes Geruchsempfinden hat auch Auswirkungen auf das Geschmacksempfinden. Wir alle wissen, wie fad ansonsten sehr wohlschmeckende Gerichte von uns empfunden werden, wenn wir beispielsweise einen hartnäckigen Schnupfen haben. Bei älteren Menschen wird dieses Nachlassen des Geruchsempfindens sehr häufig zum Problem, da ihnen das Essen nicht mehr schmeckt. Daher erklären sie häufig, es werde schlecht und ungewürzt gekocht. Dieser Faktor ist unter anderem sehr oft die Ursache für eine verminderte Nahrungsaufnahme. Angenehme Düfte und Gerüche sind wesentliche Bestandteile in der spirituell-psychosozial orientierten Pflege, denn sie unterstützen dabei, ein gutes positives Gefühlsleben aufrecht zu erhalten, Gefühlsreaktionen wie Enttäuschung, Schmerz, Wut oder Angst usw. positiv zu beeinflussen und das damit verbundene Stressempfinden zu reduzieren.

> **Eine prägnante farbliche Gestaltung mit Kontrasten wird leichter wahrgenommen als zum Beispiel ein weißes Geschirr auf einem weißen Tischtuch (Heeg 2003). Das gewohnte Geschirr und Besteck unterstützen den Wiederkennungswert und die Handhabe ist vertraut.**

Zuwendung und eine größtmögliche Normalität der Umgebung wirken sich positiv auf die Nahrungsaufnahme aus (Kojer 2005). Eine familienähnliche Esssituation (ein gedeckter Tisch, Essen in Schüsseln serviert etc.) im Vergleich zur üblichen Essensausgabe verbessert das Körpergewicht, die Feinmotorik und die Lebensqualität signifikant. Dies ist das Ergebnis einer über sechs Monate durchgeführten Studie bei 178 Pflegeheimbewohnern mit einer Demenz (DGPPN und DGN 2016).

Der Ausflug

Eine Kollegin erzählt mir im Rahmen einer Fortbildung von einem Ausflug mit Bewohnern einer Langzeiteinrichtung nach Schönbrunn. Anschließend gingen alle in ein Kaffeehaus. Erstaunlich war, dass im Gegensatz zu ihrem Verhalten auf Station alle ihre Tassen sicher und gekonnt zum Mund führen konnten ohne sich anzuschütten. Und das, obwohl Bewohner dabei waren, die in der Einrichtung bereits regelmäßig einen Plastikbecher zum Teil mit Schnabel zum Trinken serviert bekamen.

Eine Studie mit 24 Demenzkranken ergab, dass durch verbale Anleitung und positive Bestärkung die selbständige Nahrungsaufnahme beim Essen verbessert werden kann, jedoch nicht die Zunahme der Häufigkeit (DGPPN und DGN 2016). Eine manuell geführte bzw. eine komplette Übernahme der Essenseingabe kann notwendig werden, wenn ein verbales Selbsthilfetraining nicht mehr ausreichend ist.

Tipp

Servieren Sie im fortgeschrittenen Stadium jeden Gang einzeln und nur mit dem passenden Besteck. Erinnern Sie an die Weiterführung der Nahrungsaufnahme und speziell an das Trinken, da oft kein Durstgefühl vorhanden ist und ein Glas auf dem Nachttisch vergessen oder übersehen wird (Hielscher-Fastabend 2010).

9.3.1 Mangelernährung

Bei Menschen mit kognitivem Abbau leidet jeder vierte Betroffene unter Gewichtabnahme. Die Unterernährung ist ein wichtiges Kriterium für die Sterblichkeitsrate bzw. Mortalität in einer Langzeiteinrichtung (Schwerdt 2005).

Bereits sehr früh, noch vor einer Diagnose, kann durch Geruchs- und Geschmacksstörungen (▶ Kap. 3) eine ungewollte Gewichtabnahme auftreten. Als weitere Ursache für eine verminderte Nahrungsaufnahme und den Appetitverlust werden neurodegenerative Prozesse in bestimmten Hirnregionen und entzündliche Einflüsse angenommen. Kommt es zu einem Nährstoffdefizit, kann sich dies auch auf die kognitiven Fähigkeiten auswirken (Volkert 2017).

Die Multimorbidität im Alter geht häufig mit Zahn- und Munderkrankungen einher. Beschwerden im Mundbereich, die nicht als solche erkannt werden, können aber die Ursache für die reduzierte Nahrungsaufnahme sein. Wissenschaftlich wird ein möglicher Zusammenhang zwischen parodontaler als auch systemischer Entzündungen und der Demenz vom Alzheimer-Typ vermehrt in den Blick genommen. Experimentelle Daten weisen darauf hin, dass sich eine verringerte Abstützung der Kaufläche zwischen Oberkiefer und Unterkiefer oder ein nicht passender Zahnersatz auf die Gangsicherheit bei bestehender kognitiver Einschränkung auswirken. Im Rahmen einer Studie wurde von den Bewohnern einer Institution für Menschen mit Demenz, die eigene Zähne hatten, der Zahnstatus erhoben. Nahezu 60 % hatten eine Karies und 85 % eine Entzündung des Zahnfleisches. 35 % hatten eine Entzündung der Mundschleimhäute wie eine Pilzinfektion, obwohl die Betreuung hier eine regelmäßige Zahn- und Mundhygiene umfasste. Der letzte Zahnarztbesuch lag im Durchschnitt 25 Monate zurück im Extremfall sogar 60 Monate (Besimo und Besimo-Meyer 2017).

> **Um die Kaufähigkeit zu erhalten, sind ein guter Zahnstatus und eine regelmäßige Zahn- und Prothesenpflege wichtig. Eine physiologische Schleimhaut, intakte Zähne und eine gut sitzende Zahnprothese sind wichtige Parameter, um die notwendige Nahrungsmenge aufnehmen zu können und eine Mangelernährung zu vermeiden.**

9.3.2 Appetit- und Essstörungen

Wie Studien belegen, besteht ein Zusammenhang zwischen einem Gewichtverlust und der Alzheimerkrankheit. Ein ungewollter Gewichtverlust kann oft ein erstes Anzeichen lange vor der Diagnosestellung sein. Er kann möglicherweise die erste Folge einer Vergesslichkeit sein. Es gibt auch Hinweise, dass die zentrale Regulation für Appetit und Hunger gestört ist (Immel-Sehr 2006), wodurch Demenzkranke häufig ein verringertes Bedürfnis nach flüssiger und fester Nahrung haben (DGPPN und DGN 2016).

Im fortgeschrittenen Stadium einer Demenz stellt die sich allmählich entwickelnde Ess- und Trinkstörung bzw. Ablehnung der Nahrungs- und Flüssigkeitsaufnahme eine Herausforderung dar, die längerfristig sehr schnell zu einer Mangelernährung oder Austrocknung bzw. Dehydration führen kann (Hielscher-Fastabend 2010).

9.3.3 Schluckstörung

Schluckstörung oder Dysphagie beim Vorliegen einer Demenz sind durch hinzutretende, schwere, neurologische Störungen, als sekundäre Presbyphagie bezeichnet, beobachtbar. Eine Untersuchung in ganz Europa an 400 Pflegeheimbewohnern mit einer Schluckstörung ergab (Rappold 2001):

- 44 % hatten einen Gewichtsverlust in den letzten 12 Monaten.
- 55 % konnten bestimmte Speisen nicht essen und 50 % aßen weniger als normal.
- 68 % litten unter Schluckstörungen, die sie in der Nahrungsaufnahme beeinträchtigten.
- 41 % hatten zusätzlich Angst- oder Panikattacken während des Essens.
- Bei 60 % wurde die Diagnose „Dysphagie" nie gestellt, trotz bestehender Schwierigkeiten beim Schlucken.
- Nur 33 % wurden wegen der Schluckstörungen behandelt.

9.3.4 Intentionale Ess- und Trinkstörung

Vor allem im mittelschweren und schweren Stadium kann eine Beeinträchtigung beim selbstständigen Essen auftreten. Intention ist die die bewusste Absichtsbildung, das Wollen eines Menschen. Ein intentionaler Akt liegt dann vor, wenn es eben „nicht beim Wollen bleibt", sondern die Absicht auch in die Tat umgesetzt wird. Im fortgeschrittenen Stadium der degenerativen Erkrankung entwickelt sich allmählich eine intentionale Störung auch im Bereich des Essens und Trinkens, sodass die Hände die Nahrung nicht mehr gezielt zum Mund führen können (DGPPN und DGN 2016; Rappold 2001).

Hummel (2009) beschreibt in ihrem Roman, wie sie ihrem Mann zuerst eine Nektarine zum Essen gibt, weil ihm dann einfällt, dass er kauen und schlucken muss, bevor sie ihm das Marmeladebrot reicht. Sie zeigt dann auch, wie wichtig die Beobachtung und Deutung des Verhaltens ist. Denn nach der Nektarine flößt sie ihm langsam mit einem Kaffeelöffel Kaffee ein, von denen er fünf schluckt – insgesamt 25 Gramm stellt sie fest. Nach dem sechsten Löffel öffnet er vor dem Schlucken den Mund, um vom Marmeladebrot zu essen.

9.3.5 Nicht-Essen-Können oder -Wollen

Wenn die Konzentration oder die körperlichen Kräfte abnehmen, sagen manche nicht „Ich kann nicht mehr", sondern „Ich will nicht mehr" (Feldmann 1989). Ein wesentlicher Faktor für die Analyse der Situation ist das Herausfinden, ob jemand nicht essen kann oder nicht essen will. Ein Nicht-Wollen kann durch Wegdrehen oder Ausspucken ausgedrückt werden. Ein Nicht-Können kann etwa durch ein Verkennen der Situation sowohl der Speisen als auch des Ablaufes ausgelöst werden.

Um herauszufinden, was genau das Problem ist, ist es notwendig, das Verhalten und die Gewohnheiten genau zu beobachten und die Ergebnisse mit dem interdisziplinären Team auszutauschen (Weissenberger-Leduc und Frühwald 2013). Hat man die Möglichkeit, ist es sehr wichtig, auf die Vorlieben und Abneigungen einzugehen. Wird das individuelle Ernährungsverhalten durch ein exaktes Trink- und Ernährungsprotokoll über mehrere Tage erfasst, bekommt man einen guten Überblick über die Gewohnheiten.

Tritt die Unlust zu Essen oder das Ablehnen von Speisen, die bisher gerne gegessen wurden, oder vermehrte Erschöpfung auf, hilft dies den Zeitpunkt zu erkennen, ab wann eine palliative Pflege angezeigt ist. Die Ablehnung von Speisen ist oft die einzige Möglichkeit, das Nicht-mehr-Wollen mitzuteilen und auszudrücken, jenseits sprachlicher Fähigkeiten (Weissenberger-Leduc und Frühwald 2013) und wird als Indikation für eine PEG zunehmend in Frage gestellt und kritisch erörtert (Frühwald 2016).

Für die Probleme beim Essen und Trinken gibt es eine Vielfalt an Angeboten, die einander feldübergreifend ergänzen (◘ Tab. 9.1).

9.3.6 PEG – perkutane endoskopische Gastrostomie

Die parenterale Nahrungs- und Flüssigkeitszufuhr bei fortgeschrittener Demenz wird vielfach mit dem Argument eingesetzt, „unnötiges Leid" reduzieren zu wollen und um ein Verhungern zu verhindern. Beobachtungen und Erfahrungen des palliativ geschulten pflegerischen und medizinischen Betreuungspersonals bekräftigen, dass eine künstliche Zufuhr von Nahrung und Flüssigkeit in dieser Situation eher Nachteile mit sich bringen (Weissenberger-Leduc und Frühwald 2013).

Für die enterale Ernährung mittels PEG gibt es zurzeit keine Studien, die im Stadium der schweren Demenz eine nachgewiesene positive Beeinflussung der Überlebenszeit wissenschaftlich belegen. Bei der Überlegung für die Anlage einer PEG sind vorhandene Patientenverfügungen und der mutmaßliche Wille des Erkrankten zu beachten (DGPPN und DGN 2016).

Bei der Entscheidung am Lebensende geht es nicht nur um die Wahl zwischen einer PEG und dem Nichternähren oder sogar Verhungernlassen. Die Entscheidung für oder gegen eine PEG soll sich nicht nur auf moralische, sondern auch auf wissenschaftliche Fakten stützen (Frühwald 2016). Bis jetzt gibt es keine Studie, die den Vorteil der Nahrungsaufnahme mittels PEG im Rahmen der mit einer Demenz einhergehenden Probleme im fortgeschrittenen Stadium, konkret die Überlebensdauer, den Krankheitsverlauf und die Lebensqualität belegt. Auch eine Reduktion einer Aspiration, Pneumonie und eines Dekubitus ist nicht belegt (Frühwald 2016). Vielmehr gibt es Hinweise, dass die Prävalenz eines Dekubitus sogar steigt, eventuell bedingt durch die geringeren Kontakte und der damit verbundenen Abnahme der Zuwendung durch das Pflegepersonal. Darüber hinaus werden Komplikationen und Nebenwirkungen beschrieben wie lokale Entzündungen, Verlust des Interesses an Essen und Trinken (Weiseenberger-Leduc und Frühwald 2013).

> **Es gibt zurzeit keine ausreichende Evidenz für die PEG im fortgeschrittenen Stadium einer Demenz. Für eine Institution darf und soll ein Mangel an Personalressourcen keine Indikation für eine PEG sein (Weissenberger-Leduc und Frühwald 2013).**

☐ Tab. 9.1 Probleme und mögliche Angebote beim Essen

Probleme bzw. Symptome beim Essen und Trinken	Mögliche interaktionelle Angebote
Können bzw. Intention beeinträchtigt Kann nicht mehr einkaufen Zunehmende Hilflosigkeit beim Zubereiten der Nahrung und beim Essen Beeinträchtigter Handlungsablauf beim Essen und Trinken Kann mit Besteck und Geschirr nichts anfangen	Gemeinsames Einkaufen und Zubereiten der Speisen Fingerfood Jemand sitzt beim Essen gegenüber, um Gesten vorzumachen Löffel in die Hand geben und ersten Bissen durch Führen der Hand initiieren
Verkennen der Situation Weiß nicht, was am Tisch gemacht werden soll Verwechselt Tag- und Nachtzeiten Hortet Nahrungsmittel Ist aus Angst nicht, das Essen bezahlen zu müssen	Tischgebet, gemeinsames Essen Kommentare wie „das haben wir schon lange nicht mehr gehabt", „wir lassen es uns gut gehen", „wie bei der Mutter" oder „es ist für alle genug da"
Vergesslichkeit Vergisst zu Essen und zu Trinken oder dass bereits gegessen wurde Vergisst, nach dem Kauen zu schlucken Verlust des Zeitgefühls für Essenszeiten	Sprüche wie: „Guten Appetit", „Mahlzeit", „mmh, das schmeckt gut – probieren Sie mal" „Prost, dass die Gurgel nicht verrost" „Ein Gläschen in Ehren kann niemand verwehren"
Veränderung der Wahrnehmung Hunger- und Durstgefühl werden nicht mehr wahrgenommen Speisen bzw. Getränke werden nicht mehr als solche erkannt Anreiz durch Speisen wird geringer Veränderung des Geruchs- und Geschmackssinnes	Öfters kleine Mahlzeiten Tischdekoration mit Kontrasten Farblich prägnante Speisen, Getränke Tischdecke und Geschirr Geschmackvoll gewürzte Speisen Gute Beleuchtung, Brille aufsetzen Gerüche zur Stimulation
Interesse, Motivation Beeinträchtigtes Interesse am Geschehen im Umfeld Setzt Anregung, Anleitung zu Essen nicht um	Mit dem Essen verbundene Geräusche wie Geschirr-klappern, regelmäßig Gong vor Mahlzeiten
Unruhe Bleibt nicht ruhig sitzen, Bewegungsdrang Kann sich nicht auf das Essen konzentrieren, ist leicht abgelenkt	„Eat-by-walking" an verschiedenen Stellen „Imbissstationen" deponieren Ruhige Atmosphäre, Vermeidung von Lärm und Ablenkung
Beeinträchtigte Kommunikation Kann Speisenwunsch nicht ausdrücken Kann Probleme mit der Esssituation nicht mitteilen	Vorlieben und Gewohnheiten aus der Biographie erfragen und berücksichtigen
Emotionale Veränderungen Lehnt Personen ab, die das Essen reichen Zieht sich zurück, lehnt Essen und Trinken ab	Nicht bedrängen, Pause einlegen, nach 10 Minuten nochmals anbieten Gezielt nachschenken

(Fortsetzung)

◘ Tab. 9.1   (Fortsetzung)

Probleme bzw. Symptome beim Essen und Trinken	Mögliche interaktionelle Angebote
Schluckstörung Husten beim Essen und Trinken	Nahrung- und Flüssigkeit in der Konsistenz anpassen
Medizinische Gründe z. B. Medikamente, Depressionen, chronische Schmerzen Entzündungen im Mund- und Halsbereich Schlecht sitzende Zahnprothesen	Medikamentöse Therapie überprüfen Entzündungen behandeln Zahnprothesen anpassen
Volkert (2017); DGPPN und DGN (2016); Beneke (2011); Hielscher-Fastabend (2010); Immel-Sehr (2006)	

Durch die terminale Appetitstörung bzw. Anorexie und Dehydration werden in der Sterbephase Endorphine freigesetzt, die diese letzte Phase vermutlich erleichtern (Weissenberger-Leduc und Frühwald 2013) und auch in der Lage sind, Schmerzen zu hemmen.

9.4 Schmerz

Schmerz, der nicht verbalisiert werden kann, wird zum sprachlosen Leiden. Nicht erkannter Schmerz kann zum Rückzug führen, die Konzentration vermindern und agitiertes, unruhiges ja sogar aggressives Verhalten auslösen oder steigern.

Ein bestehender Schmerz reduziert die Aufmerksamkeit auf andere gleichzeitig stattfindende kognitive Aktivitäten und beeinträchtigt Aktivitäten im Bereich der Feinmotorik und der exekutiven Funktionen sowie das Kurzzeitgedächtnis (Hass und Lampl 2006). Durch den Schmerz wird auch der neuronale Mechanismus, der für die Verarbeitung von Bildern und Objekten in der Sehrinde verantwortlich ist, gestört (Winkler 2012). Auch die Desorientierung verstärkt sich!

Die Schmerzschwelle ist jene Reizstärke, ab der ein Schmerz als schmerzhaft erlebt wird, also ein sensorischer Aspekt. Die Grenze, ab der ein Schmerzreiz nicht mehr toleriert wird, ist bei älteren Menschen vermindert, sodass diese häufiger an ständig vorhandenen oder rezidivierenden Schmerzen leiden als jüngere Personen. Durch das Älterwerden ist die Schwelle für thermische Reize erhöht und nimmt für mechanische Reize eher ab. Die Abnahme geht mit einer Zunahme an Muskelschmerzen aller Art einher. Als Erklärung für die thermische Schmerzsensibilität im Alter wird eine altersbedingte Funktionsstörung der schmerzleitenden A-Delta- und C-Fasern angeführt (Kunz 2006). Untersuchungen deuten auch darauf hin, dass die körpereigene Schmerzhemmung im Alter nachlässt (Kaspar 2009). Studien belegen, dass körperliche Berührung zu einer Erhöhung des Hormons Oxytocin führt, das die Schmerzschwelle erhöhen und den Blutdruck und die Herzfrequenz senken kann (Heinrich-Clauser 2014).

Die Anzahl der Menschen mit ständigen oder rezidivierenden Schmerzen wird je nach Studie mit 25–75 % angegeben. Die Prävalenz von Erkrankungen, die mit

Schmerzen verbunden sind, ist bei Menschen mit oder ohne kognitive Beeinträchtigung gleich. Menschen mit einer Demenz geben allerdings seltener an, Schmerzen zu haben, und bekommen im Schnitt auch ein Drittel weniger Schmerzmittel als nicht kognitiv beeinträchtigte Menschen. Je schwerer diese Beeinträchtigung ist, desto mehr nimmt die Häufigkeit des klinischen Schmerzberichtes ab (Kunz 2006) und die betreuenden Personen schätzen weniger oft ein, ob Schmerzen vorliegen könnten (Winkler 2008).

Es gibt zudem Hinweise dafür, dass sowohl im Alter als auch im Rahmen einer kognitiven Beeinträchtigung das Schmerzerleben deutlich verändert ist (Kunz 2006). Die an der Schmerzverarbeitung beteiligten neuronalen Netzwerke sind länger und stärker mit der Verarbeitung schmerzhafter Impulse beschäftigt und führen zu einer höheren Schmerzaktivität (Winkler 2008), wodurch Schmerzen wahrscheinlich sogar häufiger und intensiver wahrgenommen werden (Winkler 2012). Dennoch erhalten Personen, die kognitiv gesund sind, wesentlich häufiger eine vorgeschriebene Schmerztherapie als kognitiv Beeinträchtigte, die häufiger eine Therapie „bei Bedarf" verordnet bekommen. Weil sie die Schmerzen aber nicht mehr verbal äußern können, erhalten sie oft nicht einmal diese Therapie. Bei einer Untersuchung mit 97 alten Personen nach einer Hüftfraktur haben nur 24 % derjenigen, die sich nicht mehr verbal äußern konnten, in der prä- und postoperativen Phase eine Schmerztherapie erhalten (Schmidt et al. 2010).

9.4.1 Verbale Schmerzäußerung

Wenn die sprachlichen Fähigkeiten abnehmen, kann man davon ausgehen, dass Schmerzen nicht immer adäquat geäußert und Fragen zum Schmerz-Assessment nicht mehr angemessen beantwortet werden können.

Schmerzäußerungen von Personen mit einer Demenz sind signifikant seltener als bei gleichaltrigen kognitiv gesunden Personen (Kunz 2006). In einer Studie äußerten circa 30 % der Personen mit einer leichten Demenz Schmerzen, bei mittelschwerer Demenz nur mehr 23,6 % und bei einer schweren Demenz gar nur mehr 9,5 %, aber nur 50 % erhielten eine Schmerztherapie. Von den kognitiv gesunden Bewohnern erhielten hingegen 80 % eine Schmerztherapie. Die Dokumentation von Schmerzen nahm dabei mit Zunahme der kognitiven Beeinträchtigungen ab (Schmidt et al. 2010).

Die Lokalisation des Schmerzes ist durch eine beeinträchtigte Körperwahrnehmung erschwert (Hass und Lampl 2006) und die Einbußen des Gedächtnisses sind dafür verantwortlich, dass auf konkrete Fragen zum Schmerz, wie er vor ein paar Tagen war, oder ob er heute besser oder schlechter ist, meist keine eindeutige Antwort gegeben werden kann. Diese Fähigkeit nimmt mit zunehmenden Schweregrad der Demenzerkrankung signifikant ab (Schuler 2006).

Hass und Lampl (2006) beschreibt, dass die Schmerzerfassung unter einem Mini-Mental-Status (MMST) von 24 bereits deutlich eingeschränkt ist. In einer Untersuchung unter Einsatz der VAS (visuelle Analog-Skala), NRS (numerische Rating-Skala) und VRS (visuelle Rating-Skala) an 156 kognitiv beeinträchtigten Heimbewohnern, die einen durchschnittlichen MMST von 15,7 hatten, konnten zwei Drittel aller Befragten mit einer dieser Skalen eine Auskunft geben. Bei den schwerer Beeinträchtigten mit einem MMST kleiner 11 konnten noch immer 59 % Selbstauskunft geben. Eine andere Untersuchung bei 113 Bewohnern zeigt, dass 80 % bei einer leichten bis mittelschweren und über 36 % bei einer schweren Demenz mittels VRS Auskunft bezüglich ihres Schmerzes geben konnte (Kaspar 2009).

> **Für die Selbstauskunft durch die Betroffenen sollte besser eine VRS mit nicht mehr als 3 bis 6 Kategorien und Beschreibungen, die dem gewohnten Sprachgebrauch entsprechen, verwendet werden (Kaspar 2009).**

Wenn Menschen mit einer Demenz die Fragen wie „Wo tut es weh?", „Wie tut es weh?", oder „Seit wann haben Sie diese Schmerzen?", nicht mehr beantworten können, empfiehlt es sich, die Fragen noch einfacher zu formulieren, sodass diese mit „Ja" oder „Nein" beantwortet werden können oder die Fragen sich auf den aktuellen Zeitpunkt beziehen: „Tut es jetzt gerade hier weh?", und dabei direkt auf die vermutlich schmerzende Körperregion zu zeigen (Schuler 2006).

> **Tipp**
>
> Kombinieren Sie zur Schmerzerfassung die Selbstauskunft der Betroffenen mittels VRS mit der Verhaltensbeobachtung!

9.4.2 Nonverbale Schmerzäußerung

Die mimische Schmerzreaktion tritt unmittelbar mit dem empfundenen Schmerz auf und ist auch im weit fortgeschrittenen Demenzstadium differenziert (Winkler 2008). Bezüglich der mimischen Schmerzreaktion kann man mit Schuler (2006) überspitzt formulieren: „Demente lügen nicht"!

Durch eine genaue Beobachtung auf Anzeichen nonverbaler Schmerzäußerung kann Schmerz erkannt und adäquat darauf reagiert werden. Plötzliche Veränderung in der Mimik wie das Gesicht in Falten ziehen, Stirn runzeln, Grimassieren, Augen zukneifen; der Körperhaltung und Körperspannung wie Schonhaltung, verminderte oder vermehrte Bewegung, verändertes Gangbild oder Abwehrbewegungen beim Körperkontakt; Lautäußerungen wie Stöhnen, Seufzen, Jammern, Schreien; im Schlaf-Wachrhythmus, bei der Nahrungsaufnahme sowie eine gesteigerte Reizbarkeit und Verzweiflung können Hinweise auf bestehende Schmerzen sein (Bornemann-Cimenti et al. 2012; Kaspar 2009).

Eine Beobachtung der Mimik, der Körperhaltung und des Verhaltens ist demzufolge unentbehrlich. Unruhe und Agitiertheit gehören zu den indirekten Schmerzzeichen. Deshalb ist es wichtig – bei Unruhe und Agitiertheit – Schmerzen als mögliche Ursache im diagnostischen Prozess mit zu bedenken. Da jede Veränderung auf einen Schmerz hindeuten kann, ist eine Fremdeinschätzung schwierig. Die Schmerzbeobachtung kann durch regelmäßig angewendete standardisierte Erhebungsinstrumente objektiviert werden (Schmidl 2012). Es ist sinnvoll, die Selbstauskunft und die Beobachtung zu kombinieren und die richtigen Schlüsse zu ziehen (Fischer 2009).

> Das Wahrnehmen und Erkennen von Schmerzsignalen von Menschen mit einer Demenz kann schmerzbedingtes Leiden mildern ja sogar verhindern.

9.4.3 Vegetative Schmerzäußerung

Studien, die Schmerzen mittels Steigerung des systolischen Blutdruckes und der Herzfrequenz untersuchten, konnten eine teilweise deutlich herabgesetzte vegetative Schmerzreaktionen bei Menschen mit einer Demenz nachweisen (Kunz 2006). Vegetative Veränderungen wie Steigerung von Blutdruck, Herz- oder Atemfrequenz (Schuler 2006) sowie plötzliche Blässe sind Zeichen für einen viszeralen Schmerz bzw. einer Kolik.

Es deutet einiges darauf hin, dass die Aktivierungsschwelle für vegetative Schmerzreaktionen bei Menschen mit einer Alzheimer-Demenz deutlich erhöht ist (Kunz 2006).

9.4.4 Schmerzverarbeitung

Verschiedene Demenzformen gehen mit unterschiedlicher Schmerzverarbeitung einher:
- Bei der **Alzheimer-Demenz (AD)** sind nahezu alle (sub)kortikalen Strukturen des medialen Schmerzsystems beeinträchtigt, besonders stark der Hippocampus, die Amygdala etwas weniger als das Vorderhirn, im lateralen Schmerzsystem der Thalamus und der somatosensorische Kortex S II (Kunz 2006). Bei der AD unterscheidet sich die Schmerzschwelle nicht von jener ohne kognitive Beeinträchtigungen (Winkler 2008) und vieles deutet auf eine intakte Schmerzwahrnehmung hin (Fischer 2009).
- Bei der **vaskulären Demenz** sind die Marklager in den tieferen Hirnschichten verändert, wodurch ein gesteigertes Schmerzerleben erwartet werden kann. Durch Unterbrechungen der Verbindungen von schmerzverarbeitenden Regionen kann es zu zentralen Schmerzen oder als Spätfolge zu Kopfschmerzen kommen (Kunz 2006).
- Bei der **Demenz mit Lewy-Körpern** und **Parkinson-Demenz** sind aufgrund der Verteilung der pathologischen Läsionsmuster in weiten Abschnitten des medialen Schmerzsystems ohne der SI-Komponente des lateralen Schmerzsystems ähnliche Einflüsse auf die Schmerzverarbeitung wie bei der frontotemporalen Demenz anzunehmen (Schmidt et al. 2010).
- Bei der **frontotemporalen Demenz (VD)** sind besonders der vordere cinguläre Kortex und der präfrontale Kortex, aber auch die Amygdala und der Hippocampus betroffen (Kaspar 2009). Diese Läsionen in den frontalen, temporalen und parietalen Hirnregionen verändern die Schmerzerfassung. Personen mit einer FTD haben eine geringere Schmerzempfindung als AD- und VD-Betroffene, zeigen aber stärkere emotional-affektive und autonome Reaktionen auf Schmerzreize (Schmidt et al. 2010).

9.4.5 Seelischer Schmerz

Der seelische Schmerz, das was in der Seele wehtut, aktiviert die gleichen Hirnregionen wie der körperliche Schmerz (Langlitz 2007). Die subjektive Wahrnehmung von Schmerz kann durch Emotionen wie Verzweiflung, Einsamkeit oder Angst verändert sein (Winkler 2008). Nostalgie, Heimweh, Wehmut oder Sehnsucht beschreiben einen seelischen Schmerz nach Vergangenem. Die Suche nach der eigenen Identität und dem Früher, einer Zeit vor der Erkrankung, kann genauso schmerzlich sein wie der reale Verlust der geliebten Heimat. Man wird zum Heimatlosen im eigenen Land, ja sogar im persönlichen Wohnbereich.

> **Es gibt auch den Schmerz darüber, dass alles verlorengegangen ist, was man einmal hatte (Rohra 2016).**

Pflegerische Interaktionen, die Angst, Einsamkeit und Verzweiflung mindern wie z. B. Maßnahmen und Interaktionen zur Befriedigung der spirituell-psychosozialen Grundbedürfnisse, Berührung und Musik beeinflussen die Wahrnehmung von Schmerzen positiv!

9.5 Angst

9

Angst empfinden zu können ist wichtig, um Gefahren richtig einzuschätzen und kann das Überleben sicherstellen. Angst ist für Bryden (2011) eine völlig normale Reaktion auf die Einbußen, wie sie im Rahmen einer Demenz auftreten, und ist ein ständiger Begleiter. Zu sagen, dass man sich keine Sorgen zu machen brauche, ist dann sinnlos, weil die dafür notwendigen Ressourcen eben nicht mehr vorhanden sind und die Kontrollinstanz für die Angst fehlt. Es macht aber Sinn, zu helfen, die Aufgabe zu Ende zu bringen. Es ist eine Angst vor der zunehmenden Zerstörung und der Abnahme der inneren Ressourcen auf die man zu Beginn der Krankheit zur Bewältigung noch zurückgreifen kann.

Die katastrophalen Reaktionen wie etwa ein Verfolgungswahn oder eine Psychose sind eine Anpassungsleistung und oftmals auch die einzigen Möglichkeiten, die den Betroffenen bleiben, um diese Ängste und die Gefühle der Verzweiflung für die Umgebung zu signalisieren. Zur Beruhigung sind sie auf Hilfe von außen angewiesen. Es besteht eine unterschwellige Angst etwas zu vergessen oder das Gefühl etwas erledigen zu müssen, aber nicht mehr zu wissen, was. Mit der Angst vor dem weiteren kognitiven Abbau ist es schrecklich zu leben, es ist wie ein sich selbst erfüllender Fluch und eröffnet eine trostlose Zukunft (Bryden 2011).

> **Tipp**
>
> Helfen Sie den Betroffenen mit den Emotionen, die ihre Krankheit begleiten, umzugehen (Bryden 2011).

Obwohl es eine Krankheit ist, ist es einem sehr peinlich. Es ist da immer diese Angst, der Gesprächspartner könnte es merken (Assauer 2012). Die Angst im Laufe einer Demenz ist geprägt durch Verluste wie die der Kommunikationsfähigkeit, der sozialen Rolle, der Autonomie, aber auch durch die Angst, zur Last zu fallen, sich schämen müssen. Gerade die Angst vor Beschämung begleitet alle Ängste. Die Beschämung beruht auch auf dem Verlust von körperlichen Fähigkeiten, die immer offensichtlicher werden (Gröning et al. 2015).

Die Angst kommt auch daher, weil niemand merkt, wie unendlich anstrengend jeder Augenblick des Tages ist, weil jeder Augenblick einer bewussten Anstrengung bedarf Entscheidungen zu treffen und die komplexen Aufgaben des Tages zu erledigen wie Aufstehen, Tee machen, Duschen und Entscheiden, was man anziehen will oder soll. Angst vor dem Unbekannten belastet den Alltag genauso, wenn nicht stärker, als die Krankheit selbst. Es gibt keine Sicherheit, dass man morgen der Gleiche sein wird, der man war und ist. Mit der Angst, die Unabhängigkeit zu verlieren, steigt die Angst vor der zunehmenden Abhängigkeit und dem Verlust von Würde. Demenz verändert das Verhalten und die Persönlichkeit, die Sprache macht Probleme, man wird impulsiver, die Frustration nimmt zu und die Stresstoleranz ist sehr niedrig und Panikattacken, die wie ein Sturm hereinbrechen können, können die Folge sein. Aber auch Halluzinationen können in Angst versetzen. Es gibt die existenzielle Angst vor dem Verlust der Kontrolle, der Identität, vor dem, was morgen sein wird, vor dem, was aus einem wird. Zu erkennen, dass die Vergangenheit einfach ausgelöscht ist, fühlt sich fremd und beängstigend an. Dann gibt es noch die unterschwellige Angst, etwas Wichtiges zu vergessen, sodass man nicht stillsitzen kann und wie ein Löwe im Käfig herumläuft. Das Umhergehen hilft, Spannungen und angestaute Energien und Frust abzubauen. Obwohl sich dann eine Erschöpfung einstellt, ist der Betroffene den Versuchen nicht zugänglich, ihn zu beruhigen und abzulenken. Es kann helfen, wenn einem versichert wird, dass die Arbeit beendet werden wird (Taylor 2011; Bryden 2011).

> **Angst ist ein „tonnenschwerer Elefant", der „im Gehirn herumtrampelt"**
> **(Taylor 2011).**

Die größte Angst, so Taylor in einem Interview, sei das Verschwinden der Realität und der Verlust von Kontrolle, die er sogar als wesentlichste Angst bezeichnet sowie der Verlust des bewussten Denkens (Haß 2011). Er überlegt, was er denken wird, wenn er einmal nicht mehr schlucken kann, dies sei eine Ungewissheit, die ihn mehr ängstigt als der Tod. Er braucht Informationen und muss herausfinden, was passiert ist und warum, um seine Ängste zu lindern. Er hat Angst vor Kontrollverlust, vor dem, was morgen geschehen kann, was aus ihm wird, vor dem Unbekannten. Dies alles belastet ihn mehr als die Krankheit selbst. Die existenzielle Angst sitzt tief im Inneren. Er beginnt sich vor dem Ende des Wesens, das er kennt, zu fürchten, davor, sich selbst zu verlieren und vor dem Alleinsein mit einer fremden Person, die er vielleicht nicht mag. Die durch die krankheitsbedingten Veränderungen ausgelösten Ängste sind die häufigsten Probleme, die eine Demenz den zwischenmenschlichen Beziehungen und dem Ich-Bewusstsein auferlegt. Je mehr Fehler der Betroffene macht, desto mehr fürchtet er sich. Angst ist die Nebenwirkung der Diagnose, die alle betrifft, auch die Ehepartner und Freunde. Die Angst ist schlimmer als Krebs, weil man sie nicht rausschneiden kann. Die Angehörigen haben heute Angst vor dem Morgen, weil sie von dem, was heute vergessen wird und nicht richtig ist, auf die Zukunft schließen. Die Betroffenen leben und sorgen sich um das Heute (Taylor 2011).

> **Tipp**
>
> Versuchen Sie, die Person mit ihren Ängsten zu verstehen. Bei Ängsten und Panik signalisieren Sie: „Ich bin da, ich helfe Ihnen durch den Dschungel, wir werden gemeinsam einen Ausgang finden." Setzen Sie bekannte Fotos, Gegenstände und Aromapflege ein oder singen gemeinsam ein Lied, um Sicherheit zu vermitteln.

Die Beeinträchtigungen im körperlichen und spirituell-psychosozialen Bereich sowie die zunehmenden Schwierigkeiten den Alltag mit all seinen Anforderungen zu bewältigen betrifft in erster Linie die Betroffenen selbst, aber auch die betreuenden Personen (◘ Abb. 9.1; ◘ Tab. 9.2).

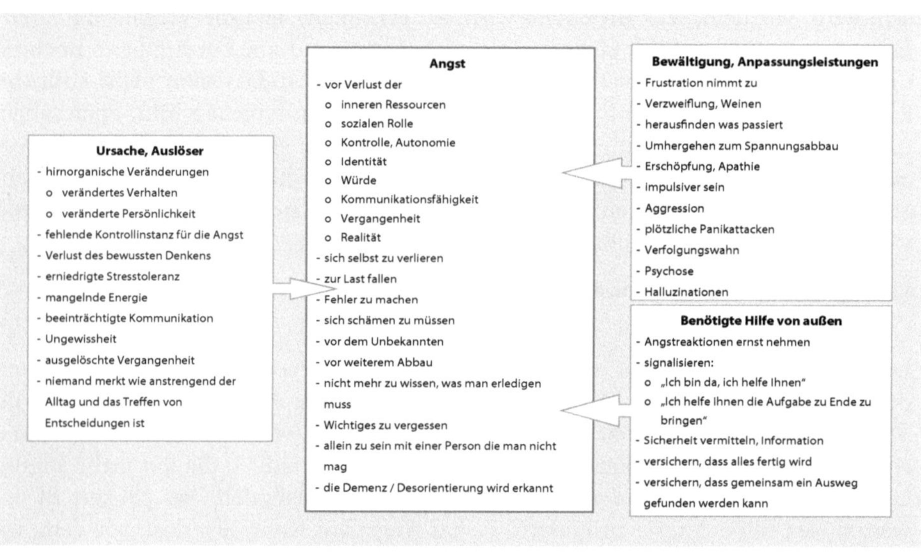

◘ **Abb. 9.1**   Angstgefüge – Erleben der Betroffenen

◨ Tab. 9.2 Qst Arbeitsanleitung „Angstlösende Mischung" – Abk/Nr. Aa-AIM 2 (Marenitz et al. 2016)

Bezeichnung, Geltungsbereich	**Bezeichnung** Anwendung der angstlösenden Mischung aus der Anstaltsapotheke bei Ängsten, Unruhe, Besorgnis, zur Reduzierung von motorischer Unruhe (Rezeptur der AG Aromapflege KHR) **Geltungsbereich** Alle Stationen des KHR, an denen mindestens 1 DGKP einen Basiskurs (24 h) zum Thema Aromapflege absolviert hat. **Waschung** Für Personen ab dem 16. Lebensjahr oder bei Personen über 50 kg/KG **Raumbeduftung** Für alle Personen außer Neugeborene (von der Geburt bis zum Alter von 4 Wochen) – um die Geruchsbindung zwischen Mutter und Neugeborenem nicht zu beeinflussen. Für eine Reichweite von ca. 20 m² für die „Magnolie" und ca. 50 m² für den Aromavernebler (Deutsch et al. 2013).
Ergebnis	
Ziele	Angstlösung, Entspannung, Beruhigung, Schlafförderung, Förderung des Wohlbefindens Stresslinderung vor geplanten Untersuchungen, Eingriffen Trost in schwierig erlebten Lebensphasen/Situationen Ausgleichung der Stimmung, Stimmungsaufhellung Darüber hinaus: Appetitanregung
Prozess	
Vorbereitung/ Material	**Angstlösende Mischung aus der Anstaltsapotheke enthält:** 10 Teile Bitterorangenöl, 4 Teile Kamille römisch, 1 Teil Lavendel, 2 Teile Basilikum **Waschung** Emulgator: Kaffeeobers Waschschüssel, ca. 3 l Wasser Waschhandschuhe, Handtücher Ätherische Essenz: 3 gtt angstlösende Mischung **Raumbeduftung** Elektrische Duftlampe oder „Aroma-Stone" und 5 ml Aqua bidestillata oder Aromavernebler „Classic Pyramide" und 50 ml Leitungswasser Ätherische Essenz: 3 gtt angstlösende Mischung **Pflaster** Vliesverband mind. 5-mal 5 cm Ätherische Essenz: 2 gtt angstlösende Mischung **Duftfleckerl** Unsterile Kompresse ca. 5-mal 5 cm oder Purzeline Ätherische Essenz: 2 gtt angstlösende Mischung

(Fortsetzung)

◘ Tab. 9.2   (Fortsetzung)

Vorbereitung Personen	**Patient/in** Information Einverständnis des Patienten/der Patientin oder der Vertrauensperson liegt vor **Waschung** Temperatur des Wassers mit Patient/in abstimmen Intimsphäre/Privatsphäre wahren **Raumbeduftung** Bei Mehrbettzimmern liegt das mündliche Einverständnis der Mitpatienten in Reichweite der Beduftung vor
Durchführung/ Interaktion	**Allgemein** Auf Reaktionen der Patientin/des Patienten achten – verbal, nonverbal, Mimik, Atmung, Gestik Nach dem Wohlbefinden erkundigen **Waschung** Ätherische Öle mit Emulgator gut verbinden, anschließend im Wasser auflösen Ganzkörperwaschung/Teilwaschung Bei der Anwendung im Gesichtsbereich müssen die Augen ausgespart werden **Raumbeduftung** 5 ml Aqua bidestillata in die Schale der elektrischen Duftlampe gießen oder 50 ml Leitungswasser in die „Classic Pyramide" Ätherische Öle in das Aqua bidestillata/Leitungswasser tropfen Duftlampe bzw. „Classic Pyramide" einschalten 30 Minuten bis zu 2 h wirken lassen, danach Raum gut lüften Nach der Anwendung die elektrische Duftlampe mit 70 % vergälltem Alkohol reinigen **Pflaster** Angstlösende Mischung auf das Wundkissen träufeln und am Oberarm, Brustbereich oder Bauch aufkleben und spätestens nach 24 Stunden entfernen **Duftfleckerl** Angstlösende Mischung auf die Kompresse träufeln und in der Nähe der Patientin/des Patienten platzieren z. B. Kopfpolster, Nachtkästchen oder in die Hand geben und riechen lassen
Dokumentation	Mit dem Eintrag der Anwendungsart und „Arbeitsanleitung angstlösende Mischung" bzw. „Pflege lt. Aa-AIM" in der Pflegedokumentation sind die Inhalte der Aa aktiviert Wo kann dokumentiert werden? Ist in der Institution/Abteilung individuell festzulegen

(Fortsetzung)

◫ Tab. 9.2 (Fortsetzung)

Zur Beachtung	
Mögliche Kompli-kationen	**Lavendel** aktiviert den Parasympathikus (Jimbo et al. 2009). **Zitrusöle auf Kompressen** Je nach Konzentration der Furocumarine in den Zitrusölen können diese lokal phototoxisch wirken. Diese Wirkung wird bei gleichzeitiger Anwendung mehrerer Zitrusöle verstärkt (IFRA 2015) **Raumbeduftung** Kann zu Kopfschmerzen und Unwohlsein führen, wenn der Duft als zu intensiv empfunden wird (Werner und Braunschweig 2009)
Besonderheiten	**Zitrusöle auf Kompressen** Lokale Stellen nicht der direkten Sonnenbestrahlung oder UV-Licht aussetzten. Der Zeitrahmen wird in der Literatur für die einzelnen Öle unterschiedlich angegeben und wird mit 4 h (vgl. Zimmermann 2014) bis maximal 14–18 h (Ahrer 2016) angegeben. **Zitrusöle bei Waschungen** Der Anteil der Furocumarine in den Zitrusölen bleibt in der Anwendung im KHR unter den phototoxischen Grenzwerten von 0,005 % für eine Waschung (RIFM) (Api et al. 2015)
	Anwendungsbezogene Besonderheiten Ätherische Öle werden nicht gleichzeitig mit mineralölhaltigen Hautpflege-produkten angewandt, um Wechselwirkungen auszuschließen Maximal eine Anwendungsart der Aromapflege pro Pflegeintervention zwischen den einzelnen Anwendungen an derselben Hautstelle wählen Bei Einspruch einer Patientin/eines Patienten im selben Raum ist die Anwendung sofort abzubrechen Aromavernebler „Classic Pyramide" nicht bei Patientinnen/Patienten mit Clostridium-difficile-Infektion (CDI) und infektiösem Brechdurchfall einsetzen Ohne Wasser schaltet sich die Pyramide automatisch ab
Struktur	
Verantwortlichkeit und Voraussetzun-gen	**Verantwortlichkeit** Aktivierung und Beendigung der Arbeitsanleitung (Aa): durch den gDfGuK mit Basiskurs Durchführung: alle in der Pflege tätigen Personen Evaluierung: durch den gDfGuK, STLP, BLP und im Rahmen der Pflege-visite
	Voraussetzungen – Durchführende betreffend Alle MitarbeiterInnen im Geltungsbereich sind über die auf der Abtei-lung/Station aufliegende Arbeitsanleitung AIM in Kenntnis gesetzt und mit dem Inhalt vertraut
Querverweise	z. B. gesetzliche Vorgaben, Standards des Unternehmens/der Institu-tion, Fachinformationen – sind in der Institution/Abteilung individuell festzulegen

(Fortsetzung)

◘ Tab. 9.2   (Fortsetzung)

Anwendungsberei-che mit Literaturhinweisen	Angstlösung: Lavendel (Werner und Braunschweig 2012; Deutsche et al. 2013; Zimmermann 2014), Kamille römisch (Buchbauer 2005), Basilikum (Price und Price 2003), Bitterorangenöl (Buchmayr et al. 2007)
	Entspannte Mimik und Körperhaltung: Basilikum (Werner und Braunschweig 2009), Bitterorangenöl (Zimmermann 2008)
	Schlafförderung: Lavendel (Eidt 2008), Kamille römisch (Werner und Braunschweig 2009), Basilikum (Werner und Braunschweig 2009)
	Entspannung: Bitterorangeöl (Perry und Perry 2006)
	Beruhigung: Kamille (Maddocks-Jennings und Wilkinson 2004)
	Stressreduktion: Kamille (Maddocks-Jennings und Wilkinson 2004), Bitterorangenöl (Buchmayr et al. 2007; Werner und Braunschweig 2009)
	Unterstützung der Körperhygiene (Deutsch et al. 2013)
	Förderung der physischen und physischen Gesundheit (Deutsch et al. 2013)
	Anwendung einer Duftlampe (Werner und Braunschweig 2012; Deutsch et al. 2013)
	Anwendung von Thermoduftstein, Aromavernebler (Deutsch et al. 2013)
Ergänzung	Die Bezeichnung „in der Gesundheits- und Krankenpflege tätigen Personen" wird im KHR für folgende Berufsgruppen definiert: Gesundheits- und Krankenpflegeberufe sowie Auszubildende in der Gesundheits- und Krankenpflege
Lenkungsangaben	Sind in der Institution/Abteilung individuell festzulegen

Abkürzungen: Aa = Arbeitsanleitung, AG = Arbeitsgruppe, BLP = Bereichsleitung Pflege, DGKP = Diplomierte/r Gesundheits- und Krankenpfleger/in, gDfGuK = gehobener Dienst für Gesundheits- und Krankenpflege, gtt = Tropfen, Hz = Handzeichen, KG = Körpergewicht, KHR = Krankenhaus Hietzing mit Neurologischem Zentrum Rosenhügel, QSt = Qualitätsstandard, STLP = Stationsleitung Pflege

Literatur

Ahnis A, Boguth K, Braumann A, Kummer K, Seizmair N, Seither C (2008) Inkontinenz bei alten Menschen. Pflege Ges 13(1):62–76

Ahrer M (2016) ÄÖ Sicherheit von A – Z. So vermeidest Du Nebenwirkungen. ▶ http://aroma1x1.com/aetherische-oele-nebenwirkungen/. Zugegriffen: 9. Sept. 2016

Api AM, Belsito D, Bruze M, Cadby P, Calow P et al (2015) Criteria for the Research Institute for Fragrance Materials, Inc. (RIFM) safety evaluation process for fragrance ingredients. Food Chem Toxicol 1–19. ▶ https://doi.org/10.1016/j.fct.2014.11.014

Assauer R (2012) Wie ausgewechselt. Verblassende Erinnerungen an mein Leben, mit Strasser Patrick, 2. Aufl. riva, München

Behr A, Meyer R, Holzhausen M, Kuhlmey A, Schenk L (2013) Die Intimsphäre. Eine wichtige Dimension der Lebensqualität von Pflegeheimbewohnern. Z Gerontol Geriatr 36(7):454–463, 46:639–644. ▶ http://doi.org/10.1007/s00391-012-0464-6

Beneke S (2011) Ich habe doch schon gegessen! Ernährung bei Menschen mit Demenz. Pflegezeitschrift 64(12):724–727

Besimo CE, Besimo-Meyer RH (2017) Zahn- und Mundgesundheit. Ein Stiefkind in der Betreuung von Menschen mit Demenz. ARS MEDICI 1+2:50–53

Beubler E, Euler E, Heidler H, Iglseder B, Mair D, Rauchenwald M, Roller-Wirnsberger R, Umek W (2007) Gehirn und Blase. Konsensus-Statement, CliniCum Sonderausgabe Oktober

Bornemann-Cimenti H, Wejbora M, Michaeli K, Kern-Pirsch C, Sandner-Kiesling A (2012) Schmerzerfassung bei Demenz (authors Post print Version, S. 1–20 zur Originalpublikation). Nervenarzt 83(4):458–468. ▶ https://doi.org/10.1007/s00115-011-3385-5

Bryden C (2011) Mein Tanz mit der Demenz. Trotzdem positiv leben. Huber, Bern

Buchbauer G (2005) Wirkung ätherischer Öle ist messbar, SpringerMedizin.at. ▶ http://www.springer-medizin.at/artikel/3913-wirkung-aetherischer-oele-ist-messbar. Zugegriffen: 24. Apr. 2014

Buchmayr B, Deutsch E, Fink M (2007) Aromapflegehandbuch. Leitfaden für den Einsatz ätherischer Öle in Gesundheits-, Krankenpflege- und Sozialberufe. Grasl, Pflach

Deutsch E, Buchmayr B, Eberle M (2013) Aromapflegehandbuch. Leitfaden für den Einsatz ätherischer Öle in Gesundheit-, Krankenpflege- und Sozialberufe, 2. überarbeitete und erweiterte Aufl. Grasl, Pflach

DGPPN, DGN (2016) S3-Leitlinie „Demenzen" (Langversion – 1. Revision, August 2015) Herausgebende Fachgesellschaften: Deutsche Gesellschaft für Psychiatrie, Psychotherapie und Nervenheilkunde; Deutsche Gesellschaft für Neurologie in Zusammenarbeit mit der Deutschen Alzheimer Gesellschaft e. V. – Selbsthilfe Demenz. ▶ http://www.awmf.org/uploads/tx_szleitlinien/038-013l_S3-Demenzen-2016-07.pdf. Zugegriffen: 12. Nov. 2016

Eidt J (2008) Der Einfluss ätherischer Öle auf die Stimmung, das Schlafverhalten und die Lungenfunktion von älteren Menschen Vergleich von Lavendel- und Orangenduft in einer placebokontrollierten Studie. Dissertation, Universität München

Feldmann L (1989) Leben mit der Alzheimer Krankheit. Eine Therapeutin und Betroffene berichten. Piper, München

Fischer T (2009) Entwicklung eines Instruments zum Assessment von Schmerzen bei alten Menschen mit schwerer Demenz Dissertation, Universität Berlin

Frank B (2006) Demenz: Ein Übel kommt selten allein, Gesundheit.Com. ▶ http://www.gesundheit.com/gc_detail_3_gc27020604.html?vpage=0. Zugegriffen: 5. Febr. 2014

Frühwald T (2016) PEG-Sonde bei fortgeschrittener Demenz: Macht das Sinn? Nutr News 4:18–19

Füsgen I (2006) Inkontinenz und Demenz. Kein unabwendbares Schicksal. In: Füsgen I (Hrsg) Tabuthemen beim dementen Patienten. Inkontinenz – Schmerz – Mangelernährung, 22. Workshop des Zukunftsforum Demenz, Bd 18:13–24. ▶ http://www.zukunftsforum-demenz.de/pdf/doku_18_innen.pdf. Zugegriffen: 5. Febr. 2012

Gröning K (2014) Entweihung und Scham. Grenzsituationen in der Pflege alter Menschen, 6. Aufl. Mabuse, Frankfurt a. M.

Gröning K, Lagedroste C, Weigel L (2015) Demenz im Krankenhaus. Eine Auswertung der Projektstudien zu Demenz im Krankenhaus im Rahmen des Modellprojekts „Familiale Pflege unter den Bedingungen der G-DRG". ▶ https://www.uni-bielefeld.de/erziehungswissenschaft/ag7/familiale_pflege/materialien/evaluation/Demenzbericht_qualitativ_2015.pdf. Zugegriffen: 12. März 2017

Haß F (2011) Interview mit Alzheimer-Patient [Richard Taylor]. „Ich bin hier derjenige, der stirbt", Frankfurter Rundschau, 15. Mai. ▶ http://www.fr-online.de/panorama/interview-mit-alzheimer-patient–ich-bin-hier-derjenige–der-stirbt-,1472782,8451720.html. Zugegriffen 11. Aug. 2015

Hass S, Lampl C (2006) Schmerzen bei Demenzkranken. J Neurol Neurochir Psychiatr 7(2):23–25

Heeg S (2003) Bau und Innenraumgestaltung. ▶ http://www.demenz-support.de/Repository/fundus_artikel_2003_4.pdf.pdf. Zugegriffen: 7. Mai 2014

Heinrich-Clauser V (2014) Zur Wechselwirkung von emotionalen Schutzreaktionen und Muskeltonus. Sprache Stimme Gehör 38:114–119

Hielscher-Fastabend M (2010) Dysphagie: ein unterschätztes Problem, In: Füsgen I (Hrsg) Herausforderungen für die Pflege Demenzkranker: Stürze, Fixierung, Schluckstörung und Desorientierung. 33. Workshop des „Zukunftsforum Demenz" 2. November 2010 in Hannover, Dokumentationsreihe, Bd 29:41–50. ▶ http://www.zukunftsforum-demenz.de/pdf/doku_29_innen.pdf. Zugegriffen: 3. Febr. 2012

Hummel K (2009) Gute Nacht Liebster, Demenz. Ein berührender Bericht über Liebe und Vergessen, 3. Aufl. Bastei Lübbe, Bergisch Gladbach

IFRA Standards (2015) International fragrance association. ► http://www.ifraorg.org/Upload/Download-ButtonDocuments/a13f9a09-ec56-4aab-a33b-ec66528d5330/booklet%20FINAL.pdf. Zugegriffen: 9. Sept. 2016

Immel-Sehr A (2006) Ausreichend essen und trinken trotz Demenz, Pharmazeutische Zeitung Nr. 44. ► http://www.pharmazeutische-zeitung.de/index.php?id=2148&type=0. Zugegriffen: 3. Aug. 2014

Jimbo D, Kimura Y, Taniguchi M, Inoue M, Urakami K (2009) Effect of aromatherapy on patients with Alzheimer's disease. Jpn Psychogeriatr Soc 9:173–178. ► https://doi.org/10.1111/j.1479-8301.2009.00299.x

Kaspar R (2009) Psychometrische Beurteilung verhaltensgestützter Schmerzassessments für Menschen mit Demenz. Potenziale von Item-Response-Theorie und Latent Variable Modellen am Beispiel der Verhaltensinventare CNPI und BESD. Dissertation, Universität Heidelberg

Kojer M (2005) Ernährung Nahrungsverweigerung bei Demenzkranken. ► http://docplayer.org/24500328-Ernaehrung-und-nahrungsverweigerung-bei-demenzkranken-marina-kojer.html. Zugegriffen: 16. Mai 2014

Kunz M (2006) Veränderungen in der Schmerzverarbeitung bei Demenzpatienten: subjektive, mimische, motorische und vegetative Indikatoren. Dissertation, Universität Bamberg

Lakotta B (2010) Ein Leben wie im Fegefeuer. Interview mit Richard Taylor. Der Spiegel, 9, S 110–115

Langlitz N (2007) Permutationen reinen Schmerzens. Zum Problem des Schmerzes ohne Läsion – von der Geburt der Klinik bis zur Dekade des Gehirnes. In: Blume E, Hürlimann A, Schnalke T, Tyradellis D (Hrsg) Schmerz. Begleitbuch zur Ausstellung „Schmerz". Dumont, Köln, S 209–217

Maddocks-Jennings W, Wilkinson J (2004) Aromatherapy practice in nursing: literature review. J Adv Nurs 48(1):93–103. ► https://doi.org/10.1111/j.1365-2648.2004.03172.x

Madersbacher H, Mair D (2009) Inkontinenz und Demenz. ► http://www.bm-balance.at/aktuelles/news/news-anzeige/inkontinenz-und-demenz/. Zugegriffen: 17. Sept. 2016

Marenitz L, Mild S, Scheichenberger S (2016) QSt Arbeitsanleitung Angstlösende Mischung aus der Anstaltsapotheke KHR, AG Aromapflege (Hrsg) Krankenhaus Hietzing mit Neurologischem Zentrum Rosenhügel, Wien

Perry N, Perry E (2006) Aromatherapy in the management of psychiatric disorders, clinical and neuropharmacological perspectives. CNS Drugs 20(4):257–280. ► https://doi.org/10.2165/00023210-200620040-00001

Pierobon A, Funk M (2013) Gleichgewichtsfähigkeit, posturales System, Lokomotion und Gang. Sprache Stimme Gehör 2:78–82. ► https://doi.org/10.1055/s-0033-1341508

Price S, Price L (2003) Aromatherapie. Praxishandbuch für Pflege- und Gesundheitsberufe, 2. Aufl. Huber, Bern

Rappold E (2001) Intentionale Ess- und Trinkstörung bei fortgeschrittenen Demenzkranken. J Ernährungsmed 3(3):22–25

Rohra H (2016) Ja zum Leben trotz Demenz! Warum ich kämpfe. Medhochzwei, Heidelberg

Schmidl M (2012) Nicht erkannt und unbehandelt: Schmerzen bei Menschen mit Demenz, Präsentation der 7. Fachtagung Palliative Geriatrie Berlin am 12. Oktober. ► http://www.palliative-geriatrie.de/fileadmin/downloads/Fachtagung_Palliative_Geriatrie_Berlin/7._FT_PG_B_KPG_Vortrag_Martina_Schmidl_web.pdf. Zugegriffen: 17. Dez. 2014

Schmidt R, Bach M, Dal-Bianco P, Holzer P, Pluta-Fuerst A, Assem-Hilger E, Lechner A, Cavalieri M, Haider B, Schmidt H, Pinter G, Pipam W, Stögmann E, Lampl C, Likar R (2010) Demenz und Schmerz, Review. Neuropsychiatrie 24(1):1–13

Schuler M (2006) Schmerzmessung bei Demenzkranken BESD - ein gutes Instrument. In: Füsgen I (Hrsg) Tabuthemen beim dementen Patienten. Inkontinenz - Schmerz - Mangelernährung, 22. Workshop des Zukunftsforums Demenz, Bd 18:13–24. ► http://www.zukunftsforum-demenz.de/pdf/doku_18_innen.pdf. Zugegriffen: 3. Febr. 2012

Schwerdt R (2005) Probleme der Ernährung älterer Menschen mit Demenz: aktueller Forschungs- und Entwicklungsbedarf. Pflege Ges 10(2):75–80

Taylor R (2011) Alzheimer und ich. Leben mit Dr. Alzheimer im Kopf, 3. Aufl. Huber, Bern

Volkert D (2017) Ernährung bei Demenzerkrankungen. Internist 2:141–147. ► https://doi.org/10.1007/s00108-016-0177-9

Weissenberger-Leduc M, Frühwald T (2013) Zu Fragen der Ernährung am Lebensende – unter besonderer Berücksichtigung ethischer Aspekte. Aktuel Ernahrungsmed 38:353–361. ▶ https://doi.org/10.1055/s-0033-1349581

Werner M, Braunschweig R (2009) Praxis Aromatherapie. Grundlagen – Steckbriefe – Indikationen. Haug, Stuttgart

Werner M, Braunschweig R (2012) Praxis Aromatherapie. Grundlagen – Steckbriefe – Indikationen. Haug, Stuttgart

Winkler A (2008) Schmerz bei Demenz II. Der Einfluss von Hirnleistungsstörungen auf Nozizeption und Schmerzwahrnehmung. Focus Neurogeriatr 2:26–32

Winkler A (2012) Schmerz und Demenz. Pathophysiologie der Alzheimerdemenz und Veränderungen der Schmerzwahrnehmung. ▶ http://www.dbfk.de/regionalverbaende/ba/Schmerzen_Demenz_Winkler_Tag_der_Pflegenden_2012.pdf. Zugegriffen: 17. Dez. 2015

Zimmermann E (2008) Aromatherapie für Pflege- und Heilberufe. Das Kursbuch zur Aromapraxis, 4. völlig überarbeitet Aufl. Sonntag, Stuttgart

Zimmermann E (2014) Aromatherapie. Die Heilkraft ätherischer Pflanzenöle. Irisiane, München

Perspektive der Betroffenen, Angehörigen und professionell Pflegenden

Sonja Scheichenberger

© Springer-Verlag GmbH Deutschland, ein Teil von Springer Nature 2018
S. Scheichenberger, B. Scharb, *Spezielle validierende Pflege*,
https://doi.org/10.1007/978-3-662-56017-4_10

An Demenz erkrankt zu sein ist für die Betroffenen mit vielen Veränderungen und Belastungen verbunden. Betroffene, die in der Lage sind, ihre Erlebnisse in Worte zu fassen, berichten über den täglichen Kampf mit der Krankheit und wie sie mit den veränderten Fähigkeiten zurechtkommen. Sie sagen, das Gedächtnis ist wie ein Sieb, besteht aus Lücken, ist unzuverlässig und erschwert die alltäglichen Handlungen, aber trotzdem gehe es ihnen nicht nur schlecht und es gibt ein sinnerfülltes, positives Leben nach und mit der Diagnose. Die Unruhe und Stressreaktionen sind Bewältigungs- und Anpassungsleistungen in der zunehmend fremderen Welt. Aber auch für die betreuenden Personen werden zahlreiche Folgen beschrieben. Erstaunlich ist, dass sowohl Betroffene als auch pflegende Angehörige und professionell Pflegende Schuldgefühl und Hilflosigkeit erleben. Bei den Betroffenen und deren Angehörigen gibt es weitere Gemeinsamkeiten wie: Erschöpfung, Angst, Ohnmacht, Trauer, Frustration, Gereiztheit, Depression, Schlafstörungen und Veränderungen im Appetit (◨ Tab. 10.1).

Betroffene mit einer früh einsetzenden Demenz, die ihre Diagnose am Beginn der Erkrankung erfahren, reagieren darauf teilweise anders als die in späteren Jahren Betroffenen und stellen sich eher den dadurch bedingten Herausforderungen. Sie „können und wollen mitreden", sind rebellischer, hinterfragen vorgegebene Strukturen (Rohra 2016) und betrachten ihr eigenes Verhalten, Denken und die Persönlichkeit im Frühstadium aus der Metaperspektive (Taylor 2011). Sie nehmen die ersten Anzeichen (vielleicht auch durch das noch aktive Berufsleben) anders, zum Teil klarer und als nicht „normal" wahr. Die ersten Symptome wie etwa das Vergessen können noch nicht mit dem Alterungsprozess erklärt und als dazugehörig interpretiert werden. Durch die teilweise aktive Auseinandersetzung, das Auftreten als „Demenzaktivisten" und der Reflexion sind sie in der Lage, „als Experten" (Rohra 2016) einen Einblick in ihr Erleben zu geben und zu sagen, was sie brauchen oder geben können. „Wir wollen anderen beibringen (ja, ich habe BEIBRINGEN gesagt), dass wir in der Lage dazu sind, in Angelegenheiten, die unser tagtägliches Leben betreffen, eine Wahl zu treffen. Und wer wäre dazu besser in der Lage dies zu vermitteln, als diejenigen, die in dem Punkt am besten Bescheid wissen: wir selbst!" (Cairns 2010, S. 34 f.)

Es deutet vieles darauf hin, dass Menschen, die im späteren (hochbetagten) Alter die Erkrankung haben, sich dem Schicksal eher ergeben und dadurch bei ihnen eine gewisse Teilnahmslosigkeit zu spüren ist (Rohra 2016, S. 18, 35), auch wenn sie ähnliche Erlebnisse, Empfindungen und Reaktionen haben können. Umso wichtiger ist es, den „Life-Berichten" und dem „O-Ton" der Betroffenen Aufmerksamkeit und Gehör zu schenken.

> **Den Erzählungen der Betroffenen zuhören zu dürfen ist eine große, wenn nicht gar einzigartige Chance für die Betreuer, in eine für sie fremde Welt einzutreten, die eigene Wahrnehmung und Perspektive zur Krankheit und wie sie erlebt wird, zu erweitern.**

◘ Tab. 10.1 Übersicht: Veränderungen/erlebte Belastungen von Betroffenen, pflegenden Angehörigen und professionell Pflegenden

Personen mit Demenz	Pflegende Angehörige	Professionell Pflegende
Hilflosigkeit; Schuldgefühl, Angst zur Last zu fallen; **Ohnmacht;** Schamgefühl; Peinlichkeit; **Schlafstörung;** veränderter **Appetit; Angst;** Anstrengung; **Erschöpfung; Frustration; Trauer;** mit den Problemen allein sein; Verzweiflung; Stress; Negativkreislauf; **Depression;** Unsicherheit; Selbstzweifel; Selbstmitleid; sich leer fühlen; Apathie; Hoffnungslosigkeit; Wut; Rückzug; Kontrollverlust; Vergesslichkeit; Misstrauen; Verleugnung; Beschuldigung; **Gereiztheit;** Beunruhigung; Aggressivität; Halluzinationen; Wahnvorstellungen; Paranoia (Rohra 2016; Bryden 2011; Taylor 2011; Assauer 2012)	**Hilflosigkeit; Schuldgefühle; Ohnmacht;** soziale Isolation; Einsamkeit; **Appetit- und Schlafstörung;** emotionale, geistige **Erschöpfung; Angststörung; Frustration;** vorzeitige **Trauer** um den Betroffenen; Entschlussunfähigkeit; Überforderung; **Reizbarkeit;** körperliche, ambivalente Gefühle; negativ erlebte Emotionen; erhöhte **Depressivität;** Verschlechterung der Gesundheit wie chronische Schmerzen, Einschränkungen der Quantität und Qualität der sozialen Beziehungen innerhalb und außerhalb der Familie; eingeschränkte Freizeitaktivitäten; reduzierte Arbeitszeit mit finanziellen Einbußen und Einschränkungen; reduzierte Lebensqualität, begrenzter persönlicher Handlungsspielraum und Zukunftsperspektiven (Schweiger 2014; Wögerbauer 2012; Grüwell 2006; Mantovan et al. 2010)	**Hilflosigkeit; Schuldgefühle;** Schwierigkeiten sich abzugrenzen; überhöhte Ideale; Überidentifikation und Selbstwertprobleme **Von Seiten der Betroffenen:** Verhaltensauffälligkeiten (als aggressiv, eigenwillig, unberechenbar erlebt); Veränderungen in der Wahrnehmung, dem Gedächtnis und der Orientierung; mangelnde Kommunikationsfähigkeit **Von Seiten der Angehörigen:** Unverständnis, Erwartungen und Verhalten der Angehörigen **Von Seiten der Organisation:** Zu große Arbeitseinheiten; unqualifizierte unzureichende, Rückmeldungen; allein gelassen werden (Werner 2010; O'Sheedy 2009)

10.1 Leben mit Demenz

Die Erfahrungen, Erlebnisse und Anliegen von hauptsächlich drei Autoren, die an einer Demenz erkrankt sind und aus einigen anderen gesammelten Berichten sowie Forderungen von Teilnehmern in Selbsthilfegruppen werden im Folgenden zusammengeführt. Die Betroffenen stehen hier mit ihrer „Realität und Wahrheit" im Mittelpunkt, die sich von der Wahrnehmung der Menschen in ihrem Umfeld unterscheiden kann. Es ist ihre Sicht auf die Welt, auf eine Welt, durch die sie mit ihren Fähigkeiten und Ressourcen navigieren müssen, um den Alltag und das Leben zu bewältigen, unabhängig davon, was andere wahrnehmen.

Wer sind nun diese Personen, die eine kognitive Beeinträchtigung haben und über ihre Erfahrungen mit der Krankheit und den Reaktionen des Umfeldes Bücher verfasst haben und hier besonders zu Wort kommen?

Da ist zunächst Richard Taylor, ein Psychologieprofessor, der mit seinem Buch *Alzheimer und Ich. Leben mit Dr. Alzheimer im Kopf* (2011) einen Einblick in sein Erleben mit der Krankheit gegeben hat – einen Beleg für das, was sich in seinem Kopf abspielt, wie er sagt. Er bekam seine Diagnose 2001 im Alter von 58 Jahren und weinte danach drei Wochen lang, schloss sich dann einer Selbsthilfegruppe an, war aktives Mitglied des Beirates der Alzheimer-Gesellschaft in Amerika und gab zahlreiche Interviews. Er ist 2015 gestorben. Obwohl er immer wieder betont, dass er als Individuum wahrgenommen werden möchte und nicht als ein „Wir der Alzheimerkranken", scheint es seiner Meinung nach viele Probleme und Reaktionen der Betroffenen zu geben, die dennoch generalisierbar sind.

Eine zweite Stimme, die Einblick in das Krankheitserleben mit der Demenz gegeben hat, ist die Australierin Christine Bryden mit ihrem Buch *Der Tanz mit der Demenz. Trotzdem positiv leben* (2011), an dem sie sechs Jahre geschrieben hat. Sie war 46 Jahre alt, alleinerziehende Mutter von drei Kindern zwischen 9 und 19 Jahren und hatte eine anspruchsvolle Position im Premierministerium, als sie 1995 ihre Diagnose Alzheimer-Demenz erhielt, die sich 1998 als frontotemporale Demenz herauskristallisierte. Bryden begann trotzdem ein Studium, lernte ihren Mann Paul kennen und engagiert sich im Netzwerk DASN einer Interessenvertretung zur Unterstützung von Menschen mit Demenz.

Helga Rohra erhielt ihre Diagnose Lewy-Body-Demenz 2008, acht Jahre vor Erscheinen des Buches *Ja zum Leben trotz Demenz! Warum ich kämpfe* (2016). Sie arbeitete als Konferenzdolmetscherin und sprach sieben Sprachen fließend. Sie ist Mitbegründerin der „European Working Group of People with Dementia".

Die eigene Wahrnehmung der Betroffenen und die der Angehörigen bezüglich des „merkwürdigen Verhaltens" können weit auseinanderklaffen. Dies beschreibt Bryden (2011) so: Die Ehepartner sagen,

- wir wollen nichts tun,
- wir geben uns keine Mühe,
- wir sitzen nur vor dem Fernseher,
- wir arbeiten nicht im Garten usw.

Wir antworten, wenn uns eine Extremität fehlen würde, wären sie stolz darauf, wie wir das Leben meistern und wären der Meinung, dass wir ein Lob für unsere Bemühungen verdienen. Geiger (2011) schreibt in seinem Roman auch, dass sie dachten, die Defizite des Vaters kämen vom Nichtstun, aber es verhielt sich genau umgekehrt: das Nichtstun kam von den Defiziten, von der Überforderung mit bereits kleinen Aufgaben.

10.1.1 Erleben der Erkrankung durch Betroffene

Das gemeinsame Anliegen der Betroffenen ist es, das Bild der an einer Demenz erkrankten Menschen zurechtzurücken und in eigener Sache von erster Hand zu sprechen. Sie möchten nicht auf die Demenz reduziert werden und wollen, dass das Umfeld weiß, dass es ihnen nicht nur schlecht geht und dass ein positives Leben möglich ist (Bryden 2011; Kieler Betroffenen Gruppe 2010). Die Leser sind nun eingeladen, sich auf die detaillierten Schilderungen der Betroffenen einzulassen, um zu erfahren, wie sie subjektiv die Erkrankung erleben, wie sich diese auf ihr Leben auswirkt und wie sie die Betreuer wahrnehmen.

■ **Hirnorganische Veränderungen**

Die Symptome richten im Kopf ein Chaos an, das sogar mehr psychologische als physiologische Probleme auslöst (Taylor 2011). Die Ursache für die Veränderungen in der Kommunikation, dem Gedächtnis, dem Verhalten und der Persönlichkeit führen Taylor und Bryden auf die körperlichen Veränderungen zurück. Das Verhalten, die mangelnden sozialen Umgangsformen und das Vergessen, ob sie jemand in der Vergangenheit verletzt hat oder jemand ihnen „etwas angetan" hat, sind das Produkt der Schädigungen im Gehirn und haben nichts mit der Seele zu tun. Wenn das Gehirn wie ein Sieb, der Verstand wie ein Flickwerk ist, werden Tätigkeiten wie etwa das Lesen ziemlich anstrengend (Bryden 2011).

> **Tipp**
>
> Bezeichnen Sie uns nicht als dement – wir sind Menschen, die eine Krankheit haben, eine Gehirnkrankheit (Bryden 2011)! Bitte schreiben Sie nicht, dass ich an Demenz leide, das können Sie nicht beurteilen, ich lebe täglich damit. Wählen Sie positive Schlagzeilen und Überschriften, wenn Sie über uns berichten (Rohra 2016)!

■ **Wahrnehmung/Konzentration**

Taylor sagt, er sehe, spüre und fühle nicht mehr gut und das, was er tatsächlich sehe, verstehe er nur quälend langsam (Taylor 2011). Denn das, was seine Augen wahrnehmen, wird nur sehr langsam an das Gehirn zur Verarbeitung weitergeleitet. Der Kopf scheint wie mit Watte ausgestopft zu sein, und über die Gedanken und Gefühle scheint sich ein Nebel zu legen, der es schwer macht sich auf die Umgebung zu konzentrieren und zu registrieren was gerade geschieht. Es kann dadurch eine Unsicherheit entstehen, die es schwer macht die Körperteile im Raum zu lokalisieren. Beim Gehen in fremder Umgebung ist es dann notwendig auf die Füße runterschauen, sich auf jeden Schritt und jede Bewegung zu konzentrieren, um nicht zu stolpern. Ablenkungen wie Geräusche und Bewegungen im Hintergrund verwirren das Gehirn zusätzlich. Die Einbußen bei der Wahrnehmung wirken wie eine Augenbinde und die Einschränkung am Rande des Gesichtsfeldes wie Scheuklappen, so als würde man durch einen Tunnel blicken, sodass man durch Bewegungen in der Umgebung abgelenkt wird oder erschrickt (Bryden 2011). Wenn sich eine dritte Person in ein Gespräch mischt, ist es schwer „den roten Faden" nicht zu verlieren und „die Spur" zu halten, um einen Gedanken zu Ende zu führen (Taylor 2011).

> **Unterbrechen Sie die Betroffenen nicht, damit sie nicht den Faden verlieren!**

Geräusche wie laufende Radios, Fernsehgeräte, Telefone, die klingeln, und Menschen, die sich unterhalten, wirken sich „wie ein Schneebesen im Kopf" aus, legen sich „wie eine Blende" über die Wahrnehmungen und sind für die stark erlebte Ermüdung verantwortlich (Bryden 2011).

- **Erschöpfung, Anstrengung**

Die täglichen Aktivitäten und bereits die kleinsten Dinge im Haushalt sind sehr anstrengend und ermüden ebenso, wie ausfindig zu machen welcher Tag heute ist, welche Aufgaben anstehen und diese zu planen. Dieser permanent erlebte Kampf ist mit den normalen alltäglichen Schwierigkeiten in keinster Weise vergleichbar. Zunehmend werden diese Herausforderungen unüberwindbarer, sodass das die Kontinuität des Lebens verloren geht, wie aus zerstückelten Problemen erscheint, mit dem Gefühl vor einer Klippe zu hängen, über einem schwarzen Loch. Für Außenstehende ist es schwer dies wirklich nachempfinden bzw. erkennen zu können. Denn von außen betrachtet können die Betroffenen durchaus ausgeglichen wirken, obwohl sie sich unter Oberfläche abstrampeln um sich über Wasser zu halten. So nimmt die Erschöpfung noch weiter zu (Bryden 2011).

> **Tipp**
>
> Wählen Sie einfache Aufgaben, die den Betroffenen das Gefühl geben, dass sie gut sind, denn sie sind schnell erschöpft. Überfordern Sie die Betroffenen nicht, aber achten Sie auch darauf, dass sie nicht aufgeben (Bryden 2011).

- **Anpassungsreaktionen**

Die abnehmenden Fähigkeiten und die zunehmende Desorientierung können Angst in Form von katastrophalen körperlichen Reaktionen wie Halluzinationen, Paranoia und Psychose auslösen. Diese sind oft Anpassungsreaktionen im Sinne einer Bewältigungsstrategie und nicht mit psychotischen Krankheiten vergleichbar. Um diese Stressbewältigung unterbrechen zu können brauchen die Betroffenen Hilfe. Andere reagieren bei Überlastung eher mit Abschalten und Apathie. Dies ist aber kein Mangel an Interesse, sondern an Energie (Bryden 2011). Wenn Betroffene das Gefühl haben nicht verstanden zu werden, gehen sie schneller auf die Barrikaden, weil die Empfindsamkeit durch die Erkrankung zunimmt, so Taylor (2011). Deswegen reagiert er auch unvermittelt und defensiv, wenn er auf Fehler aufmerksam gemacht wird. Auf die Feststellung von seinem Enkel, dass sein Hemd falsch zugeknöpft ist, antworte er dann: „Mein Hemd ist eben kaputt."

- **Langsamkeit, „slow motion"**

In geistiger Hinsicht schreibt Bryden (2011) sei sie ihr früheres Selbst in Zeitlupe. Diese von ihr beschriebene zunehmende Langsamkeit wirkt sich auch auf ihr Sprechtempo, ihre Entscheidungsfähigkeit aus und führt auch dazu, dass sie ihre Spontanität verlorenen hat. Im Empfinden von Rohra (2016) hat diese sogar zugenommen. Beide beschreiben, dass sich die Welt für sie viel zu schnell dreht und sie mit einer hektischen Umgebung mit schnellem Sprechen und rasch erwarteten Antworten nicht Schritt halten können. Wenn sie diesem Tempo dann nicht folgen können würden die Betreuer dies oft als nicht kooperatives und schwieriges Verhalten wahrnehmen. Aus der Perspektive der Erkrankten sind eine langsamere Interaktion und eine ruhige Umgebung notwendige Bedingungen, um zuhören und antworten zu können. Wenn sie im Gespräch langsamer sind als die Gesprächspartner und wenn sie nicht so schnell antworten können, kann das der reinste Stressauslöser sein, berichten sie. Der Langsamkeit können sie aber durchaus auch etwas Positives abgewinnen: Sie schafft den Zeitrahmen für die emotionale Welt und das Setzen von neuen Prioritäten.

> **Die Betroffenen brauchen eine andere und langsamere Interaktion, eine ruhige Umgebung und keine akustischen Ablenkungen.**

- **Gedächtnis, Erinnerung**

Wenn sie sich nicht erinnern kann, sagt Frau Mauerhoff in dem Film *Der Tag, der in der Handtasche verschwand*, fühlt sie sich vollkommen verloren. „Dann ist es aus", sagt sie, denn dann weiß sie nicht mehr weiter und eine dunkle Wand befindet sich vor ihr. Sie möchte dann dort hingehen wo man sie kennt, um Anhaltspunkte zu haben (Kainz 2000). Für Taylor (2011) hat das Wissen bezüglich aktuellen Wochentag und Uhrzeit keine Bedeutung mehr für sein Leben und meistens interessiert es ihn auch nicht. Er lässt sich dadurch aber seinen Lebensmut nicht zerstören.

> **Die Kontrolle darüber, ob etwas registriert wird oder nicht, geht verloren und die Betroffenen sind daher auf viele Hinweise angewiesen um sich an eine Situation zu erinnern.**

Die vielen Gedanken, die Bryden (2011) durch den Kopf gehen, erlebt sie als flüchtig und gleich verschwindend, wenn sie diese nicht sofort aufschreibt oder ausspricht. So hat sie dann auch keine Kontrolle mehr darüber ob sie das, was sie registriert, wieder vergisst oder nicht. Diese Einbuße vergleicht sie mit dem Verlust des Schlüssels zum Aktenschrank ihres Gedächtnisses, sodass sie auf viele Hinweise angewiesen ist. Es kann auch passieren, dass sie nicht mehr weiß, ob sie Dinge in der Hand hatte und/oder wo sie diese hingelegt hat. Sind sie dann nicht am gewohnten Platz, kann dies dazu führen, dass sie andere beschuldigt, sie genommen und versteckt zu haben. Die Frage: „Erinnerst du dich?", versetzt sie in Panik, weil sie verzweifelt im Gedächtnis nach etwas sucht, dass zu dieser Situation passen könnte. Werden ihr allerdings Erinnerungen geschildert, schafft ihr dies Zeit zum Nachdenken und erleichtert ihr das Mitreden.

- **Kommunikation**

Wenn Taylor (2011) so wie früher spontan antwortet, steigt mit jedem Tag die Wahrscheinlichkeit, dass er Dinge sagt, die falsch, unpassend, verletzend oder verwirrend sein können. Bryden (2011) erlebt und beschreibt die Veränderungen so: Nicht das Denken, sondern die Kommunikation ist beeinträchtigt, denn sie wissen was sie sagen möchten, können es aber nicht ausdrücken. Die Welt, in der die Betroffenen leben, ist chaotisch, befremdend und sie sind nicht in der Lage darüber zu kommunizieren, weil die verantwortlichen Drähte durchgebrannt sind und die Wörter und Zahlen durcheinanderwirbeln. Das Sprechen wird dadurch jeden Tag anstrengender, immer langsamer und unverständlicher. Es ist als ob die Regale im Gehirn gekippt wurden und aus diesem Berg muss das benötigte Wort dann herausgesucht werden. Meistens gibt man dann auf oder setzt die Wörter „Dings oder Dingsbums" stattdessen ein.

> **Das Ding**
>
> Frau R. sagt „Wenn ich das Ding habe, dann kann ich das Ding!", oder „Wenn das Ding nicht ist, dann brauchen wir das Ding nicht!"

Das Suchen nach Worten nennt Taylor (2011) Zungenspitzenphänomen: Es liegt auf der Zunge, aber er kann nicht damit rechnen, dass die Zunge und das Gehirn das gewünschte Wort oder den gesuchten Gedanken ausfindig machen und ins Bewusstsein bringen. Vor Kurzem hat er sogar bemerkt, dass er nicht nach nur einem Wort, sondern nach einem ganzen Gedanken suchen muss.

> **Tipp**
>
> Behandeln Sie die Betroffenen mit Würde und Respekt, auch wenn sie nicht sprechen können (Bryden 2011).

- **Würde, Entmündigung**

Die ziemlich frühe Entmündigung gehört zu den schlimmsten Dingen, sagt Zimmermann (2010). Die Betroffenen möchten nicht, dass ihnen Verhaltensweisen aufgezwungen werden, die einer Institution gefallen oder ihren Vorstellungen bezüglich unseres Verhaltens entsprechen. Als entwürdigendes Verhalten erlebt Taylor (2011) die Körpersprache und *wie* er das Gesagte der Fachpersonen oftmals erlebt: ein langsames Sprechen mit Betonung jedes Satzendes, manchmal lauter, manchmal mit betont sanfter und leiser Stimme. Wenn er spricht, reagieren sie mit einem Lächeln, um dann ihren Monolog wieder aufzunehmen. Er schreibt auch, dass die Betroffenen von ihrem Umfeld auch wahrnehmen, dass sie sehr viel belogen werden. Dies geht so weit, dass alle Personen mit einer Demenz wissen, dass sie angelogen werden. Die vielen kleinen Unwahrheiten nennen sie dann Notlügen. Sie wünschen sich, dass andere auf ihr Bedürfnis nach Würde mehr achten, dass sie als Mensch wahrgenommen werden, auch wenn sie eines Tages nicht mehr reagieren können. Die Krankheit macht die Betroffenen auch nicht „blöd oder schwerhörig" und lässt sie auch nicht in die Kindheit zurückfallen, dennoch werden sie oft genauso behandelt. Sie werden auch nie wieder so sein wie sie waren. Auch wenn sie sich manchmal kindhaft verhalten, lässt das nicht den Schluss zu, sie wie kleine Kindern zu sehen und zu behandeln (Taylor 2011).

> **Tipp**
>
> „Entmündigen Sie uns nicht" (Kieler Betroffenen Gruppe 2010); „Wir sind nicht nutzlos" (Cairns 2010). „Seien Sie ehrlich und fair mit uns" (Kieler Betroffenen Gruppe 2010); „Nehmen Sie uns so, wie wir sind" (Bryden 2011) und „Belügen Sie uns nicht, wenn wir uns irren" (Taylor 2011).

Rohra (2016) betont, wie wichtig es für sie ist, von echten und ehrlichen Menschen begleitet zu werden. Teilhabe ist für sie der Kern der Würde, die bis zuletzt gewährleistet werden muss.

- **Emotion, Gefühle, Seele**

Man wird sensibler, aber auch vorsichtiger und verhaltener im Umgang mit den Mitmenschen, so Rohra (2016). Taylor (2011) stellt fest, dass er nicht mehr oder andere Empfindungen hat als andere Menschen, aber möglicherweise gleichzeitig unterschiedliche. Er empfindet diese so überwältigend, dass er sich ihnen mit Haut und Haaren ausgeliefert fühlt. Er ist sich seiner unterschiedlichen Gefühle und Empfindungen sehr bewusst: Er ist traurig, ärgerlich, glücklich und dankbar, fühlt sich geliebt, gebraucht, übergangen, wie ein sterbender Albatros. Manchmal ist er sehr glücklich, manchmal sehr traurig.

> Wir sind mit unseren Gefühlen und unserer Seele immer noch hier – Sie müssen uns nur finden! (Bryden 2011)

Den Betroffenen fällt es manchmal schwer die Personen von den mit ihnen verbundenen Empfindungen zu unterscheiden. Die Anrede der Angehörigen mit „Mama" oder „Papa" muss keine Verwechslung sein, sondern vielleicht denken sie gerade an die Eltern und an die damit verbundenen Gefühle die dem aktuellen Bedürfnis entsprechen. Gefühle werden für das Umfeld zum Teil unangemessen oder überraschend geäußert, Gedanken können aber recht gut verborgen werden (Taylor 2011). Emotionen wie etwa verärgert zu sein, sind dafür mitverantwortlich, sich nicht mehr so gut unter Kontrolle zu haben und sehr direkt zu reagieren (Rohra 2016).

Mit dem Nachlassen der kognitiven Fähigkeiten werden die Gefühle wichtiger und der Schwerpunkt verlagert sich offensichtlich vom Kopf ins Herz (Taylor 2011). Betroffene erinnern sich eher an die Art, an das Wie als an das Was, wenn man mit ihnen spricht. Sie nehmen das Gefühl wahr, nicht den Gesprächsinhalt. Auch wenn sie nicht wissen, wer die Menschen sind, was sie tun, welchen Titel sie haben und welche Leistungen sie erbringen, können sie deren Wesenskern erkennen. Obwohl sie ein Sensorium für Unstimmigkeiten in der Familie haben, können sie damit nicht umgehen, denn sie können den Stress nicht mit kognitiven Fähigkeiten bewältigen. Das habe etwas mit Emotionen und der Seele zu tun, mit der Verbundenheit und Resonanz, die ihre Seelen berühren, so Bryden (2011).

> **Tipp**
>
> Um zum Wesentlichen vorzudringen, nehmen Sie über die Seele Kontakt und eine Verbindung zum Wesenskern auf, nicht über den Verstand.

Die Betroffenen leben in der Gegenwart und verfügen statt kognitiver Fähigkeiten über eine Seele und Emotionen, über die man durch Berührungen, Blickkontakt und Lächeln auf einer tiefen Ebene Kontakt zu ihnen aufnehmen kann (Bryden 2011).

- **Leben in der Gegenwart, Zeitkontinuum**

Bryden (2011) bittet darum, in der Gegenwart leben zu dürfen. Sie lebt die meiste Zeit im Jetzt, fast wie in einer virtuellen Welt. Wenn sie weiter geht, öffnet sich jedes Mal ein neuer Raum. Es ist als würde sie alles neu erlernen, das Essen anbrennen lassen, das Bügeleisen vergessen usw. Sie stellt wiederholt die gleiche Frage, weil sie sich nicht daran erinnern kann, diese schon gestellt zu haben. Wenn die Vergangenheit ausgelöscht ist, fühlt sich das für sie beängstigend an.

> **Überlegen Sie für sich selbst**
> Stellen Sie sich vor, Sie sind es gewohnt, mehrmals täglich durch die klaren Fensterscheiben in Ihrer Wohnung zu schauen. Plötzlich sind vor diesen Fenstern Rollos, Sie wissen aber nicht, wie sie vor die Fenster gekommen sind, sie sind einfach da. Sie lassen sich nicht mehr bewegen, es gibt keinen Schalter oder Knopf, dies zu ändern und Sie können nicht mehr hinausblicken (Rohra 2016). Die Situation ist ohne Ausweg. Welche Gefühle und Emotionen würde das bei Ihnen auslösen? Wie würden Sie reagieren?

Rohra (2016) schwankt in solchen Situationen zwischen Empörung und Verzweiflung. Zwischen Gegenwart und Vergangenheit scheint sich ein schwerer Vorhang zu schieben, sodass man in der Gegenwart verhaftet zu bleiben scheint. Betroffene betrachten die Welt manchmal durch das Gitternetz von Spitzenvorhängen, wodurch diese nicht zusammenhängend erscheint. Die Knoten können auch mehr oder weniger die Sicht versperren. Wenn ein unberechenbarer leichter Wind die Vorhänge bewegt, verändert sich der Blick auf die dadurch unruhig flackernde Welt (Taylor 2011). Einfach den Vorhang fallen lassen, würde das Leben erleichtern. Wenn man nicht mehr bewusst denken würde, wäre man auch von den Sorgen und Ängsten befreit (Haß 2011). Aber genau das machen die Betroffenen, die offen mir ihrer Krankheit umgehen, nicht. Sie stellen sich den Anforderungen und wollen sich nicht „fallen lassen".

- **Abhängigkeit, Scham**

Tag für Tag erlebt Taylor (2011), dass ein Stück seiner Unabhängigkeit verloren geht und im gleichen Ausmaß seine Abhängigkeit zunimmt. Mittlerweile ist niemand mehr von ihm abhängig oder wartet darauf, dass er etwas erledigen würde. Obwohl er sich nicht ganz hilflos fühlt, ist er es der wartet, dass andere etwas für ihn erledigen. Er kann manches alleine machen, aber die Gefahr, dass er etwas verkehrt macht nimmt zu. Er braucht Hilfe bei den täglichen Aktivitäten wie Einkaufen, Putzen, Anziehen, Duschen etc. merkt aber nicht immer, dass er diese benötigt.

> **Tipp**
>
> Wenn Betroffene Hilfe bei den täglichen Aktivitäten brauchen, geben Sie ihnen klare Anweisungen, die nicht zu viele Wahlmöglichkeiten enthalten. Helfen Sie ihnen, in kleinen Bereichen Entscheidungen zu treffen, die ihnen das Gefühl geben, etwas unter Kontrolle zu haben (Bryden 2011).

Die Tatsache, das eigene Verhalten nicht immer steuern zu können und dies nicht einmal zu bemerken bis ihn jemand darauf aufmerksam macht, führt dazu, dass sich Taylor (2011) hilflos und beschämt fühlt. Rohra (2016) schämt sich für das Verhalten von anderen, die fragen, ob man noch ein Gefühl für die Zeit hat oder ob man die Vorgänge noch versteht oder für gutgemeinte Ratschläge wie „ein Singkreis wird dir guttun", die sie wie einen Übergriff erlebt.

> **Das größte Elend**
>
> „Nicht frei sein können, das ist das größte Elend", sagt Frau R.

- **Persönlichkeit/Identität**

In einer Krise, die durch die Diagnose Demenz ausgelöst werden kann, gerät das Bild der eigenen Persönlichkeit ins Wanken und alles muss neu überdacht und geordnet werden (Rohra 2016). Taylor (2011) fragt sich, wie aus einem erwachsenen Menschen der voll funktioniert hat, ein Wesen werden kann, dass teilnahmslos in einem Sessel sitzt, zwischen den Mahlzeiten ein Nickerchen hält und das Leben an sich vorbeiziehen lässt. Er äußert das Bedürfnis wieder die Person sein zu wollen, die er war und nicht jene, die er jetzt ist. Wenn nur die Krankheit gesehen wird, macht ihn das zum ES in der Masse, unser Verhalten der Krankheit zuschreiben und von der Person zu trennen macht ihn zum ES, zum Objekt der Betreuer.

> **Tipp**
>
> Gestatten Sie den Betroffenen, die Menschen zu sein, die sie *jetzt* sind, da es für sie schwer ist, die Menschen zu sein, die sie *waren*. Wenn sie in einer Identitätskrise sind, nehmen Sie sie, die Betroffenen, so an wie sie sind (Bryden 2011). Würdigen

> Sie das Person-Sein, sehen und behandeln Sie die Betroffenen als DU und nicht als unpersönliches ES (Taylor 2011).

Wenn sich die Betroffenen bestätigt fühlen und die Mühe, die sie sich geben um zu funktionieren, erkannt und anerkannt wird und sie das Gefühl haben gebraucht zu werden, baut dies ihre Persönlichkeit wieder auf (Bryden 2011).

- **Familien zur Last fallen**

Ein Hauptproblem von Menschen mit Demenz ist der Gedanke für die Familie eine Belastung zu sein. Daher möchten sie klären, wer sie in Zukunft pflegen wird sowie über rechtliche Schritte und die Regelung der Bestattung sprechen (Bryden 2011). Hinter dem übermächtigen Gefühl der Angst, auf das der eine mit Weinen, der andere mit Aggression reagiert, steckt die Furcht zur Last zu fallen, denn niemand will sich als Bürde erleben, schreibt Rohra (2016).

Für Taylor (2011) ist die Sorge, dass die Liebe der Familienangehörigen durch Verantwortungsbewusstsein ersetzt werden könnte und dass sich das Verantwortungsbewusstsein abnutzt und durch Pflichtbewusstsein ersetzt werden könnte, real. Den Menschen die man liebt, zur Last zu fallen, ist eines der Hauptprobleme für die Betroffenen!

Erst wenn man zumindest ein paar Tage mit einem Betroffenen verbracht hat, kann man erahnen, was es bedeutet die Pflege zu übernehmen. Wer noch nie etwas mit Menschen mit einer Demenz zu tun hatte, versteht oft nicht was da abgeht (Vögeli et al. 2016). Wenn Freunde Hilfe anbieten, haben sie keine Ahnung was wirklich los ist (Bryden 2011).

10.1.2 Bewältigungsstrategien

Sowohl Bryden als auch Taylor und Rohra sind trotz ihrer Demenz aktiv, setzen sich mit der Krankheit auseinander und wollen sie verstehen, engagieren sich für die Betroffenen, haben die Demenz öffentlich gemacht, sind in Selbsthilfegruppen vertreten. Sie nehmen das Leben in die eigene Hand, konzentrieren sich auf ihre Ressourcen, lassen sich nicht fallen, haben vor allem das Ziel aus erster Hand über ihr Erleben der Krankheit zu berichten, schreiben Bücher zur „kostenlosen Begleittherapie" (Taylor 2011), tauschen sich mittels Chatrooms und E-Mails mit anderen Betroffenen und Interessierten aus und halten national und international Vorträge. Die Titel der Bücher der eingangs vorgestellten Autoren lassen erahnen, dass eine überwiegend positive und humorvolle Bewältigung neben den erlebten Mühen, Ängsten und Unsicherheiten möglich ist.

- **Krankheit verstehen, annehmen**

Wissen über die Krankheit zu haben ist ein Mittel gegen die Angst. Es ist gut das Leben trotz Krankheit voll und ganz auszuschöpfen (Taylor 2011), die Krankheit mit der Zunahme der Symptome anzunehmen, die Belastung durch die Halluzinationen als eine Bereicherung zu sehen und ins Leben zu integrieren (Rohra 2016).

- **Der Krankheit einen Namen geben**

Friedrich Nietzsche hat seinem Schmerz im Werk *Die Fröhliche Wissenschaft* einen Namen gegeben, er nannte ihn Hund. Ein Tier ist ein konkretes Vis-à-vis und man kann es in die Schranken weisen. Auch die Betroffenen haben ihre Krankheit personifiziert und ihr teilweise einen Namen gegeben. Taylor (2011) hat die Krankheit als „Mister oder Dr. Alzheimer", der sich im Hippocampus eingenistet habe, bezeichnet und diesen Namen auch in den Chatforen verwendet. Rohra (2016) bezeichnet sie als „Frau oder Dame Demenz", eine facettenreiche, fordernde Person, von der sie hofft, dass sie Freundinnen werden können, die sie aber auch in ihre Schranken weisen kann. Bryden (2011) hat dafür keinen Namen, aber beschreibt, dass sie mit ihr tanze und dabei die Schritte im Verlauf der Krankheit mit ihrem Mann sorgfältig abstimme.

- **Schreiben, Lesen**

Taylor (2011) führt ein Dankbarkeitsbuch, in das er täglich vier verschiedene Dinge schreibt, über die er dankbar ist. Das Schreiben ist für ihn auch ein Versuch sich selbst besser zu verstehen und ist zudem eine Möglichkeit, über die Dinge, die ihn bewegen, zu berichten. Dies hat auch eine beruhigende Wirkung und gibt die Bestätigung: „Ich schreibe, also bin ich". Die Arbeit am Computer und viel Lesen hält Bryden (2011) geistig fit.

- **Gedächtnisstützen**

Merkzettel hängen überall in der Wohnung, aber der Lotse durch den Tag sind Gedächtnisstützen, auf denen Wichtiges, das ansteht, am Vorabend vermerkt wird und ein Terminkalender mit Notizen wie: „geh zur Post" oder „telefoniere mit…" usw., die abgehakt werden, sobald sie erledigt sind. Fotos am Handy unterstützen das Einkaufen von Kleidung (Rohra 2016). Tageszeiten-, Tages- und Wochenlisten mit zu erledigenden Dingen wie Hausarbeiten und einkaufen haben bei Taylor (2011) unterschiedliche Farben und Größen.

- **Beziehungen, soziale Kontakte pflegen**

Der Sinn und Zweck des Lebens ist eng mit Beziehungen verknüpft, daher ist es wichtig, Kontakte zu pflegen, sich zu vernetzen, so Taylor (2011) und sich nicht zurückzuziehen (Rohra 2016).

Für Rohra (2016) ist ihr Hund Harry ein Lichtblick, er gibt ihr Auftrieb für den Tag und zwingt sie unabhängig vom Wetter hinauszugehen, denn Bewegung und Luft tun ihr gut. Bryden (2011) hat ein Studium begonnen, um die Einsamkeit zu überwinden, und hat so Kontakte zu vielen neuen Menschen aufgebaut und viele neue Freunde durch die Selbsthilfegruppe gefunden.

- **Auf die Stärken besinnen**

Für die Bewältigung ist es wichtig, trotz Einschränkungen kreativ zu sein und neue Fähigkeiten zu entwickeln (Bryden 2011), selbstbewusst von der Krankheit zu erzählen, sich auf die Stärken und Werte zu besinnen, stolz auf sich selbst zu sein, sich nicht unter Druck setzen zu lassen (Rohra 2016) und das eigene Licht nicht unter den Scheffel zu stellen (Taylor 2011).

- **Selbstmanagement**

Sich selbst etwas Gutes tun, den Lebensstil an die neue Langsamkeit anpassen, auf die innere Zufriedenheit und Balance achten und sich negative Gefühle bewusst verbieten: „Das darfst du nicht denken" (Rohra 2016). Bryden (2011) hat sich entschieden, jeden Tag positiv zu leben und jeden Tag als Geschenk zu betrachten. Das Anregen und Gründen einer Selbsthilfegruppe gibt ihr das Gefühl andern helfen zu können und etwas Sinnvolles zu tun.

> **Es gibt ein sinnerfülltes Leben trotz Demenz (Rohra 2016).**

- **Sinn, Hoffnung, Spiritualität**

Bryden (2011) betont, dass die Spiritualität in vielerlei Hinsicht der wichtigste Faktor sei, der ihr hilft einen Sinn im Leben zu finden. Der christliche Glaube hat sie immer durch schwierige Zeiten getragen und ist für sie eine Quelle, aus der sie jeden Tag die Kraft zum positiven Denken schöpft, um jeden Moment genießen zu können, als wäre es der letzte Tag. Rohra (2016) schöpft Kraft aus dem Glauben, der Familie und Freunden. Er gibt ihr das Urvertrauen, dass im Leben „trotzDEM" alles einen Sinn hat und mit allem, was die Krankheit noch mit sich bringt, umgehen zu können. Sie versteht ihre Krankheit auch als Aufgabe und Auftrag, anderen einen Einblick in das Leben mit Demenz zu geben. Es ist für sie eine Kunst, aus dem was war, etwas Sinnvolles zu machen und das Leben nicht *gegen*, sondern *mit* der Demenz zu gestalten. Taylor (2010) betont, dass er weiterhin einen Sinn im Leben benötige und das Lachen für ihn wichtig bleibt.

> **Spiritualität, das was einem im Leben bisher Sinn gegeben hat, gehört zum Kern der Seele – helfen Sie diesen Kern zu erhalten.**

- **Lachen, Humor**

Lachen tut der Seele und dem Geist sowie dem Hirn und Herz gut (Taylor 2011). Mit einer Prise Humor wird alles leichter (Rohra 2016).

10.1.3 Anliegen an verschiedene Gruppen

Personen aus verschiedenen Selbsthilfegruppen haben wie Taylor, Bryden und Rohra Anliegen an ihr Umfeld formuliert. Eine Selbsthilfegruppe gibt die Möglichkeit, sich über die gleichen Ängste, Gefühle und Probleme auszutauschen, neue Freundschaften zu knüpfen und sich gegenseitig zu unterstützen.

> **Die Selbsthilfegruppe kann helfen ein Stück des Vertrauens in sich selbst zurück zu gewinnen (Cairns 2010).**

Die *Anliegen an die Gesundheitsberufe* betreffen vor allem die Art und den Umfang der Information sowie die diagnostischen Möglichkeiten und die Zeit nach der Mitteilung der Diagnose.

Besonders am Anfang ist das Bedürfnis nach Information bezüglich der Diagnose und den therapeutischen Möglichkeiten groß. Nach der Übermittlung der Diagnose sollte jemand da sein, der die Betroffenen auffängt und begleitet, sodass sie auf keinen

Fall allein zu Hause sitzen. Die Betroffenen möchten mehr in den Prozess miteinbezogen werden, sie möchten wissen, wie die nächsten Schritte aussehen und sie möchten den Sinn der Tests verstehen (einzelne Betroffene, weltweit 2010).

Betroffene möchten selbst entscheiden, wem sie die Diagnose Demenz mitteilen. Der Diagnostikprozess sollte beschleunigt und erleichtert werden und die notwendigen Untersuchungen auch ambulant angeboten werden bzw. keine unnötigen vorgenommen werden. Wenn von „Früherkennung" gesprochen wird, dann ist es wichtig auch die diagnostischen und therapeutischen Grenzen deutlich zu machen (Kieler Betroffenen Gruppe 2010).

> **Tipp**
>
> Sprechen Sie nie mehr als drei wichtige Punkte an. Versuchen Sie herauszufinden, wie das Befinden heute ist und entwickeln Sie Behandlungsmodelle, die sich an den Stadien der Krankheit orientieren (Taylor 2011).

Bei den *Anliegen an die Mitbürger, die Öffentlichkeit und Umwelt* geht es den Betroffenen vor allem um ein Willkommen heißen und darum, angenommen und einbezogen zu werden und dass sich die Menschen nicht zurückziehen und verabschieden. Sie möchten Rahmenbedingungen, die eine Teilhabe am Arbeitsleben und das Abschließen von Versicherungen ermöglicht. Sie möchten in den Vorstandsgremien jeder Organisation, die sich ihrer Anliegen annehmen, vertreten sein und als Angestellte, Freiwillige und Fundraiser in Organisationen tätig sein, die in ihrem Namen Geld sammeln. Sie laden Politiker aus dem Gesundheitsministerium zu ihren Veranstaltungen ein, um sie persönlich davon zu überzeugen, was sie noch alles können, mit der Hoffnung, dass sich diese dann auch ein bisschen für ihre Anliegen einsetzen (Münchner Betroffenen Gruppe 2010; einzelne Betroffene, weltweit 2010). Sie wollen einbezogen werden, wenn es darum geht, eine Broschüre zum Thema „Was brauchen Menschen mit einer Demenz im Anfangsstadium" zu entwickeln (Rohra 2016).

> **Betroffene fordern berufliche Integration, Einbezug bei Entscheidungen in den Bereichen Gesellschaft, Stadtplanung, Wohnformen sowie kulturelle und politische Teilhabe – keine Pseudo-Teilhabe (Rohra 2016).**

So wie es einen Behindertenbeauftragten gibt, bräuchte es auch einen speziellen Beauftragten für Menschen mit einer Demenz. In den Spitälern und Rehabilitationseinrichtungen sollten Menschen mit einer Demenz einen Begleiter haben. Sollten die Mitmenschen wahrnehmen, dass sie sich schwer tun, möchten Betroffene, dass diese auf sie zugehen und fragen, ob sie helfen können, z. B. wenn sie beim Einkaufen etwas nicht finden (Münchner Betroffenen Gruppe 2010).

Die Betroffenen wünschen sich, dass man mit ihnen redet und ihnen zuhört und wenn über sie gesprochen wird, dass man ihnen nicht einfach unterstellt, was sie meinen oder wollen. Stellen Sie auch dann Fragen, wenn sie nicht alle Antworten wissen (einzelne Betroffene, weltweit 2010). Wichtige Dinge, die sie selbst betreffen, sollten nicht über ihre Köpfe hinweg besprochen werden (Cairns 2010).

> **Wir sind ein wichtiger Teil dieser Gesellschaft! (Einzelne Betroffene, weltweit 2010)**
> **Wir sind in der Lage einige Entscheidungen selbst zu treffen (Cairns 2010).**

Betroffene ermutigen sie, die Krankheit selbstbewusst anzunehmen, sie nicht zu verdrängen und nach Möglichkeiten der Bewältigung zu suchen. Menschen mit einer Demenz sollen nicht nur als alt, abgeschoben und desorientiert gesehen werden, sondern man sollte den Beginn und die Möglichkeiten sehen (Kieler Betroffenen Gruppe 2010; Münchner Betroffenen Gruppe 2010).

Die Wünsche der Betroffenen ändern sich täglich und sind sowohl für diese selbst als auch für die Fachleute schwer verständlich. Daher richten die Fachleute ihre Empfehlungen an die Betreuungspersonen, weil deren Bedürfnisse klarer sind und somit auf diese besser eingegangen werden kann (Taylor 2011).

10.2 Herausforderungen und positive Erfahrungen der Angehörigen

Linda Taylor gibt mit ihrer Beschreibung, wie sie ihren Mann erlebt, einen Überblick über seine Symptome, die auch Realität sind, obwohl er mit großer Anstrengung am Tag ca. zwei Seiten an seinem Buch schreibt, etwas, das ihn früher 10 Minuten gekostet habe. Sie sagt, seine Persönlichkeit habe sich verändert, er sei unruhiger, ungeduldiger, verschlossener geworden und ziehe sich mehr zurück. Er sei jetzt schnell verwirrt, habe innerhalb einer Woche eine Rechnung dreimal bezahlt, ringe nach Worten, verliere leicht den Gesprächsleitfaden, wenn er das Gespräch nicht selbst lenken könne. Sprächen mehrere Personen zugleich, könne er den Inhalt nicht mehr verstehen. Er verteile im ganzen Haus Listen mit seinen Aufträgen, es gebe Streit um das Geld. Für Linda Taylor ist es hart, das Gedächtnis für zwei zu sein (Taylor 2011). Trotzdem fragen sich Menschen, die mit ihm reden, ob er tatsächlich die Krankheit habe.

Die Mehrzahl, mehr als 60 % der demenzkranken Personen, wird von den nächsten Angehörigen (v. a. Ehepartnern und Kindern) zu Hause betreut. Gerade Lebenspartner sind zumeist räumlich, zeitlich als auch emotional besonders nah mit dem Betroffenen in Kontakt. Das Zusammenleben mit einem an Demenz erkrankten Familienangehörigen, das sich häufig über Jahre hinzieht, hat auch für die Betreuer nachweislich belegte, mittel- bis langfristige negative Konsequenzen (Mantovan et al. 2010; Grüwell 2006).

10.2.1 Herausforderungen und Belastungen

Die pflegenden Angehörigen sind in einem „ver-rückten" Alltag gefangen, fühlen sich nicht ernst genommen, werden mit Vorwürfen konfrontiert, wie etwa die Situation zu dramatisieren. Sie wissen zum Teil nicht, was passiert und was zu tun ist. Von den Betroffenen werden sie beschuldigt, der Arzt bagatellisiert die geschilderten Symptome, meint, das sei im Alter normal und er vergesse auch manchmal etwas (Vögeli et al. 2016). Für die Angehörigen kann es schlimm sein, wenn andere nur die „schönen Seiten" erleben und dies dann stark in Kontrast steht zu den eigenen Erlebnissen.

Ebenso schlimm sind gut gemeinte Ratschläge wie „Tu dieses oder jenes" von Außenstehenden.

Eine Rund-um-die-Uhr-Betreuung ist etwas anderes als eine Momentaufnahme durch kurze Begegnungen. Erst wenn man zumindest ein paar Tage mit einem Betroffenen verbracht hat, kann man erahnen, was es bedeutet, die Pflege zu übernehmen. Wer noch nie etwas mit Menschen mit einer Demenz zu tun hatte, versteht oft nicht, was da abgeht (Vögeli et al. 2016). Wenn Freunde Hilfe anböten, hätten sie keine Ahnung, was wirklich los sei, so Bryden (2011).

> **Die Angehörigen leisten oftmals rund um die Uhr eine nobelpreiswürdige Pflege und Beziehungsarbeit, die es zu würdigen gilt.**

Im Zusammenhang mit dem veränderten Verhalten des Partners, das zu schwierigen, konflikthaften und peinlichen Situationen führen kann, erleben diese zudem häufig den Verlust der Beziehung als Ehepaar und die Unterbrechung gewohnter Interaktionsmuster. Mit dem Verlust der Person und dessen, was sie für den Angehörigen bedeutet hat, müssen frühere Aufgaben des Betroffenen übernommen werden, neue Aufgaben kommen hinzu und die zur Erholung ausgleichenden Aktivitäten fehlen. Zu den ständigen „alltäglichen" Sorgen kommt die Sorge um die eigene Zukunft und die des Betroffenen hinzu. Die erhöhte körperliche Beanspruchung und der Verlust an finanzieller Sicherheit und Unabhängigkeit vermindern die Lebensqualität (Grüwell 2006). Für die betreuenden Partner ist die Isolation auch ein Problem, da man keine Zeit für soziale Kontakte hat, ständig auf Trab ist und für zwei denken muss.

Die zahlreich beschriebenen Belastungen (◘ Tab. 10.1) der Angehörigen sind unterschiedlich gewichtet und zeigen auch, dass diese einer erhöhten Stresssituation ausgesetzt sind und vielfältig darunter leiden können. Die erlebte Belastung bei der Betreuung von Angehörigen ist höher, wenn eine Demenz vorhanden ist. Dies wird auch durch den Anstieg der Misshandlungen belegt. Sobald die Menschen, die einer Pflege bedürfen, eine Demenz entwickeln, nehmen die psychischen und körperlichen Misshandlungen und Gewalttätigkeiten durch die Familie bei den über 60-Jährigen laut Einschätzung des Bonner Vereins „Handeln statt Misshandeln" von ungefähr 10 % auf etwa ein Drittel bis zu 50 % zu. Dies geschieht in ganz alltäglichen Situationen, wie z. B. der Selbstpflege oder wenn das Essen und Trinken abgelehnt wird. Die Gewalt kann sich von seelischer Misshandlung wie Isolierung von der Umwelt und Beschimpfungen, Vernachlässigung körperlicher Bedürfnisse, finanzieller Ausbeutung bis zur Beschneidung des freien Willens spannen (Brandt 2010). Diese Schilderungen deuten zum Teil auf Überforderung mit der Situation und fehlende Bewältigungsstrategien hin, zeigen aber auch, dass die Betreuung komplexer und schwieriger wird, wenn eine Demenz besteht. Braun (2006) berichtet von ihren Erfahrungen und den durchaus beträchtlichen Veränderungen durch die Erkrankung ihres Mannes in der 1990er-Jahren an der frühen Form der Alzheimer-Demenz (◘ Tab. 10.2).

Allerdings gibt es durchaus auch positive Erfahrungen für die betreuenden Angehörigen wie die sinnstiftende Komponente, die parallel zu der wahrgenommenen Verpflichtung bestehen kann (Schweiger 2014). Es gibt auch positive Aussagen und Emotionen, von denen die Betroffenen neben allen Schwierigkeiten berichten. Viele Betroffene entwickeln auch eine Strategie, ihren Angehörigen oder evtl. auch betreuenden Personen, deren Namen sie nicht mehr nennen können oder von denen sie

◘ Tab. 10.2 Belastungen und positive Erfahrungen einer Angehörigen (Braun 2006)	
Belastungen	**Positive Erfahrungen**
Sich auf die Ebene des Betroffenen zu begeben	Der Zusammenhalt der Familie
Der Umgang mit Ärzten und „Fachleuten", die nicht kompetent waren oder keine eindeutigen Aussagen zur Diagnostik machten	Den Ehepartner als anlehnungs- und hilfsbedürftigen Menschen zu erleben, der über Berührungen oder über ein Lächeln Kontakt aufnahm, als die Sprache versiegte
Das Klären rechtlicher Fragen	Kompetente Ärzte gefunden zu haben
Die Furcht das soziale Umfeld könnte mit Unverständnis reagieren	Verlässliche Freunde zu haben und Frauen, die mir bei der Pflege helfen
Die permanente Suche nach Hilfe	Nachbarn, die aufmerksam waren
Die Furcht der Unvereinbarkeit des eigenen Berufslebens mit dem Tagesablauf des Mannes	Die eigenen Grenzen wahrzunehmen und zu akzeptieren
Die Krankheit als solche anzunehmen und den körperlichen als auch kognitiven Abbau und die Veränderung der Persönlichkeit zu akzeptieren	–
Ständig eingespannt sein in einen Prozess, der von außen nicht beeinflussbar ist, immer zur Hilfestellung bereit zu sein, besonders schwierig auch in der Nacht und nicht schlafen zu können	–

nicht mehr genau wissen, ob und wie lange sie diese schon kennen, zu vermitteln: „Du bist mir wichtig".

Der Schatz

Frau R. macht im Verlauf ihrer Erkrankung in unterschiedlichen Situationen und zu verschiedenen Zeiten folgende Aussagen zu ihrer Tochter, obwohl sie ihren Namen nicht mehr weiß: „Du bist Gold wert!" Tochter: „Wo ist das Gold?". Frau R. antwortet: „In der Schatztruhe", lacht und ergänzt: „Wir kommen auch ohne aus!"

„Du hast mich gerettet!", oder „Du bist mein Dolmetscher!", wenn ihr ein Wort entfallen ist und die Tochter ihr dieses ergänzen konnte. „Ich mag Dich!" – „Ich hab Dich so lieb, Du bist mein Schatzi!" – „Du bist mein Vati!" „Werde nicht krank, ich mag Dich, ich brauche Dich!" – „Dich kann mir niemand ersetzten!"

„Du bist mir sehr wichtig, ich glaube ich kann nicht alleine sein!" „Du stehst an erster Stelle!" – „Du bist bei mir ganz vorne!" „Ich bin froh, dass ich so eine Liebe habe!" – „Ich könnte Dich zerreißen vor lauter Liebe!" „Gut, dass Du da bist!" – „Du bist eine ganz Gute!" „Du bist mein Liebstes!" – „Du bist mein ein und

alles!" – „Du bist meine | sein!" – „Du bist mir die
Allerliebste!" | Wichtigste!"
„Ich hab Dich ganz gern!" – | „Wir haben ein Glück, dass
„Ich möchte immer bei Dir | Du bei uns bist!"

10.2.2 Bewältigungsstrategie und Ressourcen der Angehörigen

Angehörige leisten eine wertvolle und tolle Arbeit, die anerkannt und entsprechend gewürdigt werden sollte. Mischke (2012) hat in ihrer Untersuchung zum Beratungsbedarf Ressourcen aus der Literatur und aus der Perspektive der Angehörigen selbst erfasst. Viele dieser so erhobenen 43 Ressourcen, die für die Angehörigen eine Bedeutung haben können, reduzieren die erlebte Belastung, tragen zur persönlichen Gesundheit bei und fördern eine positive Einschätzung der Lebensqualität und sind somit die Grundlage für die Bewältigung des Alltags mit dem Betroffenen. Diese Ressourcen können sich gegenseitig beeinflussen und verstärken.

Zu den *materiellen Ressourcen,* die ein Gefühl der finanziellen Sicherheit geben, zählen vor allem auch Vorkehrungen wie ein Testament oder Vollmachten. Bei der Wohnsituation ist entscheidend, ob ein räumlich-emotional angepasstes Nähe-Distanz Verhältnis möglich ist.

Zu den *immateriellen Ressourcen,* die oft einen stabilisierenden Charakter haben, gehören unter anderem die Vertrautheit und der familiäre Rückhalt, die eigene Gesundheit, soziale Netzwerke zur Begleitung und Unterstützung, die berufliche Situation und intellektuelle Herausforderungen, die das Selbstwertgefühl stärken können. Zu den *Energieressourcen* zählen Anerkennung und Dankbarkeit (Mischke 2012).

Zu den *personalen Ressourcen* zählt „das Gefühl mit der Situation umgehen zu können, Humor, Zeit, das Gefühl von Unabhängigkeit, das Gefühl, dass das Leben einen Sinn macht, das Gefühl der sozialen und kulturellen Integration oder die eigenen Handlungskompetenzen" (Mischke 2012, S. 169).

Die Bedürfnisse und Bewältigungsstrategien der Betroffenen und deren Angehörigen haben Parallelen, aber unter Umständen eine andere Gewichtung in der Bedeutsamkeit (❏ Tab. 10.3). Auch wenn es notwendig ist, sich jeweils auf die Betroffenen und die Angehörigen einzeln zu konzentrieren, kann es sinnvoll sein, manche Themen gemeinsam zu bearbeiten. Die spezielle validierende Grundhaltung tut der ganzen Familie gut.

Eine genaue Analyse der Belastungen und Ressourcen der Angehörigen hilft, passgenaue Entlastungsmöglichkeiten zu initiieren und die erlebten Stressoren zu reduzieren (Schweiger 2014).

> **Tipp**
>
> Empfehlen Sie den Angehörigen, nachsichtig mit den persönlichen Grenzen, den eigenen Emotionen und den Grenzen und Emotionen der Betroffenen zu sein.

▢ Tab. 10.3   Parallelen der Bewältigungsstrategien der Betroffenen und der pflegenden Angehörigen

Wünsche der Betroffenen, Bewältigungsstrategien	Ressourcen der Angehörigen (Mischke 2012)
Betreuung festlegen, Pflegeheim aussuchen	Getroffene Vorkehrungen
Familie zu haben	Stabile Familie
Soziale Kontakte pflegen	Soziale Netzwerke
Nicht einfach andere Medikamente über den Tisch schieben, um uns aus der Praxis zu bekommen	Fachkundige und engagierte Ärzte
Für die Sache kämpfen, sich nicht fallen lassen	Selbstdisziplin
Teilhabe am Arbeitsleben	Berufliche Situation
Gefühl haben gebraucht zu werden	Gefühl wichtig für andere zu sein
Kontrolle über kleine Dinge zu haben	Kontrolle über das eigene Leben zu haben
Das Leben hat „trotzDEM" einen Sinn	Gefühl das Leben hat einen Sinn
Information bezüglich der Diagnose und den Möglichkeiten der Behandlung	Kenntnisse über Ursachen und Folgen der Erkrankung
Selbsthilfegruppen	Kontakte zu anderen pflegenden Angehörigen
Lachen, Humor	Sinn für Humor
Positiv leben, Krankheit verstehen und annehmen	Optimistische positive Lebenseinstellung
Kleine Entscheidungen treffen können	Gefühl von Unabhängigkeit
Wissen ist ein Mittel gegen die Angst	Information und Wissen
Glaube und Spiritualität	Glaube und andere spirituelle Ressourcen

10.2.3 Entlastungsangebote für pflegende Angehörige

Die Angebote zur Entlastung umspannen nicht nur die Unterstützung bei der täglichen Pflege oder den externen Betreuungsangeboten, sondern auch die zugehende Beratung bzw. regelmäßige, (pro-)aktive Kontaktaufnahme mit der Wissensvermittlung und dem Vermitteln des Sich-angenommen-Fühlens. Die zugehende Beratung deckt diese Bandbreite ab und umfasst unter anderem auch Besuche im häuslichen Umfeld, individuell angepasste Angebote und den Einbezug des sozialen Umfeldes (Vögeli et al. 2016).

Das „Nicht-Wissen" kann sich auf die Krankheit mit ihren kognitiven und nicht-kognitiven Symptomen und der Möglichkeit der adäquaten Begleitung oder auf finanzielle und rechtliche Fragen, auf die es individuell und sensibel einzugehen gilt, beziehen (Vögeli et al. 2016).

> **Wie bei den Betroffenen selbst ist in erster Linie das Gefühl, verstanden zu werden, wahr- und angenommen zu sein, zentrales Anliegen der pflegenden Angehörigen.**

Die psychische Belastung pflegender Angehöriger kann reduziert werden durch (DGPPN und DGN 2016):

- Strukturierte Angebote mit Wissensvermittlung zur Erkrankung sowohl auf der kognitiven Ebene als auch der Verhaltensebene
- Management in Bezug auf das Verhalten des Erkrankten, möglicher Bewältigungsstrategien und Entlastungsmöglichkeiten
- Integration in die Behandlung des Erkrankten in einer Institution.

Niedrigschwellige bzw. möglichst wohnortnahe, kostengünstige, flexible Angebote, die in der Nähe und ohne große Hürde erreichbar sind, deren inhaltliche und organisatorische Aspekte sich mit dem Bedarf decken, werden eher in Anspruch genommen. Die inhaltlichen Aspekte und im Besonderen das Wohlbefinden der Betroffenen haben dabei das größte Gewicht (Hochgraeber et al. 2012). Pflegeentlastende Angebote können die Tagespflege außer Haus, Betreuungskräfte im Privathaushalt (Mantovan et al. 2010) oder ein Besuchsdienst sein.

Pflegepersonen sehen sich mehrfach mit Belastungen konfrontiert. Die Anliegen und das Verhalten der Betroffenen und deren betreuenden Personen sind eine Herausforderung. Dazu kommen die unter Umständen persönlich erlebten Belastungen im Betreuungsprozess.

10.3　Schutz der Pflegenden

Die erlebten Belastungen der professionellen Betreuer (◘ Tab 10.1) ergeben sich aus den Verhaltensauffälligkeiten seitens der Betroffenen (O'Sheedy 2009) aber auch aus den Erwartungen, dem Unverständnis und dem Verhalten der Angehörigen und den Bedingungen in der Organisation. Die erlebten Schuldgefühle und die Hilflosigkeit zeigen auch, dass eine Unzufriedenheit mit dem Ergebnis der durchgeführten Interaktionen vorliegt – Hilflosigkeit, weil man nicht die entsprechenden Angebote setzten konnte und Schuldgefühle, weil man seinem persönlichen Anspruch nicht gerecht geworden ist.

> **Tipp**
>
> Wenn Sie glauben nicht perfekt zu sein, geben Sie niemals auf und fühlen Sie sich nicht schuldig (Taylor 2011).

Da besonders Taylor (2011) betont, dass ein Gelingen der Interaktion zur Gänze von den Betreuern abhängt, ist es wichtig, entsprechendes Wissen zur Krankheit zu haben. Beeinflussende Faktoren der krankheitsbedingten Symptome sind nach Bryden (2011) die Persönlichkeit, die Lebensgeschichte, die Einstellung und Bewältigungsstrategien, die Umgebung in der man sich befindet – zu Hause oder in einer Institution – sowie der Sinn des Lebens und die Spiritualität.

Zusammen mit dem Fachwissen, den speziellen validierenden Möglichkeiten, dem Respektieren des Erlebens der Betroffenen und dem Fallverstehen, kann das gezeigte Verhalten besser eingeordnet, die Beweggründe erfasst, die Auslöser erkannt und individuelle Angebote gesetzt werden. Bereits durch den Versuch das Verhalten zu verstehen kann die Interaktion in eine positive Richtung gelenkt werden. Wenn man weiß, dass die Betroffenen das Verhalten meistens nicht willentlich und unmittelbar steuern können, fällt es einem vielleicht leichter, sich nicht persönlich angegriffen zu fühlen. Taylor (2011) sagt: „Bitte glauben Sie mir, es ist nicht meine Schuld, wenn ich durcheinander, unrealistisch, widersprüchlich und nicht leicht zu enträtseln bin!"

> **Tipp**
>
> Sollte es Worte geben, die Sie verletzen, bewerten Sie diese nicht als Anklage und Beurteilung Ihres Verhaltens, sondern als ein „Beweis des Menschseins" der Betroffenen (Taylor 2011). Emotionale Ausbrüche sind nie gegen Sie persönlich gerichtet, sondern Teil der Krankheit! (Rohra 2016).

Das Einlassen auf die Realität der Betroffenen, auf ihre Gefühle und Emotionen ist für professionelle Betreuer leichter als für Angehörige (Bryden 2011). Dennoch kann eine Begegnung, in der das Gelingen der Interaktion auf den Schultern einer Person lastet, sich zu einem nicht mehr tragbaren Gewicht steigern. Eine Möglichkeit sich abzugrenzen und zu schützen ist das Zentrieren.

10.3.1 Zentrieren – sich selbst schützen

Zentrieren meint, den Fokus auf etwas zugunsten von etwas anderem zu legen. In der Interaktion mit desorientierten Menschen ist es das Ziel, sich ganz und gar auf den Betroffenen zu konzentrieren. Um diese Offenheit für den anderen zu haben, muss ich mich als Person zuerst loslassen. Dies kann durch ein bewusstes Einatmen und Ausatmen bewerkstelligt werden. Vor allem dann, wenn eine Emotion unverhofft herangetragen wird, ist dieses kurze Innehalten durch das Atmen ein wertvolles Kraftschöpfen und der Atem steht uns zudem unmittelbar zur Verfügung. Wenn es die Zeit zulässt, kann man mehrmals ein- und ausatmen, wobei sich manche dabei auf einen Punkt unterhalb des Nabels konzentrieren.

Es kann aber auch helfen, mit dem Durchschreiten eines symbolischen Übergangs, wie es ein Türrahmen darstellen kann, die Perspektive zu wechseln und sich ganz auf den Betroffenen einzulassen. Egal welche Methode Sie anwenden, es gilt die eigenen Sorgen, Emotionen und Belastungen des Tages „abzustreifen" bzw. „abzustellen", um frei zu sein für die kommende Interaktion. Wichtig ist es am Ende der Interaktion die erfahrenen Belastungen und Sorgen der Betroffenen wieder gegen das eigene Paket zu tauschen, um am Ende des Tages zu den eigenen Belastungen nicht auch noch alle Sorgen der Station mit nach Hause zu tragen.

Der Fokus liegt nicht nur auf der einzelnen Interaktion, sondern es lohnt, sich mit dem eigenen Altern auseinanderzusetzen und zu schauen, was jeder persönlich tun kann, um die Lebensaufgaben gut zu bewältigen.

10.3.2 Prophylaktischer Umgang mit dem eigenen Alter(n)

Altern ist ein Prozess, der bereits mit der Geburt des Menschen beginnt. Der Umgang mit spirituell-psychosozialen Bedürfnissen und körperlichen Veränderungen im Laufe des Lebens entscheidet darüber, wie der Mensch die Verluste im hohen Alter bewältigt (◘ Tab. 10.4).

Deprivation beschreibt den Entzug oder Mangel an Außenreizen, sozialen Kontakten, bedürfnisbefriedigenden Objekten, Schlaf und Nestwärme bei Säuglingen und Kindern (Dorsch 2004). Dies wird auch in der „weißen Folter" verwendet, da diese keine sichtbaren körperlichen Spuren hinterlässt.

◘ **Tab. 10.4** Kompetenzmodell des Alterns

Verluste (körperlich und sozial)	Selbstwertgefühl erhalten durch
Erste Anzeichen des Alterns	Sich selbst mögen, wie man ist („der Sprung ins Charakterfach") – Überforderungen durch überzogene Anforderungen an sich selbst vermeiden
Ende der Arbeitszeit (Nützlichkeit)	Alte Hobbys wiederbeleben, sich neue Betätigungsgebiete suchen, „Hirn und Herz" trainieren
Familienangehörige (Bezugspersonen)	Alte Freundschaften pflegen, neue suchen, Anschluss suchen in Vereinen und Gemeinschaften (gemocht und gebraucht werden)
Zunahme körperlicher Beschwerden (körperliche Integrität)	„Sich mit seinen Leiden arrangieren" – das Umfeld den körperlichen Möglichkeiten anpassen
Gewohnte Umgebung (Freiheit), Altersheim	Die „eigenen vier Wände" auch im Heim erhalten, soziale Mobilität bewahren
Pflegestation (Unabhängigkeit)	Eigenkompetenz bewahren, sich nicht gehen lassen, nicht „ins Schneckenhaus" zurückziehen, „soziale Netzwerke" durch ständigen Kontakt mit Freunden (aller Alters- und Sozialschichten!) pflegen
Verlust von Stimulation, sensorische Deprivation (Identitätsverlust)	Alle fünf Sinne beizeiten trainieren und mit Hobbys beschäftigen, um bei Verlust eines oder mehrerer Sinnesorgane immer noch Raum für Stimulation durch die anderen Sinne zu besitzen

Jeder betagte Mensch hat sein bisheriges Leben mit all den Erfahrungen und Erlebnissen gelebt, die ein Teil der Identität sind, die sowohl die Einstellungen als auch die Gefühle und das Verhalten geprägt haben. Um das Leben auch im Alter bewältigen zu können ist entscheidend:

- Welche Fähigkeiten wurden während des Lebens entwickelt?
- Wie wurden Krisen und Verluste bewältigt?
- Wie ist die Lebenseinstellung, die Lebensphilosophie?
- Welche Kraftquellen/Ressourcen stehen zur Verfügung?

Wir alle sollten daher als Prophylaxe für die Zeit unseres eigenen Alters ganz bewusst von Anbeginn darauf achten, dass wir

- sinnstiftende Tätigkeiten und Aktivitäten finden, die nicht mit Leistungsdruck verbunden sind,
- lernen, uns selbst zu akzeptieren, zu respektieren und wertzuschätzen („I am, what I am, und ich mag mich so, wie ich bin"),
- die Lebensaufgabe des jeweiligen Lebensstadiums bewältigen („den Rucksack ständig entsorgen"),
- eine Vielfalt an Verhaltensweisen trainieren, neue Rollen übernehmen, wenn alte überholt sind, und „auf vielen Tasten spielen lernen".

Positive Bewältigung

Frau Z., die Brigitte Scharb ein Stück ihres Lebens begleitet hat, war für sie durch ihr Leben eine großartige Lehrerin und ein wunderbares Vorbild für eine positive Bewältigung. Sie ist ein Beispiel dafür, dass man bis ins hohe Alter seine Identität und seine Kompetenzen bewahren kann.

Sie war eine sehr einfache Frau, die es in ihrem Leben immer schwer hatte. Als Pflegekind am Land groß geworden, musste sie schon früh immer fest zupacken und musste dankbar dafür sein, dass sich Menschen gefunden hatten, die ihr die zu früh verstorbenen Eltern ersetzten. In der Pflegefamilie, in der sie aufwuchs, gab es für sie zwar zu essen und einen Platz zum Schlafen, aber für Zärtlichkeit gab es keinen Platz und auch keine Zeit.

Als junges Mädchen kam sie dann in die Stadt. Sie musste auch hier schwer arbeiten, um leben zu können. Der Mann, den sie heiratete und von dem sie sich die menschliche Wärme erhoffte, die ihr in der Pflegefamilie gefehlt hatte, konnte ihr die Zärtlichkeit und Nähe, die sie sich eigentlich gewünscht hatte, nicht geben. Sie hatte eine Tochter und zwei Söhne. Der älteste Sohn nahm sich mit 18 Jahren das Leben. Den Grund hat Frau Z. nie erfahren. Ihr Mann starb nach langem Leiden an Kehlkopfkrebs, von Frau Z. betreut und gepflegt, solange es möglich war. Nach dem Tod ihres Mannes erhielt sie keine Pension, also musste sie buchstäblich Tag und Nacht arbeiten, um die Kinder großzuziehen.

Doch in allen diesen persönlichen Katastrophen verdrängte sie ihre Krisen und Verluste nie, sondern sie sprach immer alles aus. Sie entwickelte viele Bewältigungsstrategien und war auch nicht verbittert oder böse. Sie glaubte prinzipiell an das Gute im Menschen und sie gab nie auf, ließ sich nie gehen, war immer überzeugt davon, dass das Leben weitergeht. Den Menschen, die ihr nahestanden, machte sie nie etwas vor, sondern sagte ihnen immer unverblümt die Wahrheit, ob sie es nun hören wollten oder nicht. Sie war immer ehrlich und sie empfand immer viel für die Menschen in ihrer Umgebung, beschenkte sie durch dieses Mitgefühl reich.

Obwohl sie ihr Leben lang so schwer gearbeitet hatte, erhielt sie im Alter nur die Mindestpension. Sich selbst gegenüber war sie daher stets genügsam. Aber anderen Menschen gegenüber war sie immer sehr großzügig, gab immer sehr gute Trinkgelder: dem Kohlenträger, der das Heizmaterial brachte, dem Briefträger, der mit der Rente kam, dem Hausbesorger, der kleine Besorgungen für sie machte. Sie kämpfte erfolgreich gegen ihre körperlichen Einbußen, ignorierte auch die häufig auftretenden Schmerzen, die eine Folge ihrer lebenslangen schweren körperlichen Arbeit waren. Zum Arzt zu gehen war für sie reine Zeitverschwendung. Wenn die Schmerzen zu groß wurden, umwickelte sie den schmerzenden Körperteil mit einer Plastikfolie – und es half! Bis ins hohe Alter holte sie zu Winteranfang den Kohlenofen selbst aus dem Keller und stellte ihn auch selbst auf, mit halsbrecherischer Akrobatik, indem sie einen Küchenschemel auf den Herd stellte und dort hoch oben auf Zehenspitzen balancierend das Ofenrohr einsetzte – und wehe, jemand wollte ihr da dreinreden, mehr hatte derjenige nicht gebraucht! Es war jedes Jahr das gleiche Ritual: Sie traf zwar immer mit ihrem Sohn eine Vereinbarung, er werde ihr helfen, den Ofen aufzustellen, doch wenn er dann kam, war der Ofen bereits aufgestellt. Sie war sehr stolz darauf, dass sie es wieder einmal allein geschafft hatte. Sie sagte dann zwar immer: „Nächstes Jahr kaufe ich einen neuen Ofen, mit dem das leichter geht", aber dann brachte sie es nie übers Herz – der Ofen war zu sehr ein Teil von ihr selbst.

Sie bewahrte ihre Unabhängigkeit, auch wenn es noch so beschwerlich war. Fast bis zuletzt ging sie selbst einkaufen und organisierte ihren Haushalt selbst.

Als sie 90-jährig mit einer Magenblutung ins Spital musste (der Magen musste zu zwei Dritteln entfernt werden), und jeder in ihrer Umgebung bereits das Schlimmste befürchtete, raffte sie sich nochmals auf und kehrte wieder in ihre Wohnung zurück. Es war für sie schwer, sich einzugestehen, dass sie dann nicht mehr die weite Strecke bis zum Markt gehen konnte, um einzukaufen, und dass sie darauf angewiesen war, dass man Besorgungen für sie machte. Und das, obwohl es für ihre Familie wichtig war, dass sie auch einmal etwas für die Mutter tun konnten und nicht nur die Mutter immer für sie da war. Aber sie wollte immer alles für sich allein tun, und dass sie ein paar Kompetenzen aus der Hand geben musste, fiel ihr sichtlich sehr schwer. Sie hielt auch ihre Wohnung bis zuletzt allein sauber – zwar nicht mehr ganz so hundertprozentig wie in jüngeren Jahren, aber sie legte einfach die Hände nie in den Schoß. Es war für sie ungeheuer wichtig, für sich selbst zu sorgen.

Sie war lebenslang eine sehr bescheidene Frau und besaß trotzdem ihren Stolz. Sie war nicht eitel, nicht eingebildet, sie hat sich wertgeschätzt. Sie wusste, dass sie wertvoll war, ohne eingebildet zu sein. Bis zuletzt konnte man mit ihr einfach über alles diskutieren. Sie war keine gelehrte Frau, aber sie besaß eine starke Herzensbildung und war am Tagesgeschehen interessiert. Auch als sie in ihren letzten Jahren manchmal jammerte: „Ich bin gar nix mehr wert, ich schaffe es nimmer mehr, aus dem Keller mein Brennmaterial zu holen", war es für Frau Scharb vollkommen klar, dass diese Frau nie in eine andere Realität verrücken wird, weil die Realität der Gegenwart für Frau Z. einfach immer erträglich war. Sie hatte immer recht erfolgreich versucht, „ihren Rucksack zu entsorgen", sie drückte stets ihre Gefühle aus und sie hatte gelernt, auf vielen Tasten zu spielen, hatte immer versucht, Bewältigungsstrategien zu entwickeln, um ihre Verluste und Beeinträchtigungen auszugleichen. Das war ihr bis zuletzt eindrucksvoll gelungen.

Um den Transfer der theoretischen Anteile der speziellen validierenden Pflege in die Pflegepraxis und im Rahmen der Lernsituation zu erleichtern sowie für alle transparent darstellen zu können, ist es sinnvoll, sie in den Pflegeprozess zu integrieren.

Literatur

Assauer R (2012) Wie ausgewechselt. Verblassende Erinnerungen an mein Leben, mit Strasser Patrick, 2. Aufl. riva, München

Brandt A (2010) „Du stinkst ja schon wieder". Gespräch mit dem Bonner Psychiater und Psychotherapeuten Rolf Dieter Hirsch über Gewalt gegen Demenzkranke. Spiegel Wissen 1:106–109

Braun H (2006) Wenn das Spiegelbild zum Feind wird. In: Schmidt-Zadel R, Kunze H (Hrsg) Unsere Zukunft gestalten. Hilfen für alte Menschen mit psychischen Erkrankungen, insbesondere Demenz. Tagungsbericht, Aktion psychisch Kranke, Bonn, S 106–113

Bryden C (2011) Mein Tanz mit der Demenz. Trotzdem positiv leben. Huber, Bern

Cairns D (2010) Die Stimme erheben, Grenzen überschreiten. In: Demenz Support Stuttgart (Hrsg) Ich spreche für mich selbst. Menschen mit Demenz melden sich zu Wort. Mabuse, Frankfurt a. M., S 32–36

DGPPN, DGN (2016) S3-Leitlinie „Demenzen" (Langversion – 1. Revision, August 2015) Herausgebende Fachgesellschaften: Deutsche Gesellschaft für Psychiatrie, Psychotherapie und Nervenheilkunde; Deutsche Gesellschaft für Neurologie in Zusammenarbeit mit der Deutschen Alzheimer Gesellschaft e. V. – Selbsthilfe Demenz. ▶ http://www.awmf.org/uploads/tx_szleitlinien/038-013l_S3-Demenzen-2016-07.pdf. Zugegriffen: 12. Nov. 2016

Dorsch (2004) Psychologisches Wörterbuch, 14. überarbeitete und erweiterte Aufl. Huber, Bern (Häcker Hartmut, Stapf Kurt [Hrsg])

Einzelne Betroffene, weltweit (2010) Demenz support Stuttgart. ▶ http://www.demenz-support.de/stimmig?cmd=forderungen. Zugegriffen: 11. Aug. 2012

Geiger A (2011) Der alte König in seinem Exil. Hanser, München

Grüwell G (2006) Lebenspartner von Demenzpatienten als Co-Therapeuten. Dissertation Universität Freiburg i. Br.

Haß F (2011) Interview mit Alzheimer-Patient [Richard Taylor]. „Ich bin hier derjenige, der stirbt", Frankfurter Rundschau, 15. Mai. ▶ http://www.fr-online.de/panorama/interview-mit-alzheimer-patient–ich-bin-hier-derjenige–der-stirbt-1472782,8451720.html. Zugegriffen: 11. Aug. 2015

Hochgraeber I, Dortmann O, Bartholomeyczik S, Holle B (2012) Niedrigschwellige Betreuungsangebote für Menschen mit Demenz aus Sicht pflegender Angehöriger. Pflege 27(1):7–18. ▶ https://doi.org/10.1024/1012-5302/a000335

Kainz M (2000) Szenentexte aus dem Film „Der Tag, der in der Handtasche verschwand". ▶ http://www.prodos-verlag.de/pdf/szenentexte_handtasche_1016.pdf. Zugegriffen: 14. Febr. 2013

Kieler Betroffenen Gruppe (2010) „Leben mit der Diagnose Demenz", Demenz support Stuttgart. ▶ http://www.demenz-support.de/stimmig?cmd=forderungen. Zugegriffen: 11. Aug. 2012

Mantovan F, Ausserhofer D, Huber M, Schulc E, Them C (2010) Interventionen und deren Effekte auf pflegende Angehörige von Menschen mit Demenz – Eine systematische Literaturübersicht. Pflege 23(4):223–239. ▶ https://doi.org/10.1024/1012-5302/a000050

Mischke C (2012) Ressourcen pflegender Angehöriger – eine Forschungslücke? Gesundheitssoziologische und empirische Annäherung an ein bislang vernachlässigtes Forschungsfeld. Pflege 23(3):163–174. ▶ https://doi.org/10.1024/1012-5302/a000199

Münchner Betroffenen Gruppe (2010) Projekt „DemiL und TrotzDemenz", Demenz support Stuttgart. ▶ http://www.demenz-support.de/stimmig?cmd=forderungen. Zugegriffen: 11. Aug. 2012

O'Sheedy B (2009) Das Belastungserleben von Pflegepersonen im Umgang mit Demenzpatienten auf Demenzstationen im Vergleich zur traditionellen Langzeitpflege – Betrachtung des Belastungserleben, der Pflegekonzepte und der Berücksichtigung der Autonomie des Patienten. Diplomarbeit, Universität Wien

Rohra H (2016) Ja zum Leben trotz Demenz! Warum ich kämpfe. Medhochzwei, Heidelberg

Schweiger S (2014) Das Belastungserleben pflegender Angehöriger demenziell erkrankter Menschen: Eine Case-Study unter Einbeziehung der Entwicklung. Masterarbeit, FH Wien

Taylor R (2010) Ich wünsche mir, dass andere mir zuhören. In: Demenz Support Stuttgart (Hrsg) Ich spreche für mich selbst. Menschen mit Demenz melden sich zu Wort. Mabuse, Frankfurt a. M., S 66–77

Taylor R (2011) Alzheimer und ich. Leben mit Dr. Alzheimer im Kopf, 3. Aufl. Huber, Bern

Vögeli S, Frei I, Spichiger E (2016) Erfahrungen Angehöriger mit der Betreuung von Menschen mit Demenz und zugehender Beratung. Pflege 29(2):83–92. ▶ https://doi.org/10.1024/1012-5302/a000476

Werner B (2010) Psychische Belastungen und Beanspruchungen Pflegender in der Schwerstpflege. MitarbeiterInnen in den Versorgungssettings segregative Wohnbereiche für Demenzkranke in der stationären Altenpflege und in Demenz-Pflegewohngemeinschaften im Vergleich. Lehrforschungsprojekt in den Bachelor-Studiengängen Pflegepädagogik und Management im Gesundheitswesen (4. und 5. Semester). Kath. Fachhochschule, Freiburg

Wögerbauer S (2012) Be- und Entlastungssituation pflegender Angehöriger von Personen mit Demenz – Tageszentrum „Regenbogen" als wichtige Entlastungsmöglichkeit. Diplomarbeit, Altenbetreuungsschule Oberösterreich

Zimmermann C (2010) Natürlich kann ich jetzt genießen! In: Demenz Support Stuttgart (Hrsg) Ich spreche für mich selbst. Menschen mit Demenz melden sich zu Wort. Mabuse, Frankfurt a. M., S 50–62

Praktische Beispiele

Inhaltsverzeichnis

Pflegedokumentation allgemein mit Fokus auf spezieller validierender Pflege

Sonja Scheichenberger und Brigitte Scharb

© Springer-Verlag GmbH Deutschland, ein Teil von Springer Nature 2018
S. Scheichenberger, B. Scharb, *Spezielle validierende Pflege*,
https://doi.org/10.1007/978-3-662-56017-4_11

Die Pflegedokumentation mit Fokus auf die spezielle validierende Pflege lässt sich gut in ein bestehendes Dokumentationssystem integrieren. Die Pflegeplanung ist der Angelpunkt, in dem sich die erhobenen Daten, Beobachtungen und Informationen gebündelt zielorientiert darstellen lassen. Sie beschreibt den Handlungsbedarf. Das jeweils unbefriedigte spirituell-psychosoziale Grundbedürfnis lässt sich je nach Spezifizierung der Ausgangsituation einer Pflegediagnose zuordnen. Zur theoretischen Beschreibung werden neben den formalen Kriterien auch praktische Einblicke gewährt. Durch komplexere Fallbeispiele bzw. exemplarische Zuordnung von Aussagen und Problemen zu einer möglichen Pflegediagnose soll der Transfer in den Pflegealltag erleichtert werden. Spezielle validierende Pflege kann in keiner Phase isoliert vom übrigen Pflegeprozessgeschehen gesehen werden. Sie muss dem kybernetischen Regelkreis ebenso folgen wie andere Pflegeelemente. Alle Angaben in der Pflegedokumentation, welche die Zielsetzungen und Pflegemaßnahmen der validierenden Pflege betreffen, müssen mit derselben Genauigkeit und Ausführlichkeit erfolgen, wie sie für alle übrigen medizinischen und pflegerischen Zielsetzungen und Maßnahmen selbstverständlich sind.

Der spirituell-psychosoziale Bereich bleibt in der Regel pflegediagnostisch ausgeklammert, es wird daher auch kein Handlungsbedarf transparent und eine zumindest in Ansätzen erforderliche Befriedigung dieser Bedürfnisse bleibt aus. Dies wird auch durch die Berechnungen für den Personalbedarf unterstützt, die sich an körperlichen Parametern wie beeinträchtigte Selbstpflege und Bewegungsfähigkeiten orientieren und eine Richtung vorgeben.

Ein sorgsamer Umgang mit den personellen Zeitressourcen bedeutet, dass eine entbürokratisierte und schlanke Pflegedokumentation im Sinne aller Beteiligten angestrebt werden soll, die „möglichst einfach, aber ausreichend detailliert, zeitsparend und effizient" ist (Rappold et al. 2010, S. 2). Das Gesundheits- und Krankenpflegegesetz (GuKG 2016) in Österreich enthält keine näheren Regelungen zum Umfang, Detaillierungsgrad (die unter anderem vom Allgemeinzustand des Betroffenen, den individuellen Gesundheitsrisiken und/oder dem Aufgabenprofil abhängig sind), Inhalt und der Form der Pflegedokumentation (Rappold et al. 2010; Rappold und Aistleithner 2017), sofern die Nachvollziehbarkeit gegeben ist. Hilfreich für die Praxis ist eine Pflegedokumentation, die das Wesentliche der Bedürfnisse und des Bedarfes der Betroffenen übersichtlich strukturiert, in einem überschaubaren Umfang effizient und effektiv abbildet und rasch abrufbar ist.

Die gemeinsame Beschreibung mehrerer Pflegediagnosen auf einer Seite erfüllt diese Anforderungen und ist ein wertvoller Beitrag, um das Wesentliche in der Pflegeplanung gebündelt ohne Informationsverlust abzubilden. Es reduziert den Zeitaufwand für die Pflegepersonen sowohl beim Erstellen als auch beim Lesen. Werden die oft ähnlichen, wenn nicht sogar identen Inhalte der Pflegediagnosen besonders im Bereich der Selbstpflege und Mobilität in einzelnen Diagnosen abgebildet, erhöht dies zudem nicht die Aussagekraft, sondern führt zu Doppeldokumentationen. Um bei mehreren einzelnen Diagnosen das Relevante zu erfassen, muss nach dem Lesen diese Doppelinformation wieder abstrahiert werden. Nach Abt-Zegelin (2005) führt das Stellen mehrerer Pflegediagnosen zu sehr ähnlichen Problemen und Maßnahmen und zudem zu einer Zerstückelung der wesentlichen Informationen. Schrems (2003) geht sogar noch weiter und hinterfragt die Trennung somatischer und psychosozialer Pflegediagnosen.

Das gemeinsame Beschreiben von Pflegediagnosen aus den spirituell-psychosozialen und den körperlichen Bereichen wird auch eher dem Umstand gerecht, dass sich diese Bereiche gegenseitig beeinflussen und verstärken können. Ausgangspunkt zur Wahl einer Pflegediagnose ist der Betroffene selbst, sein Erleben und die damit verbundenen Auswirkungen der Beeinträchtigungen im Alltag.

Im Licht der österreichischen Gesetzesbestimmungen gesehen, ist die Pflegedokumentation – auch abseits gesetzlicher Vorschriften – nicht nur als Instrument der Steuerung, Beobachtung und Evaluierung des Pflegeprozesses unverzichtbar, sondern belegt auch die differenzierte Auseinandersetzung mit den Bedürfnissen und der Erlebenswelt der Betroffenen. Sie ist die Basis und eine wichtige Drehscheibe professioneller Pflege und darüber hinaus bei Bedarf ein Beweismittel vor Gericht.

Die im Pflegealltag verwendete Dokumentation des Pflegeprozesses, vor allem der Pflegeplanung, unterscheidet sich in der Handhabbarkeit und im Umfang zur Dokumentation für den Lernprozess der speziellen validierenden Pflege (▶ Kap. 12 und ▶ Kap. 13). Für den gesamten Pflegeprozess sind formale Kriterien zu beachten.

11.1 Formale Kriterien zur Pflegedokumentation

Beschreiben Sie das von Ihnen beobachtete Verhalten so präzise als möglich und kennzeichnen Sie Aussagen von dritten Personen als solche.

Aussagekräftig und prägnant Beschreiben Sie die entsprechenden Situationen immer genau und beantworten Sie dabei folgende Fragen: wer, was, wie, wann, wie oft, wo, ev. mit wem? Beschreiben Sie die Merkmale der Ausprägung, messbare und überprüfbare Fakten oder was Sie genau gesehen oder gehört haben. Fragen Sie sich, was Sie konkret beobachtet haben, welche Fakten dafür verantwortlich sind, dass Sie ein Verhalten z. B. als „unruhig" oder „desorientiert" wahrnehmen. Beschreiben Sie dann diese Fakten, z. B. „Herr A. geht permanent auf und ab", „Herr A. gibt wiederholt die Beine aus dem Bett und nestelt an körpernahen Gegenständen", oder „Frau M. hat das WC nicht gefunden", „Frau M. öffnet wiederholt alle Türen an der Abteilung".

Wertfrei, objektiv Wertungen sind persönliche Ansichten und Interpretationen der Pflegepersonen bezüglich eines beobachteten Verhaltes, z. B. „fühlt sich schlecht", „ist schwierig", „psychisch besser", „ist verwirrt", „ist streitsüchtig", „ist abweisend", „befolgt alles", „lieb, nett", „war soweit ruhig", „ist sehr diszipliniert" und „ist angepasst". Da sich darunter auch jeder etwas anderes vorstellen kann, liegt ein subjektiver Spielraum in der Bewertung vor. Vermeiden Sie Floskeln wie „normal", „regelmäßig", „unauffällig", „angenehm", „im üblichen Umfang" oder auch „soweit gut", „keine Änderungen", „wie gestern". Schreiben Sie zum Beispiel statt „isst problemlos", „brav gewesen", wie viel und was genau gegessen wurde oder führen Sie ein Tellerprotokoll.

> **Achten Sie auf objektive Formulierungen. Vermeiden Sie Interpretationen und nichtssagende Floskeln, Werturteile oder Gemeinplätze (inhaltsleere Schlagwörter), unter denen sich jeder, der diese liest, etwas anderes oder auch gar nichts vorstellt.**

Persönliche Wahrnehmung der Pflegepersonen Wenn Sie persönliche Wahrnehmungen oder Eindrücke beschreiben, machen Sie dies durch Formulierungen, wie z. B. „ich habe den Eindruck, dass", oder „scheint" und „wirkt" deutlich. Diese Formulierungen in Kombination mit „desorientiert" sind aber auch noch nicht sehr aufschlussreich. Auch in diesem Fall wäre es interessant, was genau Sie beobachtet haben, dass Sie es als desorientiert erfasst haben, wie z. B. „läutet mehrmals, meint, PP hätten auf sie ‚vergessen und es wäre eine Frechheit, dass sie erst so spät kämen". Oder „findet in der Nacht von der Toilette nicht ins Zimmer zurück"; „verlangt wiederholt um Mitternacht Essen, isst dieses dann nicht", usw. Weitere Beispiele sind: „Frau M. wirkt teilnahmslos, steht nicht auf, weint, wenn man sie anspricht" statt „Frau M. wirkt depressiv". Oder „Herr M. hat über das Mittagessen geschimpft und wirkt sehr verärgert", statt „Herr M. ist aggressiv". Dadurch, dass objektiv geschildert wird, was passiert ist, wird klar, dass es sich nicht um eine Bewertung durch die Pflegeperson handelt. Noch besser ist es, wenn Sie Emotionen dokumentieren möchten, dass Sie nach Möglichkeit die wahrgenommenen körperlichen Zeichen beschreiben wie z. B. Mimik, Gestik, Körperhaltung und Stimmlage.

Persönliche Aussagen der Betroffenen Persönliche Aussagen der Betroffenen werden z. B. mit „Herr F. sagt, meint, äußert, möchte gibt an" eingeleitet. Sie bilden oft die Situation der Betroffenen besser ab und sollten auch als solche nachvollziehbar dokumentiert werden. Auch wenn die Betroffenen ein Angebot oder eine konkrete Maßnahme ablehnen, ist es daher besser, die konkrete Situation mit der Begründung zu dokumentieren, zum Beispiel: „Nimmt die Tabletten mit der Aussage ‚Ihr wollt mich ja vergiften!', nicht ein." Genauso kann, wenn die Betroffenen selbst einen Grund angeben können, warum sie etwas tun oder nicht tun möchten, z. B. aufstehen, nach Hause gehen, die jeweilige Aussage als Begründung für ein Verhalten ergänzt werden. Bedenke Sie in diesem Zusammenhang auch: Ein Angebot oder einen Vorschlag nicht anzunehmen ist ein Grundrecht des Menschen im Sinne der Autonomie, die es immer zu respektieren gilt. Andererseits haben Sie auch die Möglichkeit und den Auftrag, Ihre Angebote zu variieren, was zumeist auch gemacht wird und zudem den interaktionellen Charakter der Pflegehandlungen unterstreicht. Man könnte dies in etwa so dokumentieren: „Nach einem Gespräch hat sich NN für … entschieden, ist bei der Ablehnung geblieben".

Gesetzliche Grundlagen Die Ausübung des gehobenen Dienstes für Gesundheits- und Krankenpflege beinhaltet nach der Gesetzeslage (GuKG 2016) in Österreich mit den pflegerischen Kernkompetenzen eigenverantwortliche Aufgaben, zu denen unter anderem der Pflegeprozess zählt. Dieser beginnt mit der Einschätzung der Pflegebedürfnisse und endet mit der Auswertung der Resultate der geplanten und durchgeführten Pflegemaßnahmen. Sowohl in der Schweiz als auch in Deutschland existiert kein vergleichbares bundesweites Gesetz. Österreich nimmt hier also eine Vorreiterrolle ein.

Jede Interaktion oder Intervention erfordert und enthält ein großes Maß an Pflegekompetenz, aber auch eine Verpflichtung gegenüber jeden einzelnen Menschen, den wir betreuen. Eine grundsätzliche Entscheidung ist es, den Fokus auf die Ressourcen der einzelnen Personen zu lenken.

11.2 Personen- und Ressourcenorientierung

Bei der Analyse der gewonnen Daten liegt der Fokus beim subjektiven Erleben der betroffenen Person und nicht auf unserer Sicht der Dinge: Wenn z. B. bei einem noch in seiner eigenen Wohnung allein lebenden hochbetagten Mann die Diagnose „Haushaltsführung beeinträchtigt" (Stefan et al. 2013) gestellt wird, weil die Hauskrankenpflegeperson feststellt, dass der Mann aufgrund seiner Desorientierung seine Haustür nachts offen stehen lässt, Geld aus der Geldbörse auf der Straße verliert und Essensreste, schmutzige Wäsche und alte Zeitungen durcheinander im Kleiderschrank hortet, wird seine Umgebung nicht sicherer werden, weil ihm seine Betreuungsperson den Haustorschlüssel und die Geldbörse wegnimmt und den Kastenschlüssel abzieht. Im Gegenteil: Während wir meinen, für seine Sicherheit zu sorgen, indem wir verhindern, dass er in seiner „Unfähigkeit" vermüllt und bestohlen wird, tragen wir in Wirklichkeit dazu bei, dass sich der Mann verunsichert fühlt. Sein spirituell-psychosoziales Grundbedürfnis nach Geborgenheit und Sicherheit wird erheblich unbefriedigt sein, denn wesentliche Elemente seiner individuellen Handlungsfreiheit haben wir ihm genommen: Er kann nicht aus seinem Haus, nicht zu seinen Sachen im Kleiderschrank und er kann über sein Geld nicht frei verfügen. Dadurch kann sich ein Gefühl plötzlicher Hilflosigkeit und Machtlosigkeit einstellen.

> **Überlegen Sie für sich selbst**
> Haben Sie schon einmal eine Handtasche samt Geld und Wohnungsschlüsseln oder einen anderen persönlich wichtigen Gegenstand verloren? Welche Gefühle und Gedanken hat das bei Ihnen ausgelöst? Was hätten Sie gemacht? Wie hätten Sie reagiert? Was hätten Sie sich gewünscht? Oder wie würden Sie sich fühlen, wenn Ihnen jemand Schlüssel und Geldbörse wegnimmt und dann mit mitfühlender Stimme erklärt, dies geschieht alles zu Ihrer Sicherheit?

Besser wäre es in diesem Fall zu hinterfragen, ob der Rückzug aus der Realität der Gegenwart nicht vielmehr in der sozialen Isolation begründet ist. Oder in dem Empfinden, die gewohnte soziale Rolle nicht mehr ausüben zu können, wodurch der allein lebende Mann Hoffnungslosigkeit empfindet und sein Selbstwertgefühl sinkt.

Diese personenorientierte Sichtweise mündet dann eher in einer spirituell-psychosozial begründeten Pflegediagnose, wie z. B. „Hoffnungslosigkeit oder Selbstwertschätzung, gering". Durch validierende Interaktionen können die spirituell-psychosozialen Bedürfnisse zumindest in Ansätzen befriedigt werden, anstatt durch langfristig unwirksame „Sicherheitsmaßnahmen" wie oben beschrieben lediglich gegen die äußeren Anzeichen anzukämpfen.

Es erfordert einen Umdenkprozess, um sich von den traditionellen physisch dominierten Pflegeprinzipien zu lösen, ohne sie dabei aus den Augen zu verlieren. Es gilt, die spirituell-psychosozialen Grundbedürfnisse der von uns betreuten Menschen in den Vordergrund des Prozessgeschehens zu stellen und die Interaktionen danach auszurichten.

Es gibt, abgesehen von allen Standards, Modellen und Konzepten, eine sichere Richtschnur, um zu überprüfen, ob unser pflegerisches Handeln wirklich auf die Befriedigung der spirituell-psychosozialen Grundbedürfnisse der Betroffenen ausgerichtet ist: Fragen wir uns einfach, ob wir selbst so gepflegt werden möchten, wie wir andere pflegen.

- **Interaktionelle Ressourcen**

Für die Ressourcenorientierung kann die Maxime „Nutz es oder es geht verloren" als Leitsatz dienen. Lernen funktioniert bei Menschen mit Demenz anders als bei kognitiv Gesunden. Sie lernen über Routine und Wiederholungen und können die Handlungen so in eine Situation eingebettet mitvollziehen, aber meistens dennoch nicht bewusst abrufen.

Es ist aber für die Betroffenen auch wichtig, dass nicht alle Ressourcen verplant werden, damit sie genug Energie für die Dinge haben, die ihnen persönlich wichtig sind wie z. B. mit den Angehörigen spazieren zu gehen, Zeitung zu lesen oder sonst eine kreative Tätigkeit auszuführen. Biographische Ressourcen geben Anhaltspunkte über positiv besetzte Themen und Tätigkeiten, die als Angebote und Maßnahmen integriert werden können.

> **Interaktionelle Ressourcen sind jene Fähigkeiten, Fertigkeiten und Bewältigungsstrategien, die der Betroffene durch die gesetzten Angebote der Pflegepersonen oder Betreuungspersonen in der jeweiligen Interaktion aktiv einbringen kann (Scheichenberger 2009).**

Interaktion meint hier die wechselseitige Beeinflussung zweier Personen. Die Verantwortung für das Ergebnis der Interaktionen mit Menschen, die an einer Demenz erkrankt sind, liegt meistens, wenn nicht gar zur Gänze, bei den Betreuungspersonen. Daher ist es wichtig zu beobachten, welche Fähigkeiten, Fertigkeiten und Bewältigungsstrategien mit welchen Angeboten bzw. (Umgebungs-) Bedingungen durch die Pflegeperson ermöglicht werden können (◘ Abb. 11.1).

Interaktionelle Ressourcen berücksichtigen genau dieses Faktum, indem die durch die Anwesenheit der Pflegeperson ermöglichten Fähigkeiten, Fertigkeiten und Bewältigungsstrategien fokussiert werden. Die Konzentration auf das Zusammenspiel des von den Betroffenen eingebrachten Könnens („kann") und den äußeren, durch die

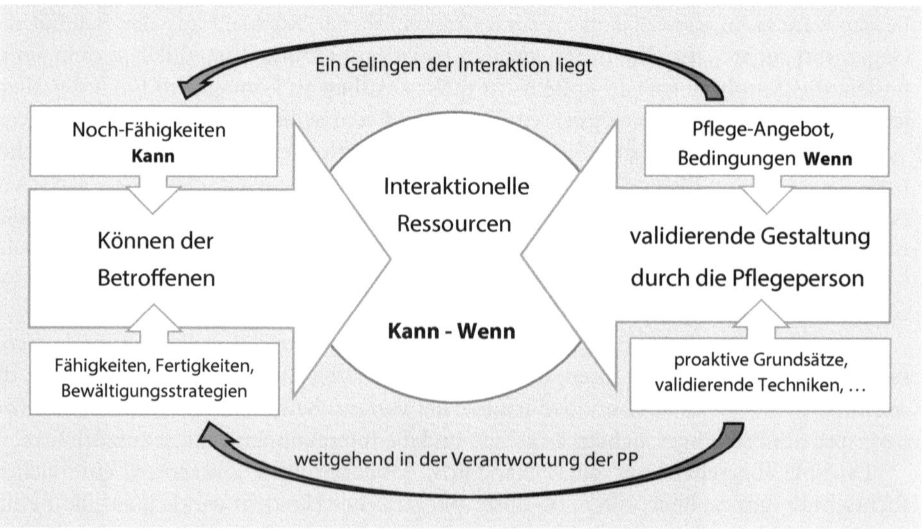

◘ **Abb. 11.1**   Interaktionelle Ressourcen

Pflegeperson gestalteten Bedingungen und Angeboten („wenn"), lenkt das Augenmerk auf den interaktionellen Prozess, der sowohl die Leistung des Betroffenen als auch der Pflegeperson würdigt und unterstreicht. Es zeigt außerdem eine differenzierte Auseinandersetzung mit den Möglichkeiten der Betroffenen auf. Die „Formel" für die Beschreibung interaktioneller Ressourcen lautet daher: „kann – wenn", wodurch das Angebot und die Wirkung zusammen dargestellt werden.

Auch wenn das Gelingen der Interaktion an die Gestaltung durch die Pflegepersonen gebunden ist, sind die dadurch ermöglichten Fähigkeiten, Fertigkeiten und Bewältigungsstrategien der Betroffenen ihre persönliche Leistung (Scheichenberger 2009). In der Pflegeplanung müssen die Wörter „kann" und „wenn" nicht ausdrücklich vorkommen, aber die Bedingungen und das Können sollten heraus zu lesen sein.

Ressourcenorientierte Interaktion

„… kann den Tagesablauf besonders nach dem Aufstehen gut planen, wenn in der Früh der „persönliche Tagesplan", der Aufgaben beim Bett hängt."

„… kann kurze, klar und einfach strukturierte Sätze verstehen und antwortet adäquat, wenn Zeit zur Verarbeitung geben wird."

„… kann das anhaltende Jammern unterbrechen und dann Blickkontakt aufnehmen, wenn dies gespiegelt wird."

„… kann sich auf Handlungen einlassen, wenn biographiebezogene Sprache verwendet wird."

„… kann Konzentration/selektive Aufmerksamkeit z. B. während der Körperpflege, den Bewegungsabläufen, halten, wenn eine ruhige Atmosphäre gegeben ist bzw. wenn die Pflege von einer Pflegeperson durchführt wird."

Darüber hinaus sind wesentlich interaktionelle Ressourcen jene, bei denen die Betroffenen eine nonverbale Rückmeldung über das Befinden geben können, denn dies kann den nächsten interaktionellen Schritt beeinflussen.

Beispiel für eine nonverbale Rückmeldung:

„… zeigt Ruhebedürfnis/positive Reaktionen oder Reizüberflutung/persönliche Überforderung an durch vertiefte Atmung, entspannte Mimik, Zusammenziehen der Augenbrauen, Wegdrehen des Kopfes, Wegschieben der PP, Zunahme der Körperspannung, Stirn runzeln etc."

Die differenzierte Beschreibung von Beobachtungen und Reaktionen auf interaktionelle Angebote und Maßnahmen sind Informationssammlungen und Basis für das weitere Vorgehen.

11.3 Informationssammlung, Anamnese

Je mehr man von den Betroffenen weiß, desto individueller kann man anhand der Ressourcen, Gewohnheiten und Vorlieben spezielle validierende Pflegemaßnahmen planen und durchführen.

Die Gespräche zur Informationssammlung, besonders beim spirituell-psychosozialen Bereich sollten sehr behutsam geführt werden. Ein reines Abfragen nach Checkliste kann vor allem von älteren Betroffenen als Verhör erlebt werden. Ist keine verbale Verständigung möglich, ist festzuhalten, ob die Auskunft durch andere Personen erfolgte oder ob sie sich auf reine Beobachtung bezieht. Quellen für die Informationssammlung können sein:

- Aussagen von den Betroffenen selbst im direkten Gespräch,
- direkte Beobachtung durch die Pflegepersonen selbst,
- Aussagen von Drittpersonen im direkten Gespräch wie Angehörige, Betreuungspersonen, Begleitpersonen, anderen Pflegepersonen, Ärzte, dem therapeutischen Team oder sonstigen Personen,
- schriftliche Informationen wie Transferierungsberichte, Arztanamnese oder Krankengeschichte.

Objektive Daten sind alle von der erhebenden Pflegeperson beobachteten Angaben. Objektiv steht hier für den Außenblick auf die Betroffenen.

Subjektive Daten sind alle Daten, die individuelle Aussagen widerspiegeln z. B. Müdigkeit, Schmerzen, Gefühle, Ängste und was dies für die Betroffenen bedeutet, wie sie diese empfinden und wie sie ihre persönliche Erlebniswelt repräsentieren.

Das Informationsgespräch oder der Erstkontakt ist zudem der Beginn des Beziehungsaufbaus mit den Betroffenen und deren Angehörigen. Um wichtige Informationen zu erhalten, beachten Sie, dass es wichtig ist:

- mit den Betroffenen in Rapport zu gehen (▶ Kap. 8),
- aktiv und aufmerksam zuzuhören,
- erhaltene Informationen sachlich zu dokumentieren und/oder weiterzugeben,
- nicht die eigene Ansicht aufzudrängen und
- nach Möglichkeit offene Fragen zu stellen.

Vermeiden Sie:
- Erlebnisse der Betroffenen (zu früh) zu deuten,
- den Betroffenen Ratschläge zu geben,
- die Gefühle der Betroffenen zurückzudrängen oder zu pushen,
- Suggestivfragen zu stellen (Fragen, die eine bestimmte Antwort, die man hören möchte nahelegen).

Die gewonnenen Daten werden dann analysiert und kategorisiert. Im Sinne der speziellen validierenden Pflege werden daraus die nicht ausreichend befriedigten spirituell-psychosozialen Grundbedürfnisse abgeleitet und eine entsprechende Pflegediagnose gewählt.

11.4 Pflegediagnosen signalisieren Handlungsbedarf

Pflegediagnosen sind nach der praxisorientierten Pflegediagnostik (POP): „Beschreibungen konkreter pflegerischer Einschätzungen von menschlichen, gesundheitsbezogenen Verhaltens- und Reaktionsweisen im Lebensprozess" (Stefan et al. 2013, S. 5). Sie sind eine Grundlage, um den Pflegeprozess systematisch zu steuern. Außerdem sind sie ein zentrales Element im eigenverantwortlichen Entscheidungsprozess des gehobenen Dienstes für Gesundheits- und Krankenpflege. Sie legen fest, ob und von wem Menschen welcher Unterstützung bedürfen (Stefan et al. 2013) und sie signalisieren Handlungsbedarf.

Wenn im Gespräch mit anderen Pflegepersonen das Thema „Pflegedokumentation" angeschnitten wird, fällt immer wieder der Satz: „Wir haben keine Zeit für diesen ewigen Papierkram, wir müssen unsere Patienten pflegen!" Dabei wird leicht übersehen, dass für einen erfolgreichen Pflegeprozess alle Kriterien beachtet werden müssen. Dazu zählt der persönliche psychische und physische Einsatz der Pflegepersonen bei der Durchführung der Pflegehandlungen genauso wie das Dokumentieren von gemachten Beobachtungen. Eine sorgfältig und präzise geführte Pflegedokumentation stellt sicher, dass die Pflegeinteraktionen zu jenem Ziel führen, die sich das Pflegeteam für die Betroffenen vorgenommen hat, nämlich eine anhaltende Verbesserung des Zustandes herbeizuführen und zu erhalten bzw. eine Verschlechterung zu vermeiden oder zu verzögern.

Klar strukturierte Pflegediagnosen stehen nicht im Widerspruch zur individuellen Situation und zur geforderten Ganzheitlichkeit der Pflege: Die Individualität kann innerhalb der zahlreichen Pflegediagnosen gelebt werden, die den spirituell-psychosozialen Bereich abbilden. Es liegt an uns, die Sensibilität zu entwickeln, die unbefriedigten Grundbedürfnisse zu diagnostizieren, zu dokumentieren und die entsprechenden speziellen validierenden Pflegemaßnahmen zu setzen.

Die spezielle validierende Pflege mit dem Schwerpunkt der Befriedigung der spirituell-psychosozialen Bedürfnisse von Menschen mit einer Desorientierung erfordert praxiskonforme Pflegekriterien. Die zur Steigerung des individuellen Wohlbefindens der einzelnen Betroffenen gesetzten validierenden Pflegeziele und erforderlichen Pflegemaßnahmen sind so präzise wie möglich zu dokumentieren, um nicht in einem allgemein formulierten, rein idealen Denk- und Handlungsansatz steckenzubleiben, der die konkrete Einzelsituation nicht abbildet.

> **Überprüfen Sie, ob die von Ihnen eingetragenen spirituell-psychosozial orientierten Pflegediagnosen mit den Problemen der Betroffenen übereinstimmen.**

- **Pflegeplanung**

In einer in sich stimmigen Pflegeplanung kommen die gestellten Diagnosen, die Ätiologie, die Symptome, die interaktionellen (biographiebezogenen) Ressourcen und die darauf abgestimmten Zielen und Maßnahmen inhaltlich zur Deckung.

- **Problemerfassung**

Probleme sind Beeinträchtigungen der Betroffenen, die sie selbst nicht ausgleichen können und die den Grad der Befriedigung der spirituell-psychosozialen Grundbedürfnisse und der Lebensqualität reduzieren.

- **Ätiologie, Ursache und Symptom**

Achten Sie bei der Erfassung der Ursachen und Symptome darauf, die nicht befriedigten spirituell-psychosozialen Probleme und wie sie sich zeigen, aus der Sicht der Betroffenen zu beschreiben und nicht aus Ihrer Sicht oder derjenigen des Pflegeteams.

Die Symptome beschreiben die Beeinträchtigungen des Alltagshandelns und woran Sie erkennen, dass ein Grundbedürfnis nicht befriedigt ist, z. B. was die Betroffenen sagen oder zeigen. So ist der Vermerk „Inkontinenz" allein kein Nachweis für ein Problem aus der Sicht der Betroffenen. „Spirituell-psychosoziales Grundbedürfnis nach Status und Prestige ist unbefriedigt, empfindet Scham wegen seiner Inkontinenz", ist dagegen eindeutig als personenbezogene Ätiologie und Symptom zu erkennen. Vieles, was von den Pflegenden als Problem empfunden wird, ist in Wirklichkeit eine Ressource der Betroffenen! Vor allem immer dann, wenn Sie schreiben „… kann sich nur 5 Minuten konzentrieren", ist die Ressource bereits miterfasst, sobald Sie das Wörtchen „nur" streichen: „… kann sich 5 Minuten konzentrieren".

> **Reflektieren Sie Ihre Feststellungen sorgfältig, bevor Sie diese in die Dokumentation aufnehmen!**

- **Interaktionelle bzw. biographische Ressourcen**

Die korrekte Erfassung der interaktionellen bzw. biographischen Ressourcen der Betroffenen ist unerlässlich, denn sie zeigt die professionellen Angebote durch die Pflegepersonen und die individuellen Stärken der Betroffenen auf, die in der speziellen validierenden Pflege therapeutisch eingesetzt werden können. Interaktionelle Ressourcen beziehen sich auf die gestellte Pflegediagnose und haben einen Bezug zur Ätiologie und den Symptomen.

Nicht gemeint sind „Abwesenheits-Ressourcen" wie „keine Schmerzen" oder „ist schmerzfrei". Gibt es z. B. keine Diagnose zur Inkontinenz, dann brauche ich bei den Ressourcen auch nicht schreiben „ist kontinent", weil dies dann keine relevante Information ist.

Positiv besetzte biographische Ressourcen wie berufliche Tätigkeiten, Hobbys und Vorlieben können wesentlich zur Befriedigung der spirituell-psychosozialen Grundbedürfnisse beitragen.

- **Ziele**

Ziele müssen realistisch, überprüfbar und erreichbar sein. Wenn die Ziele zu hochgesteckt sind und daher nicht erreicht werden können, ist der Frust gleich mitgeplant. Es ist daher zielführender, von einer ansatzweisen oder teilweisen Befriedigung der einzelnen spirituell-psychosozialen Grundbedürfnisse auszugehen, da eine vollständige Bedürfnisbefriedigung realistischerweise kaum zu erreichen sein wird. Den nächsten Lernschritt zu planen fokussiert eher das Naheliegende und Erreichbare.

Ziele beschreiben den Zustand, den Sie mit den gesetzten Maßnahmen der speziellen validierenden Pflege erreichen möchten. Sie müssen vom Standpunkt der Betroffenen aus formuliert werden bzw. deren Ziele enthalten, zwischen Qualität und Quantität unterscheiden und so knapp und exakt wie möglich formuliert sein. Bei jedem Ziel müssen die Faktoren genannt werden, an denen erkannt werden kann, dass das Ziel tatsächlich im angestrebten Ausmaß erreicht wurde.

Sind interaktionelle Ressourcen beschrieben, ist es immer ein Ziel sie zu erhalten, um einen weiteren Rückzug zu verhindern. Das ist besonders bei einem längeren Betreuungsprozess eine Leistung, die eine entsprechende Anerkennung verdient.

- **Spezielle validierende Pflegemaßnahmen**

Wenn es bereits beobachtete Fähigkeiten, Fertigkeiten und Bewältigungsstrategien gibt, die als interaktionelle Ressourcen mit den Bedingungen beschrieben sind, umfassen diese ja bereits konkrete pflegerische Maßnahmen. Dann ist es erforderlich, sich auf der Maßnahmenseite darauf zu beziehen, z. B. durch den Satz: „Begleitung und Pflege unter Einbezug der Ressourcen".

Damit werden alle bei den interaktionellen Ressourcen bereits beschriebenen Bedingungen auch als Maßnahmen aktiviert. Im Sinne der Effizienz werden dabei weitere Leistungen aus den Bereichen der Selbstpflege und Mobilität, die über die bei den interaktionellen Ressourcen beschriebenen pflegerischen Angeboten hinausgehen, nicht als Maßnahme erwähnt. Es ist eine Selbstverständlichkeit, dass nicht selbst erbrachte Leistungen der Betroffenen in diesem Bereich durch die Pflegepersonen aufgrund ihrer Ausbildung durchgeführt werden. Sind speziell zu berücksichtigende Maßnahmen notwendig, die noch nicht bei den Ressourcen beschrieben wurden, werden diese in der Spalte der Maßnahmen ergänzt.

- **Evaluierung**

Evaluierung ist die Wirksamkeitskontrolle der durchgeführten Pflegemaßnahmen, eine zusammenfassende Auswertung für den gesamten Prozess der speziellen validierenden Pflege. Die geleistete Pflege sowie die erreichten Fortschritte im Hinblick auf die angestrebten Ziele und Lernschritte werden bewertet. Durch kontinuierliche Pflegeevaluation wird es der Pflegeperson ermöglicht, die Effektivität der gesetzten Pflegemaßnahmen in Bezug auf die Befriedigung der spirituell-psychosozialen Grundbedürfnisse zu steuern. Dieser Schritt ist wichtig, um die Arbeitsleistung für das Pflegeteam transparent und nachvollziehbar zu machen.

Es mag penibel erscheinen, auf die Einhaltung der Grundvoraussetzungen für die präzise Dokumentation der speziellen validierenden Pflegeziele und Interaktionen konsequent zu beharren. Doch nur die kontinuierliche Fortführung einmal gesetzter spezieller validierender Maßnahmen kann einen dauerhaften pflegerischen Erfolg bewirken. Es ist dies die unverzichtbare Grundlage verantwortungsvollen pflegerischen Handelns und kann nur verwirklicht werden, wenn für Dritte in allen Einzelheiten klar nachvollziehbar ist, welche Pflegeziele gesetzt wurden und welche Maßnahmen zur Erreichung dieser Ziele getroffen wurden.

> **Die gesetzten Interaktionen bzw. Maßnahmen der speziellen validierenden Pflege können nur dann dauerhaft wirksam sein, wenn sie auch kontinuierlich durchgeführt werden.**

11.5 Mögliche Pflegediagnosen und Fallbeispiele

Um eine gezieltere Auswahl von mögliche Pflegediagnosen (PD) nach POP® (Stefan et al. 2013; ▶ Abschn. 11.4) in der Praxis zu erleichtern, werden im Folgenden einige davon mit praktischen Beispielen verknüpft.

11.5.1 Pflegediagnose: Kommunikation, beeinträchtigt

Die Pflegediagnose „Kommunikation, beeinträchtigt" umfasst unter anderem Beeinträchtigungen in der Sprachproduktion und Sprachaufnahme.

Mufok

„Die Frau M. ist so ein liebenswerter Mensch" sagte die junge Pflegeperson an der Pflegestation. „Wenn ich sie nur besser verstehen könnte. Immer spricht sie so undeutlich und dann sagt sie Wörter, die überhaupt keinen Sinn ergeben. Wie kann ich auf sie eingehen, wenn ich doch nicht weiß, was sie mir sagen will?"
Brigitte Sch. beschreibt ihre Begegnung mit Frau M. wie folgt:

Frau M., 85 Jahre alt, sitzt ein wenig zusammengesunken am Tisch des Zimmers und ordnet einen Stapel Servietten. Zuerst legt sie diese auseinander, dann bildet sie kleine Stapel, macht daraus wieder einen einzigen Stoß. Nach einer Weile beginnt sie wieder von vorn. Sie schaut mich an und sagt nach einigen stockenden M's und A's: „Das ist so Mufok." „Das ist so Mufok", wiederhole ich. „Ist das gut, dass es Mufok ist?" „Ach", antwortet Frau M. nach einigen Wortansätzen und Pausen, „tja … naja …

früher … heute hat man das anders." „Früher war es Mufok und heute hat man das anders", wiederhole ich. „War es früher besser, als es Mufok war?" „Im Grund … da kann man nichts machen, wissen Sie", sagt Frau M. überraschend klar und deutet auf den Serviettenstapel. „Es ist wichtig." „Mufok ist wichtig", sage ich. „Ja," antwortet Frau M., und plötzlich verändert sich ihre Haltung, sie sitzt ganz aufrecht, lächelt mich an und sagt laut und deutlich: „Ja, Sie verstehen das!"

Analyse der Situation

Kurz danach bei einer Tasse Kaffee fragt die junge Pflegeperson: „Und was ist Mufok jetzt wirklich?" „Ich weiß es nicht", antworte ich. „Aber es ist auch nicht wesentlich, was wir darunter verstehen. Wesentlich ist, dass Mufok für Frau M. wichtig ist und wir ihr das Gefühl geben, dass wir das verstehen, ihr dies auch zeigen und sie in dem Gefühl bestärken, wie wichtig Mufok ist." Verstehen in einer größeren Zusammenschau meint nicht das Verstehen der einzelnen Worte oder eines Satzes, sondern die Bedeutung für den Betroffenen

zu erkennen und zu respektieren.
„Mufok" steht für etwas, das im Leben von Frau M. offensichtlich eine emotionell sehr hoch besetzte Bedeutung hattet und noch immer hat. Frau M. sieht in ihrer Desorientierung diesen für sie sehr bedeutsamen Begriff vor ihrem inneren Auge. Sie erlebt ihn förmlich. Dass sie ihn mit Worten bezeichnet, die wir nicht verstehen, veranlasst uns zu sagen, dass wir Frau M. nicht verstehen können. Für Frau M. stellt sich das ganz anders dar: Sie fühlt sich in ihrer für sie so lebendigen Begriffswelt, die sie uns näherbringen

will, unverstanden und zieht sich auf sich selbst zurück, murmelt nur mehr, schweigt schließlich ganz. Was soll sie denn noch reden, es versteht sie ja doch keiner. Aber: Nicht Frau M. redet Unverständliches. Wir sind diejenigen, die Unverständnis zeigen, weil wir immer von uns ausgehen, anstatt „in den Schuhen des Anderen zu gehen". Das Beispiel zeigt auch sehr schön, wie sich durch das Verstehen der Situation die Körperhaltung verändern kann.
Anstatt immer im Hinterkopf den Gedanken zu haben „Frau M. ist

nicht mehr in der Lage, vernünftig zu sprechen, da ist alles umsonst", sollten wir uns an Situationen in unserem Leben erinnern, in denen wir für unser Gegenüber auch nicht „vernünftig" reden konnten und uns doch bemüht haben, die Kommunikation aufrecht zu erhalten.

Überlegen Sie für sich selbst

Denken Sie einmal an das Unbehagen und die Hilflosigkeit in einer Gruppe fremder Menschen irgendwo im Ausland, von denen Sie vielleicht dringend wissen möchten, wie man hier zum Bahnhof kommt. Alle sehen Sie nur misstrauisch und abweisend an und wenden sich dann achselzuckend ab, weil sie kein Wort von dem verstanden haben, was Sie gesagt haben. Sie werden mit ihrem Problem alleingelassen. Oder denken Sie an eine Situation an einem fernen Urlaubsstrand. Ein Melonenhändler möchte Ihnen etwas verkaufen, doch er spricht kein Deutsch und Sie können die Landessprache nicht. Sie beginnen, sich mit Händen und Füßen verständlich zu machen. War das nicht ein gutes Gefühl, am Ende zu merken, dass Sie sich dennoch verstanden haben?

Begriffe und Kunstworte werden in unserer Umgangssprache und von den Medien täglich neu kreiert und erfunden. Sie finden nach kurzer Zeit Eingang in unseren Wortschatz und wir hinterfragen nicht immer den Sinn. Seien wir ehrlich: Was eigentlich ist „aprilfrisch"? Was passiert wirklich, wenn wir hören, etwas „snackt den Hunger weg" oder wird „silanisiert"? Und sicher haben auch Sie schon öfter für einen Begriff ein Wort erfunden, um Dinge und Personen zuordnen und präzisieren zu können.

Ich erinnere mich an einen sehr alten Mann, der immer sagte „ich habe mich angetucht" anstatt „ich habe mich schön angezogen". Der Begriff faszinierte uns und wir verwendeten ihn untereinander schließlich auch, wenn wir sagen wollten: „Heute bist Du aber wieder schick!" Für Außenstehende war dieser Begriff völlig unverständlich. Waren wir deswegen desorientiert?

Oder unsere eigenen Kinder: „Tamm", sagt das kleine Kind, weil es das Wort „Kamm" noch nicht aussprechen kann, und wir verstehen es doch, weil wir uns bemühen, unser Kind zu verstehen. „Bumbum", meint ein anderes und will uns damit sagen, dass es aus seinem Fläschchen trinken will. Manche dieser Aussprüche aus Kindermund bleiben in der Familie als Wortbegriffe bestehen und werden humorvoll weiterverwendet, auch wenn die Kinder schon groß sind.

Der Mensch mit einer Desorientierung, der zeitreisend seine Kinderzeit wiedererlebt, verwendet diese Wörter von seinerzeit wieder. Wenn ein Mensch mit einer Desorientierung „Bumbum" sagt, weil er Durst hat, notieren wir: „Spricht nur mehr unverständliche Silben." Doch es fehlen eigentlich nur die Personen, die diese Wörter auch verwendet und gekannt haben. Oder die Begriffe und Gegenstände, die diese Wörter bezeichnet haben, gibt es nicht mehr oder wurden vergessen. Wir sind verständnislos, weil wir aus unserem Lebensumfeld heraus urteilen, nicht aus dem der von uns betreuten Menschen.

11.5.2 Pflegediagnose: Rollenerfüllung, beeinträchtigt

Die Pflegediagnose „Rollenerfüllung, beeinträchtigt" umfasst unter anderem die Beeinträchtigung, die gewohnte soziale Rolle auszufüllen.

Der Blumendoktor

Aufregung auf der Pflegestation: Zwei Pflegepersonen hatten soeben einige Kathetersäckchen auf dem Verbandwagen hergerichtet – und jetzt waren sie weg. Beide blickten sich verblüfft an. Sie waren nur ein paar Schritte weggegangen und sie waren ganz sicher, dass sie alles hingelegt hatten. Das gibt es doch nicht, dass sich die Kathetersäckchen in Luft auflösen! Beide blickten suchend in die Runde. Wo konnten sie hingekommen sein? Ihr Blick fiel durch die offene Tür in das angrenzende Zimmer: Da saß Herr L., 84 Jahre alt und erst seit Kurzem im Heim, mit der großen Verbandsschere in der Hand, abgeschnittene Kathetersäckchen um sich auf dem Boden verstreut und schnitt mit der Schere die Katheterschläuche auf bleistiftlange Stücke, bündelte sie und wickelte jeweils ein Stück Verbandmull herum.

Als die Pflegepersonen auf ihn zueilten und ihm mit dem Ausruf „Aber, Herr L., was machen Sie denn da!" die Schere und die zerschnipselten Katheterteile wegnahmen, sprang der sonst so ruhige Mann auf und rief erbost: „Sie können mir doch meine Arbeit nicht wegnehmen! Draußen warten die Kunden! Meine Tochter wird Ihnen etwas erzählen, wenn Sie mich aufhalten!" Und als beide beschwichtigend meinten: „Aber, Herr L., hier sind ja gar keine Kunden! Und Ihre Tochter wird sicher nicht schimpfen!", da fing Herr L. zu weinen an und wiederholte ein paarmal: „Drängen Sie mich nicht raus! Ich bin nicht so alt! Drängen Sie mich nicht raus!" Und dann legte er sich ins Bett, drehte sich zur Wand, und war erst nach Stunden mit Mühe dazu zu bewegen, wieder aufzustehen.

„Bei diesem einen Mal ist es aber nicht geblieben", erzählten mir die beiden. „Am nächsten Tag war das Gleiche, und dann immer wieder – wir haben auf unsere Kathetersäckchen aufgepasst wie die Luchse, aber, wie wenn das für unseren Herrn L. wie ein Sport wäre, irgendwie hat er sie immer wieder erwischt. Die Verbandsschere legen wir überhaupt nicht mehr offen aus, aber von irgendwo her hat er immer irgendeine Nagelschere oder etwas Ähnliches, und schon sitzt er wieder und fabriziert seine kleinen Bündel. Wenn wir ihm die Sachen wegnehmen, regt er sich immer so sehr auf, dass die Kunden warten und dass wir ihn nicht aufhalten sollen. Wir wollen doch nicht, dass Herr L. sich so unglücklich fühlt. Was sollen wir nur machen?"

Lebensgeschichte

Im Gespräch mit der Tochter erfahren wir, dass die Familie L. eine große Gärtnerei besitzt, die in der ganzen Umgebung nicht nur wegen der schönen Blumen, sondern auch wegen des ausgezeichneten selbstgezogenen Gemüses bekannt ist. Herr L. und seine Frau hatten ihr ganzes Leben lang damit verbracht, die Gärtnerei zu führen. Er betreute die Beete und Glashäuser, sie führte die Bücher und Kassa. Die gesamte Familie packte kräftig mit an und die Gärtnerei florierte, selbst in den schlechten Zeiten nach dem Zweiten Weltkrieg, als Herr L. in der Kriegsgefangenschaft war, brachten sie das Geschäft durch. In den folgenden Jahrzehnten wurde die Gärtnerei ständig erweitert und seit die Gärtnerei auf biologischen Gemüseanbau umgestellt hatte, kamen die Kunden von weit her, um bei ihnen einzukaufen.

„Es war für den Vater ein harter Schlag, als die

Mutter vor zehn Jahren starb", erzählte die Tochter. „Sie brach mitten im Geschäft zusammen und starb in seinen Armen. Von dem Augenblick an war er nicht mehr derselbe. Er war zwar nach wie vor den ganzen Tag im Geschäft, aber er hat zunehmend alles durchein- andergebracht und unsere Angestellten waren mit der Situation überfordert. Wir waren alle ganz unglücklich und er hat auch selbst verstanden, dass er es nicht mehr schafft. Er hatte auch volles Vertrauen zu uns, dass wir alles ordentlich machen. Aber er wollte unbedingt irgendetwas Nützliches tun. Also ist er hinten im Verkaufsraum gesessen und hat Suppengrün und Petersilie, Schnittlauch und alles das geschnitten, zurechtgestutzt und gebündelt. Bis das alles auch nicht mehr ging und da wollte er ja mit einem Mal selbst ins Heim."

Analyse

Für Herrn L. war die Realität des Lebens zu beschwerlich geworden, der Tod seiner Frau und seine eigenen körperlichen Einbußen hatten in ihm das Gefühl ausgelöst, dass alles verloren gegangen war, was sein Leben ausgemacht hatte, dass er sich nicht mehr auf sich selbst verlassen konnte, und – was für ihn das Schlimmste war – das Gefühl, dass er zu nichts mehr nütze sei. Er zog sich von der Gegenwart in die Vergangenheit zurück, und knüpfte für sich dort an, wo er zuletzt „nützlich" war – als er Suppengrün und Schnittlauch zurechtgeschnitten und gebündelt hatte. Die Kathetersäckchen waren für ihn symbolischer Ersatz für die Tätigkeit, die ihn zum letzten Mal noch als unentbehrliches Mitglied der Arbeitswelt in seiner Gärtnerei ausgewiesen hatte. So sitzend und die Katheterschläuche auf handliche „Büschel" zusammenbindend, befand er sich zeitreisend wieder in seiner Gärtnerei und in demselben positiven Arbeitsstress von seinerzeit, als jede Unterbrechung dieser Arbeit unnötige Wartezeit für die Kunden bedeutete. Das **psychosoziale Grundbedürfnis** von Herrn L., produktiv zu sein und gebraucht zu werden, war offensichtlich zutiefst unbefriedigt. Wie für jeden Menschen mit einer Desorientierung ist auch für Herrn L. die Erfüllung dieses Bedürfnisses für seine Lebensqualität und Zufriedenheit von größter Bedeutung. Herr L. fühlte sich nicht mehr produktiv und nicht mehr gebraucht, er wollte sich selbst – und unbewusst auch seiner Familie – beweisen, dass er „es immer noch konnte."

Pflegeplanung

Gemeinsam mit dem Pflegeteam im Heim haben wir einen Plan für die spezielle validierende Pflege erstellt:

- Als **Pflegediagnose** wurde „Rollenerfüllung, beeinträchtigt" gestellt. Herr L. erlebte aufgrund seiner kognitiven und physischen Defizite eine Beeinträchtigung der Fähigkeit, die gewohnte berufliche Rolle zu übernehmen.
- Als **Problem** wurde definiert: „Spirituell-psychosoziales Grundbedürfnis von Herrn L., produktiv und gebraucht zu werden, ist unbefriedigt – erkennbar durch Versuche, frühere Tätigkeit unter Einsatz nicht adäquater Mittel wieder auszuführen. Folge: Stress durch Konfliktsituation mit dem Team". – Dass Herr L. diesen Versuch unternimmt, ist aber gleichzeitig eine starke Ressource!
- Als **validierendes Pflegeziel** wurde daher gesetzt: „Spirituell-psychosoziales Grundbedürfnis von Herrn L., produktiv zu sein und gebraucht zu werden, ist besser befriedigt – Herr L. fühlt sich produktiver und gebraucht und drückt dies durch eine erkennbare Stressreduktion" aus.
- **Maßnahmen:** Da die Lebensgeschichte von Herrn L. bekannt war, wurde gemeinsam mit ihm eine Möglichkeit

gesucht, eine Tätigkeit aus seiner früheren Berufswelt zu finden. Es gab auf der Station eine etwas mickrige Grünpflanze, von der eigentlich niemand so richtig wusste, was für eine Pflanze das war und wie man mit ihr umgehen musste, damit sie wieder richtig intensiv zu wachsen und zu blühen beginnen konnte. Herr L. wurde um Rat gebeten und ersucht, die Pflanze aufgrund seiner langen Erfahrung als „Blumendoktor" zu begutachten.

- **Ressourcen:** Beeindruckend für das Team war die Tatsache, dass Herr L. beim ersten Anblick der Grünpflanze spontan einen langen lateinischen Namen für das Gewächs nannte und ausrief: „Kinder, die muss viel feuchter gehalten werden und ja nicht in die Sonne! Aber ich mach das schon."

Gemeinsam mit ihm suchten wir auf der Station den richtigen Standplatz für die Pflanze aus und Herr L verbrachte ab sofort viel Zeit mit „seiner Pflanze", die auch wirklich in den nächsten Wochen imposant zu wachsen begann, was Herrn L. mit sichtlichem Stolz erfüllte. Von Zeit zu Zeit bringt jemand eine Topfblume oder Pflanze mit und bittet Herrn L., diese zu bestimmen und zu sagen, wie sie gegossen und gepflegt werden muss. Gleichzeitig wird auch immer wieder zur Ich-Stärkung bestätigt, was für einen „grünen Daumen" er hat und wie froh das Team ist, ihn als Experten für Pflanzen bei der Hand zu haben. Das Team hatte dann auch die Idee, Herrn L. zu bitten, ihnen beim Zusammenstellen von kleineren Verbandsmaterialien behilflich zu sein – eine Tätigkeit, die immer zur gleichen Zeit am Tag stattfindet – und damit jenen positiven Arbeitsstress wiederherzustellen, der Herrn L. das Gefühl gibt, dass es ohne ihn „nicht geht". Als kleines Dankeschön für die viele Arbeit, die Herr L. jetzt hat, gibt es jeden Samstagnachmittag als Ritual im Sozialraum für Herrn L. eine Schale guten Kaffee und dazu ein Stamperl Kognak, welches Herr L. mit Genuss ganz langsam trinkt und nachher mit wohligem Seufzer sagt: „Feierabend!" Diese validierenden Pflegemaßnahmen sind ein integrierter Bestandteil des speziellen validierenden Pflegeplans. Für sie muss immer Zeit sein, denn die beste pflegerische Betreuung von Herrn L. wird nicht zu seinem uneingeschränkten Wohlbefinden führen, wenn er immer das Gefühl hat, nur zu nehmen und selbst nichts als Gegenleistung geben zu können. Wir können Herrn L. seine Arbeitsumwelt aus vergangenen Jahren nicht wiedergeben und die Jahre von früher nicht zurückbringen. Aber auf diesem Wege konnten wir für Herrn L. ein Lebensgefühl von früher, das für ihn sehr positiv besetzt ist, wieder ein wenig in die Gegenwart heben und seinem letzten Lebensabschnitt Sinn und Würde vermitteln. Diese Wertschätzung, die wir ihm entgegenbringen, wird ihn dabei unterstützen, sich trotz seiner altersbedingten physischen und psychischen Einbußen als wertvolles Mitglied der Gemeinschaft zu fühlen und zu spüren, dass er gebraucht wird.

11.5.3 Pflegediagnose „Posttraumatische Reaktion"

Die PD „Posttraumatische Reaktion" umfasst unter anderen wiederkehrende Erinnerungen an traumatisch erlebte Geschehnisse.

Sibirische Kälte

Es war ein eiskalter Tag im Januar, mit scharfem Wind und heftigem Schneetreiben. Die kleine Gruppe von Senioren, die am anderen Ende des kleinen Platzes in der Kirche neben dem Krankenhaus die Messe besucht hatte, kehrte – von einigen Pflegepersonen des Pensionistenheims begleitet und hilfreich durch den Schnee geleitet – rasch wieder ins Heim zurück.

Als eine Pflegeperson eine halbe Stunde später ins Zimmer von Herrn G. kam, um ihm eine Tasse mit heißem Tee zu bringen, blieb sie erschrocken auf der Schwelle stehen: Herr G. hatte den Tisch umgekippt, die Matratze aus dem Bett gezogen und vor den Tisch gelehnt, und er selbst kauerte dahinter und schrie angstvoll: „Deckung! Um Gotteswillen, Deckung! Die Russen schießen ganz nah!" Und als sie rief: „Ja, was machen Sie denn da, Herr G.!" und ins Zimmer treten wollte, schrie er. „Bleib, wo Du bist! Hier ist alles vermint!"

Die Pflegeperson verließ das Zimmer und bat einen Kollegen um Hilfe. Als der junge Mann die Zimmertür öffnete, rief Herr G. wieder: „Hier ist alles vermint!" Der junge Kollege lief auf Herrn G. zu, legte schützend den Arm um ihn und führte ihn zu seinem Sessel, auf dem er sich ganz erschöpft niedersetzte und weinend rief: „Gott sei Dank, dass ihr kommt!" Nach einer Weile legte sich Herr G. ins Bett und schlief erschöpft ein.

Als der Abenddienst Herrn G. das Abendessen ins Zimmer bringen wollte, war das Bett leer. Das Team suchte im ganzen Haus – Herr G. blieb verschwunden. Der Pförtner erinnerte sich, ihn am späten Nachmittag in der Nähe seiner Loge gesehen zu haben. Nachdem sich dort aber auch die Cafeteria des Heimes befand, konnte er beim besten Willen nicht sagen, ob Herr G. das Haus verlassen hatte oder nur auf einen Kaffee gegangen war.

In der Nacht läutete im Heim das Telefon, am Apparat war die Notaufnahme des städtischen Unfallkrankenhauses. Ein Pendler, der spät abends mit dem Zug am Bahnhof angekommen war, hatte Herrn G. in der Unterführung zwischen den Bahnsteigen liegend gefunden, zwar leicht unterkühlt, aber bis auf eine große Beule am Kopf unverletzt. Er war offensichtlich die Stiegen hinuntergefallen. Herr G. wurde im Krankenhaus über Nacht stationär aufgenommen, im Bett liegend betastete er seinen Kopfverband und murmelte wiederholt etwas von: „Die lassen mich erschießen, wenn ich arbeitsunfähig bin." Aber dann schlief er doch ein.

Am Morgen war Herr G. weg. Diesmal im Spitalshemd, nur mit dem dünnen Schlafrock darüber. Und diesmal dauerte es fast 48 Stunden, bis er wiedergefunden wurde. Er lag in einer stillen Seitenstraße, dort, wo schon die Gärten beginnen, mit gebrochener Schulter, und rief kläglich um Hilfe. Vorbeilaufende Kinder hörten ihn rufen und holten Beistand. Kein Mensch konnte erklären, wo Herr G. die ganze Zeit über gewesen war und warum er niemandem in seinem Spitalsschlafrock aufgefallen war. Gegen die Sanitäter, die ihn auf die Liege heben wollten, wehrte er sich mit Händen und Füßen und schrie: „Nicht mehr ins Lager! Erschießt mich gleich hier!" Es stürmte und schneite immer noch, als er erneut ins Krankenhaus

eingeliefert wurde. Nachdem seine Schulter versorgt war, fiel er in einen tiefen Schlaf, aus dem er erst nach einigen Tagen wieder richtig erwachte. Inzwischen schien eine blasse Wintersonne ins Zimmer und Herr G. saß mit dick eingegipster Schulter auf der Bettkante und blickte regungslos ins Leere. Zu der Pflegeperson, die ihn fragte: „Tut die Schulter sehr weh?", sagte er: „Ja, die ist gebrochen. Der Schlitten ist zu schwer, aber die Iwans sagen ja immer nur „Dawai", und irgendeinmal knackt es."
Zum Arzt, der ihn fragte: „Wie sind Sie denn niedergefallen?", sagte er ebenfalls: „Ich bin nicht gefallen. Das hier kommt vom Schlitten." Ein Röntgenarzt entdeckte auf den Aufnahmen einige Verdickungen am Schlüsselbein wie von einem sehr alten, schlecht verheilten Bruch und fragte verwundert: „War der Mann Holzarbeiter, weil er immer vom Schlittenziehen phantasiert?"

Lebensgeschichte

Eine Pflegeperson begann mit Herrn G. validierende Entlastungsgespräche zu führen. Sie sprach mit ihm über seine gebrochene Schulter und er sagte sehr ernst: „Diese schrecklichen Schlitten, bis die Knochen brechen!" Sie bestätigte ihn in seinen Gefühlen und sagte: „Das muss für Sie furchtbar gewesen sein, so schwer zu ziehen, dass die Knochen brechen! Sie sind ein sehr tapferer Mann und Sie waren immer sehr stark. Dass Sie das alles ertragen haben! Sie sind bewundernswert, dass Sie das ausgehalten haben." Da brach Herr G. in Tränen aus und rief: „Meine Kameraden! Sie sind alle gestorben."
Und so erfuhr sie mit der Zeit, dass Herr G. im zweiten Weltkrieg in Russland an der Front gewesen und dann in russische Kriegsgefangenschaft geraten war. Er kam in ein Lager am Ussurifluss an der chinesischen Grenze. Dort mussten sie bei Schneesturm und eisiger Kälte meilenweit Erde, Holz und Torf transportieren – auf riesigen Schlitten, wie er sagte und sie als Kriegsgefangene waren die menschlichen Schlittenhunde. Breite Lederriemen um die Schultern gelegt, zogen sie die schweren Lasten über den eisigen glatten Boden, die Wachmannschaften droschen mit den Gewehrkolben auf die Gefangenen ein. Männer, die erschöpft hinfielen, wurden erschossen. Die meisten starben an Hunger oder erfroren in der grimmigen Kälte. Von seiner Arbeitsgruppe überlebte nur Herr G.
„Ich war ja etwas skeptisch, was die Geschichte von den riesigen Schlitten anbelangte", sagte die Pflegeperson. „Aber da war unlängst eine Ausstellung in der Stadt von einem pensionierten Beamten, der als Kunstmaler seine Kriegserlebnisse in Bildern aufgearbeitet hat. Eine ganze Museumsetage voll düsterer Grafiken – und auf einmal stand ich vor einem Bild, auf dem eine Schar abgerissener, halbverhungerter Männer im Schneesturm einen riesigen Schlitten ziehen – mir ist es kalt über den Rücken gelaufen: Herr G. hatte nicht übertrieben – das hatte es wirklich gegeben, er muss Furchtbares durchgemacht haben!"
Nach einigen Wochen, in denen es inzwischen Frühling geworden war und nach vielen validierenden Gesprächen sagte er von seiner gebrochenen Schulter mit einem Mal: „Das ist vom Schifahren."
Das Team vom Pflegewohnheim bemühte sich sehr darum, dass Herr G. wieder zurückkonnte und um die Osterzeit war er wieder in seinem alten Zimmer. Auf seine gebrochene Schulter angesprochen und gefragt, wie das denn passiert sei, sagte er nur: „Ach, irgendwie." Seither spricht er nicht mehr vom Krieg.

Analyse

Herr G. hatte nie Gelegenheit gehabt, seine furchtbaren Kriegserlebnisse aufzuarbeiten. Die Männer seiner Generation waren dazu erzogen worden, nie Gefühle zu zeigen, nie über ihre Gefühle zu reden. Sie mussten immer stark sein, alles heldenhaft ertragen können. In den langen Jahrzehnten nach seiner Rückkehr aus der Kriegsgefangenschaft hatte Herr G. die düsteren Erfahrungen seiner Jugendjahre verdrängt, sie wurden von den Alltagsereignissen überlagert.

Jetzt, als hochbetagter Mann im letzten Abschnitt seines Lebens, genügte ein kalter, stürmischer Wintertag, um alle diese scheinbar längst begrabenen Erinnerungen wieder lebendig werden zu lassen. Kälte und Schnee waren die Fahrkarte für seine Reise zurück in die dunkle Zeit seiner Kriegserlebnisse. Die Kälte des sibirischen Winters damals und die sibirische Kälte des Wintertages heute – es war die gleiche Empfindung. Im Fall von Herrn G. konnte nachvollzogen werden, warum er scheinbar ohne erkennbaren Grund plötzlich „ver-rückt" war, und wenn wir uns bemühen, so viel wie möglich über die Lebensgeschichte (und die Zeit- und Sozialgeschichte) zu erfahren, werden wir die Gründe vieler Gefühlsäußerungen und Verhaltensweisen kennenlernen. In vielen Fällen werden wir aber niemals erfahren, aus welchen Gründen desorientierte Menschen plötzlich Dinge tun und sagen, die wir uns nicht erklären können, weil sie für uns keinen Bezug zur Realität der Gegenwart haben. Jede Emotion und deren Äußerung hat aber eine bestimmte Ursache, die auch in der Biographie begründet sein kann und muss von uns Pflegepersonen ernst genommen werden.

> **Auch wenn wir nicht wissen, aus welchem Grund eine Person bestimmte Emotionen äußert und scheinbar sinnlose Handlungen setzt, werden wir sie empathisch begleiten und ihr zeigen, dass wir sie ernst nehmen und so akzeptieren wie sie ist, egal wie sie sich verhält.**

Durch die empathische Begegnung vermitteln wir den Betroffenen das Gefühl von Geborgenheit und Sicherheit und unterstützen sie bei der Bewältigung von traumatischen Ereignissen aus der Lebensgeschichte.

11.5.4 Pflegediagnose „Soziale Interaktion, beeinträchtigt"

Die PD „Soziale Interaktion, beeinträchtigt" umfasst unter anderem das fehlende gewohnte soziale Netzwerk und Veränderungen der Umgebung.

Sehnsucht nach zu Hause

Der Hausarbeiter eines Pensionistenheims traute seinen Augen nicht: Er ging gerade durch den hinter dem Heim gelegenen Garten, um den Rasensprenger abzustellen, als er Frau Z. oben auf dem Holzzaun sah, der das Heim gegen die Straße hin abgrenzte. Sie versuchte gerade, auf die andere, straßenseitige Seite des Zaunes zu gelangen und in dem Augenblick, in dem der Hausarbeiter sie erblickte, rutschte sie aus und verschwand aus seinem Blickfeld hinter den Rosenbüschen am

Zaun. Der Hausarbeiter lief zu ihr hin, so schnell er konnte. Sie lag weinend am Boden, das Kleid schmutzig, Gesicht und Hände zerkratzt und ihr rechter Arm stand seltsam vom Körper ab.
Zum Glück sah in diesem Augenblick im ersten Stock des Hauses eine Pflegeperson aus dem Fenster. Der Hausarbeiter rief um Hilfe. Mehrere Pflegepersonen und der gerade im Haus anwesende Arzt eilten herbei.
Frau Z. hatte zahlreiche Abschürfungen und Prellungen erlitten und sich den Arm gebrochen. Der Rettungswagen kam, die Sanitäter legten sie auf die Transportliege.

Die Bereichsleitung Pflege beugte sich über sie und fragte entgeistert: „Frau Z., warum um Gotteswillen wollten Sie denn über den Zaun klettern?" „Ich muss doch in meine Wohnung zurück", antwortete Frau Z., suchend um sich blickend. Und setzte weinend hinzu: „Es lässt mich ja keiner!"

Aktuelle Situation, familiäres Umfeld

„Also, wir fragen uns ja nicht, warum Frau Z. über den Zaun klettern wollte", sagten zwei Pflegepersonen zu mir im Gespräch, nachdem sie mir die Geschichte erzählt hatten. „Denn seit Frau Z. bei uns im Heim ist, redet sie nur davon, dass sie wieder heim in ihre Wohnung will. Was sie – so glauben wir – nicht realisiert hat, ist die Tatsache, dass ihre Wohnung in der Bezirkshauptstadt ist, sechzig Kilometer von hier, und dass sie sie daher – selbst wenn sie es über den Zaun geschafft hätte – zu Fuß auch gar nicht erreichen kann."
„In der Bezirkshauptstadt gibt es doch auch ein Pensionistenheim", sagte ich. „Warum ist Frau Z. dann hier? Das ist doch für ihre Familie viel umständlicher mit den Besuchen und so." „Die Angehörigen wollten es ausdrücklich so", antworteten mir die beiden. „Die Tochter hat uns auch immer wieder versichert, dass es der ausdrückliche Wunsch der Mutter war, in dieses Heim zu kommen. Aber wir bemerken, dass Frau Z. nur einen einzigen Wunsch hat: von hier wieder weg und nach Hause zu kommen. Sie sollte allerdings auf Wunsch der Angehörigen das Haus nicht verlassen. Vermutlich deshalb ist sie auf die Idee gekommen, über den Zaun zu klettern."
„Ist Frau Z. so desorientiert, dass sie sich verirrt, wenn sie aus dem Haus geht?" fragte ich. „Gänzlich desorientiert ist Frau Z. nicht," antworteten mir die beiden. „Sie ist zwar manchmal zeitreisend und spricht mit Personen, die wir nicht sehen können, aber wenn wir sie begleiten, geht es ganz gut. Doch bei der Verwalterin und der Bereichsleitung Pflege haben Tochter und Schwiegersohn wiederholt nachdrücklich gesagt, wie desorientiert und vergesslich die Mutter ist, und dass sie, wenn sie aus dem Haus geht, sich unweigerlich verirrt und sie machen das Heim haftbar, wenn mit der Mutter etwas passiert. Frau Z. ist zwar nicht besachwaltet, aber die Angehörigen waren da wirklich sehr nachdrücklich! Also haben alle aufgepasst, dass Frau Z. das Haus nicht ohne Aufsicht verlässt. Wenn man aber mit ihr spazieren gegangen ist, hat sie immer gesagt, sie will in ihre Wohnung gehen. Und wenn wir gesagt haben: „Frau Z., Sie können nicht in Ihre Wohnung, Ihre Wohnung ist sechzig Kilometer weit weg", dann hat sie den Kopf geschüttelt und gesagt: „Das ist eine Lüge, das gibt es nicht, das würden meine Kinder nie tun, warum auch, wenn ich doch wieder in meine Wohnung zurückgehe."
„Eines Tages ist etwas passiert, das hat die Sache noch schlimmer gemacht," erzählten die beiden Pflegepersonen weiter, „da ist Frau Z. unbemerkt aus der Tür hinaus, bis auf den Marktplatz marschiert, hat sich in ein Taxi gesetzt und gesagt: Fahren Sie los, ich sage Ihnen dann, wo meine Wohnung ist. Nach einer halben Stunde hat Frau Z. plötzlich gesagt, sie kennt sich jetzt auch nicht meh

aus und konnte das Taxi auch nicht bezahlen. Da hat sie aus ihrer Handtasche eine Visitenkarte mit der Bürotelefonnummer ihres Schwiegersohnes geholt und dem Taxifahrer gesagt, er soll dort anrufen, dort bekommt er sein Geld. Der Taxifahrer hat natürlich mit einem Blick gesehen, dass das eine Adresse in der Kreisstadt ist und hat sich gedacht, vielleicht ist die Frau aus dem Pensionistenheim im Ort. Also hat er sie zu uns zurückgebracht, und dann den Schwiegersohn von Frau Z. angerufen, damit er seinen Fuhrlohn bekommt. Daraufhin bekamen wir von den Angehörigen einen geharnischten Anruf und eine Drohung mit Rechtsanwalt und Gericht, wenn so etwas noch einmal vorkommt. Naja, und jetzt durften wir mit Frau Z. nicht einmal mehr spazieren gehen. Es ist kein Wunder, dass Frau Z. versucht hat, sich heimlich über den Zaun davonzustehlen."

„Das Tragische dabei ist", erzählen die beiden Pflegepersonen abschließend, „dass Frau Z. in ihre Wohnung nicht mehr zurückkann. Wie wir von einer Besucherin aus dem Haus von Frau Z. gehört haben, wohnt in der Wohnung inzwischen bereits die Großnichte, alles ist umgebaut, die Möbel weg – aber niemand hat ihr dies mitgeteilt und die Besucherin hat gesagt, sie wird sich hüten, sie will sich mit den Angehörigen nicht anlegen. Dabei war die Großnichte immer der Sonnenschein von Frau Z., sie war ihr lieber als der Enkel, und sie hat sie immer finanziell unterstützt. Sie war ganz stolz, als die Großnichte auf die Universität gekommen ist und hat ihr von dem Tag an noch mehr zukommen lassen als vorher. Was kann man nur tun? Wir fühlen uns so hilflos!"

Analyse

Frau Z. hatte keine Gelegenheit, sich von ihrer gewohnten Umgebung zu verabschieden. Sie fühlt sich im Heim fremd, sie kann die neue Umgebung nicht annehmen, denn niemand hat ihr gesagt, dass ihr Bleiben im Heim endgültig ist.

Die Angehörigen sind offensichtlich mit der Situation überfordert und retten sich in offensive Verhaltensweisen. Zuerst wollten sie der Mutter nicht wehtun und haben sie beschwichtigt, dass der Aufenthalt im Heim nur vorübergehend sein soll, haben aber ohne das Wissen der Mutter die Wohnung an die Großnichte weitergegeben und haben jetzt Schuldgefühle und gleichzeitig große Angst, dass es einen Eklat gibt, wenn die Mutter mit eigenen Augen sieht, dass die Großnichte in ihrer Wohnung wohnt. Es ist eine schlimme Situation. Das Beste wäre, wenn die Großnichte ins Heim käme und der Großtante sagt, dass sie jetzt in der Wohnung wohnt und wenn die Angehörigen Frau Z. noch einmal die Gelegenheit geben, sich von ihrem früheren Lebensumfeld zu verabschieden.

Einige Wochen später berichteten mir die Pflegepersonen:

„Wir haben mit den Angehörigen gesprochen, aber wir haben nur gehört: Diese modischen psychologischen Dinger interessieren uns nicht. Wenn Sie meinen, dass es was nützt, na gut, aber die Mutter muss im Heim bleiben! Frau Z. ist aus dem Krankenhaus auch noch desorientierter zurückgekommen, als sie schon war und war sehr in sich zurückgezogen, reagierte kaum auf ihre Umgebung. Als die Nachbarin aus ihrem ehemaligen Wohnhaus wieder auf Besuch war, haben wir mit ihr gesprochen und ausgemacht, dass wir mit Frau Z. zu ihrer ehemaligen Wohnung zurückfahren und sie von ihrer früheren Umgebung Abschied nehmen lassen. Es war rührend und traurig zugleich. Als wir in die Gasse einbogen, wo Frau Z. gewohnt hat, ist sie plötzlich aus ihrer Lethargie erwacht. Vor dem Haus ist sie fast ohne unsere Hilfe aus dem Auto gestiegen und hat gesagt: „Jaja, das ist das Haus! Da ist die Trafik, jessas, der Friseur hat ein neues

Schild. Sehen Sie, und dort ist der Durchgang zum Kaufhaus." In der Gasse gegenüber ist ein Gemüsehändler, wo Frau Z. immer einkaufen war, der hat quer über die Gasse gegrüßt, und Frau Z. ist sehr beschwingt ins Haus eingetreten und mit uns die Stiegen hinaufgegangen. Im ersten Stock ist uns eine Bewohnerin entgegengekommen, die hat gesagt: „Ja, Frau Z., was machen denn Sie da?" und als Frau Z. gesagt hat: „Ich gehe in meine Wohnung", hat die Nachbarin ganz spontan gesagt: „Aber gehen Sie, Sie wohnen ja jetzt im Altersheim, in der Wohnung wohnt doch Ihre Großnichte!" Da hat Frau Z. zwar gesagt: „Nein, nein, in der Wohnung wohne ich!", aber sie ist plötzlich recht unsicher geworden und als wir dann vor der Wohnungstür gestanden sind und ihr Schlüssel nicht gepasst hat, weil das Schloss ausgetauscht worden war, da hat sie dreimal die Türnummer angeschaut und auf das Namensschild und auf die frisch gestrichene Tür, dann hat sie ein paarmal geläutet. Es hat natürlich niemand aufgemacht, denn die Großnichte ist ja die ganze Woche in Wien auf der Universität. Dann hat sie eine Weile sinnend vor sich hingesehen und dann hat sie sich plötzlich umgedreht, hat gesagt: „Fahren wir!" und ist die Stiegen ohne unsere Hilfe hinuntergegangen. Wie wir im Heim angekommen sind, hat sich Frau Z. in ihrem Zimmer umgesehen, als würde sie diesen Raum zum ersten Mal betreten und hat gesagt: „Aha, das ist jetzt mein Zimmer", und „Aha, das ist jetzt mein Bett". Und traurig mehr zu sich selbst als zu uns: ‚Wenn sie es mir wenigstens gesagt hätten'. Danach war sie wieder sehr still und sie ist nach wie vor sehr in sich selbst zurückgezogen. Aber von diesem Tag an wollte sie nie mehr in ihre Wohnung gehen. Sie hat Abschied nehmen und die Trennung von ihrer alten Umgebung zulassen können. Das spirituell-psychosoziale Grundbedürfnis von Frau Z. nach Geborgenheit und Sicherheit war völlig unbefriedigt und durch ihre ständigen Bemühungen, das Heim zu verlassen und nach Hause zurückkehren zu wollen, deutlich zu erkennen. Das Ziel der speziellen validierenden Pflege, das die beiden Pflegepersonen erreichen wollten, war daher: „Frau Z. hat den Verlust der Wohnung teilweise verarbeitet, verbessertes Wohlbefinden im Heim". Der Besuch in der alten Umgebung war eine entsprechende Maßnahme der speziellen validierenden Pflege, mittels derer dieses Ziel erreicht werden sollte und in gegenständlichem Fall auch ansatzweise erreicht werden konnte.

> **Nur wenn wir Altes loslassen können, können wir innerlich frei werden, Neues anzuerkennen und uns für Zukünftiges zu öffnen.**

Wenn wir es akzeptieren, dass desorientierte Menschen Sehnsucht nach der gewohnten Umgebung spüren, die sie hinter sich lassen mussten und wenn wir sie mit validierenden Pflegemaßnahmen bei der Verarbeitung dieses großen Verlustes begleiten, dann helfen wir ihnen in ihrem letzten Lebensstadium, ein wenig Geborgenheit und Sicherheit zu empfinden und zu spüren, dass wir ihnen mit Empathie und Respekt begegnen. So können sie ihren letzten Lebensabschnitt in Würde verbringen.

11.5.5 Pflegediagnose „Familienprozess, verändert"

Die PD „Familienprozess", verändert umfasst unter anderem die Veränderungen in der Beziehungsebene, der neuen Rollenverteilung und Akzeptanz der neuen Situation. Sie wird hier mit Fokus einer Überforderung der Angehörigen beschrieben. Die dargestellten Parameter beziehen sich auf reale Situationen im Pflegealltag mit pflegenden Angehörigen.

- **Ätiologie, Ursache**
  - Beeinträchtigte Akzeptanz der veränderten Persönlichkeit, des Gesundheitszustandes und der momentanen Belastbarkeit des Betroffenen
  - Veränderte Lebenssituation, Beziehungsebene und Rollen innerhalb in der Familie
  - Doppelbelastung durch die emotionale Begleitung des Betroffenen und der eignen Berufstätigkeit
  - Unsicherheit im Umgang mit der derzeitigen Situation, geäußerte Zukunftssorgen
  - Nicht realistische Vorstellungen von dem, was auf sie/ihn zukommen wird, was möglich sein wird
  - Unrealistischer Wunsch, dass alles wieder so wird wie früher
  - Zu wenig Zeit und Gelegenheit für eigene Erholung

- **Symptome**
  - Angehörige entscheiden für den Betroffenen
  - Gefühlsausbrüche wie Verzweiflung, Weinen oder Beschuldigungen
  - Geäußerte Zweifel an der angebotenen pflegerischen Betreuung und unrealistische Erwartungen, obwohl die Belastbarkeit und Fähigkeit des Betroffenen nicht mehr ausreichend gegeben ist
  - Wechselnde Wünsche und Anliegen, die an die PP herangetragen werden, ohne die eigenen Möglichkeiten zum Lösen auszuschöpfen
  - Überfürsorglichkeit der Angehörigen, mangelnde Beteiligung an den gesetzten Zielen
  - Beeinträchtigte Fähigkeit, Hilfe anzunehmen

- **Ressourcen**
  - Kennt die eigenen Ressourcen, Bewältigungsstrategien und nützt diese
  - Räumlich-emotionale Distanz zum Betroffenen ist durch externe Unterstützung ausgewogen
  - Angehörige nimmt Türöffner für ein Entlastungsgespräch an
  - Familie akzeptiert die vereinbarten Vorgehensweisen zum Teil: (spezifizieren)
  - Angehörige sind bereit klärende Gespräche zu führen
  - Angehörige sind bereit professionelle Hilfe in Anspruch zu nehmen

- **Ziele**
  - Fühlt sich verstanden, wahr- und angenommen sowie ernst genommen
  - Erlebt Anerkennung der bisherigen Betreuungsleistung und Wertschätzung

- Akzeptanz der neuen Lebensumstände, Veränderung der Persönlichkeit des Betroffenen
- Erlebt das Gefühl, mit der Situation künftig besser umgehen zu können
- Familie akzeptiert die Vereinbarungen und versteht deren Sinnhaftigkeit
- Familie ist bereit Beratung, externe Hilfe in Anspruch zu nehmen

- **Maßnahmen, Interaktionen**
- Zeit lassen zum Wahrnehmen der neuen bzw. veränderten Realität
- Entlastungsgespräche anbieten, zugehende Beratung
- Wertschätzendes „In-Beziehung-Treten" durch aktives Zuhören, Verständnis vermitteln, Sicherheit und Zuversicht vermitteln
- Erzählen lassen wie der Betroffene früher war
- Immer wieder durch Gesten, Mimik und Worte Kontakt halten bzw. signalisieren
- Atmosphäre des Vertrauens und Angenommenseins schaffen, die es ermöglicht z. B. Emotionen, Erfahrungen und Verdruss zur Sprache zu bringen
- Förderung von emotionaler Stabilität: auf Emotionen eingehen und zulassen, Sorgen und Ängste ernst nehmen, Verständnis zeigen, Grundprobleme rausfiltern
- Betroffene miteinbeziehen
- Angehörige aktiv auf ihre veränderte Situation ansprechen
- Ansprechen der wahrgenommenen Gefühlslage, Sorgen und Probleme: „Sie wirken auf mich recht müde, abgeschlagen …"
- Angehörige motivieren, auf kleine Fortschritte des Betroffenen aufmerksam machen
- Positive Bestärkung gelungener Interaktionen innerhalb der Familie, mit den Pflegenden und dem Behandlungsteam
- Erwartungen an die Angehörigen klar formulieren, bei Bedarf in ruhiger Art, Grenzen setzen, aufzeigen

Auch bei den Angehörigen gilt: Bereits gelungene interaktionelle Ressourcen verbinden die Wirkung mit den Angeboten und werden dann im Feld der Ressourcen beschrieben.

Weitere Pflegediagnosen nach POP® (Stefan et al. 2013) werden im Folgenden mit einigen möglichen Aussagen und Beobachtungen beispielhaft verknüpft, ohne Anspruch auf Vollständigkeit.

11.5.6 Weitere mögliche Pflegediagnosen (PD)

PD: Angst - Gefühl der Bedrohung bei bestimmten Situationen und Pflegehandlungen z. B. Körperpflege, Essen
Äußert sorgen bezüglich der Zukunft

PD: Hoffnungslosigkeit - Äußert das Gefühl des Alleinseins, möchte „nimmer leben", wiederholtes Weinen
Beeinträchtigte Fähigkeit, erlebte Verluste zu verarbeiten

PD: Machtlosigkeit - Sieht nach eigener Angabe nichts – hat das Gefühl niemand würde etwas dagegen unternehmen
Äußert, dass tun zu müssen, was die anderen wollen, die Situation nicht beeinflussen zu können
Beeinträchtigte Fähigkeit, persönliche Wahlmöglichkeiten wahrzunehmen und persönliche Ressourcen zu nutzen

PD: Denkprozess, verändert - Sagt: „Ich kann am Nachmittag nicht reproduzieren, was am Vormittag war."
Zeitliche, örtliche Desorientierung, Personen, Umstände und Ereignisse können nicht eingeordnet werden

PD: Beschäftigung/Arbeit, beeinträchtigt - Sagt: „Hier kann ich nur sitzen und warten."
Wiederholtes Wischen über Gegenstände oder Klopfen

PD: Spirituelles Wohlbefinden, beeinträchtigt - Kann gewohnten spirituellen Ausführungen nicht mehr nachkommen
Fehlende sinnstiftende Tätigkeit oder Ziele

PD: Ruhe innerlich, beeinträchtigt - Wiederholtes Auf- und Abgehen, ohne ein definiertes Ziel angeben zu können

PD: Körperbild, beeinträchtigt - Projiziert eigenen Uringeruch auf die Umwelt

PD: Orientierung, beeinträchtigt - Zeitlich, persönlich und situativ nicht orientiert – bewegt sich suchend auf der Station

PD: Selbstwertschätzung, gering - Äußerung von negativen Gefühlen über sich selbst, wie Hilflosigkeit, Nutzlosigkeit
Leidet darunter, den persönlichen Bereich nicht mehr selbst in Ordnung bringen zu können

PD: Schwerstkranke und Sterbende, umfassendes Leiden (Scheichenberger und Fangmeyer 2016) – keine POP® Pflegediagnose - Wirkt passiv, ganz auf sich selbst konzentriert
Abbruch gewohnter Verhaltensweisen
Apathisches, resignierendes Verhalten, Dämmerzustand

11.5.7 Beispiele für die ressourcenorientierte Pflegeplanung

Einige praktische Beispiele für die Erstellung von Pflegeplanungen mit ressourcenorientiertem Fokus sollen die Praktikabilität für den Pflegealltag veranschaulichen. Die Beispiele integrieren die physischen Problemlagen aus Sicht der unbefriedigten spirituell-psychosozialen Grundbedürfnisse, welche für die Auswahl der Pflegediagnosen maßgeblich sind. Die Ausprägung der Selbstständigkeit bzw. Abhängigkeit der Betroffenen im Bereich der Selbstpflege und Bewegung wird mit der Klassifikation nach Jones (Grad 0–4) bei den Ressourcen angegeben. Als Muster dient die Vorlage, wie sie im Krankenhaus Hietzing mit Neurologischem Zentrum Rosenhügel (KHR) zur Anwendung kommt (◘ Abb. 11.2). Für die Darstellung der Beispiele wird diese leicht verändert, um mehr Platz für die Inhalte zu haben (◘ Tab. 11.1, 11.2, 11.3 und 11.4).

11

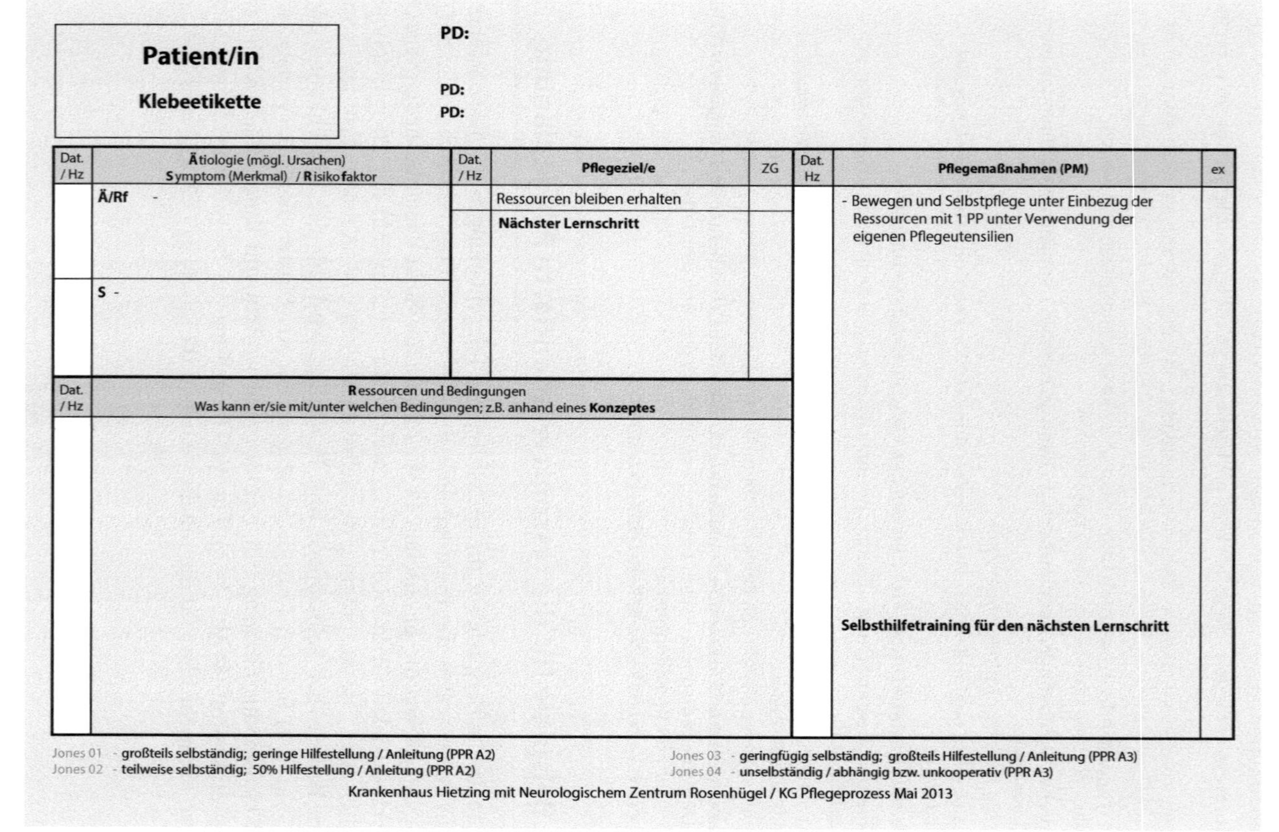

◘ Abb. 11.2   Vorlage ressourcenorientierte Pflegeplanung im KHR, 2013

◘ Tab. 11.1 PD: Hoffnungslosigkeit; Angst; Mobilität, beeinträchtigt; Selbstpflege: Waschen/Pflegen/Kleiden beeinträchtigt; Kommunikation, beeinträchtigt

Ätiologie (mögl. Ursachen)	Pflegeziel/e	Pflegemaßnahmen (PM)
Spirituell-psychosoziales Grundbedürfnis nach Sicherheit und Geborgenheit ist nicht befriedigt – Beeinträchtigtes Vertrauen Spirituell-psychosoziales Grundbedürfnis nach Sinn, Hoffnung und Transzendenz ist nicht befriedigt – Fehlende sinnstiftende Perspektive, Tod der ältesten Tochter vor 7 Jahren Beeinträchtigtes Sprachvermögen, trockenes Hautbild **Symptom (Merkmal)/Risikofaktor** Drückt Einsamkeit und Angst aus, die „abends schlimmer sei". Rückzug Kann auf ihre Ressourcen nicht zurückgreifen, sagt „alles ist sinnlos" Spricht oft vom Sterben, kennt Wortlaute der Gebete nicht mehr Ruft wiederholt nach verschiedenen Personen, „Hallo" – mehr in der Nacht als am Tag Kann Bewegung und Selbstpflege nicht allein initiieren, planen und strukturiert durchführen **Interaktionelle Ressourcen (Kann) und Bedingungen (Wenn)/biographische Ressourcen** Kann sich auf Interaktionen einlassen, wenn sie mit fürsorglicher Stimme angesprochen wird sowie Zuwendung, Trost und Nähe vermittelt wird. Reagiert positiv auf Berührung an der Wange Kann Gebete teilw. mitsprechen, wenn sie Blickkontakt zur PP hat – hat früher zur Bewältigung von schwierigen Situationen gebetet Kann sich entspannen, wenn bezüglich ihrer Ängste ein Entlastungsgespräch geführt wird und Gespräche über Blumen besonders über Rosen geführt wird – war gerne in der Natur, hat gerne Blumen, besonders die Rosen Hat Fotos von ihrer Katze, ihrem Lebensgefährten und von sich als Jugendliche am Nachtkasten, betrachtet diese gerne „Viel reden" hat ihr damals geholfen, über den Tod der Tochter etwas hinwegzukommen, hat gerne Kinderlieder gesungen Kann kleine Sequenzen in der Selbstpflege je nach Aufmerksamkeit mit verbaler Anleitung in wechselnder Intensität übernehmen, wenn diese langsam durchgeführt werden und jeweils der nächste Schritt angesprochen wird – Jones 3 Kann gezielte Bewegungen mit verbaler Anleitung aktiv mitgestalten, wenn ihr Zeitmanagement berücksichtigt wird – Jones 3 Sitzt am Nachmittag gerne 2–3 Stunden nahe beim Fenster im Zimmer, mit Blick in den Garten Tochter kommt täglich zu Besuch.	Ressourcen bleiben erhalten *Nächster Lernschritt:* Spirituell-psychosoziales Grundbedürfnis nach Sicherheit und Geborgenheit ist in Ansätzen befriedigt – spricht nicht mehr so oft vom Sterben, Einsamkeit Spirituell-psychosoziales Grundbedürfnis nach Sinn Hoffnung und Transzendenz ist in Ansätzen befriedigt – zeigt Freude an Personen und Blumen im Garten	Begleitung, Bewegen und Selbstpflege unter Einbezug der Ressourcen mit 1 PP unter Verwendung der eigenen Pflegeutensilien Gestalten der Interaktionen lt. Aa spezielle validierende Interaktion Katalog mit Rosenbildern bereitlegen und tagsüber stündlich zu ihr gehen und kurz über Rosen sprechen Tochter fährt bei Schönwetter mit ihr in den Garten. Im Bett Positionierung 3- bis 4-stündlich Druckentlastendes Positionieren der Fersen 1-mal tgl. Hautpflege mit Olivenöl *Selbsthilfetraining für den nächsten Lernschritt:* Nachtdienst spricht ein *Gegrüßt seist Du Maria* mit ihr Abends Pflaster mit 2 Tropfen (gtt) Angstlösender Mischung lt. Aa Aromapflege KHR. Entlastende *spezielle validierende Interaktion* durch die Fachkraft für spezielle validierende Pflege (FSVP) – Mo–Mi–Fr

⬛ Tab. 11.2 PD: Machtlosigkeit; Orientierung, beeinträchtigt; Körperliche Mobilität, beeinträchtigt; Selbstpflege: Waschen/Pflegen/Kleiden beeinträchtigt; Ausscheidung, Handhabung, beeinträchtigt

Ätiologie (mögl. Ursachen)	Pflegeziel/e	Pflegemaßnahmen (PM)
Spirituell-psychosoziales Grundbedürfnis nach produktiv sein und gebraucht werden ist nicht befriedigt – Fehlende Entscheidungsmöglichkeiten, Verlust der gewohnten Aufgaben Spirituell-psychosoziales Grundbedürfnis nach Status und Prestige ist nicht befriedigt – Erhöhtes Stressempfinden, Verlust der gewohnten Rolle Örtliche Desorientierung	Ressourcen bleiben erhalten *Nächster Lernschritt:* Spirituell-psychosoziales Grundbedürfnis nach produktiv zu sein und gebraucht zu werden ist in Ansätzen befriedigt – fühlt sich wertgeschätzt, trifft kleine Entscheidungen im Tagesverlauf Spirituell-psychosoziales Grundbedürfnis nach Status und Prestige ist in Ansätzen befriedigt – ist entspannt spricht weniger davon hier alles kontrollieren zu müssen	Begleitung, Bewegen und Selbstpflege unter Einbezug der Ressourcen mit 1 PP unter Verwendung der eigenen Pflegeutensilien Gestalten der Interaktionen lt. Aa spezielle validierende Interaktion W-Fragen stellen Alle 3 Stunden auf die Toilette belgeiten und dies eingebettet in z. B. einer „Stationsführung" *Selbsthilfetraining für den nächsten Lernschritt:* Kleine überschaubare Entscheidungen treffen lassen Gespräche mit ihm als „Chef" über die Arbeit – besonders mit Ich-stärkenden Anteilen

Symptom (Merkmal)/Risikofaktor

Sagt: „Hier sind lauter inkompetente Personen, alles muss man kontrollieren."
Kann sich nicht alleine zielgerichtet bewegen, den Ort der Wahl aufsuchen und die Selbstpflege nicht selbst initiieren und durchführen
Verlässt wiederholt die Station, öffnet andere Patientenzimmer
Empfindet Scham bezüglich der situationsbedingten Inkontinenz
Findet Toilette nicht, uriniert dann an unüblichen Orte

Interaktionelle Ressourcen (Kann) und Bedingungen (Wenn)/biographische Ressourcen

Hat den Beruf als Vorstandschef einer großen Firma gerne ausführt, spricht gerne über seine Arbeit
Kann sich besser auf Gespräche und Pflegehandlungen einlassen, wenn er mit Titel und einem verbindlichen Umgangston „auf Augenhöhe" angesprochen wird, der dennoch empathisch und liebevoll ist. Hat großen Wert auf Selbständigkeit gelegt
Hat einen trockenen Humor, ist stolz auf seinen starken Willen
Bleibt, wenn er von der Eingangstür oder anderen Patientenzimmer zurückgeführt und erinnert wird, dazubleiben, für ca. 15–30 Minuten im Sessel sitzen, bzw. hält sich im Gangbereich auf und nimmt Beschäftigungsangebot an – Jones 3
Kann die einzelnen Schritte für den geplanten Tagesablauf teilweise selbst initiieren, wenn er die Liste beim Bett abarbeiten kann und im Verlauf verbal angeleitet wird und die Verantwortung über den Gesamtablauf bei ihm bleibt – Jones 3
Hat schwierige Situationen im Leben mit Arbeiten bewältigt
Hat den Verdienstorden vom Bundespräsidenten verliehen bekommen

◘ Tab. 11.3 PD: Denkprozess, verändert; Kommunikation, beeinträchtigt; Körperliche Mobilität, beeinträchtigt; Selbstpflege: Waschen/Pflegen, Kleiden, Essen beeinträchtigt; Mangelernährung, Risiko; Sturz, Risiko

Ätiologie (mögl. Ursachen)	Pflegeziel/e	Pflegemaßnahmen (PM)
Spirituell-psychosoziales Grundbedürfnis nach Geborgenheit und Sicherheit ist unbefriedigt – fehlendes Vertrauen Beeinträchtigte Konzentration; situative und örtliche Desorientierung Beeinträchtigtes Sprachvermögen; Appetitlosigkeit, allgemeine Schwäche **Symptom (Merkmal)/Risikofaktor** Reagiert mit Abwehrbewegungen, Schreien und Spucken, wenn die PP ein anderes Ziel verfolgen als er, oder er sich in seiner Situation nicht verstanden fühlt Überwiegend angespannte Mimik mit Längsfalte an der Stirn, erhöhte Körperspannung Kann die Bewegung und die Selbstpflege nicht alleine initiieren, planen und strukturiert durchführen; meldet Drang und erfolgte Ausscheidung nicht **Interaktionelle Ressourcen (Kann) und Bedingungen (Wenn)/biographische Ressourcen** Ist entspannter und macht weniger Abwehrbewegungen, wenn 1 PP die Interaktionen gestaltet und auf sein Tempo eingeht Hebt den Kopf und richtet den Blick zum Sprecher und richtet den Oberkörper im Sitzen auf, wenn er über die Hobbys Wandern und Tanzen angesprochen wird Kann teilweise Bewegungssequenzen aktiv mitgestalten, wenn das Ziel für ihn attraktiv ist und er ans Wandern erinnert wird – Jones 3 Nimmt punktuell in wechselnder Intensität manuelle und strukturelle Unterstützung beim Waschen, Abtrocknen, Kleiden durch PP an, wenn die jeweilige Handlung durch Gestik vorgemacht bzw. durch Bewegungsimpuls eingeleitet wird – Jones 3 Kann das Besteck tlw. adäquat benutzen, wenn jemand gegenübersitzt und ebenfalls isst und die Nahrung in seinem Blickfeld essfertig vorbereitet wird – Jones 3 Nimmt ca. die Hälfte der angebotenen Nahrung zu sich, wenn er öfters durch Sprüche wie „Essen hält Leib und Seele zusammen" auf das Essen fokussiert wird Trinkt bereitgestellte Getränke mit Erinnerung und dem wiederholten Trinkspruch „Prost"	Ressourcen bleiben erhalten *Nächster Lernschritt:* Spirituell-psychosoziales Grundbedürfnis nach Geborgenheit und Sicherheit ist in Ansätzen befriedigt – aufgebautes Vertrauensverhältnis, entspannte Mimik und Körperhaltung	Begleitung, Bewegen und Selbstpflege unter Einbezug der Ressourcen mit 1 PP unter Verwendung der eigenen Pflegeutensilien Gestalten der Interaktionen lt. Aa spezielle validierende Interaktion Flüssigkeits- und Ernährungsprotokoll Allgemeine Maßnahmen lt. Leitlinie „Sturzprophylaxe" *Selbsthilfetraining für den nächsten Lernschritt:* Allgemeine Wortwahl auf die Hobbys abstimmen 1 Bezugsperson für den Tag Füße im Rahmen der Körperpflege mit eigener Creme eincremen und mit z. B. „das sind die Füße die soweit gewandert sind" begleiten

◻ Tab. 11.4   PD: Einsamkeit; Selbstwertschätzung gering; Bewegung, beeinträchtigt; Kommunikation, beeinträchtigt; Schlafen, beeinträchtigt; Ausscheidung, beeinträchtigt; Stuhlausscheidung, beeinträchtigt

Ätiologie (mögl. Ursachen)	Pflegeziel/e	Pflegemaßnahmen (PM)
Spirituell-psychosoziales Grundbedürfnis produktiv zu sein und gebraucht zu werden, ist unbefriedigt – beeinträchtige Wertschätzung der eigenen Fähigkeiten Spirituell-psychosoziales Grundbedürfnis nach Sicherheit und Geborgenheit ist nicht befriedigt – beeinträchtigtes Vertrauen	Ressourcen bleiben erhalten *Nächster Lernschritt:* Spirituell-psychosoziales Grundbedürfnis produktiv zu sein und gebraucht zu werden, ist in Ansätzen befriedigt – beeinträchtige Wertschätzung der eigenen Fähigkeiten Spirituell-psychosoziales Grundbedürfnis nach Sicherheit und Geborgenheit ist in Ansätzen befriedigt – äußert weniger oft Sehnsucht nach der Mutter	Begleitung, Bewegen und Selbstpflege unter Einbezug der Ressourcen mit 1 PP unter Verwendung der eigenen Pflegeutensilien Gestalten der Interaktionen lt. Aa spezielle validierende Interaktion (s. ◻ Tab. 7.1) 2-mal tgl. Hautpflege Gesäß, Intimbereich und Fersen mit MID-Öl aus der Anstaltsapotheke: Marenitz et al. 2016 100 ml Jojobaöl mit Palmerosa 7 gtt Geranie 5 gtt Teebaumöl 3 gtt Thymian 2 gtt Ho-Blätter 5 gtt Inkontinenzslip-Hose Größe M 500 ml
Symptom (Merkmal)/Risikofaktor Symptome Äußert Sehnsucht nach der Mutter, wirkt zurückgezogen Kann ihren Hobbys nicht mehr nachgehen und ihre Fähigkeiten nicht mehr einsetzen Kann nicht einschlafen, obwohl sie müde ist Kann die Bewegung und die Selbstpflege nicht alleine initiieren, planen und strukturiert durchführen Meldet Drang und erfolgte Ausscheidung nicht		
Interaktionelle Ressourcen (Kann) und Bedingungen (Wenn)/biographische Ressourcen Wirkt entspannter/bleibt entspannt, wenn die Ansprache mit fürsorglicher Stimme erfolgt, Initialberührung an der rechten Schulter vor jeder Ansprache gesetzt wird und sie sich auf eine Person oder einen Gegenstand konzentrieren kann Kann Wohlbefinden durch eine entspannte Mimik anzeigen, zeigt Überforderung durch Stirn runzeln und seufzen an Reagiert mit einem Lächeln, wenn sie mit Kosenamen, ihren Beruf als Weißnäherin angesprochen wird und ihr Fleiß gelobt wird Ist wacher, nimmt Blickkontakt auf, wenn früher Geleistetes angesprochen und Anerkennung ausgedrückt wird Hat sich gerne in der Natur aufgehalten Kann besser einschlafen, wenn sie nach der Abendmedikation für 15 min. ihre CD mit Kinderliedern (Thema „Schlafen") hört Nimmt punktuell manuelle und strukturelle Unterstützung beim Waschen, Abtrocknen, Kleiden durch PP an – Jones 3 Kann dem Ablauf bei der Pflege leichter folgen, wenn das gewohnte Ritual „Gesicht mit kaltem Wasser und nicht abtrocknen, danach eincremen mit Nivea Creme" weitergeführt wird Zeigt Stuhldrang durch Nesteln an der Hose an		*Selbsthilfetraining für den nächsten Lernschritt:* 2-mal tgl. für 30 min Schachtel mit Stoffresten anbieten Entlastende spezielle validierende Interaktion durch die FSVP wenn diese im Dienst ist

Literatur

Abt-Zegelin A (2005) Sprache und Pflegedokumentation. In: Abt-Zegelin A, Schnell M (Hrsg) Sprache und Pflege. Huber, Bern S, S 111–130

GuKG – Gesundheits- und Krankenpflegegesetz (2016) ► http://www.ris.bka.gv.at. Zugegriffen: 14. März 2017

Marenitz L, Mild S, Scheichenberger S (2016) QSt Arbeitsanleitung MID Öl aus der Anstaltsapotheke KHR, AG Aromapflege (Hrsg) Krankenhaus Hietzing mit Neurologischem Zentrum Rosenhügel, Wien

Rappold E, Aistleithner R (2017) Arbeitshilfe Pflegedokumentation 2017. Im Auftrag des Bundesministeriums für Gesundheit und Frauen, 3. überarbeitete Aufl. Gesundheit Österreich GmbH/Geschäftsbereich ÖBIG, Wien

Rappold E, Rottenhofer I, Aistleithner R, Allmer F, Burger V et al (2010) Arbeitshilfe für die Pflegedokumentation. Österreichisches Bundesinstitut für Gesundheitswesen ÖBIG, Wien

Scheichenberger S (2009) Ressourcenorientierte Interaktion in der Pflege. Schau auf die Flügel, die dich tragen. Facultas wuv, Wien

Scheichenberger S, Fangmeyer M (2016) Nicht weniger sondern Anders – Entwicklung einer Pflegediagnose für schwerstkranke und sterbende Menschen. Pflegewissenschaft 18(5/6):259–273. ► https://doi.org/10.3936/1344

Schrems B (2003) Der Prozess des Diagnostizierens in der Pflege. Facultas UTB, Wien

Stefan H, Allmer F, Schalek K, Eberl J, Hansmann R, Jedelsky E, Pandzic R, Tomacek D, Vencour MC (2013) POP® – PraxisOrientierte Pflegediagnostik. Pflegediagnosen – Ziele – Maßnahmen, 2. Aufl. Springer, Wien

Dokumentation im Lernprozess – Anleitung und Beispiele im Pflegeprozess

Brigitte Scharb und Sonja Scheichenberger

© Springer-Verlag GmbH Deutschland, ein Teil von Springer Nature 2018
S. Scheichenberger, B. Scharb, *Spezielle validierende Pflege*,
https://doi.org/10.1007/978-3-662-56017-4_12

Abkürzungen

Ä	Ätiologie
ATL	Aktivitäten des täglichen Lebens
DGKP	Diplomierte Gesundheits- und Pflegeperson
Drg.	Dragees
EL	Esslöffel
FSVP	Fachkraft für spezielle validierende Pflege
KG	Krankengeschichte
li.	links
mg.	Milligramm
ND	Nachtdienst
OSCH	Oberschenkel
PEG	Perkutane endoskopische Gastrostomie
PP	Pflegeperson
re.	rechts
ret.	retard
rez.	rezidivierend, wiederkehrend
St. p.	Status post, Zustand nach
STLP	Stationsleitung Pflege
Sy	Symptom
Tbl.	Tabletten
TD	Tagdienst
tgl.	täglich
TIA	Transitorisch Ischämische Attacke
z. T.	zum Teil

Die in den folgenden zwei Kapiteln vorgestellte Art der Pflegedokumentation dient als Lernhilfe für die Fort- und Weiterbildung in der speziellen validierenden Pflege und ist daher mit dem Schwerpunkt der Befriedigung spirituell-psychosozialer Grundbedürfnisse bei (hochbetagten) desorientierten Menschen konzipiert. Die vorgestellten Formulare sollen durch ihre besondere Gliederung das Erlernen der einzelnen Elemente dieses Pflegekonzeptes erleichtern.

Spezielle validierende Pflege selbst ist mit allen Pflegekonzepten, welche die Aktivitäten des täglichen Lebens (ATL) in den Vordergrund stellen, kompatibel. Schließlich ist die Befriedigung spirituell-psychosozialer Grundbedürfnisse für alle Menschen relevant – mit und ohne kognitive Einbußen. Diese Grundbedürfnisse sollten im Sinne der ganzheitlichen Pflege in gleichem Ausmaß Beachtung finden wie körperorientierte Bedürfnisse berücksichtigt und in den Pflegeprozess mit eingebunden werden.

Je mehr Sie über die Person wissen, die Sie betreuen, desto leichter wird Ihnen die Interaktion gelingen und desto erfolgreicher wird der Einsatz der von Ihnen geplanten und durchgeführten speziellen validierenden Pflegemaßnahmen sein.

12.1 Anleitung zur Dokumentation im Pflegeprozess

Die speziell ausgerichtete Form der Dokumentation wurde methodisch-didaktisch auf das Studium des Pflegekonzepts der speziellen validierenden Pflege als Unterlage für den Lernprozess entwickelt. In der Praxis werden jene Elemente des Pflegeprozesses, die sich auf die spezielle validierende Pflege beziehen, in die institutions- bzw. stationsüblichen Pflegedokumentationen integriert (► Kap. 11).

Für die Dokumentation der speziellen validierenden Pflege gibt es in ► Abschn. 12.3 strukturierte Standardblätter als Vorlage für alle Schritte von der Ausgangslage bis zur Evaluierung:

1. Ausgangsverhalten/Informationssammlung
2. Checkliste zur Bestimmung des Grades der Desorientiertheit
3. Regionale und individuelle Lebensgeschichte (wird je nach Aufenthaltsdauer laufend ergänzt)
4. Plan für spezielle validierende Pflege
5. Verlaufsdokumentation/Berichtblätter A und B
6. Evaluierung/zusammenfassende Auswertung

> **Allgemeine Hinweise**
> Bleiben Sie im Text kurz, sachlich und zum Thema prägnant. Beschreiben Sie in allen Rubriken immer das von Ihnen beobachtete Verhalten des Betroffenen wertfrei und so präzise als möglich (► Kap. 11).
> Es ist eigentlich selbstverständlich, wird aber im Zuge der vielfältigen Arbeit öfter vergessen: Bitte versehen Sie alle Blätter mit dem jeweiligen Datum des Ereignisses, füllen Sie alle Kopf- und Fußzeilen den Angaben entsprechend aus und unterschreiben Sie bitte jede einzelne Dokumentationsseite rechts unten – die Pflegedokumentation ist gleichzeitig ein Dokument!

12.1.1 Arbeitsblatt „Ausgangsverhalten/ Informationssammlung"

Dieses Arbeitsblatt (► Abschn. 12.3) umfasst die Personalien, Diagnosen und Therapien sowie die entsprechenden Verordnungen, den körperlichen Zustand, individuelle Bedürfnisse sowie Bewältigungsstrategien bei Krisen, Gewohnheiten und Rituale, das Ausmaß der Pflegebedürftigkeit und die Fähigkeit zur Mitarbeit. Falls Sie zu einem Punkt nichts in Erfahrung bringen konnten, notieren Sie „nicht bekannt" oder „nicht erhebbar". Zitieren Sie Aussagen der Betroffenen in Anführungszeichen.

▪ Angaben zur Person

Die Daten zum Alter, Geschlecht und Geburtsort werden hier eingetragen.

- **Sozioökonomischer Status**

Führen Sie in dieser Rubrik nur die unmittelbaren persönlichen Daten wie Familienstatus, Schul- und Berufsausbildung, Religion an. Alle übrigen Erläuterungen zum Lebensverlauf gehören auf dem Arbeitsblatt „Lebensgeschichte" (► Abschn. 12.3) notiert.

- **Gesundheitszustand**

Medizinische Diagnosen Tragen Sie hier die aktuellen medizinischen Diagnosen ein.

Frühere mentale oder psychische Krankheiten   Halten Sie hier relevante Krankheiten zu diesen Bereichen fest.

Medikamente   Führen Sie hier die aktuelle Medikation mit der genauen Dosierung und den Einnahmezeiten an.

- **Grad des Verlustes**

Es werden die aktuellen Fähigkeiten und Beeinträchtigungen und wie sich diese genau äußern sowie die verwendeten Hilfsmittel erfasst.

Sprache   Beschreiben Sie hier die sprachlichen Fähigkeiten, z. B. „verwendet korrekte Wörter oder Sätze" oder „spricht mit nicht verständlichen Wortteilen, Silben oder Lauten", „hat eine gepflegte höfliche Ausdrucksweise" oder „spricht oft ungarisch".

Sehvermögen   Halten Sie hier die Fähigkeiten zum Sehen fest, z. B. „starke Kurzsichtigkeit", „peripherer Sehverlust", „kann Gegenstände auf sehr kurzer Distanz erkennen", „trägt eine Brille" oder „verwendet eine Lupe".

Hörvermögen   Notieren Sie hier die Fähigkeiten zum Hören, z. B. „bei hohen Tönen etwas beeinträchtigt", „kann verstehen, wenn etwas lauter und nah am Ohr angesprochen wird", „reagiert nicht auf akustische Reize".

Mobilität   Erfassen Sie hier, ob und wie Bewegung und Gehen möglich ist, z. B. „kann mit zwei Pflegepersonen einige Schritte gehen", „geht unsicher", „steht nicht auf", „Kontrakturen an beiden Beinen", „macht selten geringfügige Bewegungen".

Tastsinn   Beschreiben Sie hier, wie gut Berührung angenommen wird und wie differenziert der Tastsinn ist, z. B. „reagiert auf sanfte Berührung an der Schulter", „streicht wiederholt über das Stofftier".

Kurzzeitgedächtnis   Halten Sie hier fest, ob, wann und in welcher Stärke das Kurzzeitgedächtnis durchgehend beeinträchtigt ist, z. B. „sagt oft, ich kann mich nicht erinnern", „sagt, ich kann am Nachmittag nicht reproduzieren was am Vormittag war", „kommt öfters zum Stützpunkt, weiß dann nicht mehr warum sie gekommen ist" oder „läutet öfters in der Nacht, kann dann keinen Grund nennen".

- **Verhaltensmuster**

Reaktionen auf Krisen Erfassen Sie hier Reaktionen der Betroffenen auf Krisensituationen in ihrem vergangenen Leben. Aus der Art und Weise, wie diese seinerzeit mit Lebenskrisen umgegangen sind, lassen sich Bewältigungsstrategien für gegenwärtige Krisensituationen ableiten und eventuell auch analog anwenden, z. B. „hat nie über Lebenskrisen gesprochen", „sagt, ich nehme es wie es kommt".

Traumata aus der Vergangenheit Tragen Sie hier traumatische Erlebnisse aus dem früheren Leben ein – gerade die Generation der heute alten Menschen ist von den Kriegsereignissen und Entbehrungen des Zweiten Weltkriegs und der Nachkriegszeit geprägt und oft genug in ihrem Selbstverständnis erschüttert worden. In diese Rubrik gehören aber auch Schockerlebnisse wie der plötzliche Tod eines geliebten Menschen, der plötzliche Verlust des Arbeitsplatzes usw. wie z. B. „Verlust der Tochter vor 12 Jahren", „Hungererlebnisse in der Kriegszeit".

Reaktion auf altersbedingte Einbußen Halten Sie hier Ihre unmittelbaren Beobachtungen, wie die Betroffenen mit den physischen und psychischen Verlusten des Alters umgehen fest, z. B. „innerer Rückzug", „gibt an sich wertlos zu fühlen", „integriert Neues sofort in die eigene Realität".

Kontakte zu Angehörigen/Freunden Zeichnen Sie hier genau auf, wer die Betroffenen besucht und in welcher Häufigkeit diese Besuche stattfinden. Also nicht: „Verwandte kommen regelmäßig", sondern: „Tochter kommt täglich, Enkelsohn jeden Samstag, Bruder immer zu Ostern und zu Weihnachten". Die exakte Häufigkeitsangabe dieser sozialen Kontakte ist wichtig, um bei mangelnder Kontakthäufigkeit dem Risiko einer sozialen Isolation entgegensteuern zu können.

Beziehung zum Personal Notieren Sie hier das Verhalten der Betroffenen, z. B. „nimmt von sich aus keinen Kontakt auf", „kann zu Männern einen besseren Kontakt aufbauen".

Interaktion mit anderen Personen auf der Station, Wohneinheit Beschreiben Sie präzise die Art und den Umfang der Interaktionen, z. B. „nimmt von sich aus keinen Kontakt auf", „bemüht sich um Kontakte mit Personen aus einer höheren sozialen Schicht", „betreut mit zwei anderen Bewohnern die Bibliothek".

- **Gewohnheiten/Rituale**

Zählen Sie in dieser Rubrik alles an Vorlieben und Gewohnheiten auf, die für die Aktivitäten des täglichen Lebens von Bedeutung sind, wie besondere Vorlieben beim Essen und Trinken, beim Schlafen, bei der Körperpflege, z. B. „legt großen Wert auf Ordnung", „möchte einmal wöchentlich duschen", „hat gerne Radio gehört, besonders Informationssendungen". Beschreiben Sie hier auch Beobachtungen wie z. B. „wenn sie ihr Stofftier in Reichweite hat und daran ständig zupfen und dieses streicheln kann ist sie ruhiger".

- **Bevorzugte Sinneswahrnehmung**

Erfassen Sie hier die bevorzugte Wortwahl und ordnen Sie diese einem sensorischen Sinnessystem zu (► Kap. 8) und kreuzen Sie das entsprechende Feld an.

> Bei desorientierten Menschen in Stadium III und IV ist die bevorzugte Sinneswahrnehmung meist nicht mehr (oder erst nach längerer spezieller validierender Interaktion) erkennbar.

12.1.2 Arbeitsblatt „Checkliste zur Einstufung des Grades der Desorientiertheit"

Zur Bestimmung des Grades der Desorientiertheit anhand der körperlichen und emotionalen Charakteristika verwenden Sie diese Checkliste (► Abschn. 12.3). Da sich der Zustand betagter desorientierter Menschen im Laufe eines Tages sehr oft verändert, nehmen Sie an drei verschiedenen Tagen und zu unterschiedlichen Tageszeiten (früh, mittags und abends) Kontakt für die Einstufung auf. Verwenden Sie besonders die verbalen Techniken „Fragen zur Gegenwart" und „Fragen zur Vergangenheit". Markieren Sie die jeweils zutreffenden Aussagen. Die Anzahl dieser Aussagen pro Stadium entscheidet dann über die Einstufung. Das Ergebnis notieren Sie in der Auswertung der Einstufung.

Sonstige Bemerkungen   Dokumentieren Sie hier die eigene Wahrnehmung während der Kontakte zur Einstufung, z. B. „Herr H. wirkt auf mich beim ersten Kontakt sehr distanziert", „reagiert sehr gut auf konkrete Fragen", „Frau F. erleichtert mir durch ihre Offenheit den Zugang zu ihr".

12.1.3 Arbeitsblatt „Lebensgeschichte/Biographie"

Die Erfassung der persönlichen Lebensgeschichte der Betroffenen ist in vielfacher Hinsicht wichtig für die Beziehung und für den wirkungsvollen Einsatz spezieller validierender Interaktionen. Versuchen Sie daher beim Erfassen der Biographie möglichst detailliert zu erfahren, was die Betroffenen früher gerne gemacht haben, z. B. ob sie gerne gesungen haben, Musik gehört haben und wenn ja, welche Art von Musik; ob sie gern ins Theater gegangen sind oder ins Kino, ob es einen Schauspieler gegeben hat, den sie gern gemocht haben, ob sie Ausflüge gemacht haben, gereist sind, welche Hobbys sie gehabt haben, welche Personen für sie bedeutsam waren.

> Notieren Sie, mit wem Sie die Lebensgeschichte erfasst haben, z. B. mit den Betroffenen selbst, deren Angehörigen oder anderen Personen bzw. ob die Information aus einer schriftlichen Informationsquelle stammt.

Stellen Sie sicher, dass das Arbeitsblatt „Lebensgeschichte" (► Abschn. 12.3) nur Angaben über vergangene Ereignisse aus dem Leben enthält. Alle Angaben, die den gegenwärtigen Status der jeweiligen Person betreffen, gehören entweder ins Arbeitsblatt „Ausgangsverhalten" oder in die Rubrik „Anamnese/Ist-Zustand" im Arbeitsblatt „Plan für spezielle validierende Pflege".

12.1.4 Arbeitsblatt „Plan für spezielle validierende Pflege"

Dieses Arbeitsblatt besteht aus zahlreichen Rubriken, die alle möglichst exakt und vollständig ausgefüllt werden sollen (▶ Abschn. 12.3).

Anamnese/Ist-Zustand Beschreiben Sie das aktuelle Verhalten, z. B. „beklagt sich oft kein Essen zu bekommen", „sagt die Küche sei an ihrer Vergesslichkeit schuld", „Frau F. gibt an unter dem Alleinsein zu Hause zu leiden", „es scheint als suche sie wiederholt etwas", „ruft fast jede Nacht laut, bewegt sich dabei vermehrt und macht Abwehrbewegungen", „reagiert verzögert auf Berührung und äußere Reize". Diese Sammlung von Informationen dient als Grundlage für die spezielle validierende Pflegeplanung.

Pflegediagosen Stellen Sie Pflegediagnosen, die die spirituell-psychosozialen Einbußen am besten erfassen. Körperorientierte Pflegediagnosen werden im Rahmen der Lernsituation nur dann angeführt, wenn daraus eine Beeinträchtigung der Lebensqualität resultiert und dadurch eines oder mehrere der spirituell-psychosozialen Grundbedürfnisse unbefriedigt sind.

(Biographische) Ressourcen, Bewältigungsstrategien Notieren Sie hier Vorlieben, positiv emotional besetzte Themen, Stärken, Fähigkeiten, soziale Kontakte wie Besuche usw., wie z. B. „hält an der sozialen Rolle aus der Vergangenheit fest", „hat großen Wert auf Ordnung gelegt", „hat gerne getanzt", „hat viel gebetet", „singt gerne Kinderlieder", „reagiert positiv auf die Ansprache mit Herr Willi", „hat Krisen im Leben mit Humor, Durchhaltevermögen, durch Aussprache oder Rückzug bewältigt", „hat den Beruf als Gärtner, Telefonist, Generaldirektor, Chauffeur usw. gerne ausgeübt", „spricht bei gezielten Fragen gerne über frühere Erlebnisse, die Kinder, Märchen, Fahrt in die Schweiz", „hat den Verdienstorden vom Bundespräsidenten verliehen bekommen".

Probleme Ordnen Sie den Hauptproblemen im Sinne der Ätiologie den Grad der bestehenden mangelnden Befriedigung eines bestimmten spirituell-psychosozialen Grundbedürfnisses zu. Führen Sie als Symptome die Faktoren an, woran Sie dies erkennen. Probleme aus der Sicht der Betroffenen können z. B. beeinträchtigte Lebensqualität, fehlende sinnstiftende Perspektive, beeinträchtigtes Vertrauen, Gefühl der Verlassenheit, Heimweh, Trauer, Angst und Zorn sein. Physische Probleme, die spirituell-psychosoziale Auswirkungen haben, können z. B. Inkontinenz, Schmerzen, Gehunfähigkeit, Sehschwäche und Schwerhörigkeit sein.

Informationen von Team/Angehörigen Dokumentieren Sie hier jene Informationen, die für die spezielle validierende Pflege von Bedeutung sind, z. B. „Team wird mich über Verhaltensveränderungen informieren" oder „Tochter bringt alte Fotos mit" oder „Sohn berichtet, dass Mutter bei seinem letzten Besuch fast nichts gesprochen hat". Kommentare von Teammitgliedern oder Angehörigen über Wesen, Charakter und Situation des desorientierten Menschen bitte immer als Originalzitat anführen und als direkte Rede kennzeichnen, damit diese eindeutig anderen Personen zugeordnet werden können.

Ziele   Bestimmen Sie hier konkret, was erreicht werden soll, z. B. „Vertrauensverhältnis aufgebaut", „spirituell-psychosoziales Grundbedürfnis nach Geborgenheit und Sicherheit ist in Ansätzen befriedigt – empfindet Intimpflege nicht mehr so sehr als stressbesetzt".

Spezielle validierende Pflegemaßnahmen   Führen Sie hier die speziellen validierenden Pflegemaßnahmen (Art, Umfang, Zeitpunkt und wer diese durchführt hat) ebenso exakt wie medizinische Anordnungen an, z. B. „Mo, Mi, Fr 10.00 Uhr spezielles validierendes Gespräch mit der Fachkraft für spezielle validierende Pflege", „Jeden Samstag 9.00 Uhr Vollbad mit Lavendelölzusatz". Bestimmte Angebote sollten immer zu bestimmten Zeiten stattfinden – Rituale sind für desorientierte Menschen äußerst wichtig und geben Sicherheit.

Beschreiben Sie, wann, wie lang, wie oft und wie Sie es tun werden, was Sie genau machen werden, z. B. „Täglich nach dem Abendessen ein Vaterunser sprechen (ist praktizierende Katholikin)" oder „Jeden Sonntag nach dem Aufstehen 10 min. Marschmusik vorspielen (war Gendarm)" oder „Eine Topfpflanze zur Betreuung übergeben, (war früher Gärtnerin)".

> **Kein Ziel ohne Problem, kein Problem ohne Ziel und entsprechende spezielle validierende Pflegemaßnahme(n)!**

Eigener Kommentar zum Ist-Zustand   Hier können Sie Ihre ganz persönliche Stellungnahme zu Ihrer Arbeit reflektieren, z. B. Antworten auf die Fragen: „Was ist mir leicht/schwer gefallen?", „Was erwarte/befürchte ich, welche Erfahrungen habe ich bisher gemacht?"

Unterstützung durch Team/Angehörige   Tragen Sie hier die Bereitschaft, das Interesse und die Motivation des Teams und der Angehörigen ein.

12.1.5 Arbeitsblätter „Berichtblatt A" und „Berichtblatt B"

Für die Erreichung der gesetzten Ziele sind die speziellen validierenden Interaktionen mindestens dreimal wöchentlich gezielt durchzuführen. Die Berichtblätter A und B (▶ Abschn. 12.3) enthalten den laufenden Bericht über den aktuellen Zustand und über Erfolg und Wirkung der eingesetzten speziellen validierenden Pflegemaßnahmen und sind nach jedem gezielten Treffen auszufüllen. Nähere Informationen zum Ausfüllen und zum praxisorientierten Arbeiten mit Berichtblatt A und B sind in ▶ Kap. 13 zu finden.

Tipp

Füllen Sie bei der Erstellung der Dokumentation über das jeweilige Treffen zuerst das Berichtblatt B mit den Aufzeichnungen der direkten Gesprächsführung aus. Anhand dieser Inhalte leitet sich vieles ab, was in Berichtblatt A enthalten sein muss.

12.1.6 Arbeitsblatt „Evaluierung"

Überprüfen Sie anhand der Kriterien des Arbeitsblattes „Evaluierung" (► Abschn. 12.3) für spezielle validierende Pflege die Effizienz der von Ihnen gesetzten Pflegemaßnahmen.

Hat sich das Verhalten verändert? Kreuzen Sie hier „ja" oder „nein" an. Sie können dies zusätzlich durch Anmerkungen präzisieren.

Welche gesteckten Ziele wurden erreicht? Zählen Sie hier die konkret erreichten Ziele auf.

Welche gesteckten Ziele wurden nicht erreicht? Nennen Sie hier jene Ziele, die noch nicht erreicht wurden und erklären Sie, warum dies nicht möglich war.

Was hat Probleme gemacht? Notieren Sie hier, warum eine bestimmte Technik oder Maßnahme nicht gut möglich war.

Konnten das Team oder Angehörige in den Prozessverlauf integriert werden? Berichten Sie hier z. B. inwieweit sich das Team der Station an den validierenden Maßnahmen beteiligt hat oder ob sie sich zurückgezogen oder sich kritisch geäußert haben.

- **Erfolgte Veränderungen bei …**

Medikation Beschreiben Sie hier, ob Medikamente abgesetzt oder neue angeordnet wurden bzw. ob sich bei der bestehenden Dosierung etwas verändert hat.

Physikalische Maßnahmen Zeichnen Sie hier Änderungen des therapeutischen Angebotes wie z. B. Physiotherapie auf.

Verhaltensmuster Erfassen Sie hier, ob sich etwas in der Interaktion mit den Angehörigen, dem Team oder anderen Personen verändert hat, z. B. „läutet weniger in der Nacht", „spricht kaum mehr davon zu verhungern".

Sonstiges Halten Sie hier fest, ob es z. B. noch weitere Pläne für die Zukunft gibt.

Eigene Reflexion Schildern Sie hier, wie es Ihnen bei den Kontakten und der speziellen validierenden Interaktion ergangen ist, was Ihnen leicht gefallen ist, wo es Hemmnisse gegeben hat und evtl. die persönliche Interpretation zur Situation und Veränderung der Betroffenen. Überlegen Sie, was Ihre persönlichen Erkenntnisse und Fortschritte sind und notieren Sie diese.

Abschließend bleibt zu sagen, dass die Aufzeichnungen in den Dokumentationsblättern mit Ihrer praktischen Arbeit durchgehend kompatibel sein müssen. Überprüfen Sie daher im Zuge Ihrer Arbeit immer wieder, ob Sie sich von Ihren Vorgaben entfernen und vermerken Sie derartige Abweichungen/Veränderungen sachlich und fachlich kompetent begründet in der Dokumentation!

12.2 Beispiele für die Pflegedokumentation Stadium I bis IV

Zum besseren Verständnis der Arbeit mit den wichtigsten Dokumentationsformularen, die in der vorliegenden oder ähnlichen Form auch Eingang in den späteren praktischen Pflegealltag finden können, ist zu den Stadien I-IV der Ablauf spezieller validierender Arbeit anschaulich dargestellt. Dies soll die Dokumentation im Rahmen der Ausbildung für jedes Stadium erleichtern.

Beispiele für Berichtblätter A und B finden Sie bei den Gesprächsbeispielen (▶ Kap. 13). Wie die hier vorgestellten Inhalte unter Berücksichtigung der ressourcenorientierten Interaktion in den Pflegealltag integriert werden können, wird in ▶ Kap. 11 vorgestellt. In den folgenden Beispielen sind die Pflegediagnosen analog der praxisorientierten Pflegediagnostik – POP® (Stefan und Allmer 2013) gestellt.

12.2.1 Musterdokumentation Stadium I

◘ Tab. 12.1, 12.2, 12.3 und 12.4 zeigen anhand von Herrn T., wie eine Pflegedokumentation zum Thema Ausgangsverhalten, Pflegeplanung und Evaluierung für Stadium I exemplarisch aussehen kann.

◘ Tab. 12.1 Ausgangsverhalten Stadium I

Datum: 11.1.2005	Herr T.	Erstellt von: DGKP Brigitte Scharb
	Station: Apart. 124 PH XX	seit 30.10.2004
Angaben zur Person		
Alter	81 Jahre (geb. am 3.4.1924)	
Geschlecht	o weiblich x männlich	
Geburtsort	Mödling in Niederösterreich	
Sozioökonomischer Status		
Familiensituation, Beruf, Religion u. ä.	Verwitwet seit 1995, 2 Töchter, 5 Enkelkinder, guter Kontakt War erster Verkäufer in einem renommierten Papiergeschäft Kirchenbesuch (röm.-kath.) immer zu hohen Feiertagen	
Gesundheitszustand		
Medizinische Diagnose	Hypertonie, statische Ödeme	
Frühere mentale oder psychische Krankheiten	Keine bekannt	
Medikation	Lasix Di, Fr ½–0–0 Nifedipin ret. 20 mg 0–0–1	
Grad des Verlustes von …		
Sprache	Klar und verständlich, spricht Hochdeutsch	

(Fortsetzung)

◧ Tab. 12.1 (Fortsetzung)

Sehvermögen	Lesebrille
Hörvermögen	Sehr gut
Mobilität	Keine Einschränkungen
Tastsinn	Keine Einschränkungen
Kurzzeitgedächtnis	Etwas beeinträchtigt – vergisst z. B. manchmal, wo er seine Geldbörse oder seinen Ausweis hingelegt hat, fühlt sich dann bestohlen
Verhaltensmuster	
Reaktionen auf Krisen	Herr T. gibt an, es hätte in seinem Leben keine Krisen gegeben, selbst im Krieg sei er immer „ein Mann" gewesen.
Traumata aus der Vergangenheit	Laut seiner eigenen Aussage keine, die Töchter meinen, die lange Krankheit und der Tod seiner Gattin wären für ihn ein sehr schwerer Schlag gewesen.
Reaktion auf altersbedingte Einbußen	Herr T. betont immer wieder, dass er stolz ist, körperlich und geistig fit wie ein junger Mann zu sein. Leugnet Einbußen des Kurzzeitgedächtnisses.
Kontakte zu Angehörigen/Freunden	Beide Töchter kommen abwechselnd 2-mal wöchentlich, Enkelkinder ca. alle 3 Wochen zu Besuch. Bekannte und Nachbarn kommen oft, aber in unregelmäßigen Abständen.
Beziehung zum Personal	Herr T. schätzt die Kommunikation mit Autoritätspersonen, wird als höflich und freundlich erlebt, seit ca. 6 Wochen drückt er Ärger über „schlechte Manieren des Personals" aus.
Interaktion mit anderen Bewohnern	Herr T. ist sehr kommunikativ und wirkt wie ein „Kavalier der alten Schule".
Gewohnheiten/Rituale, z. B. Essen, Trinken, Schlafen, Waschen	Nach dem Aufstehen vollführt Herr T. sommers wie winters bei jedem Wetter auf dem Balkon eine Viertelstunde lang seine gewohnten Turnübungen. Um 8.00 Uhr früh hört er sich die Nachrichten im Radio an und möchte dabei nicht gestört werden. Täglich am Vormittag Spaziergang und Einkaufen Nach dem Mittagessen ca. ½ Std. „Mittagsschläfchen" – will dabei nicht gestört werden Zum Essen schätzt Herr T. einen Pfiff helles Bier, abends ein Achtel Rotwein „nicht zu süß". Mag kein fettes Fleisch. Fast jeden Tag um 15.00 Uhr empfängt Herr T. Besuche (Familie und/oder Bekannte). Nach den Abendnachrichten im Fernsehen Duschen mit „Spanisch Leder". Beliebte Fernsehsendungen: „Universum", „Millionen-Show", div. Kultursendungen.
Bevorzugte Sinneswahrnehmung	o visuell x auditiv o kinästhetisch/olfaktorisch o nicht einschätzbar

◘ Tab. 12.2   P Lebensgeschichte Stadium I Regionale/individuelle Biographie

Herr T.	Erstellt mit: Herrn T.
12.12.04– 11.1.05	Herr T. wurde am 3.4.1924 in Mödling bei Wien als Jüngstes von drei Kindern geboren. Seine Mutter war Hausfrau, sein Vater war in einer Gärtnerei beschäftigt. Es waren bescheidene Lebensverhältnisse, da der Vater nicht sehr gut verdiente, die Mutter jedoch war eine sehr geschickte Näherin und konnte durch Näharbeiten für Bekannte aus der Nachbarschaft das Haushaltsbudget etwas aufbessern. Sie war auch eine sehr gute Köchin, die laut Herrn T. „aus nichts ein dreigängiges Menü auf den Tisch stellen konnte". Er erzählt, dass er eine glückliche und schöne Kindheit hatte, die Mutter sehr liebevoll war und beide Eltern alle drei Kinder zu rechtschaffenen, ehrlichen Menschen erzogen. Der Vater vermittelte ihm die Natur und die Liebe zu den Pflanzen und unternahm mit den Kindern sehr viele Ausflüge in die Umgebung von Mödling, aber auch nach Wien in den Prater. Zu größeren Unternehmungen fehlte das Geld. Seine Schwester Martha starb schon als junge Frau an Tuberkulose, sein älterer Bruder Josef kam aus dem Zweiten Weltkrieg nicht mehr zurück, er galt als vermisst. Herr T. bekam eine Lehrstelle in einem renommierten Papierwarengeschäft im 1. Bezirk in Wien. Er hat dort die Gesellenprüfung abgelegt und hat es in diesem Unternehmen bis zum Ersten Verkäufer gebracht. Er war dort bis zu seiner Pensionierung beschäftigt. Er betont immer wieder, dass er stolz darauf ist, so lange in einem Betrieb beschäftigt gewesen zu sein. Er hatte eine Vertrauensstellung, er verwaltete auch das Lager und „es hat nie auch nur ein Stück gefehlt", wie er betont. Seine Chefs, zuerst der Senior, dann der Junior, schätzten ihn sehr, weil er so genau und verlässlich war. Er gehörte fast schon zur Familie der Chefs (Einladung zur Kaffeejause). Mit 30 Jahren heiratete er die um 6 Jahre jüngere Luise K., mit der er zwei Töchter bekam (Helga und Herta). Es war eine sehr glückliche und liebevolle Beziehung. Herr T. war sehr stolz darauf, dass er so gut verdiente, dass sich seine Frau zur Gänze der Erziehung der Töchter und um den Haushalt kümmern konnte. Herr T. war Mitglied in einem Männergesangsverein und konnte Mandoline spielen. Er erzählt, dass an den Sonntagen, wenn das Wetter nicht so schön war, die Familie oft beisammen saß und zu seiner Mandoline gesungen hat. Sein Lieblingslied war immer „Tiritomba". Die Töchter erlernten beide einen Beruf – Helga wurde Friseurin und heiratete einen Friseurmeister mit eigenem Salon. Herta wurde Kindergärtnerin und heiratete laut Angabe von Herrn T. „einen höheren Magistratsbeamten" aus Wien. Im Herbst 1999 erlitt seine Gattin einen Schlaganfall, war halbseitig gelähmt und wurde bis zu ihrem Tod von Herrn T. zu Hause gepflegt. Er ist sehr stolz darauf, dass er sich nur fallweise von seinen Töchtern unterstützen ließ. Nachdem in dem Haus, in dem Herr T. gewohnt hatte, umfangreiche Renovierungsarbeiten eingeleitet wurden, der Lärm und Schmutz für ihn unerträglich wurden, entschloss er sich, ins Pensionistenheim einzuziehen, in dem er mit seiner Frau bereits seit einigen Jahren angemeldet war, weil er „es doch dort bei Weitem bequemer hat", wie er immer sagte.

◼ Tab. 12.3 Pflegeplanung für validierende Pflege Stadium I

Datum:	Herr T.	Erstellt von: DGKP Brigitte Scharb
Anamnese/ Ist-Zustand	Herr T. ist in allen ATL selbständig, in letzter Zeit geringfügige Einbußen des Kurzzeitgedächtnisses. Herr T. fühlt sich bestohlen, wenn er seine persönlichen Gegenstände nicht findet. Wenn man ihm beim Suchen behilflich ist und diese Gegenstände findet, dann erlebt Herr T. dies als „Psychoterror" – man habe ihm die Sachen absichtlich versteckt, „um ihn zu testen". Wirkt in letzter Zeit zunehmend unzufrieden, äußert: „Hier sind ja lauter Verrückte, die gehören ja weg" und „Das Personal hier hat keine Ahnung von guten Manieren – in unserem Geschäft wären die fristlos entlassen worden".	
Pflegediagnosen	Denkprozess, verändert – erlebt eine Beeinträchtigung der kognitiven Abläufe, Situationen richtig zu erkennen, zu verarbeiten und zuzuordnen – aufgrund physiologischer Veränderungen Rollenerfüllung, beeinträchtigt – Beeinträchtigung, die gewohnten sozialen und familiären Rollen zu übernehmen – Statusempfinden stark vermindert infolge von irreversiblen Rollenverlusten und umfeldbedingten Einschränkungen Posttraumatische Reaktion, Risiko – erfährt spirituell-psychosoziale Beeinträchtigung infolge des Umzugs von seiner Wohnung ins Heim und des hohen Ausmaßes an Umgebungsveränderung	
(Biographische) Ressourcen, Bewältigungsstrategien	Soziale Kontakte zu Familie und Bekannten Großes Interesse am Umweltgeschehen Tägliches Turnen Schätzt ein Glas Bier und abends ein Achtel Rotwein Kindheit emotional positiv besetzt Bezug zu Natur und Pflanzen Ausflüge in den südlichen Wienerwald und den Wiener Prater sind aus der Kindheit emotional positiv besetzt. Vertrauensstellung in renommiertem Papierwarengeschäft, war Erster Verkäufer Einladungen zu Kaffeejause bei Familie der Chefs Positive Erinnerung an seine Ehe War stolz auf guten Verdienst – Frau konnte zu Hause bleiben War Mitglied in einem Männergesangsverein Spielte Mandoline, Lieblingslied „Tiritomba" Pflegte seine Gattin liebevoll zu Hause Kirchenbesuch an hohen Feiertagen Lässt sich nicht fremdbestimmen	
Probleme (Ä/Sy)	Erhöhtes Stressempfinden. Spirituell-psychosoziales Grundbedürfnis nach Status und Prestige ist unbefriedigt – fühlt sich unter „den Verrückten", deplatziert, vermisst gute Manieren des Personals, drückt seinen Ärger darüber aus Beeinträchtigtes Vertrauen. Spirituell-psychosoziales Grundbedürfnis nach Geborgenheit und Sicherheit ist unbefriedigt – fühlt sich bestohlen und „getestet", empfindet das Finden von gestohlen geglaubten Gegenstände durch Dritte als „Psychoterror" und bringt dies zum Ausdruck, starke Stresssituation	

(Fortsetzung)

□ Tab. 12.3   (Fortsetzung)

Informationen von Team/ Angehörigen	Die beiden Töchter berichten, dass Herr T. seine Gattin sehr liebevoll zu Hause gepflegt hat und sich nur ungern fallweise von ihnen helfen ließ. Es war ihm sehr wichtig, dass beide Töchter einen Beruf erlernten, damit sie selbständig sein konnten. Das Team ist fassungslos über die Entwicklung: „Herr T. war anfangs ein so höflicher und zufriedener Bewohner, er hat sich die erste Zeit so wohl gefühlt." Laut Team meinte er immer wieder: „Wie im Paradies, um gar nichts muss ich mich kümmern, alles wird mir gemacht, so verwöhnt wurde ich mein ganzes Leben nie." Und jetzt wolle er sie alle „fristlos entlassen".
Ziele	Vermindertes Stressempfinden. Spirituell-psychosoziales Grundbedürfnis nach Status und Prestige ist besser befriedigt – reduzierter Stress in Bezug auf andere Personen mit einer Demenz, erfährt Status und Wertschätzung und drückt dies aus Aufgebautes Vertrauensverhältnis. Spirituell-psychosoziales Grundbedürfnis nach Geborgenheit und Sicherheit ist besser befriedigt – empfindet das Finden von gestohlen geglaubten Gegenständen durch Dritte seltener als gegen seine Person gerichteten Psychoterror. Verbesserte Lebensqualität, deutliche Entspannungszeichen
Spezielle validierende Techniken/ Interaktionen	Mo, Mi, Fr 20 min. validierende Ich-Stärkung bzw. Entlastung je nach Bedürfnis von Herrn T. (Achtung! Rituale von Herrn T. beachten – Zeiten für diese Gespräche mit ihm persönlich vereinbaren – evtl. darum bitten, die Termine in seinen Kalender eintragen zu dürfen) durch FSVP Bei jeder Begegnung immer wieder Herrn T. grüßen – alle PP Sehr sorgfältig auf Höflichkeitsformen achten – alle PP Wenn Herr T. etwas nicht findet, ihn höflich fragen, ob man ihm beim Suchen behilflich sein dürfte und die Entscheidung von Herrn T. akzeptieren – alle PP Herrn T. bitten, ob er den einmal im Monat stattfindenden Musikabend beratend mitgestaltet bzgl. Auswahl der Musikstücke etc. – durch die Seniorenbetreuerin Herrn T. bitten, ob er das Lager für die Betteinlagen mitverwaltet (jeden Freitagvormittag Bestandskontrolle und Meldung an die STLP) – bekommt dafür ein Stifterl Rotwein als Dankeschön durch die STLP Herr T. wird jeden Montagnachmittag 20 min. von der STLP zum Kaffee eingeladen – Reminiszenzarbeit zum Thema „Knigge damals" durch die STLP Nach Aufbau des Vertrauensverhältnisses in der speziellen validierenden Interaktion mit Herrn T. gemeinsames Suchen von Lösungsmöglichkeiten, wie Stress in der Begegnung mit anderen Personen mit einer Demenz reduziert werden kann.
Eigener Kommentar zum Ist-Zustand	Herr T. scheint mir ein Mensch mit sehr hohen moralischen Grundsätzen zu sein, in der Begegnung sehr höflich. Er hat aufgrund seines Umzuges ins Pensionistenheim offensichtlich sehr viel von seiner Identität verloren (beruflicher und privater Status und vielfältige Lebensaufgaben).
Gab es Unterstützung durch Team/ Angehörige?	Das gesamte interdisziplinäre Team war hoch motiviert, unterstützend mitzuarbeiten, sie freuten sich sehr, dass Herr T. „wieder der alte Kavalier geworden ist", der sogar manchmal zum Scherzen aufgelegt ist. Beide Töchter waren sehr interessiert an dem Pflegekonzept, haben sich Informationsmaterial geben lassen.

12

◘ Tab. 12.4   Evaluierung Stadium I

Datum:	Herr T.	Erstellt von: DGKP Brigitte Scharb
Stadium	Am Beginn: Stadium I am Ende: Stadium I	
Hat sich das Verhalten verändert?	x ja o nein Anmerkungen: Wenn Herr T. etwas nicht findet, kann er jetzt sogar manchmal darüber lachen und sagt: „Ich bin ein zerstreuter Professor!" Er findet, dass das Personal in letzter Zeit „bessere Manieren bekommen hat und erkannt hat, dass man mit Höflichkeit viel weiter kommt, er hat es ja auch bis zum Ersten Verkäufer damit gebracht." Herr T. äußert: „Das sind eigentlich arme Leute, die man bedauern muss" und drückt aus, dass er froh ist, dass er „noch alle Sinne beisammen hat".	
Welche gesteckten Ziele wurden erreicht?	Vermindertes Stressempfinden. Spirituell-psychosoziales Grundbedürfnis nach Status und Prestige ist besser befriedigt – reduzierter Stress in Bezug auf andere Personen mit einer Demenz, bedauert diese sogar fallweise, in den letzten Tagen keine negative Äußerung über „Verrückte". Hat sich bei STLP lobend geäußert, „wie gut alles funktioniert, seit sie zusammenarbeiten". Hat sich von Tochter Herta seine Mandoline und Noten bringen lassen, hat beim letzten Musikabend einige Stücke zum Besten gegeben (hat viel Applaus von anderen Bewohnern erhalten!). Aufgebautes Vertrauensverhältnis. Spirituell-psychosoziales Grundbedürfnis nach Geborgenheit und Sicherheit ist besser befriedigt – seit 14 Tagen keine Beschwerde durch Herrn T., dass ihm etwas gestohlen worden wäre – bittet nur manchmal, man möge ihm beim Suchen helfen und meint, er wäre „ein zerstreuter Professor". Er meint auch, das sei kein Wunder, wo er jetzt so viel zu tun habe, da könne er schon einmal etwas vergessen.	
Welche gesteckten Ziele wurden nicht erreicht? Was hat Probleme gemacht?	Alle Ziele erreicht Keine zusätzlichen Probleme aufgetreten	
Konnten Team/Angehörige integriert werden?	Team und Angehörige konnten sehr gut integriert werden.	
Erfolgten Änderungen bei …		
Medikation	Keine Änderungen	
Physikalischen Maßnahmen	Keine Änderungen	
Verhaltensmuster	Herr T. wirkt wesentlich ausgeglichener, ist manchmal zum Scherzen aufgelegt und wirkt sehr aktiv bei der Gestaltung und Durchführung der Musikabende mit. Führt die Kontrollen des Lagers der Betteinlagen sehr gewissenhaft durch – hat sich aus eigenem Antrieb eine Liste angelegt.	

(Fortsetzung)

◘ **Tab. 12.4** (Fortsetzung)	
Sonstiges	Keine Anmerkung
Eigene Reflexion	Herr T. machte auf mich den Eindruck eines Menschen, der sein Leben lang etwas geleistet hat (Vertrauensstellung in der Firma, guter Verdienst, hat seine Töchter erfolgreich zur beruflichen Eigenständigkeit erzogen, hat seine Frau mit hohem Selbstverständnis bis zu ihrem Tod gepflegt). Er hat offensichtlich den Wegfall dieser Aktivitäten anfangs als befreiend empfunden („hier ist alles wie im Paradies"), erlebte sein Umfeld aber dann sehr rasch als eine Ansammlung von Defiziten. Es war für mich eine sehr positive Unterstützung meiner Arbeit, dass das Team sehr schnell erkannt hat, dass hier nicht bei den Symptomen, sondern bei der Ursache der Veränderung des Verhaltens von Herrn T. angesetzt werden muss. Durch dieses gemeinsame Engagement war es uns möglich, in relativ kurzer Zeit Herrn T. die „alte" Lebensqualität zumindest großteils zurückzugeben.

12.2.2 Musterdokumentation Stadium II

In diesem Abschnitt sind anhand von Frau C. Dokumentationsbeispiele für Patienten in Stadium II zu finden: ◘ Tab. 12.5, 12.6, 12.7 und 12.8.

◘ **Tab. 12.5** Ausgangsverhalten Stadium II			
Datum: 28.4.2004	Frau C.		Erstellt von: DGKP Silvia Reichl
	Station: 1B		Seit 30.10.2003
Angaben zur Person			
Alter	83 Jahre (geb. am 24.1.1920)		
Geschlecht	x weiblich o männlich		
Geburtsort	Bisamberg in Niederösterreich		
Sozioökonomischer Status (Familiensituation, Beruf, Religion u. ä.)			
Verwitwet, keine Kinder, erlernter Beruf Weißnäherin, hat später im Orthopädiefachgeschäft ihres Gatten mitgearbeitet. Bewohnt ein 3-Bett-Zimmer auf der Station. Erhält regelmäßigen Besuch ihres Schwagers (ca. 1-mal pro Woche – dieser hat Sachwalterschaft beantragt – laufendes Verfahren), gelegentlich von ihrem Neffen. Ihre Schwester ist nach einem Schlaganfall pflegebedürftig und kann Frau C. daher nicht besuchen, sonst keine weiteren Angehörigen Frau C. ist röm.-kath., hat jedoch keinen besonderen Bezug zur Kirche.			
Gesundheitszustand			

(Fortsetzung)

Medizinische Diagnose	Vaskuläre Demenz, paranoide und depressive Symptome, Cholecystolithiasis, St.p.rez. Harnwegsinfekten, St.p. zerebraler Insult (12/02), Fazialisparese re., Parese der rechten Hand, St. p. Knieoperation li. (Zeitpunkt?), Obstipation
Frühere mentale oder psychische Krankheiten	Keine bekannt
Medikation	Thrombo Ass 100 mg Tbl 0–1–0–0 Agopton 1–0–0–0 Remeron 30 mg Tbl. 0–0–0–1 KCL – ret. Drg. 1–0–1–0 Dulphalac 2 EL 1–0–0–0 Mogadon Tbl. 0–0–0–½ Aquaphoril Tbl. 1–0–0–0
Grad des Verlustes von ...	
Sprache	Hochdeutsch, klare, sehr gewählte Ausdrucksweise, z. T. jedoch beträchtliche Wortfindungsstörungen – versucht Inhalte dann anders zu umschreiben, beginnt mehrmals mit einem Satz oder wechselt spontan das Thema
Sehvermögen	Leichte Beeinträchtigung – Frau C. trägt eine Brille
Hörvermögen	Kaum beeinträchtigt
Mobilität	Frau C. geht mit einem Stock, leichte Gangunsicherheit
Tastsinn	Rechts durch die Parese nach dem Insultgeschehen sehr eingeschränkt
Kurzzeitgedächtnis	Stark beeinträchtigt
Verhaltensmuster	
Reaktionen auf Krisen	Sind mir nicht näher bekannt, öfter vorkommende Aussagen von Frau C. in diese Richtung sind jedoch: „Es muss schon gut sein" oder „Anderen geht es da noch viel schlechter". Der Schwager von Frau C. berichtete einmal: „Sie war eine sehr selbständige Frau, die wusste was sie wollte und ihren Interessen nachging, ohne jedoch andere zu bemühen oder um Hilfe zu bitten".
Traumata aus der Vergangenheit	Nicht bekannt. Frau C. sprach beispielsweise niemals über ihren bereits „seit längerem" verstorbenen Ehemann, aber mit einer beeindruckenden Leidenschaft von ihrem Vater.
Reaktion auf altersbedingte Einbußen	Aussagen von Frau C.: „Wenn's nur nicht schlimmer wird" oder „Die Leute sollten nicht immer so viel jammern".
Kontakte zu Angehörigen/Freunden	Regelmäßiger Besuch von ihrem Schwager (ca. 1-mal/Woche), gelegentlich von ihrem Neffen.
Beziehung zum Personal	Nimmt von sich aus kaum Kontakt auf. Reagiert auf Ansprache jedoch stets freundlich. Sie zeigt Verständnis für die schwierige und belastende Arbeit der Krankenpflegepersonen. Es scheint mir, als wolle sie mit ihren Anliegen und Problemen niemandem zur Last fallen.

(Fortsetzung)

◨ **Tab. 12.5**   (Fortsetzung)

Interaktion mit anderen Personen	Frau C. nimmt von sich aus kaum Kontakt zu anderen Heimbewohnern auf, wirkt sehr distanziert auf der einen Seite und sehr hilfsbereit auf der anderen Seite, ist offensichtlich großem Stress durch ihre Bettnachbarin ausgesetzt. Frau H. glaubt sich in ihrer Wohnung und kommandiert Frau C. ständig herum. Frau C. bringt zum Ausdruck, dass es ihr an Ruhe fehlt.
Gewohnheiten/ Rituale z. B. Essen, Trinken, Schlafen, Waschen	Frau C. ist eine sehr gepflegte Erscheinung – sie scheint darauf immer Wert gelegt zu haben. Ich habe ihren Schwager gebeten Kleidung, Schuhe etc. für sie mitzubringen – ihre Sachen sind offensichtlich von sehr guter Qualität und alles ist in Farbe und Form genau aufeinander abgestimmt. In regelmäßigen Abständen biete ich ihr Friseur und Fußpflegetermine an, die sie stets gerne annimmt („Vielen Dank, Schwester, dass Sie mich erinnern, ich hätte schon wieder darauf vergessen – aber es ist doch wichtig, ein bisschen auf sich zu schauen – finden Sie nicht auch?") Sie hat stets ihre Handtasche und ihren (ebenfalls auffällig schönen) Gehstock bei sich. Frau C. hat ein geringes Durstgefühl – „Ich weiß, Schwester, ich trinke zu wenig, aber es kostet mich wirklich Überwindung" – nimmt jedoch gerne ein Glas alkoholfreies Bier zum Mittagessen zu sich. Bei der Körperpflege und beim Ankleiden benötigt Frau C. klare und genaue Anweisungen, dann ist sie in der Lage, Aktivitäten zur Erledigung ihrer persönlichen Pflege (ihren Möglichkeiten entsprechend) durchzuführen.
Bevorzugte Sinneswahrnehmung	o visuell o auditiv x kinästhetisch/olfaktorisch o nicht einschätzbar

◨ **Tab. 12.6**   Lebensgeschichte Stadium II Regionale/individuelle Biographie

Frau C.	Erstellt mit: Frau C., Schwager, KG	Erstellt von: DGKP Silvia Reichl
28.4.04 – 6.5.04	**Erzählungen des Schwagers** Frau C. wuchs mit ihren Eltern und ihrer jüngeren Schwester Margarethe am Bisamberg auf, sie war ein wohlbehütetes Kind und erlernte nach Absolvierung der Volks- und Hauptschule den Beruf der Weißnäherin. Als sie ihren Mann – Herr Karl C. – ehelichte und sich dieser mit einem Fachgeschäft für orthopädischen Schuhbedarf selbständig machte, half Frau C. ihrem Gatten im Verkauf. Sie hatten keine Kinder, gingen aber ihren zahlreichen Hobbys nach. Wichtigstes Hobby war das Wandern – Frau C. war Mitglied bei den Naturfreunden (sie unternahmen auch viel zu viert – Schwester und Schwager – viele Bergwanderungen), aber auch Reisen („sie waren immer viel unterwegs gewesen"). Kultur, Zeichnen, Malen, Fotografieren, Bücher, Blumen, Singen und die Schneiderei zählten zu Frau C.s Freizeitgestaltungen. Frau C. reiste auch sehr viel allein und schaute sich gerne historische Gebäude an – „Meine Schwägerin fuhr nur wegen einer Kirche gleich einmal nach Frankreich, ohne groß zu überlegen". Ohne nähere Erläuterungen erwähnte der Schwager noch: „Während des Krieges hatte seine Schwägerin ihre beste Zeit".		

(Fortsetzung)

▣ **Tab. 12.6** (Fortsetzung)	

28.4.04 – 6.5.04	**Erzählungen von Frau C.**
	Sie erzählt von ihrer Kindheit, die sie als ganz wunderbar erlebt hat, und besonders von ihrem Vater, mit dem sie so viel unternommen hatte und der ihr die Liebe zu den Bergen vermittelt hatte und stets gut zu ihr gewesen war (wann immer Frau C. über ihren Vater spricht, bekommt ihr Gesicht einen sehnsuchtsvollen und „friedlichen" Ausdruck). Sie berichtet von ihrer Lehre zur Weißnäherin, die sie voller Freude und auch Stolz („Das konnte nicht jede lernen!") absolviert hätte. Sie hatte eine sehr gute und verständnisvolle Lehrmeisterin, für die sie beinahe mütterliche Gefühle entwickelte. Später arbeitete sie im Geschäft ihres Mannes, doch die Liebe zur Schneiderei behielt sie sich. In der Faistauergasse im 13. Bezirk, wo sie später mit ihrem Mann ein kleines Häuschen mit Garten erstand, verlebte sie viele schöne Stunden. Sie hätte immer gerne Kinder gehabt, „aber es hat halt nicht sollen sein" – „ich habe mich mit meinem Schicksal abgefunden, habe immer etwas mit mir anzufangen gewusst".
28.4.04 – 6.5.04	**Bericht aus der Krankengeschichte** Am 19.12.2002 stürzt Frau C. in ihrer Wohnung und wird mit einer Gehirnerschütterung und einigen Prellungen in das Meidlinger Unfallkrankenhaus eingeliefert. Laut Aussage des behandelnden Arztes kann die Patientin zum Unfallhergang keine exakten Angaben machen, sie dürfte jedoch schon längere Zeit in der Wohnung gelegen haben. Eine psychologische Begutachtung in diesem Zusammenhang ergibt Folgendes: Denken im Duktus weitschweifig, teilweise unzusammenhängend, das Denkziel wird nur teilweise erreicht, meist Vorbeireden und inhaltliche Konfabulationstendenz. Sprachverständnis gut erhalten. Am 2.1.2003 wird mit Frau C. ein Gespräch bezüglich eines Kurzzeitpflegeantrages geführt. Frau C. möchte einen Pflegeheimantrag auf keinen Fall unterschreiben und möchte unbedingt wieder nach Hause zurückkehren. Ihrem Wunsch wird stattgegeben und eine Entlassung nach Hause für den 7.1.2003 vereinbart. Zu diesem Zeitpunkt wäre Frau C. räumlich und zeitlich voll orientiert gewesen und mit Hilfe eines Vierpunktstockes einige Schritte mobil. Essen auf Rädern und Heimhilfe wurden organisiert. Am 8.1.2003 wird Frau C. von der Heimhilfe in völlig verwirrtem Zustand zu Hause angetroffen. Die Heimhilfe veranlasst die Krankenhauseinweisung mit dem Verdacht auf eine ischämische Attacke. Am 3.2.2003 wird Frau C. in „etwas gebessertem Allgemeinzustand" wieder in häusliche Pflege entlassen. Am gleichen Tag abends erfolgt nach dem Besuch der Heimhilfe aufgrund eines massiven Verwirrtheitszustandes die Pflegeheimeinweisung. (Frau C. weiß zu diesem Zeitpunkt nicht, ob sie verwitwet ist, ob sie Kinder hat, und ist nicht in der Lage, sich selbst Essen und Trinken zu nehmen). Frau C. kommt am 5.2.2003 (nachdem sie zuvor noch 2 Tage auf einer anderen Station untergebracht war), gänzlich ohne ihre Einwilligung nach wiederholtem Ortswechsel auf unsere Station. Das psychologische Gutachten in diesen Tagen ergab: Stimmungswechsel, hat Einbußen – besonders im Kurzzeitgedächtnis, mittelgradige kognitive Beeinträchtigung. Funktionsdefizite in der Konzentration und Aufmerksamkeit, schwere depressive Symptomatik.

◘ Tab. 12.7   Pflegeplanung für die spezielle validierende Pflege Stadium II

Datum:	Frau C.	erstellt von: DGKP Silvia Reichl
Anamnese/Ist-Zustand	Frau C. hat große Probleme, sich hier einzugewöhnen, möchte auf keinen Fall hier bleiben – sie macht sich Sorgen um den Gesundheitszustand einiger ihrer Familienmitglieder, zeigt eine innere Unruhe, vergisst zu trinken (teilweise auch zu essen), ihre Erzählungen sind sprunghaft. Sie ist in allen Bereichen zumindest teilweise desorientiert (ist auch von ihrer Tagesverfassung abhängig). Konnte den Heimaufenthalt nie wirklich realisieren und hat diesem auch nie zugestimmt – zumeist weiß sie auch nicht, wo sie sich hier befindet. Sie äußert immer wieder den Wunsch, nach Hause gehen zu wollen (nicht mehr so vehement wie zu Beginn), versucht des Öfteren die Station zu verlassen (lässt sich ohne Gegenwehr sofort wieder zurückbringen), fragt das Pflegepersonal nach dem Weg in die Faistauergasse oder zur Linie 60.	
Pflegediagnose	Machtlosigkeit – die Wahrnehmung, dass das eigene Handeln keinen wesentlichen Einfluss auf den Ausgang ihres Wunsches hat, nach Hause zu gehen Energie/Kraft, beeinträchtigt – ein anhaltendes Gefühl der Erschöpfung und eine verminderte Fähigkeit, körperliche und geistige Arbeit zu leisten, aufgrund psychischer und emotionaler Stressfaktoren Soziale Interaktion beeinträchtigt – Frau C. zeigt (in ihrer Situation verständlich) kein Interesse an sozialen Kontakten mit ihr fremden Personen, Frau C. zieht sich immer mehr in sich zurück, macht sich Sorgen um Familienangehörige und ihre persönliche Zukunft Beschäftigung/Arbeit, beeinträchtigt – mangelnde Beschäftigungsmöglichkeit infolge psychischer und physischer Beeinträchtigungen Hoffnungslosigkeit – Frau C. sagt: „Ja, früher war ich einmal ein sinnvolles und wertvolles Mitglied unserer Gesellschaft …!", Zeitreisen in die Vergangenheit, um die für sie offensichtlich unerträgliche Situation besser bewältigen zu können, äußert kaum noch Gefühle oder Bedürfnisse fehlender Sinn im Leben	
(Biographische) Ressourcen, Bewältigungsstrategien	Große emotionale Verbundenheit zu ihrem Vater und ihrer Kindheit im Allgemeinen (Bisamberg), sowie der damit zusammenhängenden Liebe zu den Bergen (Mitglied bei den Naturfreunden). Wertvolle Erinnerungen an ihre Lehrzeit zur Weißnäherin und ihre Lehrmeisterin – Liebe zur Schneiderei. Zahlreiche Hobbys wie Malen, Zeichnen, Fotografieren, Lesen, Singen, Reisen – damit verbundenes Interesse an kulturellen Sehenswürdigkeiten Eigenes Haus mit kleinem Garten – Freude an Blumen (Faistauergasse, 13. Bezirk). Selbständigkeit in ihrem Leben hatte großen Stellenwert („Wollte nie jemanden um Hilfe bitten, habe meine Vorstellungen immer selbst umgesetzt"). Legt Wert auf eine gepflegte äußere Erscheinung. Erscheint bescheiden und hilfsbereit. Regelmäßige Kontakte zu ihrem Schwager (und über ihn zu ihrer Schwester und Neffen).	

(Fortsetzung)

◘ **Tab. 12.7** (Fortsetzung)	
Probleme (Ä/Sy)	Beeinträchtigte Lebensqualität. Spirituell-psychosoziales Grundbedürfnis nach Geborgenheit und Sicherheit ist unbefriedigt – vermisst ihre gewohnten Lebensumstände (Wohnumgebung und Bezugspersonen) und bringt dies zum Ausdruck (anfangs mehr und heftiger, nun seltener und verhaltener), hat Heimeinweisung nie richtig realisieren können. Frau C. erfährt eine Stresssituation – da sie in ihrem Wunsch, nach Hause zurückzukehren, nicht unterstützt wird. Beeinträchtige Wertschätzung der eigenen Fähigkeiten. Spirituell-psychosoziales Grundbedürfnis, produktiv zu sein und gebraucht zu werden, ist unbefriedigt – bedauert, ihre früheren Fähigkeiten nicht mehr einsetzen zu können und jetzt zunehmend auf fremde Hilfe angewiesen zu sein, wo sie doch immer selbständig gewesen war. Rückzug. Spirituell-psychosoziales Grundbedürfnis, spontan Gefühle auszudrücken, ist unbefriedigt – Frau C., die zu Beginn ihrer Heimeinweisung sehr wohl noch Gefühle artikulieren konnte (z. T. auch recht heftig), zieht sich allmählich immer mehr in sich zurück, scheint resigniert zu haben und ihre Fähigkeit, Gefühle spontan auszudrücken, zu verlieren. Fehlende sinnstiftende Perspektive. Spirituell-psychosoziales Grundbedürfnis nach Sinn, Hoffnung und Transzendenz ist unbefriedigt – kann ihren Interessen und Hobbys nicht mehr nachgehen, fehlender Bezug zur Natur.
Informationen von Team/Angehörigen	Meine Teamkollegen, auch ich selbst, erlebten die Situation – wenn Frau C. wieder einmal die Station verlassen wollte und nach dem Weg in ihre Wohnung fragte – als sehr belastend und unbefriedigend, weil sie entweder vertröstet, mehr oder weniger angelogen oder beschwichtigt wurde. Auf beiden Seiten machte sich ein Gefühl der Hilflosigkeit breit. Es kam soweit, dass einige Pflegepersonen ihr aus dem Weg gingen, um nicht wieder mit dieser Situation konfrontiert zu werden. Das wiederum schien Frau C. zu bemerken (überhaupt scheint ihr Gefühl für Aufrichtigkeit sehr ausgeprägt zu sein) und zog sich ihrerseits wieder mehr zurück. Die Annahme einiger Kollegen, dass sich Frau C. nun allmählich eingelebt hätte und „ruhiger" geworden sei, kann ich nicht teilen. Ich habe vielmehr den Eindruck, dass Frau C. ihre Situation als ausweglos erlebt und „aufgegeben" hat. Natürlich erwähnte sie auch ihrem Schwager gegenüber den Wunsch bzw. die Frage: „Was mache ich denn hier, wann kann ich endlich wieder nach Hause?" Aber sobald ihr Schwager dann von ihrer Schwester erzählte, wie schlecht es ihr ginge und welche Aufgabe er mit ihr hätte – lenkte sie sofort ein „Ja, natürlich, du hast jetzt andere Sorgen, hoffentlich geht es ihr bald besser usw." Sie hatte also auch von dieser Seite keinerlei Hilfe zu erwarten. Der Schwager zeigt sich über die Heimeinweisung sehr erleichtert. Es wäre in der letzten Zeit besonders „schwierig" mit ihr gewesen, sie hätte nie selbst gesehen, dass sie Hilfe benötigt und er hätte auch nicht allzu viel Zeit für sie erübrigen können, da er seine nach einem Schlaganfall halbseitig gelähmte Frau zu Hause betreuen würde. Er hat nun die Sachwalterschaft für Frau C. beantragt – nachdem sie nicht mehr in der Lage wäre, ihre Angelegenheiten ohne Gefahr eines Nachteils für sich selbst zu besorgen. Er sieht, dass sie hier gut aufgehoben ist und möchte alles tun, um das Pflegepersonal in seiner Arbeit zu unterstützen, wann immer etwas für seine Schwägerin benötigt würde, soll man sich an ihn wenden.

(Fortsetzung)

◘ Tab. 12.7   (Fortsetzung)

Ziele	Verbesserte Lebensqualität. Spirituell-psychosoziales Grundbedürfnis nach Geborgenheit und Sicherheit ist besser befriedigt – empfindet den Umstand der Heimeinweisung bzw. ihre geänderten Lebensumstände als weniger belastend, erkennbare Stressreduktion – zeigt Entspannungszeichen Wertschätzung der vorhandenen Fähigkeiten. Spirituell-psychosoziales Grundbedürfnis, produktiv zu sein und gebraucht zu werden, ist besser befriedigt – fühlt sich in ihren Fähigkeiten (z. B. noch immer vorhandenes Bemühen zur Selbständigkeit) wertgeschätzt und kann dies (in Ansätzen) zum Ausdruck bringen, kann Hilfe durch Pflegepersonen besser annehmen – gibt zu erkennen, dass sie mit der Situation „nicht mehr alles selbst erledigen zu können" besser umgehen kann. Kein weiterer Rückzug. Spirituell-psychosoziales Grundbedürfnis, spontan Gefühle auszudrücken, ist besser befriedigt – Frau C. ist zumindest ansatzweise in der Lage, ihrer „Verzweiflung" Ausdruck zu verleihen und zieht sich nicht weiter aus der Realität zurück Hat eine sinnstiftende Perspektive. Spirituell-psychosoziales Grundbedürfnis nach Hoffnung, Sinn und Transzendenz ist besser befriedigt – Frau C. zeigt Interesse an Aktivitäten wie Singen, Bücher und Spaziergänge in den Garten
Spezielle validierende Techniken/ Interaktionen	**Individuell** Tgl. 10–20 min. dauernde (Konzentrationsfähigkeit z. T. stark herabgesetzt) Ich-stärkende bzw. entlastende Gespräche mit Frau C. mit vorsichtigem Einsatz von Berührungstechniken durch die FSVP **Rituale** Einsatz von Signalmusik als Orientierungshilfe („Guten Morgen Sonnenschein" um 8.00 Uhr, „Autofahrer unterwegs" um 12.00 Uhr, „Guten Abend, gute Nacht" um ca. 20.00 Uhr) durch betreuende PP Mo–Fr Gespräche mit der FSVP tgl. um 9.00 Uhr – nach dem Frühstück Teilnahme an einzelnen, gezielten Aktivitäten des Stationsprogrammes (mit dem Einverständnis von Frau C.) Jeden zweiten Di 14.00 Uhr Singgruppe mit Keyboardbegleitung Jeden Mi 10.30 Uhr Gesprächsrunde mit der zuständigen Psychologin Jeden Mo und Do 10.30 Uhr Bewegungsrunde mit Musik mit der zuständigen Physiotherapeutin Anbieten einer Ruhepause tgl. nach dem Mittagessen durch TD Organisieren von Fotos aus der Kindheit (mit dem Vater, von Reisen …) sowie Büchern, Bildbänden etc. durch PP Regelmäßige Terminvereinbarungen mit Friseurin und Fußpflege durch STLP Besuch der Schwester in der Wohnung des Schwagers – mit seiner Hilfe und dessen Sohn – wenn Frau C. dies wünscht und sich körperlich dazu in der Lage fühlt Evtl. therapeutischer Ausgang in ihre Wohnung und Mitnahme persönlicher, emotional besetzter Dinge (mit dem Ziel, ein „Abschiednehmen" zu ermöglichen) durch FSVP

(Fortsetzung)

◘ Tab. 12.7 (Fortsetzung)

Eigener Kommentar zum Ist-Zustand	Frau C. wirkt zumeist sehr nachdenklich, in sich gekehrt und niedergeschlagen, nimmt von sich aus kaum Kontakt zu anderen auf, lehnte die Teilnahme an unserem Aktivitäten-Programm meist ab bzw. kommt offensichtlich nur mit, um die Pflegeperson nicht zu enttäuschen. Sie wirkt oft müde und ohne Antrieb – das scheint sie beim Bewältigen tgl. Aktivitäten zu beeinflussen. Heftige Gefühlsausbrüche wie zu Beginn ihrer Einweisung (schreien: „Man kann mich doch nicht gegen meinen Willen hier festhalten!", schimpfen oder Ähnliches kommt in letzter Zeit nicht mehr vor – es scheint so, als hätte Frau C. zu resignieren begonnen. Ich empfinde aufrichtige Sympathie für Frau C. sowie Mitgefühl und Verständnis für ihre Situation. Eine bodenständige und ihr ganzes Leben lang selbständige Frau, die allmählich mit kognitiven und physischen Einbußen zu kämpfen hat, wird völlig unvermittelt und fremdbestimmt aus ihrem gewohnten Lebensumfeld gerissen, weil sie keine vertraute Person mehr um sich hat, die ihr behilflich sein könnte. Ein erschreckender Gedanke, möglicherweise auch selbst einem solchen Schicksal nicht entgegenwirken zu können. Mein Interesse, an ihrer Befindlichkeit etwas zu ändern, ist deshalb nicht nur beruflicher Natur. Von meinem Team wurde mir auch diesmal Unterstützung und offenkundiges Interesse entgegengebracht.

◘ Tab. 12.8 Evaluierung Stadium II

Datum:	Frau C.	Erstellt von: DGKP Silvia Reichl
Stadium	Zu Beginn: Stadium II am Ende: Stadium II	
Hat sich das Verhalten verändert?	x ja o nein Anmerkungen: Frau C. wirkt auf mich insgesamt weniger niedergeschlagen und deprimiert. Ihre Versuche, die Station zu verlassen, sind deutlich zurückgegangen. Auch ihr geäußerter Wunsch, nach Hause gehen zu wollen, wird seltener beobachtet. Sie nimmt fast regelmäßig an den ihr angebotenen Aktivitäten teil (besonders gerne besucht sie die Singgruppe, aber auch die Gesprächs- und Bewegungsrunde, zuletzt auch Teilnahme an der Kreativrunde – Seidenmalerei schien ihr besondere Freude zu bereiten). Sie zeigt wieder mehr Interesse an Büchern (insbesondere Bildbände und Reiseführer, die ihr Schwager mitgebracht hat) und erfreut sich ganz offensichtlich an den täglichen Spaziergängen im Garten. Ihre Orientierung auf der Station hat sich verbessert, sie findet jetzt zumeist selbständig zur Toilette. Zu ihrer Zimmernachbarin hat sie ein freundschaftliches Verhältnis aufgebaut, sie helfen sich beide gegenseitig (ganz nach ihren Möglichkeiten) und besuchen viele Aktivitäten gemeinsam. Ich glaube zwar nicht, dass Frau C. wirklich realisiert hat, dass sie sich hier in einem Pflegeheim befindet und ihren Lebensabend voraussichtlich hier verbringen wird – aber im Wesentlichen habe ich das Gefühl, dass ihre Lebensqualität gesteigert werden konnte.	

(Fortsetzung)

◘ Tab. 12.8 (Fortsetzung)

Welche gesteckten Ziele wurden erreicht?	Verbesserte Lebensqualität. Spirituell-psychosoziales Grundbedürfnis nach Geborgenheit und Sicherheit ist in Ansätzen befriedigt – Frau C. empfindet ihre geänderten Lebensumstände als weniger belastend, Lebensqualität scheint verbessert, Frau C. zeigt häufiger Anzeichen der Entspannung Erkennt vorhandene Fähigkeiten. Spirituell-psychosoziales Grundbedürfnis, produktiv zu sein und gebraucht zu werden, ist in Ansätzen befriedigt – erkennt eigene Fähigkeiten und Defizite und kann Hilfe der Pflegepersonen besser annehmen, scheint sich durch spezielle validierende und wertschätzende Gespräche besser wahr- und ernstgenommen zu fühlen. Kein weiterer Rückzug aus der Realität. Spirituell-psychosoziales Grundbedürfnis, spontane Gefühle auszudrücken, ist in Ansätzen befriedigt – Frau C. kann ihre Wünsche und Bedürfnisse besser zum Ausdruck bringen Erlebt sinnstiftende Tätigkeiten. Spirituell-psychosoziales Grundbedürfnis nach Hoffnung, Sinn und Transzendenz ist in Ansätzen befriedigt – Frau C. zeigt Interesse am Singen, an Büchern, freut sich auf die täglichen Spaziergänge
Welche Ziele wurden nicht erreicht? Was hat Probleme gemacht?	Der Besuch bei ihrer Schwester (mit Hilfe ihres Schwagers) wurde noch nicht durchgeführt, da sich der Zustand der Schwester weiter verschlechtert hat, es soll ein solcher in absehbarer Zeit jedoch ermöglicht werden (auch auf ausdrücklichen Wunsch der Schwester). Einen Ausgang in ihre Wohnung (zum Zwecke des sich „Verabschiedens") traue ich mir persönlich aus Gründen mangelnder Kompetenz nicht zu – ich bin mir einfach nicht sicher, ob diese Maßnahme nicht vielleicht eine Verschlechterung ihrer momentanen Befindlichkeit bringen würde. Für mich persönlich war der Wunsch des Nachhausegehens von Frau C. und meiner damit verbundenen Hilflosigkeit am problematischsten. Frau C. akzeptierte aber anscheinend, dass ich hier keine Lösung bieten konnte.
Unterstützung durch Team/Angehörige	Das Team und auch der Schwager von Frau C. waren sehr kooperativ und unterstützten mich bei meiner Arbeit.
Konnten Team/Angehörige integriert werden?	Die Unterlagen zur Weiterbildung spezielle validierende Pflege liegen auf der Station auf. Eine Einschulung in die Grundprinzipien dieser speziellen Pflegeform für das gesamte Team wird für den Herbst des heurigen Jahres angestrebt und vom Team sehr begrüßt.
Erfolgten Änderungen bei …	
Medikation	Nein
Physikalischen Maßnahmen	Frau C. erhielt eine Handschiene und eine spezielle Therapie an der Bewegungsschiene durch die Ergotherapeutin.

(Fortsetzung)

◘ Tab. 12.8 (Fortsetzung)

Verhaltensmuster	Die Orientierung von Frau C. hat sich verbessert, ihr Kontaktverhalten hat sich geändert – ist nicht mehr nur rein passiv, ihr Antrieb hat sich verbessert – sie nimmt an vielen unserer Aktivitäten teil, ihre Gedankengänge sind meist nicht mehr so abschweifend, sie kann länger bei einem Thema bleiben.
Sonstiges	Die geplanten und bewährten Pflegemaßnahmen werden weiter durchgeführt und die Pflegeplanung dahingehend laufend evaluiert.
Eigene Reflexion	Die Gespräche mit Frau C. sind mir liebgewordene Gewohnheit geworden, ich werde sie auch weiterhin fortsetzen. Obwohl ich ihrem innigsten Wunsch – nach Hause zurückzukehren – nicht entsprechen kann, fühle ich mich nicht mehr so hilflos wie zu Beginn dieser Arbeit. Ich erachte Frau C. für eine bewundernswerte und nachahmenswerte Persönlichkeit und die Arbeit mit ihr war für mich immer wieder voller Überraschungen – sie hat mich mit ihren Äußerungen nicht nur einmal in Staunen versetzt. Wären doch nur alle orientierten und voll im Leben stehenden Personen menschlich so kompetent wie diese Frau.

12.2.3 Musterdokumentation für Stadium III

◘ Tab. 12.9, 12.10, 12.11 und 12.12 zeigen Beispiele der Dokumentation von Ausgangsverhalten, Lebensgeschichte, Pflegeplanung und Evaluierung für Patienten anhand von Frau Sp. (Stadium III).

◘ Tab. 12.9 Ausgangsverhalten Stadium III

Datum: 11.1.2007	Frau Sp.	Erstellt von: DGKP Sonja Scheichenberger
	Station: 3 re.	Seit 19.12.2001
Angaben zur Person		
Alter	79	
Geschlecht	x weiblich o männlich	
Geburtsort	Wien	
Sozioökonomischer Status		
Familiensituation, Beruf, Religion u. ä.	Verwitwet, röm.-kath., erlernte keinen Beruf, arbeitete bei der Firma. Piatnik, alle 12 Geschwister sind bereits verstorben	
Gesundheitszustand		

(Fortsetzung)

◘ Tab. 12.9   (Fortsetzung)

Medizinische Diagnose	Senile Demenz, Depression Ischämie linker Unterschenkel – Amputation am 4. 3. 2005
frühere mentale oder psychische Krankheiten	Keine bekannt
Medikation	Tramal gtt 30–30–30 Lexotanil ½–0–½ Paspertin gtt 20–20–20 Agaffin an jedem geraden Tag 2 EL 15 gtt Psychopax abends bzw. nachts wenn sie unruhig ist
Grad des Verlustes von …	
Sprache	Spricht teilweise leise in kurzen Sätzen und nicht immer in vollständigen Sätzen
Sehvermögen	Nicht beeinträchtigt
Hörvermögen	Etwas beeinträchtigt. Versteht, wenn man ohrnah und etwas deutlicher spricht.
Mobilität	Seit der Beinamputation immobil, davor mit Begleitung kurze Strecken gegangen
Tastsinn	Kaum beeinträchtigt
Kurzzeitgedächtnis	Stark beeinträchtigt, erkennt Neffen nicht
Verhaltensmuster	
Reaktionen auf Krisen	Laut Angaben des Neffen hat Frau Sp. nie über Krisen gesprochen.
Traumata aus der Vergangenheit	Nicht erhebbar
Reaktion auf altersbedingte Einbußen	Innerer Rückzug, sagt, „ich will nicht mehr leben", weint wiederholt und betet sehr viel.
Kontakte zu Angehörigen Freunden	Neffe kommt alle 2 bis 3 Wochen auf Besuch.
Beziehung zum Personal	Nimmt von sich aus keinen Kontakt auf. Frau Sp. wird bis auf das Weinen als „pflegeleicht" und „problemlos" erlebt.
Interaktion mit anderen Personen	Nimmt von sich aus keinen Kontakt auf.
Gewohnheiten/Rituale z. B. Essen, Trinken, Schlafen, Waschen	Weder das Team noch der Neffe konnten diesbezüglich Angaben machen, habe immer für die anderen gesorgt. Betet sehr viel, hat gerne einen Rosenkranz in der Hand.
Bevorzugte Sinneswahrnehmung	o visuell o auditiv o kinästhetisch/olfaktorisch x nicht einschätzbar

▣ **Tab. 12.10**	Lebensgeschichte Stadium III Regionale/individuelle Biographie
Frau Sp.	Erstellt mit: Neffen, Bezugspflegerin
12.12.07 – 11.1.08	**Mit Neffen** Frau Sp. verbringt ihre Kindheit mit ihren Eltern und den 12 Geschwistern in Wien. Zwei der Geschwister sterben bereits in jungen Jahren – jetzt ist sie die Einzige, die noch lebt. Später kaufen die Eltern eine kleine Landwirtschaft und ziehen ins Burgenland. Frau Sp. geht in jungen Jahren nach Wien, arbeitet dort als Bedienerin und später in der Fabrik (Piatnik). Dort lernt sie mit 40 Jahren ihren Mann kennen, auf den sie sehr stolz gewesen sein soll. Sie hatten keine Kinder. Für die gesamte Familie hatte die Religion einen hohen Stellenwert. Frau Sp. habe gut und gerne gekocht, vor allem Strudel gebacken und großen Wert auf Ordnung gelegt. Sie sei sehr gerne in der Natur gewesen und habe einen kleinen Garten gehabt. Habe kaum Musik gehört, aber gerne Romane gelesen. Der Neffe beschreibt sie als sehr hilfsbereit, verlässlich, sparsam und dass sie immer für die anderen da gewesen sei. **Mit Bezugspflegerin** Zur Heimeinweisung sei es wegen der zunehmenden Vergesslichkeit gekommen, davor habe sie mit Heimhilfe und Essen auf Rädern zu Hause gelebt. Sie habe zu Beginn auch alle beschuldigt, ihr etwas zu stehlen, wollte dann auch öfters nach Hause und habe sich vernachlässigt gefühlt und geweint. Jetzt sei Frau Sp. für das Team „angenehm". Sie betet sehr viel – vor allem Rosenkranz und weint häufig. Auch wenn sie keinen Rosenkranz hat, sind die Hände zum Gebet gefaltet.

▣ **Tab. 12.11**	Pflegeplanung für die spezielle validierende Pflege Stadium III	
Datum:	Frau Sp.	Erstellt von: DGKP Sonja Scheichenberger
Anamnese/ Ist-Zustand	Frau Sp. ist zeitlich, örtlich, situativ und zur Person nicht orientiert. Sie ist vollständig inkontinent. Hat kaum Appetit – isst und trinkt sehr wenig. Lässt die tägliche Körperpflege passiv geschehen. Wird täglich in den Lehnsessel gesetzt – Kopf leicht nach vorne geneigt, nimmt keinen Anteil an dem Geschehen um sie herum, weint sehr oft. In der Nacht bewegt sie sich vermehrt und versucht aus dem Bett zu steigen – sturzgefährdet.	
Pflegediagnosen	Denkprozess, verändert – persönliche, örtliche und zeitliche Desorientierung, erkennt Neffen nicht, wenn er auf Besuch kommt Hoffnungslosigkeit – Frau Sp. äußert wiederholt: „Ich möchte nimmer leben". Fehlender Bezug zur Natur, fehlender Halt im Leben, eintöniger Alltag, war schon länger nicht mehr in der Kapelle Machtlosigkeit – Verlust des linken Unterschenkels – möchte fortgehen können – versucht in der Nacht aufzustehen Soziale Teilhabe, beeinträchtigt – Frau Sp. äußert das Gefühl des Alleinseins, äußert das Gefühl des Alleingelassenwerdens, Sehnsucht nach der Mutter	

(Fortsetzung)

◻ Tab. 12.11 (Fortsetzung)

(Biographische) Ressourcen, Bewältigungsstrategien	Starker emotionaler Bezug zur Natur Rosenkranzgebet hat einen großen Stellenwert in ihrem Leben War sehr stolz auf ihren Ehemann War immer für die anderen da Neffe kommt alle 2–3 Wochen Reagiert positiv auf Tiere Fühlt sich wohl, wenn sie Kerzenschein sieht
Probleme (Ä/Sy)	Hoher Leidensdruck. Spirituell-psychosoziales Grundbedürfnis nach Geborgenheit und Sicherheit ist nicht befriedigt – Äußerung des Gefühls des Alleinseins, Sehnsucht nach der Mutter, wiederholtes Weinen; leidet darunter nicht mehr gehen zu können – versucht wiederholt in der Nacht aufzustehen Zeigt keine Freude. Spirituell-psychosoziales Grundbedürfnis nach Hoffnung, Sinn und Transzendenz ist nicht befriedigt – Frau Sp. äußert: „Ich möchte nimmer leben"; innerer Rückzug aus der Gegenwart, kann die Kapelle nicht mehr alleine aufsuchen, fehlende Freude an kleinen Dingen, fehlender Halt, fehlendes Highlight, für das es sich lohnt die Situation auszuhalten
Informationen von Team/ Angehörigen	Frau Sp. wird als „pflegeleichte" Patientin, die „immer weint" beschrieben. Sie sei „halt verwirrt", das sei ihre Krankheit. Die Kommunikation mit ihr sei sehr schwer – da sie sehr leise und nicht immer in vollständigen Sätzen spreche. Seit der Beinamputation war sie nicht mehr in der Kapelle wo sie davor manchmal die Hl. Messe besucht hatte. Der Neffe besuchte sie früher 1- bis 2-mal wöchentlich, seit sie sich aber zunehmend zurückziehe und ihn nicht erkenne kommt er alle 2–3 Wochen. Er meint, „es hat ja keinen Sinn" – sie könne sich an seine Besuche nicht erinnern, ebenso kommt er mit dem vermehrten Weinen nicht zurecht.
Ziele	Verminderter Leidensdruck. Spirituell-psychosoziales Grundbedürfnis nach Geborgenheit und Sicherheit ist in Ansätzen befriedigt – Frau Sp. hat längere Phasen der Entspanntheit, in denen sie nicht weint und erlebt nicht gehen zu können nicht mehr so stressbesetzt – versucht nicht mehr so oft in der Nacht aufzustehen; kein Rückzug ins Stadium IV Kann Freude ausdrücken. Spirituell-psychosoziales Grundbedürfnis nach Hoffnung, Sinn und Transzendenz ist in Ansätzen befriedigt – spricht nicht mehr so oft davon nicht mehr leben zu wollen, Neffe fährt mir ihr bei geeigneten Wetter in den Park und in die Kapelle, sie kann wieder Freude erleben und zeigen
Spezielle validierende Techniken/ Interaktionen	Jeden Mo–Mi–Fr validierende Ich-stärkende Gespräche – bei Schönwetter im Garten – wenn kein Gartenbesuch möglich ist, sensorische Stimulation mit Weihrauch durch die FSVP Tgl. darauf achten, dass Frau Sp. den Rosenkranz bei sich hat – TD/ND Jeden Abend vor dem Schlafen gehen ein „Gegrüßt seist Du Maria" beten – ND. Zum „Mittagsschlaferl" und am Abend aus der CD mit den Marienliedern jeweils ein Lied vorspielen TD/ND Am Sonntag die Möglichkeit geben, die Hl. Messe im Radio zu hören – TD Bewegungstherapie Mo bis Fr durch die Physiotherapeutin Neffe fährt mit ihr in den Garten und in die Kapelle, wenn er auf Besuch ist

(Fortsetzung)

▣ Tab. 12.11   (Fortsetzung)

Eigener Kommentar zum Ist-Zustand	Ich habe vom Neffen einige Informationen über Frau Sp. erhalten – er konnte allerdings nichts über individuelle Erlebnisse/Gewohnheiten und Rituale sagen – darüber sei nie gesprochen worden. Frau Sp. macht auf mich einen liebesbedürftigen Eindruck – hat ihr ganzes Leben viel von sich gegeben und hat jetzt ein großes Bedürfnis nach Zuwendung und sucht einen Sinn im Leben. Die Amputation des linken Unterschenkels ist für Frau Sp. nicht in der Realität gegenwärtig. Sie kann keine Freude zeigen, hat nichts was ihren Pflegeheimalltag lohnend durchbricht.
Gab es Unterstützung durch Team/Angehörige?	Das Team äußerte von Anbeginn starke Zweifel, dass die spezielle validierende Interaktion bei Frau Sp. etwas „bringen" würde. Ebenso zweifelte der Neffe an der Sinnhaftigkeit, da sie ja nicht einmal ihn immer erkannte.

▣ Tab. 12.12   Evaluierung Stadium III

Datum:	Frau Sp. Erstellt von: DGKP Sonja Scheichenberger
Stadium	am Beginn: Stadium III am Ende: Stadium III
Hat sich das Verhalten verändert?	x ja o nein Anmerkungen: Hat sich vermehrt der Natur geöffnet, weint nicht mehr so oft. Sprache ist deutlicher geworden, erkennt mich beim 5. Kontakt sofort, als ich aus dem Lift aussteige, freut sich sichtlich und sagt, „Dass du da bist!"
Welche gesteckten Ziele wurden erreicht	Leidensdruck ist vermindert. Spirituell-psychosoziales Grundbedürfnis nach Sicherheit und Geborgenheit konnte in Ansätzen befriedigt werden – die Phasen, in denen Frau Sp. entspannt war, konnten gesteigert werden – hat weniger oft geweint Rückzug ins Stadium IV konnte verhindert werden. Kann Freude erleben. Spirituell-psychosoziales Grundbedürfnis nach Hoffnung, Sinn und Transzendenz ist in Ansätzen befriedigt – war mit mir in der Kapelle, spricht nicht mehr so oft davon nicht mehr leben zu wollen, zeigt Freude an der Natur, den Tieren, der Kerzen und an meinen Besuch, Eintönigkeit konnte etwas durchbrochen werden
Welche gesteckten Ziele wurden nicht erreicht? Was hat Probleme gemacht?	Die Nacht ist weiterhin stark stressbesetzt – versucht weiterhin aufzustehen. Neffe konnte in dieser Zeit nicht motiviert werden, mit Frau Sp. in den Park oder in die Kapelle zu fahren. Das Team hat anscheinend kein Interesse durch Weiterführen der geplanten Maßnahmen die Erreichung der Ziele zu fördern. Sie nahmen auch keine Veränderungen wahr.

(Fortsetzung)

◨ Tab. 12.12   (Fortsetzung)

Konnten Team/ Angehörige integriert werden	Nein, ich wurde etwas zweifelnd betrachtet. Die diensthabenden PP wussten zum Teil auch nicht, wer ich bin und was ich mache, wenn ich bei Frau Sp. war, ich musste mehrmals meine Arbeit erklären – d. h. der Informationsfluss innerhalb des Teams war nicht optimal. Das Team konnte nicht integriert werden, hat die vorgeschlagenen Maßnahmen auch nicht durchgeführt. Ich habe versucht zu erklären, warum ich zu Frau Sp. komme und wie sie helfen könnten, für Frau Sp. etwas Gutes zu tun.
Erfolgten Änderungen bei …	
Medikation	Lexotanil reduziert auf 0–0–½
Physikalische Maßnahmen	Keine
Verhaltensmuster	Frau Sp. ist deutlich ruhiger geworden, weint nicht mehr so oft. Die Sprache ist verständlicher geworden. Einzelne kurze Sätze wurden bald verständlich. Blühte auf und zeigt eindeutige Freude, wenn wir im Garten waren und „Vogerl" (Tauben) zu ihr kamen. Hat mich offensichtlich erwartet und erkennt mich sofort nach dem Öffnen der Lifttür.
Sonstiges	–
Eigene Reflexion	Ich hatte ein bisschen das Gefühl, dass ich in den Augen des Teams einen für sie „hoffnungslosen Fall" anvertraut bekommen habe und positive Veränderungen gar nicht wahrgenommen werden wollten. Aus dem Arztbericht konnte ich aber entnehmen, dass Frau Sp. ruhiger geworden sei und das Lexotanil in der Früh abgesetzt wurde. Die Arbeit mit Frau Sp. war spannend, vor allem, dass sie im Garten so aufmerksam war und die Natur wirklich genossen hat und mich auch einmal spontan erkannt hat als ich vom Lift ausgestiegen bin. Obwohl ich wenig von Frau Sp. wusste und das Team die Maßnahmen nicht regelmäßig durchführte, war eine Verbesserung durch die wenigen Kontakte möglich.

12.2.4 Musterdokumentation Stadium IV

Musterdokumentationen zum Ausgangsverhalten, zur Pflegeplanung, zur Lebensgeschichte und zur Evaluierung für Patienten in Stadium IV zeigen ◨ Tab. 12.13, 12.14, 12.15 und 12.16 anhand von Frau W.

◘ Tab. 12.13 Ausgangsverhalten Stadium IV

Datum: 17.10.2004	Frau W.	Erstellt von: DGKP Silvia Reichl
	Station: 1A	Seit 12.11.1999

Angaben zur Person

Alter	87 Jahre (geb. am 7.6.1916)
Geschlecht	x weiblich o männlich
Geburtsort	Wien
Sozioökonomischer Status, z. B. Familiensituation, Beruf, Religion	Verwitwet, zwei Töchter, ab ihrem 14. Lebensjahr arbeitete sie in der Gastwirtschaft ihrer Eltern, die sie später übernahm und bis zu ihrer Pension in diesem Gewerbe arbeitete. Die Töchter besuchen Frau W. regelmäßig, die ältere der beiden beinahe täglich, starkes emotionales Verhältnis zur älteren Tochter. Frau W. hatte drei Geschwister – zwei Brüder sind bereits vor langer Zeit verstorben, ihre Schwester befindet sich seit ca. zwei Monaten ebenfalls in einem städtischen Pflegeheim. Religion spielte laut den Aussagen der Töchter keine Rolle in ihrem Leben – als Konfession wird röm.-kath. angegeben.

Gesundheitszustand

Medizinische Diagnose	Senile Demenz, zerebrovaskuläre Insuffizienz, Depression, M. Parkinson, Insulinpflichtiger Diabetes mellitus Typ II, TIA, Vertigo, St. p. OSCH-Fraktur 1999 nach Sturz, Myokardinfarkt 1998, latente kardiale Dekompensation, Hyperthyreose, St. p. Hysterektomie, totale Inkontinenz
Frühere mentale oder psychische Krankheiten	Keine bekannt

Medikation

Madopar 62,5 mg	1–1–1–0	Insulinpflichtiger Diabetes seit 20 Jahren	
Monomack ret. 50 mg	1–0–0–0	Mixtard 30/70 IE	32–0–0–0
Thrombo ass 10 mg	0–½–0–0	Insulatard IE	0–0–4–0
Zantac 300 mg	0–0–1–0		
Favistan	½–0–0–0	Seit 5.9.2003 Ernährung über PEG-Sonde	
Moduretic	1–0–0–0		
Norvasc	1–0–0–0		

Grad des Verlustes von …

Sprache	Keine verbale Verständigung – Frau W. spricht nicht
Sehvermögen	Nicht genau beurteilbar – trägt jedoch seit Langem eine Brille
Hörvermögen	Nicht beurteilbar, scheint auf akustische Reize zu reagieren
Mobilität	Sehr eingeschränkt, liegt fast ausschließlich im Bett

(Fortsetzung)

◘ Tab. 12.13   (Fortsetzung)

Tastsinn	Nicht beurteilbar, beobachtet werden wiederkehrende kratzende Bewegungen am Kinn
Kurzzeitgedächtnis	Nicht beurteilbar
Verhaltensmuster	
Reaktionen auf Krisen	Laut Angaben der Töchter har Frau W. nie über ihre Gefühle od. Befindlichkeit gesprochen, sie hatten den Eindruck, dass sie des Öfteren „still vor sich hingelitten hätte", es aber nie vor ihnen zu besonderen Gefühlsausbrüchen (Ärger, Wut, Trauer, besonders Freude) gekommen wäre. Ihr Leben als Gesamtes wurde als gegeben hingenommen, an dem ohnedies nichts zu ändern wäre, einzig und allein ihre Töchter hätte sie auch stimmgewaltiger vor anderen (insbesondere ihrem Gatten) verteidigt bzw. in Schutz genommen. Insgesamt wird sie eher als vorsichtige, ruhige und ängstliche Person beschrieben.
Traumata aus der Vergangenheit	Die Töchter erzählen von einem besonderen Erlebnis aus der Kriegszeit, bei dem Frau W. nur knapp einer Verschleppung durch die Russen entkommen war.
Reaktion auf altersbedingte Einbußen	Frau W. negierte altersbedingte Einschränkungen zumeist und wurde bis zuletzt als äußerst „umtriebig" und „immer in Bewegung" beschrieben. Auch diesbezüglich klagte sie nie und nahm diverse „Wehwehchen" als gegeben hin. Ihre zunehmende Inkontinenz verleugnete sie auch vor ihrer Tochter bzw. versuchte sie so gut sie konnte zu vertuschen. Mit zunehmendem Alter und speziell seit ihrer Aufnahme ins Pflegeheim – langsamer, unaufhörlicher innerer Rückzug.
Kontakte zu Angehörigen/ Freunden	Fast täglicher Besuch ihrer beiden Töchter, wobei besonders die ältere Tochter Herta beinahe jeden Nachmittag kommt.
Beziehung zum Personal	Keine aktive Kontaktaufnahme
Interaktion mit anderen Personen	Keine aktive Kontaktaufnahme
Gewohnheiten/Rituale z. B. Essen, Trinken, Schlafen, Waschen	Völlig immobil, kann sich nicht selbst positionieren, liegt fast ausschließlich im Bett – wird ca. 1-mal/Woche für ca. 2–3 Std. mittels Hebekran in den Lehnsessel mobilisiert. Die Physiotherapeutin kommt tgl. zum Durchbewegen der Extremitäten, Frau W. wird laut Bewegungsplan positioniert. Sie bewegt die Hände und einen Arm – beobachtet werden wiederkehrende kratzende Bewegungen am Kinn. Benötigt Unterstützung in allen Aktivitäten des täglichen Lebens, die Körperpflege lässt Frau W. ruhig und passiv geschehen. Schlucken ist beeinträchtigt – Ernährung erfolgt über eine PEG-Sonde – tägliche Schluckversuche mit Joghurt, Püree oder ähnlichem, um Schluckreflexe zu aktivieren, trinkt kleine Mengen Flüssigkeit. Liegt häufig mit geöffneten Augen, aber leerem Blick da. Reagiert auf Berührung gelegentlich mit kurzem Blickkontakt und erhöhter Atemfrequenz. Keine verbalen Äußerungen.
Bevorzugte Sinneswahrnehmung	o visuell o auditiv o kinästhetisch/olfaktorisch x nicht einschätzbar

◘ Tab. 12.14 Lebensgeschichte Stadium IV Regionale/individuelle Biographie

Frau W.	Erstellt mit: beiden Töchtern, Pflegepersonal	DGKP Silvia Reichl
17.10.04 – 24.10.04	**Erzählungen der Töchter (Frau H. und Frau A.)** Nur Weihnachten haben beide Töchter als schöne Erinnerung behalten. Da hätte ihr Vater nie getrunken und es wäre ein harmonisches und friedliches Fest gewesen, an dem niemand an den nächsten Tag denken wollte. Angesprochen wurden familiäre Probleme ohnedies nie. Die jüngere Tochter wurde ebenfalls mit 19 Jahren schwanger und auch sie benötigte die Einwilligung des Vaters zur Hochzeit. Sie bekam insgesamt 3 Kinder und lebte bald ihr eigenes Leben, verlor jedoch nie den Kontakt zur Mutter und ihrer Schwester. Die ältere Tochter hatte Zeit ihres Lebens nicht geheiratet und sich immer sehr um ihre Mutter gekümmert. Speziell in den späteren Jahren hat sie sie quasi rund um die Uhr betreut und überall hin mitgenommen. Es besteht ein sehr enges emotionales Verhältnis zwischen den beiden und es geht ihr offensichtlich sehr zu Herzen, ihre Mutter in diesem Zustand zu wissen und sich selbst sehr hilflos dabei zu fühlen. Sie sagt: „Ich weiß, dass meine Mutter alt und sehr krank ist, aber der Gedanke daran, sie einmal nicht mehr bei mir zu haben, ist für mich beinahe unerträglich". Die Töchter berichten weiter von einer großen – aus ihrer Sicht völlig unbegründeten – Eifersucht ihres Vaters. Aus diesem Grund verbot er seiner Frau beinahe alle Tätigkeiten, bei denen er sie unbeobachtet wusste. Sie durfte keine Freundinnen treffen, sie hatte keine Hobbys, sogar das Lesen von Liebesromanen – eine kleine Leidenschaft von Frau W. – duldete er nicht. Der Ehemann von Frau W. verbrachte die meiste Zeit (trinkend) in der Gastwirtschaft. Frau W. kümmerte sich um alle Belange der Wirtschaft fast ausschließlich selbst. Das Einzige, was sie gemeinsam unternahmen, waren regelmäßige Urlaube in die Steiermark nach Pöllau. 1987 verstarb der Ehemann von Frau W. Die Töchter berichten, dass Frau W. danach richtig „erleichtert" wirkte – aber auch darüber wurde nie wirklich gesprochen und es veränderte sich auch nichts in ihrem Verhalten, sie war weiterhin in sich gekehrt und interessierte sich nur für die Belange ihrer Töchter. Nach Hobbys gefragt, konnten beide Töchter nur verneinend den Kopf schütteln. Das Einzige, worüber sich Frau W. hin und wieder freute, war das gelegentliche Hören von Operettenmusik und die Freude über Blumen (besonders Rosen). Sie las auch nach dem Tod ihres Gatten keine Liebesromane und hatte keinen Kontakt mehr zu ehemaligen Freundinnen. Ab 1999 wirkte sie zunehmend desorientierter, ging oft mehrmals täglich einkaufen (kaufte 30 Eier oder Ähnliches), wusste dann aber nichts mehr damit anzufangen. Die Bewältigung des Alltags wurde immer beschwerlicher, Hilfe wollte Frau W. aber nur sehr bedingt annehmen. Ihre sozialen Kontakte beschränkten sich bald ausschließlich auf ihre Töchter. Im Oktober 1999 musste sie wegen allgemeiner Schwäche, Schwindel und Verwirrtheitszuständen in Spitalsbehandlung. Von dort wurde auch ein Antrag auf Pflegeheimaufnahme gestellt, nach 10 Tagen wurde sie allerdings wieder in häusliche Pflege entlassen. Vor ihrer Aufnahme in das Geriatriezentrum war die Betreuung ihrer Mutter für die Töchter kaum mehr möglich. Trotz Ausschöpfung extramuraler Einrichtungen (Heimhilfe etc.) und einer fast ständigen Anwesenheit einer der beiden Frauen wollte Frau W. weder essen noch trinken, konnte ihre Medikamente oft nicht mehr nehmen, war kaum mehr mobil, schlief auch tagsüber sehr viel und ihr Diabetes entgleiste völlig. Die Heimhilfe berichtete zu diesem Zeitpunkt, dass Frau W. selbst die Einweisung in ein Pflegeheim wünschte.	

(Fortsetzung)

◘ **Tab. 12.14**   (Fortsetzung)

Eine psychologische Begutachtung zu diesem Zeitpunkt ergab:
Frau W. wirkt sehr zurückgezogen und verlangsamt, hat auf Fragen kaum
geantwortet, wirkt desorientiert und verschlossen, kaum zugänglich – deutliche
depressive Symptomatik bei mittelschwerer Demenz und schweren kognitiven
Beeinträchtigungen.

Informationen von Seiten des Pflegepersonals
Zu Beginn ihrer Aufnahme auf die geriatrische Langzeitstation erholte sich Frau W.
körperlich eigentlich sehr gut, sie wurde bald wieder mobil, glaubte sich in einer
Pension, in die sie jeden Sommer kam (Urlaube mit ihrem Gatten in der Steier-
mark). Mit der „Bedienung" zeigte sie sich sehr zufrieden und wollte nach jeder
„Behandlung" bezahlen. Auf keinen Fall wollte sie Schulden haben. Gerne trank
sie zum Essen ein Gläschen Bier oder Wein. Tagsüber sah sie gerne fern – und bat
immer um „freie Sicht" – glaubte sich im Kino. Insgesamt wirkte sie sehr still, sie
beobachtete viel, sprach aber wenig und nahm von sich aus keinen Kontakt zu
anderen Bewohnern oder Pflegepersonal auf. Von ihrer Persönlichkeit her wirkte
sie eher ängstlich, unsicher und zurückgezogen, verzagt, traurig, gelegentlich
weinerlich und mitunter unruhig, agitiert. Sie war zeitreisend und ca. 1 Monat lang
versuchte sie regelmäßig die Station zu verlassen, weil sie sich um ihre Töchter
sorgte. Das Langzeitgedächtnis war noch gut ausgeprägt, aber sie erkannte ihre
Töchter nicht immer, fragte oft nach den „Kleinen". Eine weitere psychologische
Testung 2001 ergab:
Frau W. wirkt desorientiert, im Antrieb verlangsamt, zeigt wenig Mimik, Probleme
im Verstehen komplexer Anweisungen, keine Spontansprache.
Hochgradiges dementielles Syndrom im Rahmen einer senilen Demenz mit hoch-
gradiger Verminderung der kognitiven Leistungsfähigkeit, Frau W. ist nicht in der
Lage, ihre Angelegenheiten ohne Gefahr eines Nachteiles für sich selbst zu besor-
gen – es wird ein Sachwalter beantragt und ihre jüngere Tochter wird daraufhin
einige Zeit später zu ihrem Sachwalter bestellt.
Im August 2003 bemerkt die ältere Tochter von Frau W. bei ihrem Besuch eine
auffällige „Schläfrigkeit".
Von Seiten des Pflegepersonals und der Ärzte wird berichtet, dass Frau W. nur
mehr auf Ansprache die Augen öffnet, z. T. somnolent wirkt, nur mehr passiv im
Rollstuhl sitzt und Nahrung nur mehr gelegentlich zu sich nimmt. Frau W. kommt
in Spitalsbetreuung. Durchgeführte Untersuchungen können keine sicheren
Anhaltspunkte für ein ischämisches Geschehen dokumentieren. Eine dargestellte
Parese der li. oberen und unteren Extremität bildet sich nach einer Zuckersub-
stitution wieder zurück. Frau W. erhält eine PEG-Sonde Sonde und wird dann
zurücktransferiert.
Seit diesem Geschehen reagiert Frau W. kaum noch, öffnet aber auf Ansprache die
Augen, nimmt aber nur selten Blickkontakt auf, sie spricht nicht mehr.

◘ Tab. 12.15 Pflegeplanung für die spezielle validierende Pflege Stadium IV

Datum:	Frau W.	Erstellt von: DGKP Silvia Reichl
Anamnese/ Ist-Zustand	Frau W. scheint in allen Bereichen desorientiert und ist in sämtlichen Aktivitäten des täglichen Lebens von Fremdpersonen abhängig. Frau W. spricht nicht und zeigt auch sonst nur wenig Reaktion auf Ansprache oder Berührung (Öffnen der Augen, sonst kaum Mimik, nur selten Blickkontakt, Augen starren oft ins Leere). Frau W. ist immobil und nicht imstande, sich selbst zu positionieren. Sie ist vollständig inkontinent und wird über eine PEG-Sonde ernährt. Gelegentlich werden wiederkehrende Kratzbewegungen am Kinn beobachtet.	
Pflegediagnosen	Kommunikation, beeinträchtigt – fehlende Fähigkeit, Sprache in der zwischenmenschlichen Kommunikation zu gebrauchen – infolge ihrer Demenzerkrankung Hoffnungslosigkeit – Unfähigkeit, persönliche Wahlmöglichkeiten zu erkennen und vorhandene Ressourcen zu nutzen – infolge völliger Aktivitätseinschränkung, körperlichem Versagen und Isolation Denkprozess, verändert – kann Personen, Umstände und Ereignisse nicht einordnen; eingeschränkte Fähigkeit, sensorische Reize zu empfangen und zu interpretieren, begleitet von einer ebenso beeinträchtigten Reaktion auf gesetzte Reize; Selbststimulation durch kratzende Bewegungen am Kinn	
(Biographische) Ressourcen, Bewältigungsstrategien	Enge emotionale Bindung und regelmäßige Kontakte zu ihren Töchtern (besonders zur erstgeborenen Tochter) Fleiß und Arbeit als großer Stellenwert in ihrem Leben (Gastwirtschaft im Speziellen das Kochen) Emotional positiv besetzte Weihnachtsfeste Vorliebe für Operettenmusik Trank gerne ein Gläschen Bier oder Wein Freute sich über Blumen (besonders Rosen und deren Duft) Emotional positiv besetzter Bruder „Fredi" – bereits verstorben – Tod traf sie sehr, möglicherweise Aufreißen alter Wunden?) Fraglich: frühere Vorliebe für Liebesromane – evtl. nicht pos. besetzt, da durch Gatten verboten	
Probleme (Ä/Sy)	Beeinträchtigte Lebensqualität. Spirituell-psychosoziales Grundbedürfnis nach Geborgenheit und Sicherheit ist unbefriedigt – Unvermögen, persönliche Wahlmöglichkeiten wahrzunehmen und persönliche Ressourcen zu nutzen – Realität der Gegenwart scheint stark stressbesetzt – völliger innerer Rückzug.	
Informationen von Team/Angehörigen	Sowohl von Seiten der Angehörigen als auch von Seiten des Pflegepersonals wurde mir sehr viel Interesse und Unterstützung entgegengebracht. Die Töchter erzählten bereitwillig aus der Biographie und möchten alles unternehmen, um eine Besserung des Zustandes ihrer Mutter herbeiführen zu können. Sie scheinen sehr große Erwartungen in meine Arbeit mit ihrer Mutter zu haben. Ich habe ein wenig Sorge, diesen Erwartungen gerecht werden zu können – trotz mehrerer Gespräche darüber, sich keine „Wunder" zu erhoffen.	

(Fortsetzung)

⬥ Tab. 12.15 (Fortsetzung)

Ziele	Verbesserte Lebensqualität. Spirituell-psychosoziales Grundbedürfnis nach Geborgenheit und Sicherheit ist in Ansätzen befriedigt – Frau. W. zeigt Anzeichen von Stressreduktion und Entspannung, aufgebautes Vertrauensverhältnis
Spezielle validierende Techniken/ Interaktionen	Mo–Fr ca. 10 min dauernde Ich-stärkende und entlastende Interaktion mit Frau W. („fürsorgliche, gute Mutter", „fleißige, arbeitsame Hände" etc.) unter Einsatz von Berührungstechniken (beginnend Hände, Kopf, Wangen – auf Reaktionen achten – gegebenenfalls ausweiten) durch die FSVP Vorspielen von Operettenmusik – tgl. im Anschluss an die spezielle validierende Interaktion durch die FSVP oder TD oder Tochter In der Vorweihnachtszeit – Vorspielen bzw. Singen von Weihnachtsliedern durch die FSVP oder TD oder Tochter Kleine weihnachtliche Dekorationsstücke auf Nachtkästchen bzw. Trapez anbringen – Tochter Abstellen eines kleinen Gefäßes mit getrockneten Rosen auf ihrem Nachtkästchen, tgl. beträufeln mit Rosenduftöl, Frau W. zeigen und riechen lassen durch die Tochter Tgl. zur Mittagszeit einige Tropfen Bier oder Wein auf die Zunge träufeln (später ev. kleine Schlucke verabreichen) durch den TD Tgl. Frau W. warme Speisen riechen lassen durch den TD (besonders warme Mehlspeisen – war „berühmt" für ihre selbstgebackenen Mehlspeisen – dazu das Lied singen: „Backe, backe Kuchen") durch die FSVP Bei Auftreten der wiederkehrenden Kratzbewegungen am Kinn – kleinen Stoffbären in die Hände von Frau W. legen durch PP Evtl. Küchengeräte (Kochlöffel, Schneebesen etc.) fühlen lassen durch TD
Eigener Kommentar zum Ist-Zustand	Aufgrund ihrer Biographie würde ich meinen, dass ihr völliger Rückzug eine weitere Konsequenz ihres an sich immer sehr introvertierten Wesens ist. Offensichtlich sah Frau W. bereits in jüngeren Jahren keine Wahlmöglichkeiten, an ihrem nicht leicht verlaufenen Leben etwas zu ändern. Ihr einziger Motor schienen immer ihre Töchter gewesen zu sein. Zum Teil hatte ich ein wenig den Eindruck, dass auch sie es jetzt waren, die sie am „Gehen" hindern. Obwohl die Töchter beinahe jeden Tag bei ihrer Mutter sind, waren sie doch auch eher der Meinung, dass sie das meiste nicht mehr mitbekommen würde. Dahingehend war es mir möglich, die Töchter zu sensibilisieren, wieder vermehrt mit ihrer Mutter zu sprechen, sie zu berühren und ihr ganz allgemein mehr Reize zukommen zu lassen. Für diese Information schienen sie sehr dankbar.

12

◘ Tab. 12.16 Evaluierung Stadium IV

Datum:	Frau W.	Erstellt von: DGKP Silvia Reichl
Stadium	Zu Beginn: Stadium IV am Ende: Stadium III/IV	
Hat sich das Verhalten verändert	x ja o nein Anmerkungen: Frau W. reagiert heute „rascher" auf sensorische Stimulation, direkte Blickkontakte können häufiger und länger beobachtet werden, ebenso einzelne gezielte Reaktionen (Händedruck, nach etwas greifen). Sie zeigt im Zusammenhang mit gesetzten speziellen validierenden Maßnahmen Anzeichen von Entspannung	
Welche Ziele wurden erreicht	Verbesserte Lebensqualität. Spirituell-psychosoziales Grundbedürfnis nach Geborgenheit und Sicherheit scheint ansatzweise besser befriedigt zu sein – Frau W. zeigt Anzeichen von Entspannung. Aus der Sicht der Pflegenden kann man sagen, dass die eingesetzten speziellen validierenden Maßnahmen von Frau W. „angenommen" wurden und anscheinend auch erfolgreich waren. Ein endgültiger Rückzug aus der Gegenwart (völliges Vegetieren) konnte verhindert werden.	
Welche Ziele wurden nicht erreicht? Was hat Probleme gemacht?	Während meiner Besuche bei Frau W. hatte sie kein einziges Mal gesprochen – dazu muss ich jedoch bemerken, dass ich die Wiedererlangung der Sprachfähigkeit auch nie wirklich vor Augen hatte und auch unrealistisch gewesen wäre. Dass sie einzelne Worte in der Gegenwart ihrer Tochter oder einzelner Pflegepersonen gesprochen hat, ist für mich jedoch grundsätzlich auch ein Zeichen dafür, dass ein noch weiterer Rückzug verhindert werden konnte. Keine Reaktion auf angebotene Küchengeräte	
Konnten Team/Angehörige integriert werden	Ich erhielt sowohl von Seiten des Teams aus auch von den beiden Töchtern volle Unterstützung und Kooperation.	
Hat sich das Verhalten verändert?	Das Team will die speziellen validierenden Pflegemaßnahmen weiter fortsetzen und auch die Töchter möchten die Pflegenden dabei nach ihren Möglichkeiten unterstützen.	
Erfolgten Änderungen bei …		
Medikation	keine Änderungen	
Physikalischen Maßnahmen	keine Änderungen	

(Fortsetzung)

◘ **Tab. 12.16** (Fortsetzung)	
Verhaltens-muster	Frau W. wirkt insgesamt leichter empfänglich für gesetzte Reize im sensori-schen Bereich
Sonstiges	–
Eigene Refle-xion	Obwohl Frau W. ganz wenige „sichtbare" Reaktionen zeigte und „kleine „Erfolge" erzielt werden konnten, möchte ich die Arbeit mit Frau W. als äußerst lehrreich und befriedigend für mich bewerten. Die Töchter von Frau W. hängen sehr an ihrer Mutter. Ich hatte z. T. den Ein-druck, dass sie die Ursache dafür sind, dass Frau W. noch nicht „ganz losge-lassen" hat. Ganz eng an die Arbeit mit Frau W. waren auch die Begegnungen mit ihren Töchtern geknüpft. Ich hoffe sehr, nicht allzu große und vor allem unerfüllbare Hoffnungen und Erwartungen in ihnen ausgelöst zu haben. Ich denke, wenn das betreuende Pflegeteam an den „erprobten" speziellen validierenden Maßnahmen festhalten kann bzw. diese entsprechend evalu-iert werden, kann es Frau W. ermöglicht werden, halbwegs friedvoll den Rest ihres hiesigen Lebens zu verbringen bzw. auf dem Weg aus diesem Leben nicht ganz allein zu bleiben.

12.3   Vorlagen für die Arbeitsblätter – Lernhilfen

Sämtliche Arbeitsblätter in diesem Abschnitt können im DIN-A4-Format online unter Springer Extras (▶ extras.springer.com) heruntergeladen werden.

- Arbeitsblatt „Ausgangsverhalten/Informationssammlung" (◘ Abb. 12.1)
- Arbeitsblatt „Checkliste zur Einstufung des Grades der Desorientiertheit" (◘ Abb. 12.2)
- Arbeitsblatt „Lebensgeschichte/Biographie" (◘ Abb. 12.3)
- Arbeitsblatt „Plan für die spezielle validierende Pflege" (◘ Abb. 12.4)
- Berichtblatt A (◘ Abb. 12.5)
- Berichtblatt B (◘ Abb. 12.6)
- Arbeitsblatt „Evaluierung" (◘ Abb. 12.7)

<table>
<tr><td colspan="3">Arbeitsmaterialien aus dem Buch Spezielle validierende Pflege</td></tr>
<tr><td>Arbeitsblatt 1</td><td>Ausgangsverhalten/Informationssammlung</td><td>Seite 1</td></tr>
</table>

Ausgangsverhalten/Informationssammlung

Datum:	Fr./Hr.	Erstellt von:
	Station:	Seit

ANGABEN ZUR PERSON

Alter	
Geschlecht	☐ weiblich ☐ männlich
Geburtsort	

SOZIOÖKONOMISCHER STATUS z. B. Familiensituation, Beruf, Religion

GESUNDHEITSZUSTAND

Medizinische Diagnose	
frühere mentale oder psychische Krankheiten	
Medikamente	

GRAD DES VERLUSTES

Sprache	
Sehvermögen	
Hörvermögen	
Mobilität	
Tastsinn	
Kurzzeitgedächtnis	

▣ **Abb. 12.1**   Arbeitsblatt „Ausgangsverhalten/Informationssammlung"

Arbeitsmaterialien aus dem Buch *Spezielle validierende Pflege*

| Arbeitsblatt 1 | Ausgangsverhalten/Informationssammlung | Seite 2 |

VERHALTENSMUSTER

Reaktionen auf Krisen	
Traumata aus der Vergangenheit	
Reaktion auf altersbedingte Einbußen	
Kontakte zu Angehörigen/Freunden	
Beziehung zum Personal	
Interaktion mit anderen Personen	

GEWOHNHEITEN/RITUALE z. B. Essen, Trinken, Schlafen, Waschen

BEVORZUGTE SINNESWAHRNEHMUNG

☐ visuell   ☐ auditiv   ☐ kinästhetisch/olfaktorisch   ☐ nicht einschätzbar

12

◘ **Abb. 12.1**   (Fortsetzung)

<table>
<tr><td colspan="4">Arbeitsmaterialien aus dem Buch Spezielle validierende Pflege</td></tr>
<tr><td>Arbeitsblatt 2</td><td colspan="2">Checkliste zur Bestimmung des Grades der Desorientiertheit</td><td>Seite 1</td></tr>
</table>

Checkliste zur Bestimmung des Grades der Desorientiertheit (nach Feil)

Datum: ____________ Verfasst von: ____________ Unterschrift:__________

KÖRPERLICHE UND EMOTIONALE CHARAKTERISTIKA	Einstufung anhand dreier Besuche zu unterschiedlichen Tageszeiten		
Fr./Hr.	1. am .... um ....h	2. am .... um ....h	3. am .... um ....h
STADIUM I			
Blickkontakt/Blick zielgerichtet			
Muskeln gespannt			
Präzise Körperbewegungen			
Kann gehen			
Sprache leicht verständlich – verwendet korrekte Worte			
Zeigt Interesse an Umwelt			
Widersetzt sich Veränderungen			
Weiß Tageszeit/Jahreszeit			
Leugnet Gefühle z. B. Einsamkeit, Angst, Eifersucht			
Leugnet Verlust von Seh-, Hör-, Bewegungsvermögen			
Kontinent			
Beschuldigt andere z.B. sie zu bestehlen, vergiften zu wollen			
Fühlt sich in Gesellschaft von verwirrten Menschen deplatziert			
Möchte die persönlichen Habseligkeiten immer in Reichweite haben z. B. Handtasche, Stock, Hut			

◘ Abb. 12.2 Arbeitsblatt „Checkliste zur Einstufung des Grades der Desorientiertheit"

Arbeitsmaterialien aus dem Buch *Spezielle validierende Pflege*		
Arbeitsblatt 2 **Checkliste zur Bestimmung des Grades der Desorientiertheit** **Seite 2**		

Geringfügige Einbußen des Kurzzeitgedächtnisses			
Fühlt sich durch eigene Desorientierung bedroht – konfabuliert			
Soziale Kontrolle – hält Regeln ein			
Legt Wert auf körperliche Distanz			
Kann überwiegend für sich selbst sorgen			
Möchte Status/Prestige			
STADIUM II			
Schlaffe Muskulatur, keine zielgerichtete Bewegung, oft richtungssuchend, schlurfende Schritte			
Atemrhythmus verlangsamt			
Stimmlage meist leise, monoton – spricht langsam			
Blick klar, nicht zielgerichtet			
Handbewegungen passen zu Emotionen, oft suchend, fragend			
Schultern vorgezogen, Kopf fällt nach vorne			
Verlust des Kurzzeitgedächtnisses – gutes Langzeitgedächtnis			
Teilweise inkontinent			
Durch Verlust von Hör-, Seh-und logischem Denkvermögen verschwimmt Realität der Gegenwart			
Drückt Gefühle aus. Kann sich an Fakten nicht erinnern (zumTeil)			
Kann nicht in Zusammenhängen denken			

◘ **Abb. 12.2**   (Fortsetzung)

<table>
<tr><td colspan="4">Arbeitsmaterialien aus dem Buch Spezielle validierende Pflege</td></tr>
<tr><td>Arbeitsblatt 2</td><td colspan="2">Checkliste zur Bestimmung des Grades der Desorientiertheit</td><td>Seite 3</td></tr>
</table>

Zieht sich in die Vergangenheit zurück z.B.Suche nach der Mutter, nach dem früheren Zuhause			
Kreiert eigene Wortkombinationen und Lautfolgen (Schlüsselworte)			
Beginnender Ich - Identitätsverlust			
Verlust der sozialen Kontrolle – hält Regeln nicht ein			
Weiß Tageszeit/Jahreszeit nicht			
Beschwert sich oft, kein Essen zu bekommen			
Besitzt Intuition – fühlt Aufrichtigkeit/Unaufrichtigkeit			
Reagiert auf Berührung und Blickkontakt mit Stressreduktion und gesteigerter Aktivität			
Verliert die geistige Fähigkeit zu lesen und zu schreiben			
Eingeschränkte Konzentrationsfähigkeit			
STADIUM III			
Vollführt ständig eine Bewegung, z.B. rastloses Auf-und Abgehen, Klopfen, Wischen, Schmatzen			
Spricht in unverständlichen Silben (summt oder stammelt)			
Vollständig inkontinent			
Starrt vor sich hin oder sitzt mit geschlossenen Augen			
Weitgehender Verlust der Ich-Identität			
Reagiert auf Berührung oder Blickkontakt erst nach längerer Stimulanz			

◘ Abb. 12.2　(Fortsetzung)

<table>
<tr><td colspan="4">Arbeitsmaterialien aus dem Buch Spezielle validierende Pflege</td></tr>
<tr><td>Arbeitsblatt 2</td><td>Checkliste zur Bestimmung des Grades der Desorientiertheit</td><td>Seite 4</td></tr>
</table>

Kein Bedürfnis zu sprechen			
Keine soziale Kontrolle			
Kann sich nur auf eine Person/einen Gegenstand konzentrieren			
Vergisst Personen und Gegenstände der Gegenwart, erinnert sich gut an Personen und Gegenstände aus der Vergangenheit			
STADIUM IV			
Augen geschlossen, ausdrucksloses Gesicht			
Nahezu kein Muskeltonus – kaum Bewegungen			
Reagiert nicht bzw. selten/verzögert auf Berührung, Stimme oder Blickkontakt			

■ **Abb. 12.2**   (Fortsetzung)

<table>
<tr><td colspan="4">Arbeitsmaterialien aus dem Buch Spezielle validierende Pflege</td></tr>
<tr><td>Arbeitsblatt 2</td><td colspan="2">Checkliste zur Bestimmung des Grades der Desorientiertheit</td><td>Seite 5</td></tr>
</table>

Vollständig inkontinent			
Keine Erinnerung an Personen oder Gegenstände der Gegenwart und Vergangenheit			
Schlaffe Sitzhaltung, oft Ebryonalhaltung			

Auswertung der Einstufung:

☐ vorwiegend in Stadium I

☐ vorwiegend in Stadium II

☐ vorwiegend in Stadium III

☐ vorwiegend in Stadium IV

☐ schwankt zwischen Stadium ___ und ___

Sonstige Bemerkungen:

◪ **Abb. 12.2** (Fortsetzung)

12

Arbeitsmaterialien aus dem Buch *Spezielle validierende Pflege*

| **Arbeitsblatt 3** | **Lebensgeschichte/Biographie** | **Seite 1** |

Lebensgeschichte/Biographie
Regionale/individuelle Biographie

Fr./Hr.	Erstellt mit:	Erstellt von:
Erhebung von _____ bis ______		

Datum: ___________________   **Unterschrift:** ____________________

© Springer-Verlag GmbH Deutschland, 2018. Aus: Scheichenberger S., Scharb B.: Spezielle validierende Pflege

---

❏ **Abb. 12.3**   Arbeitsblatt „Lebensgeschichte/Biographie"

Arbeitsmaterialien aus dem Buch *Spezielle validierende Pflege*

| Arbeitsblatt 4 | Plan für die spezielle validierende Pflege | Seite 1 |

Plan für die spezielle validierende Pflege

Datum:	Fr./Hr.	Erstellt von:
Anamnese/Ist-Zustand		
Pflegediagnose		
(Biographische) Ressourcen, Bewältigungsstrategien		
Probleme (Ä/Sy)		
Informationen von Team/Angehörigen		
Ziele		
Spezielle validierende Pflegemaßnahmen		
Eigener Kommentar zum Ist-Zustand		
Unterstützung durch Team/Angehörige		

Datum: _______________________   Unterschrift: _______________________

◼ **Abb. 12.4**   Arbeitsblatt „Plan für die spezielle validierende Pflege"

Arbeitsmaterialien aus dem Buch *Spezielle validierende Pflege*

Arbeitsblatt 5	Berichtblatt A	Seite 1

Berichtblatt A

Fr./Hr.	Erstellt von:
Station:	Ort:
Kontaktdauer:	Datum: Tageszeit:

Situationsbeschreibung/Aktuelles Verhalten

Körperliche und emotionale Charakteristika

Körperhaltung	
Atmung	
Blickkontakt	
Mimik	
Stimmungslage/Emotionen	
Sonstiges	

Kommunikation

Verbal	☐
Nonverbal	☐
Sprache	
Wortwahl	☐ visuell ☐ auditiv ☐ kinästhetisch ☐ olfaktorisch ☐ nicht einschätzbar
Gesprächsthema	
Schlüsselworte	
Berührung	

◘ Abb. 12.5   Berichtblatt A

<table>
<tr><td colspan="2">Arbeitsmaterialien aus dem Buch Spezielle validierende Pflege</td></tr>
<tr><td>Arbeitsblatt 5 Berichtblatt A</td><td align="right">Seite 2</td></tr>
</table>

Speziell validierende Techniken/Interpretation	
Angewandte Techniken	
Durchgeführte Maßnahmen	
Feedback von Team/Angehörigen	
Eigene Interpretation	
Maßnahmen für das nächste Treffen	

Datum: _________________ Unterschrift: _______________________________

◘ Abb. 12.5 (Fortsetzung)

12

Arbeitsblatt 6	Berichtblatt B	Seite 1

Berichtblatt B

Datum:	Fr./Hr.	Erstellt von:
Kommentar	**Spezielle validierende Interaktion**	

Datum: ___________________   Unterschrift: ___________________________________

☐ **Abb. 12.6**   Berichtblatt B

<table>
<tr><td colspan="3">Arbeitsmaterialien aus dem Buch Spezielle validierende Pflege</td></tr>
<tr><td>Arbeitsblatt 7</td><td>Evaluierung</td><td>Seite 1</td></tr>
</table>

Evaluierung – Auswertung für den gesamten Prozess der speziellen validierenden Pflege

Datum:	Fr./Hr.	Erstellt von:
Stadium	**Zu Beginn:**	**Am Ende:**
Hat sich das Verhalten geändert?	☐ ja ☐ nein Anmerkungen:	
Welche Ziele wurden erreicht?		
Welche Ziele wurden nicht erreicht? Was hat Probleme gemacht?		
Konnten Team/Angehörige integriert werden?		
Erfolgte Veränderungen bei ...		
Medikation		
Physikalischen Maßnahmen		
Verhaltensmuster		
Sonstiges		
Eigene Reflexion		

Datum: _________________ Unterschrift: _______________________________

◘ **Abb. 12.7** Arbeitsblatt „Evaluierung"

Literatur

Stefan H, Allmer F, Schalek K, Eberl J, Hansmann R, Jedelsky E, Pandzic R, Tomacek D, Vencour MC (2013) POP – PraxisOrientierte Pflegediagnostik. Pflegediagnosen – Ziele – Maßnahmen, 2. Aufl. Springer, Wien

12

Dokumentation im Lernprozess – Anleitung und Beispiele für die konkrete Interaktion

Brigitte Scharb und Sonja Scheichenberger

© Springer-Verlag GmbH Deutschland, ein Teil von Springer Nature 2018
S. Scheichenberger, B. Scharb, *Spezielle validierende Pflege*,
https://doi.org/10.1007/978-3-662-56017-4_13

In der speziellen validierenden Pflege ist die Beschreibung der Ausgangssituation, der körperlichen und emotionalen Charakteristika, der Kommunikation, der eingesetzten Techniken und die Reflexion darüber ausführlicher als dies zumeist bei den Kontakten im normalen Pflegalltag möglich ist. Für die Lernsituation ist es eine gute Übung, die einzelnen Schritte genau aufzuzeichnen. Der detaillierte Schreibprozess hilft, sich auf die relevanten Punkte einzustimmen –, worauf geachtet werden kann oder soll. Er hilft aber auch, die Interaktion in Zeitlupe und differenziert zu betrachten, um die einzelnen Techniken und Handlungen zu vertiefen und zu reflektieren.

13.1 Anleitung zur Verlaufsdokumentation – Berichtblätter A und B

Die Berichtblätter A und B erfassen die Ausgangssituation und den konkreten Ablauf des einzelnen Kontaktes mit dem Betroffenen. Sie sind bei jeder speziellen validierenden Interaktion im Rahmen der Lernsituation aufzuzeichnen (Vorlagen in ► Kap. 12). Für die Lernsituation werden beim Stadium I zehn und bei den anderen Stadien acht Kontakte mittels beider Berichtblätter aufgezeichnet.

13.1.1 Welche Angaben sollen im Berichtblatt A dokumentiert werden?

Tragen Sie jeweils die Kontaktdauer, das Datum und die Tageszeit der Kontaktaufnahme ein, an der die validierende Interaktion stattgefunden hat.

Situationsbeschreibung und aktuelles Verhalten   Erfassen Sie hier kurz, wie die Situation zum Zeitpunkt der Kontaktaufnahme war, wo und wie Sie die betroffene Person erlebt haben, z. B. „sitzt aufrecht" oder „liegt im Bett", „flüstert leise vor sich hin", „schaut in die Ferne" oder „hat Augen geschlossen". Wenn sich an der Situation während der Begegnungen etwas verändert hat, halten Sie diesen Verlauf fest.

- **Körperliche und emotionale Charakteristika**

Körperhaltung   Notieren Sie hier die Haltung z. B. „Oberkörper" oder „Schultern leicht vorgebeugt", „Kopf gesenkt" oder „angespannt".

Atmung   Halten Sie hier fest ob die Atmung z. B. regelmäßig, oberflächlich, tiefer oder schneller ist.

Blickkontakt   Schildern Sie hier, ob Blickkontakt vorhanden war, wenn ja wie lange und wie häufig z. B. „direkt" oder „relativ häufig direkter Blickkontakt".

Mimik   Tragen Sie hier ein, was Sie konkret beobachtet haben und ggf. wie es auf Sie gewirkt hat, z. B. „Stirn gerunzelt", „Augenbrauen hochgezogen", „Mundwinkel nach unten".

Stimmungslage/Emotionen Berichten Sie hier Ihren persönlichen Eindruck, z. B. „wirkt traurig", „macht auf mich einen traurigen Eindruck", „wirkt ausgeglichen", „wirkt wütend" oder „wirkt interessiert".

Sonstiges Tragen Sie hier Beobachtungen ein, die durch die anderen Felder nicht abgedeckt sind wie z. B. „Gespräch über Stephansdom bewirkt eine gesteigerte Vigilanz" oder „hat ein Märchen vollständig verständlich erzählt".

- **Kommunikation**

Verbal und nonverbal Kreuzen Sie jenes Feld an, in dem die Interaktion möglich war – dies kann auch beides sein.

Sprache Beschreiben Sie hier Beobachtungen, z. B. die Sprache war „verständlich", „nicht verständlich", „undeutlich", „Dialekt", „andere Sprache", „schrille Tonlage".

Wortwahl Ordnen Sie die verwendeten Worte nach Möglichkeit einem bevorzugten sensorischen Sinnessystem zu. Ist dies nicht – was besonders im Stadium III und IV sein kann – kreuzen Sie „nicht einschätzbar" an.

Gesprächsthema Schreiben Sie hier auf, ob es ein spezielles Thema gegeben hat wie z. B. Arbeiten, Spielen, Jugend, Mutter, Hunger, Stärke, Glaube, Familie.

Schlüsselworte Erfassen Sie hier ob Word-Doodles (Feil) wie z. B. „mufok", Synonyme wie „angetucht" statt „angezogen" bzw. ähnlich klingende Wörter anstelle des gemeinten Begriffs verwendet wurden wie z. B. „Würstel" statt „Wüste". Trennen Sie hier klar zwischen Ihnen nicht verständlichen oder bekannten Wörtern und „wirklichen" Schlüsselwörtern!

Berührung Schildern Sie hier, ob Berührungen stattgefunden haben, wenn ja wo und auf welche Art und Weise diese zum Einsatz kamen, z. B. „Streichen beider Handrücken", „leichtes Massieren an den Schultern", „Arm um die Schulter gelegt, lehnt sich dabei leicht an mich" „an den Wangen streicheln", oder „Herr M. nimmt meine Hand, als er vom Autofahren erzählt". Darunter fällt insbesondere auch sensorische Stimulation und evtl. die Reaktion darauf.

- **Spezielle validierende Techniken/Interpretation**

Angewandte Techniken Notieren Sie hier die angewandten verbalen oder nonverbalen Techniken, z. B. W-Fragen, Kalibrieren, Frage nach der Vergangenheit, gemeinsames Suchen nach Lösungen aus der Vergangenheit, Spiegeln, Berührungstechniken.

Durchgeführte Maßnahmen Dokumentieren Sie hier die durchgeführten geplanten Pflegemaßnahmen wie spezielles validierendes Entlastungsgespräch, Ich-stärkendes Gespräch oder Informationsgespräch. Wenn Sie sensorische Stimulation durchgeführt haben und dies als Maßnahme vermerken, geben Sie auch die Qualität der stimulierten Ebene an (visuell, auditiv, olfaktorisch, gustatorisch, taktil) und was Sie eingesetzt haben wie z. B. Summen eines bestimmten Liedes.

Feedback von Team/Angehörigen Führen Sie hier an, ob Rückmeldungen und Reaktionen vom Team und/oder von Angehörigen vorhanden waren. Zitieren Sie die Äußerungen nach Möglichkeit wörtlich.

Eigene Interpretation Halten Sie hier Ihre persönlichen Wahrnehmungen, Beobachtungen, Reaktionen und Emotionen fest.

Vorbereitung für das nächste Treffen Tragen Sie hier ein, ob für das nächste Treffen etwas zu organisieren ist, z. B. „CD mitbringen", „Mantel für Spaziergang herrichten". Beim nächsten Treffen überprüfen Sie, ob die geplanten Maßnahmen tatsächlich verwirklicht wurden, und begründen Sie ggf. schriftlich die Abweichung.

13.1.2 Welche Angaben sollen im Berichtblatt B dokumentiert werden?

Im Berichtblatt B werden der Ablauf und der Inhalt der Interaktion des Treffens dokumentiert. Dabei ist zu beachten, dass gerade bei den Treffen in der Praktikumsphase so präzise wie möglich die direkte Gesprächsführung mit den Betroffenen angeführt wird.

Verwenden Sie bei verbaler Interaktion Rede und Gegenrede und fügen zwischen Ihren Äußerungen und denen der Betroffenen jeweils einen Absatz ein, um die Lesbarkeit und Transparenz des Gesprächsablaufes sicherzustellen. Wenn im Stadium drei und besonders Stadium vier kein direkter Dialog stattfindet, beschreiben Sie den Ablauf und die Reaktionen genau.

In der Spalte „Kommentar" können die angewandten Techniken direkt zugeordnet werden.

> **Die präzise Aufzeichnung der direkten Gesprächsführung lässt erkennen, inwieweit Sie Ihre theoretischen Kenntnisse in die Praxis umsetzen konnten. Dies ist daher ein wichtiges Instrument für die Bewertung der von Ihnen erstellten Dokumentationen.**

13.2 Beispiele für die spezielle validierende Interaktion Stadium I bis IV

Konkrete Beispiele der speziellen validierenden Interaktion, der angewandten Techniken und aktuellen Situation werden im Folgenden für jedes Stadium anhand der Berichtblätter A und B exemplarisch vorgestellt.

13.2.1 Musterbeispiele für das Stadium I

Fertig ausgefüllte Berichtblätter zeigen anhand von zwei Fallbeispielen (Herr M. und Frau H.) die folgenden Tabellen: ◘ Tab. 13.1, 13.2, 13.3, 13.4, 13.5, 13.6, 13.7, 13.8, 13.9, 13.10, 13.11 und 13.12.

◘ Tab. 13.1   Berichtblatt A 1, „Dazu braucht man Hirn"

Herr M.	Erstellt von: NN
Station:	Ort: Gang der Pflegestation
Kontaktdauer: 25 min	Datum: Tageszeit: 10.30 Uhr
Situationsbeschreibung und aktuelles Verhalten	Herr M. sitzt im Sessel am Gang neben dem aufgedrehten Radio. Die Haltung wirkt abweisend.
Körperliche und emotionale Charakteristika	
Körperhaltung	Im Sessel sitzend, Oberkörper nach hinten geneigt
Atmung	Ruhig, dazwischen vertieft und beschleunigt, dann wieder ruhig
Blickkontakt	Direkt
Mimik	Zu Beginn Augenbrauen zusammengezogen, Lippen schmal, dann entspannt
Stimmungslage/Emotionen	Wirkt zu Beginn anklagend, weinerlich, dann ausgeglichen
Sonstiges	Laute Stimme zu Beginn
Kommunikation	
verbal	x
Nonverbal	x
Sprache	Verständlich
Wortwahl	x visuell o auditiv o kinästhetisch o olfaktorisch o nicht einschätzbar
Gesprächsthema	„Das schimpft sich Spital", Augenarzt, Autofahrer
Schlüsselworte	Keine
Berührung	Keine
Spezielle validierende Techniken/Interpretation	
Angewandte Techniken	**Verbal:** W-Fragen, Zusammenfassen/Wiederholen, Fragen nach der Vergangenheit, **Nonverbal:** Blickkontakt, Kalibrieren
Durchgeführte Maßnahmen	Entlastungsgespräch, validierendes Ich-stärkendes Gespräch
Feedback von Team/ Angehörigen	Keine
Eigene Interpretation	Ich habe das Gefühl, dass der Verlust der Sehkraft für Herrn M. sehr belastend ist. Auch wenn seine Haltung abweisend ist und er meint ich brauche nicht mehr zu kommen, weil er ein schlechter Gesprächspartner sei, war der Händedruck zum Abschied für mich eher ein Zurückhalten als ein Wegschicken. Da Herr M. am Gang sitzt und das Radio aufgedreht ist, ist es für mich sehr schwer, mich nicht vom Geschehen am Gang ablenken zu lassen. Herr M. reagiert auf die meisten Fragen mit „das weiß ich nicht mehr so genau". Für mich ein Hinweis, so wenig als möglich zu fragen, was mir schwer fällt.
Vorbereitung für das nächste Treffen	Keine

◘ Tab. 13.2 Berichtblatt B 1: „Dazu braucht man Hirn"

Datum:	Herr M.	Erstellt von: NN
Kommentar	Spezielle validierende Interaktion	
	Ich begrüße Herrn M. und frage, ob ich mich neben ihn setzen darf. **Herr M.:** „Bemühen Sie sich nicht. Ich bin ein schlechter Gesprächspartner." **Ich:** „Darf ich mir einen Sessel holen und mich ein bißchen zu Ihnen setzen?"	
	Herr M. nickt. Ich hole mir einen Sessel. Herr M. macht eine längere Pause, dann sagt er: „Das hier schimpft sich Spital. Niemand kümmert sich um meine Augen. Der Augenarzt hat ja keine Ahnung, sagt ich sehe gut. Und so was schimpft sich Arzt. Der andere hat auch gesagt, der war ein Trottel. Entschuldige, das darf man ja nicht sagen." **Ich:** „Der Arzt hat keine Ahnung was mit Ihren Augen los ist. Was ist mit Ihren Augen los?" **Herr M.:** „Ich sehe nichts. Das sind ja keine Ärzte. Früher waren die Ärzte noch anders. Ich weiß wovon ich spreche." **Ich:** „Was war früher anders?" **Herr M.:** „Ich weiß es nicht." **Ich:** „Ein guter Hausarzt war sicher unbezahlbar." **Herr M.:** „Sie sagen es." Pause. Herr M. lauscht dem Radio. Verkehrsbericht im Radio. Staumeldung. **Ich:** „Sind Sie früher auch oft im Stau gestanden?" **Herr M.:** „Nein, früher war noch nicht so viel Verkehr." **Ich:** „Autofahren ist eine sehr verantwortungsvolle Tätigkeit. Da muss man sich sehr konzentrieren, dass nichts passiert." **Herr M.:** „Dazu braucht man Hirn. Viele schimpfen sich Autofahrer, sind aber gar keine. **Ich:** Da muss man für die anderen mitdenken." **Herr M.:** „Sie sagen es."	

13

◘ Tab. 13.3 Berichtblatt A2: „Der seidene Faden"

Herr M.	Erstellt von: NN
Station:	Ort: Gang der Pflegestation
Kontaktdauer: 25 min	Datum: Tageszeit: Vormittag
Situationsbeschreibung und aktuelles Verhalten	Sitzt am Gang im Sessel aber nicht neben dem Radio. Wird von einer PP und dem Arzt zu seinem Platz beim Radio begleitet, weil dort ein Tisch steht und Getränke abgestellt werden können. Er soll viel trinken. Ich übernehme die Begleitung von Herrn M. zu diesem Tisch.
Körperliche und emotionale Charakteristika	
Körperhaltung	Sitzt, nachdem er sich hinsetzt, aufrecht im Sessel.
Atmung	Ruhig
Blickkontakt	Direkt
Mimik	Entspannt, dazwischen Stirn in Falten

(Fortsetzung)

▣ Tab. 13.3 (Fortsetzung)

Stimmungslage/Emotionen	Wirkt zu Beginn gelöst, dann leicht aufgeregt, dann wieder ausgeglichen
Sonstiges	Will mir beim Abschied in den Mantel helfen und entschuldigt sich, weil er es nicht kann.
Kommunikation	
Verbal	x
Nonverbal	x
Sprache	Verständlich
Wortwahl	x visuell o auditiv o kinästhetisch o olfaktorisch o nicht einschätzbar
Gesprächsthema	„Das ist kein Spital", Rauchen, „Da müsst ich Sie anlügen", „schlampige Österreicher", „seidener Faden"
Schlüsselworte	„Milotschte Deiba"
Berührung	Nimmt meine Hand, als er vom Autofahren erzählt.
Spezielle validierende Techniken/Interpretation	
Angewandte Techniken	**Verbal:** Kalibrieren, Fragen nach der Vergangenheit, Extreme herausfinden, W-Fragen, Zusammenfassen/Wiederholen **Nonverbal:** Halten an den Händen, Blickkontakt
Durchgeführte Maßnahmen	Validierendes Ich-stärkendes Gespräch, Entlastungsgespräch
Feedback von Team/Angehörigen	Keine
Eigene Interpretation	Herr M. wirkt auf mich gelöst und ausgeglichen. Herr M. möchte nicht länger bei einem Thema bleiben – sagt auf Fragen nach der Vergangenheit: „Das weiß ich nicht mehr, ich müsste Sie anlügen". Ich habe das Gefühl, dass er nicht an früher erinnert werden will.
Vorbereitung für das nächste Treffen	Erkundigen nach aktuellen Sportergebnissen

◘ Tab. 13.4   Berichtblatt B 2: „Der seidene Faden"

Datum:	Herr M.	Erstellt von: NN
Kommentar	Spezielle validierende Interaktion	

Herr M.: „Das ist ja kein Spital. Ich habe schon viele gesehen."
Ich: „Was war bei den anderen besser?"
Herr M.: „Da durfte man nicht rauchen. Schaun sie sich die Sessel an."
Ich: „Ich sehe, Brandlöcher."
Herr M.: „Das ist der schlampige Österreicher."
Ich: „Der Österreicher ist schlampig."
Herr M.: „Sehen Sie das nicht?"
Ich: „Nein, aber Sie sind viel herumgekommen und haben sicher eine andere Sichtweise."
Herr M.: „Ja, ich bin viel herumgekommen."
Ich: „Wo waren Sie am häufigsten?"
Herr M. denkt nach, dann sagt er: „Das weiß ich nicht mehr. Da müsst ich Sie anlügen."
Ich: „Sie sind ein sehr ehrlicher Mensch."
Herr M.: „Ich habe nie jemanden betrogen. Aber die Menschen sind nicht ehrlich zueinander, sonst würde es nicht so viele Kriege geben."
Ich: „Da gehört sehr viel Kraft dazu immer ehrlich zu sein."
Herr M.: „Ja, es ist nett, dass Sie das sagen."
Ein Bewohner, der sich beim Gehen sehr schwer tut, geht vorbei.
Herr M.: „Der geht wie der *Milotschte Deiba*."
Ich: „Wie der *Milotschte Deiba*."
Herr M.: „So einer hat auch noch die Berechtigung zu leben. Am besten wäre, wenn man weg wäre, aber wenn es darauf ankommt, hängt man am Leben wie an einem seidenen Faden."
Ich: „Wie sieht ihr seidener Faden aus, Herr M.?"
Herr M.: „Dass ich ein bisschen aufstehen kann und gesund bin."
Ich: „Sie sind sehr genügsam."
Herr M.: „Ja. Immer gewesen."
Ich: „Was man ein Leben lang war, kann man immer sehen."
Herr M.: „Es ist schön, dass Sie das sagen."

13

◘ Tab. 13.5   Berichtblatt A 3: „Feines Gehör"

Herr M.	Erstellt von: NN
Station:	Ort: Im Krankenzimmer der Pflegestation
Kontaktdauer: 20 min	Datum: Tageszeit: zu Mittag
Situationsbeschreibung und aktuelles Verhalten	
Herr M. ist im Zimmer liegt im Bett zur Zimmerwand gedreht.	
Körperliche und emotionale Charakteristika	
Körperhaltung	Liegend, Kopf leicht zur Wand gedreht, dreht sich dann später einige Male leicht zu mir
Atmung	Ruhig

(Fortsetzung)

◘ Tab. 13.5 (Fortsetzung)

Blickkontakt	Zuerst abgewendet, dann zeitweise direkter Blickkontakt
Mimik	Entspannt, feuchte Augen, dann wieder entspannt
Stimmungslage/Emotionen	Wirkt zu Beginn zuerst weinerlich, dann ruhiger
Sonstiges	Erinnert sich gleich, dass ich ihm versprach heute zu kommen
Kommunikation	
Verbal	x
Nonverbal	o
Sprache	Verständlich
Wortwahl	x visuell o auditiv o kinästhetisch o olfaktorisch o nicht einschätzbar
Gesprächsthema	„Ich muss ein schlechter Mensch sein", gutes Gehör, Abschiedsgeschenk vom Chef
Schlüsselworte	Keine
Berührung	Keine
Spezielle validierende Techniken/Interpretation	
Angewandte Techniken	**Verbal:** Kalibrieren, Extreme herausfinden **Nonverbal:** Blickkontakt
Durchgeführte Maßnahmen	Validierendes Ich-stärkendes Gespräch
Feedback von Team/Angehörigen	Hatte am Vormittag kein Bedürfnis die Körperpflege durchzuführen, reagierte auf das Drängen des Personals mit abweisenden Gesten und Ausdrücken – für das Personal bedeutete dies Stress, denn der „Tagesablauf" wurde dadurch verändert.
Eigene Interpretation	Herr M. hat mich bereits erwartet. Hält meine Hand länger beim Abschied und gibt mir einen Handkuss. Dass Herr M. heute im Zimmer war, hat es mir erleichtert, mich auf ihn einzustellen. Ich hatte das Gefühl, dass wir uns näher gekommen sind. Er wirkt aber müde und spricht mit sehr langen Pausen.
Vorbereitung für das nächste Treffen	Keine

◘ Tab. 13.6 Berichtblatt B 3: „Feines Gehör"

Datum:	Herr M.	Erstellt von: NN
Kommentar	Spezielle validierende Interaktion	
	Herr M.: „Wer sind Sie?" **Ich:** „Schwester NN." **Herr M.:** „Sie haben mir versprochen heute zu kommen. Ich habe Sie nur an der Stimme erkannt." **Ich:** „Da haben Sie aber ein feines Gehör." **Herr M.:** „Ja hören tu ich gut. Manchmal auch Dinge, die ich nicht hören soll. Aber es macht mir nichts aus. Nur sehen kann ich gar nichts." **Ich:** „Sie sehen gar nichts?" **Herr M.:** „Ein bisschen die Umrisse." Pause **Herr M.:** „Heute haben Sie kein Glück, denn ich liege hier und Sie sitzen da, das gefällt mir gar nicht." **Ich:** „Sie sind ein sehr höflicher und aufmerksamer Mensch, Herr M." Pause **Herr M.:** „Ich weiß gar nicht, warum mich der Himmelvater noch nicht zu sich geholt hat. Ich muss ein sehr schlechter Mensch sein." **Ich:** „Sie glauben, dass der Himmelvater Sie noch nicht geholt hat, weil Sie ein schlechter Mensch seien." **Herr M.:** „Ja" (weinend). Er sucht etwas. Ich frage, ob ich ihm helfen könne. Er bittet um ein Taschentuch. Ich gebe ihm eines von seinem Nachtkästchen. **Ich:** „Hier ist alles schön ordentlich. Sie haben sicher immer Ordnung gehabt und waren sehr pünktlich und zuverlässig." **Herr M.:** „Das kann man wohl sagen." **Ich:** „Da wird Ihr Chef eine große Freude mit Ihnen gehabt haben." **Herr M.:** „Er hat mir zum Abschied ein großes selbstgemaltes Bild geschenkt." Herr M. dreht sich weg und macht eine längere Pause. **Herr M.:** „Ist es kalt draußen?" **Ich:** „Ja, aber für die Jahreszeit ganz gut. Gibt es eine Jahreszeit, die Sie besonders mögen?" **Herr M.:** „Kann ich nicht sagen." Dreht sich wieder weg. Ich verabschiede mich und sage, wann ich wieder komme.	

13

◘ Tab. 13.7 Berichtblatt A 4: „Das verrate ich nicht"

Herr M.	Erstellt von: NN
Station:	Ort: im Krankenzimmer der Pflegestation
Kontaktdauer: 20 min	Datum: Tageszeit: Nachmittag
Situationsbeschreibung und aktuelles Verhalten	Herr M. liegt im Bett und ein Pfleger ist noch im Zimmer. Herr M. weint.

(Fortsetzung)

❑ **Tab. 13.7** (Fortsetzung)

Körperliche und emotionale Charakteristika	
Körperhaltung	Liegend
Atmung	Leicht beschleunigt, dann ruhig
Blickkontakt	Direkt
Mimik	Mundwinkel nach unten, Augen „matt", Längsfalte an der Stirn, dann entspannt
Stimmungslage/Emotionen	Wirkt zu Beginn etwas verzweifelt, hat Tränen in den Augen, dann ruhiger
Sonstiges	–
Kommunikation	
Verbal	x
Nonverbal	o
Sprache	Verständlich
Wortwahl	x visuell o auditiv o kinästhetisch o olfaktorisch o nicht einschätzbar
Gesprächsthema	„Das verrate ich nicht", Himmelvater
Schlüsselworte	Keine
Berührung	Hält die meiste Zeit fest meine Hand, streichelt mir zum Schluss über die Wange.
Spezielle validierende Techniken/Interpretation	
Angewandte Techniken	**Verbal:** Kalibrieren, Fragen nach der Vergangenheit, Lösung suchen, Wiederholen **Nonverbal:** Blickkontakt
Durchgeführte Maßnahmen	Spezielles validierendes Interaktionsgespräch, Entlastungsgespräch
Feedback von Team/Angehörigen	Das Personal beschreibt, dass Herr M. in der Früh die Pflege abgelehnt und geweint habe. Er sei dann nach einem Gespräch gebadet worden.
Eigene Interpretation	Ich habe das Gefühl, dass Herr M. seiner Tochter über die Wangen streichelt.
Vorbereitung für das nächste Treffen	Keine

◨ Tab. 13.8 Berichtblatt B 4: „Das verrate ich nicht"

Datum:	Herr M.	Erstellt von: NN
Kommentar	Spezielle validierende Interaktion	

Herr M. weint. Der Pfleger im Zimmer sagt beim Hinausgehen: „Herr M., wir Männer weinen nicht."
Herr M.: „Ich tu nicht weinen. Das sind Freudentränen. Was versteht denn der."
Ich: „Er versteht es nicht."
Pause
Herr M.: „Schauns, dass versteh ich nicht warum Sie zu so einem alten verbrauchten Mann kommen."
Ich: „Sie fühlen sich alt und verbraucht."
Herr M.: „Alt ja. Es wird nicht mehr so lange dauern wie es gedauert hat bis mich der Himmelvater holt" (weint bitterlich).
Ich: „Sind Sie sehr traurig."
Herr M.: „Ja"
Ich: „Was haben Sie früher gemacht, wenn Sie sehr traurig waren?"
Herr M.: „Gebetet zum Himmelvater."
Ich: „Sprechen Sie oft zum Himmelvater?"
Herr M.: „Ja sehr oft."
Ich: „Mit wem haben Sie früher gebetet?"
Herr M.: „Ich weiß es nicht."
Ich: „Was haben Sie gebetet?"
Herr M.: „Das verrate ich nicht."
Ich: „Das verraten Sie nicht. Ist es in Ihrem Herzen drinnen?"
Herr M.: „Ja."
Ich: „Möchten Sie, dass wir miteinander ein Gebet sprechen?"
Herr M.: „Nein. Sie sind so nett zu mir."

◨ Tab. 13.9 Berichtblatt A 1: „Augenstern"

Frau H.	Erstellt von: NN
Station:	Ort: Stützpunkt
Kontaktdauer: 10 min	Datum: Tageszeit: ca. 13.00
Situationsbeschreibung und aktuelles Verhalten	Frau H. kommt gut gelaunt in den Stützpunkt und möchte eine Auskunft, hat aber plötzlich vergessen, was sie fragen wollte. Die Stimmung verändert sich, Frau H. verwendet Schimpfworte, wirkt wütend und sagt, dass sie schon wieder vergiftet worden wäre.

(Fortsetzung)

☐ Tab. 13.9 (Fortsetzung)

Körperliche und emotionale Charakteristika	
Körperhaltung	Aufrecht, dazwischen Schultern hochgezogen
Atmung	Etwas beschleunigt
Blickkontakt	Direkt
Mimik	Erst lachend, dann Stirn in Falten, Lippen gepresst
Stimmungslage/Emotionen	Wirkt sehr erregt
Sonstiges	Spricht mit sehr lauter Stimme und hoher Tonlage
Kommunikation	
Verbal	x
Nonverbal	o
Sprache	Verständlich
Wortwahl	x visuell o auditiv o kinästhetisch o olfaktorisch o nicht einschätzbar
Gesprächsthema	Vergiftetes Essen
Schlüsselworte	Augenstern
Berührung	Keine
Spezielle validierende Techniken/Interpretation	
Angewandte Techniken	**Verbal:** W-Fragen, Extreme herausfinden, Frage nach der Vergangenheit, Lösungsmöglichkeiten suchen, Kalibrieren
Durchgeführte Maßnahmen	Entlastungsgespräch, Ich-stärkendes Gespräch
Feedback von Team/ Angehörigen	Keine
Eigene Interpretation	Ich habe das Gefühl, dass Frau H. das Auslassen des Kurzzeitgedächtnisses sehr bedrohlich empfindet und sie dadurch Stress erlebt.
Vorbereitung für das nächste Treffen	Keine

▣ **Tab. 13.10**	Berichtblatt B 1: „Augenstern"	
Datum:	Frau H.	Erstellt von: NN
Kommentar	Spezielle validierende Interaktion	

Frau H. kommt in den Sozialraum, hat zwei Trinkgläser in der Hand, wirkt gut gelaunt und möchte eine Auskunft. Sie setzt zum Sprechen an und zögert, denkt anscheinend über etwas nach.

Ich: „Frau H., kann ich Ihnen behilflich sein, kann ich etwas für Sie tun?"

Frau H.: „Natürlich! Deswegen bin ich ja hier!" (Mimik verändert sich)

Ich: „Frau H., was kann ich für Sie tun?"

Frau H.: „Ja, wenn ich das jetzt wüsste. Jetzt ist es weg! Aber es ist eh klar: Das Mittagessen war ja gerade."

Ich: „Das Mittagessen war gerade! Was war mit dem Mittagessen?"

Frau H.: „Na, vergiftet war das wieder. Die kochen mit dem chemischen Glumpert so ungesund und vergiften damit mein Hirn."

Ich: „Vergiftet war das Mittagessen?"

Frau H.: „Ja, vergiftet!"

Ich: „Das ist ja schrecklich! Hat es anders geschmeckt?"

Frau H.: „Es hat ja gleich so komisch ausgeschaut, und ich hab mir gedacht: Sicher ist das wieder vergiftet! Meine Schwester, die Mitzi, hat zu mir gesagt: Ich soll nicht so heikel sein, ich bilde mir das nur ein. Aber die Mitzi war schon als kleines Mädel immer viel dümmer als ich. Der ist nie etwas aufgefallen. Ich war da viel gescheiter. Ich war sogar Vorarbeiterin beim „Frieb". Und mein Vater hat auch immer gesagt, dass ich die Gescheitere bin. Und die da unten in der Küche glauben, ich sehe das nicht, dass sie mich vergiften wollen. Aber mit mir nicht, ich werde sie anzeigen, ich werde sie in die Zeitung geben!"

Ich: „Frau H., da müssen Sie wirklich gute Augen haben, wenn Sie das gleich sehen, dass mit dem Essen etwas nicht stimmt."

Frau H.: „Meine Augen sind das Einzige, was ich noch habe. Ich sehe wie ein Luchs. Ich war sogar der Augenstern von meinem Vater, ich habe für ihn mitsehen müssen, weil er im Krieg auf einem Auge blind geworden ist."

Ich: „Sie waren sicher ein sehr wichtiger Mensch für Ihren Vater!"

Frau H.: „Das will ich auch meinen! Mein Vater hat immer gesagt, er wüsste nicht, was er ohne mich täte. Ich habe ihn wirklich sehr lieb gehabt."

Ich: „Frau H., was haben Sie am liebsten an Ihrem Vater gehabt?"

Frau H.: „Wenn ich auf seinem Schoß gesessen bin und ihm vorgelesen habe, da hat er mich gestreichelt" und immer gesagt: „Du bist das Liebste, was ich habe! Zur Mitzi hat er das nie gesagt!"

Ich: „Da muss er Sie wirklich sehr lieb gehabt haben, das war sicher eine wunderschöne Zeit für Sie."

Frau H.: „Ja, das war die schönste Zeit in meinem Leben. Ich hab noch ein altes Romanbuch, aus dem ich meinem Vater immer vorgelesen hatte. Wenn Sie wollen, werde ich es Ihnen zeigen, aber ich weiß nicht, ob Sie die Schrift überhaupt noch lesen können. Ihr Jungen lernt ja nichts mehr. Ich habe noch schön schreiben gelernt, mit Haar- und Schattenstrich, wenn ich mir Ihre Schrift da anschaue, wenn Sie mir etwas aufschreiben, das hätte es bei uns nicht gegeben, so eine Schmiererei."

Ich: „Frau H., Sie würden mir wirklich das Buch zeigen? Und wenn ich die Schrift nicht lesen kann, würden Sie mir dabei helfen, es zu entziffern? Sie haben schon Recht, dass wir Jungen vieles nicht mehr gelernt haben, was alte Menschen noch wissen. Sie sind eine sehr gescheite Frau, von der ich noch sehr viel lernen kann."

Frau H.: „Das glaub ich auch, aber heute nicht mehr. Jetzt kommt bald die Jause, und ich möchte einen heißen Kaffee trinken. Der Kaffee kommt ohnehin immer so halb lau aus der Küche. Auf Wiedersehn!"

13

❏ Tab. 13.11 Berichtblatt A 2: „Die Lederhose"

Frau H.	Erstellt von: NN
Station:	Ort: Appartement von Frau H.
Kontaktdauer: 20 min	Datum: Tageszeit: ca. 9:30
Situationsbeschreibung und aktuelles Verhalten	Ich gehe wie vereinbart zum Gespräch zu Frau H. Sie kommt mir in der Appartementtür entgegen und wirkt sehr erregt. Ihre Schwester verlässt soeben das Appartement, schüttelt den Kopf und tippt sich an die Stirn.
Körperliche und emotionale Charakteristika	
Körperhaltung	Aufrecht, leicht vorgebeugt, Schultern hängen nach unten
Atmung	Stark beschleunigt
Blickkontakt	Direkt
Mimik	Schmale Lippen, Augen zusammengekniffen, später Tränen in den Augen
Stimmungslage/Emotionen	Wirkt erregt, später fängt sie zu weinen an
Sonstiges	Scheint erleichtert zu sein über mein Kommen
Kommunikation	
verbal	x
Nonverbal	o
Sprache	
Wortwahl	x visuell o auditiv o kinästhetisch o olfaktorisch o nicht einschätzbar
Gesprächsthema	Gestank, Vater, Kindheit, „verbrunzte" Lederhose
Schlüsselworte	Keine
Berührung	Frau H. lässt Berührung an den Schultern zu
Spezielle validierende Techniken/Interpretation	
Angewandte Techniken	**Verbal:** W-Fragen, Frage nach der Vergangenheit, Lösungsmöglichkeiten suchen, Kalibrieren
Durchgeführte Maßnahmen	Entlastungsgespräch
Feedback von Team/Angehörigen	Frau H. kommt am Nachmittag zu mir in den Stützpunkt und bedankt sich, dass ich ihre Schwester „zur Räson" gebracht habe.
Eigene Interpretation	Frau H. hat bisher die Schuld an ihrer fallweisen Inkontinenz immer auf andere geschoben, dies allerdings symbolisch: der stinkende Papierkorb, die „verbrunzte" Lederhose. Durch die eigene Inkontinenz erinnerte sie sich wieder an ein Ereignis aus ihrer Kindheit: Sie hat damals einen Buben ausgelacht, der in seine Lederhose gemacht hat und wurde dafür von ihrem Vater gerügt. Daran sind zwei Assoziationen für sie verbunden: es ist schlimm ausgelacht zu werden und es ist schlimm vom geliebten Vater gerügt zu werden. Die Schuld fällt auf sie zurück („Wer zuletzt lacht, lacht am besten"): Sie selbst ist es, die inkontinent ist! Frau H. ist es möglich sich zu ihrer Inkontinenz zu bekennen.
Vorbereitung für das nächste Treffen	Arzt informieren, wann Frau H. seine Ordination aufsucht. Morgen einige Muster von Slipeinlagen zum Ausprobieren mitbringen.

◻ Tab. 13.12   Berichtblatt B 2: „Die Lederhose"

Datum	Frau H.	Erstellt von: NN
Kommentar	Spezielle validierende Interaktion	

Frau H.: „Gott sei Dank, dass Sie hier sind! Sehen Sie sich den Mistkübel an, wie es da rausstinkt, eine Gemeinheit, dieser Gestank! Die Menschen hier stinken wie verbrunzte Lederhosen, sehen Sie sich das an!"

Ich: „Das ist ja schrecklich! Stinken alle Mistkübel und Menschen nach verbrunzten Lederhosen?"

Frau H.: „Ich stinke nicht nach einer verbrunzten Lederhose und ich will auch nicht, dass mein Mistkübel danach stinkt. Die Bedienerin, dieses schlampige Luder, zahlt mir das jetzt heim!"

Ich: „Was wird Ihnen heimgezahlt?"

Frau H.: „Kinder wissen nicht, was sie sagen, die meinen es nicht bös. Aber dieses Luder macht das für den Bender Walter …"

Ich: „Sie meinen, sie zahlt Ihnen etwas statt dem Bender Walter heim?"

Frau H.: „Ja, genau, denn der Vater hat gesagt: Wer zuletzt lacht, lacht am besten und das ist jetzt die Strafe …"

Ich: „Die Kinder haben gelacht und werden jetzt dafür gestraft?"

Frau H.: „Nicht die Kinder, das Kind …"

Ich: „Was hat das Kind den Schlimmes getan?"

Frau H.: „Es war ja noch so klein."

Ich: „Wie alt ist denn das Kind?"

Frau H.: „Acht oder neun Jahre."

Ich: „Und das Kind hat gelacht. Was hat das Kind zum Lachen gebracht, Frau H."

Frau H.: „Der Bender Walter hat in die Hose gepisst, der große Bub. Einen ganz roten Kopf hat er bekommen und seine Mutter hat mit ihm geschimpft und die Lederhose kann man ja nicht waschen, nur auswischen …"

Ich: „Und was ist dann passiert, musste er die angepisste Hose anziehen?"

Frau H.: „Ja. Und die Flecken hat er nicht rausgebracht, die hat man gesehen, die Ränder …"

Ich: „Hat er sich geschämt, der Bender Walter?"

Frau H.: „Und wie er sich geschämt hat."

Ich: „Und das Kind, das ihn ausgelacht hat, war das ein Mädchen? …"

Frau H.: „Ja, das Mädchen hat gelacht und der Vater hat gesagt, das ist nicht schön von ihr, sie würde noch einmal bitter bereuen, denn der Bender Walter hat sich so geschämt und jetzt …"

Ich: „Frau H., das Mädchen war damals noch ein Kind und musste erst lernen, was gut und richtig ist. Aus dem Mädchen ist eine rechtschaffene Frau geworden, sie war sogar der Augenstern ihres Vaters."

Frau H.: „Und jetzt ist sie eine alte Frau und …" (fängt zu weinen an, verzweifelter Gesichtsausdruck)

Ich: „Es ist traurig, wenn man alt wird und vieles nicht mehr so ausschaut wie früher. Was meinen Sie, könnte der alten Frau helfen, wenn sie vielleicht manchmal nicht bemerkt, dass sie zur Toilette muss?"

Frau H.: „Was meinen Sie, vielleicht gibt es ein Medikament oder wissen Sie etwas anderes?"

Frau H. wirkt sehr ruhig und hält mich an den Händen, meint dann, dass sie den Arzt aufsuchen würde, um ihn zu fragen. Ich habe ihr angeboten, einige Muster der Slipeinlagen zum Ausprobieren vorbeizubringen. Frau H. nimmt meinen Vorschlag gerne an.

13.2.2 Musterbeispiele für das Stadium II

Die Berichtblätter in diesem Abschnitt zeigen, wie eine Dokumentation für Stadium II anhand von zwei Fallbeispielen (Frau F. und Frau B.) aussehen kann: ▣ Tab. 13.13, 13.14, 13.15, 13.16, 13.17, 13.18, 13.19, 13.20, 13.21, 13.22, 13.23 und 13.24.

▣ Tab. 13.13 Berichtblatt A 1: „Verlust der Tochter"

Frau F.	Erstellt von: NN
Station:	Ort: Krankenzimmer
Kontaktdauer:10 min	Datum: Tageszeit: 15:15
Situationsbeschreibung und aktuelles Verhalten	Frau F. räumt das Nachtkästchen zusammen, auf dem alles sehr ordentlich und exakt geordnet ist.
Körperliche und emotionale Charakteristika	
Körperhaltung	Nach vorne gebeugt
Atmung	Zu Beginn ruhig, dann beschleunigt
Blickkontakt	Hält ihn 2-mal ganz kurz, blickt meistens nach unten
Mimik	Mundwinkel nach unten, Lippen leicht zusammengepresst
Stimmungslage/Emotionen	Wirkt ausgeglichen, dann traurig
Sonstiges	–
Kommunikation	
Verbal	x
Nonverbal	x
Sprache	Sätze werden nicht vollendet, benennt Personen teilweise beim Namen ersetzt andere durch Holubek, Haider.
Wortwahl	o visuell o auditiv x kinästhetisch o olfaktorisch o nicht einschätzbar
Gesprächsthema	Verlust der Tochter
Schlüsselworte	Keine
Berührung	Arm um die Schulter legen, wobei sie sich leicht an mich lehnt
Spezielle validierende Techniken/Interpretation	
Angewandte Techniken	**Verbal:** Extreme herausfinden, W-Fragen, Frage nach der Vergangenheit, Zusammenfassen/Wiederholen
Durchgeführte Maßnahmen	Validierendes Ich-stärkendes Gespräch, Entlastungsgespräch
Feedback von Team/ Angehörigen	Keine
Eigene Interpretation	Die Fotos liegen so am Nachtkästchen, dass ich spüre, wie wichtig es für sie ist, sie bei sich zu haben.
Vorbereitung für das nächste Treffen	Keine

◘ Tab. 13.14 Berichtblatt B 1: „Verlust der Tochter"

Datum:	Frau F.	Erstellt von: NN
Kommentar	Spezielle validierende Interaktion
	Frau F. zeigt auf die Fotos: „Sind die Haiders da." **Ich:** „Ist es gut, dass die Haiders da sind?" **Frau F.:** „Ja gut."
	Sie nimmt die Fotos und wir blättern sie gemeinsam durch. Bei der Tochter hält sie inne: „Das war schwer." **Ich:** „Es war schwer für Sie, als die Tochter von Ihnen gegangen ist. Was war das Schwerste daran?" **Frau F.:** „Der Haider hat … nicht ernst genommen … zu spät." **Ich:** „Er hat Sie nicht ernst genommen und dann war es für Sie zu spät. Da haben Sie sehr stark sein müssen. Was hat Ihnen da die Kraft gegeben?" **Frau F.:** „Nehme wie es kommt." „Habe alle noch so…", zeigt dabei auf die Fotos **Ich:** „Sie haben noch viele Fotos von ihr in der Wohnung." **Frau F.:** „Ja alles gleich." **Ich:** „Sie haben alles so wie früher belassen. Ist die Lotte so bei Ihnen?" **Frau F.:** „Ja." Ich verabschiede mich und sage, wann ich wiederkomme.

◘ Tab. 13.15 Berichtblatt A 2: „Alpentanzen"

Frau F.	Erstellt von: NN
Station:	Ort: Zimmer, Garten
Kontaktdauer: 20 min	Datum: Tageszeit: 15:30
Situationsbeschreibung und aktuelles Verhalten	Sitzt ohne Beschäftigung am Bett
Körperliche und emotionale Charakteristika	
Körperhaltung	Oberkörper leicht nach vorne geneigt, im Garten ganz aufrecht
Atmung	Ruhig, gleichmäßig
Blickkontakt	Einige direkte Blickkontakte
Mimik	Entspannt
Stimmungslage/Emotionen	Wirkt ausgeglichen, interessiert
Sonstiges	Genießt es im Garten zu sein
Kommunikation	
Verbal	x
Nonverbal	x
Sprache	Sätze teilweise verständlich
Wortwahl	o visuell o auditiv x kinästhetisch o olfaktorisch o nicht einschätzbar

(Fortsetzung)

⊡ Tab. 13.15 (Fortsetzung)

Gesprächsthema	Wandern, Karli bekommt das Geschirr
Schlüsselworte	Alpentanzen
Berührung	An den Händen halten während des Spazierengehens
Spezielle validierende Techniken/Interpretation	
Angewandte Techniken	**Verbal:** Extreme herausfinden, Fragen nach der Vergangenheit
Durchgeführte Maßnahmen	Validierendes Interaktionsgespräch, validierendes Ich-stärkenden Gespräch
Feedback von Team/Angehörigen	Hat in der Nacht nach meinem letzten Besuch geweint.
Eigene Interpretation	Ich glaube, Frau F. hat anscheinend noch Tränen in sich, die sie nach dem Tod der Tochter nie geweint hat; sie hat auch wenig darüber gesprochen. Während des Spazierganges ist sie richtig aufgeblüht.
Vorbereitung für das nächste Treffen	Bei Schönwetter Spaziergang anbieten.

⊡ Tab. 13.16 Berichtblatt B 2: „Alpentanzen"

Datum:	Frau F.	Erstellt von: NN
Kommentar	Spezielle validierende Interaktion	

Ich frage Frau F., ob sie Lust hat, im Garten spazieren zu gehen, was sie sofort freudig bejaht. Sie zieht sich eine Jacke an und dann gehen wir über die Stufen vom 1. Stock hinunter ins Freie.

Ich: „Man merkt, dass Sie viel gewandert sind, Sie gehen sehr sicher."
Frau F.: „Ja freilich, *Alpentanzen*."
Ich: „Mit wem sind Sie früher wandern gegangen?"
Frau F.: „Großvater, sehr ruhig … am Weg getanzt."
Ich: „Mit dem Großvater sind Sie sehr viel gewandert und haben dabei getanzt. Sind Sie gerne Tanzen gegangen?"
Frau F.: „Ja, viele …. tanzen …"
Ich: „Viele haben mit Ihnen getanzt. Sie waren sicher eine sehr gute und begehrte Tänzerin."
Frau F.: „Ja." Wir kommen an einem Belüftungsschacht vorbei.
„Das kenne ich … Quelle.", zeigt dabei auf den Schacht.
Ich: „Waren Sie so hoch auf den Bergen wo die Quellen entspringen?"
Frau F.: „Ja, ganz oben."
Ich: „Was war das Schönste oben?"
Frau F.: „Ganz oben" – blickt hinauf und sieht ein Flugzeug „Karli … nach neun."
Ich: „Der Karli ist sehr weit geflogen."
Frau F.: „Ja. Habe gesagt nein! warten … der Karli bekommt alles … Geschirr."
Ich: „Da waren Sie aber ganz schön mutig wie Sie nein gesagt haben. Der Karli bekommt das wertvolle Geschirr von Ihnen."
Frau F.: „Ja, freilich."
Ich begleite sie auf die Station zurück. Ich verabschiede mich und sage wann ich wiederkomme.

◻ Tab. 13.17   Berichtblatt A 3: „Treuloser Schwiegersohn"

Frau F.	Erstellt von: NN
Station:	Ort: Krankenzimmer
Kontaktdauer: 20 min	Datum: Tageszeit: 15:20
Situationsbeschreibung und aktuelles Verhalten	Sitzt am Bett beim Nachtkästchen.
Körperliche und emotionale Charakteristika	
Körperhaltung	Aufrecht
Atmung	Zu Beginn ruhig, später beschleunigt, zum Schluss wird sie wieder ruhig
Blickkontakt	Hält sie mehrmals länger
Mimik	Entspannt, lebhafte Mimik, entspannt sich gegen Ende wieder
Stimmungslage/Emotionen	Ruhig, dann wirkt sie erregt und wird dann wieder ruhiger
Sonstiges	–
Kommunikation	
Verbal	x
Nonverbal	x
Sprache	Einzelne Wörter gut verständlich, Sätze bleiben unvollendet
Wortwahl	o visuell o auditiv x kinästhetisch o olfaktorisch o nicht einschätzbar
Gesprächsthema	Mutter hat viel genäht, treuloser Schwiegersohn
Schlüsselworte	Keine
Berührung	Halten an beiden Händen
Spezielle validierende Techniken/Interpretation	
Angewandte Techniken	**Verbal:** W-Fragen, Zusammenfassen/Wiederholen **Nonverbal:** Berührungstechnik, Spiegeln
Durchgeführte Maßnahmen	Validierendes Ich-stärkendes Gespräch, Entlastungsgespräch
Feedback von Team/Angehörigen	Das Team berichtet, dass Frau F. sehr entspannt und ausgeglichen wirkt. Sie habe keine Orientierungsprobleme mehr auf der Station. Ihr Sohn Karli hat für sie einen Pflegeheimantrag gestellt. Es ist eine baldige Entlassung geplant.
Eigene Interpretation	Frau F. erzählt sehr oft von ihrer Tochter. Ich glaube, dass sie dieser Verlust sehr getroffen hat und auch der Umstand, dass die Ehe nicht so glücklich gewesen zu sein scheint. Mir imponiert, wie sie mit den schwierigen Situationen fertig geworden ist, indem sie einfach „nein" gesagt hat.
Vorbereitung für das nächste Treffen	Schauen, ob eine Kerze in der Kapelle ist.

■ Tab. 13.18 Berichtblatt B 3: „Treuloser Schwiegersohn"

Datum:	Frau F.	Erstellt von: NN
Kommentar	Spezielle validierende Interaktion

Frau F. erzählt spontan: „Mutter hat viel genäht, Rußbach, Haider …"
Ich: „Sind die Rußbach und Haiders zu ihr gekommen?"
Frau F.: „Ja. Sie hat eine so große." (misst mit den Händen einen größeren Raum aus) „Holubek, und dann hat sie mit dem Fuß …" (deutet mit dem Fuß die Bewegung mit einem Tretpedal an).
Ich: „Die Mutter hat sehr viel genäht und ihre Nähsachen in einer großen Schachtel aufbewahrt. Haben Sie ihr dabei geholfen?"
Frau F.: „Ja. Die anderen … weg."
Ich: „Die anderen sind weggegangen und Sie sind zum Helfen übriggeblieben. Da war Ihre Mutter sicher sehr froh eine so tüchtige und fleißige Tochter zu haben."
Frau F. zeigt auf das Foto der Tochter. „Er war kein richtiger Mann … immer mit dem Rittersmann, Haider, Holubek …"
Ich: „War er viel unterwegs?"
Frau F.: „Menscha einegsprungen."
Ich: „Hat er viele Menscha gehabt."
Frau F.: „Ja, kein Geld."
Ich: „Da haben Sie sehr stark sein müssen."
Frau F.: „Jetzt soll es so weitergehen … er ist krank geworden durch des … er war frech … mit Hilde geschrien. Habe gesagt nicht."
Ich: „Die Hilde war sicher froh eine Mutter gehabt zu haben, die sie beschützt und ihr in der schweren Zeit beigestanden ist. Da haben Sie etwas sehr Gutes gemacht."
Frau F.: „Ja gut."
Ich verabschiede mich und sage Frau F., wann ich wiederkomme.

■ Tab. 13.19 Berichtblatt A 4: „Gebet für Hilde"

Frau F.	Erstellt von: NN
Station:	Ort: Garten, Kapelle
Kontaktdauer: 20 min	Datum: Tageszeit: 14:45
Situationsbeschreibung und aktuelles Verhalten	Frau F. erwartet mich bereits im Zimmer
Körperliche und emotionale Charakteristika	
Körperhaltung	Aufrecht, im Garten offene aktive Aufrichtung
Atmung	Entspannt und gleichmäßig
Blickkontakt	Während des gesamten Gebetes konstant
Mimik	Konzentrierter Blick, Augenlider leicht gehoben, leicht geöffneter Mund
Stimmungslage/Emotionen	Wirkt ausgeglichen, entspannt und gelöst
Sonstiges	

(Fortsetzung)

◘ Tab. 13.19   (Fortsetzung)

Kommunikation	
Verbal	x
Nonverbal	x
Sprache	Spricht wenig
Wortwahl	o visuell o auditiv x kinästhetisch o olfaktorisch o nicht einschätzbar
Gesprächsthema	Natur, Gebet für die Hilde
Schlüsselworte	Keine
Berührung	Halten an den Händen
Spezielle validierende Techniken/Interpretation	
Angewandte Techniken	**Verbal:** Kalibrieren **Nonverbal:** Spiegeln, Berührungstechnik
Durchgeführte Maßnahmen	Validierendes Interaktionsgespräch Gebet für die Hilde gesprochen
Feedback von Team/Angehörigen	Frau F. wird nächste Woche entlassen. Sie wird vorübergehend bei der Familie wohnen.
Eigene Interpretation	Frau F. wirkt auf mich wie ein „Kind", dass gerade die Natur entdeckt. Sie kann mich sehr gut mit ihrer spannenden Entdeckungsreise anstecken, indem sie sehr oft sagt „schau" und ich so mit ihr staunen darf.
Vorbereitung für das nächste Treffen	Keine

◘ Tab. 13.20   Berichtblatt B 4: „Gebet für Hilde"

Datum:	Frau F.	Erstellt von: NN
Kommentar	Spezielle validierende Interaktion	
	Frau F. sieht mich ca. um 13.00 Uhr am Gang (Stationen liegen auf einer Ebene), sie kommt auf mich zu und fragt wo ich denn bleibe. Ich sage ihr, dass ich wie versprochen gegen 15.00 Uhr zu ihr komme und wenn sie Lust hätte könnten wir in den Garten gehen was sie sofort freudig bejaht. Im Garten zeigt sie sehr viel Aufmerksamkeit auf alles, was sich bewegt. Sie blickt jedem Vogel und einem Eichkätzchen nach und blüht sichtlich auf. Beim Biotop bleiben wir ein bisschen auf der Bank sitzen. Sie genießt schweigend die Natur. Beim Zurückgehen frage ich sie ob sie noch in die Kapelle gehen möchte. Sie bejaht. Sie zündet wieder eine Kerze an und wir beten gemeinsam das *Vater Unser*. Gleich zu Beginn des Gebetes stoppt sie kurz und sagt: „So", wobei sie sich so zu mir dreht, dass wir guten Blickkontakt haben. Sie hängt während des ganzen Gebetes mit ihren Augen an meinen Lippen und spricht das Gebet sehr langsam aber völlig korrekt mit mir. Ich verabschiede mich von Frau F. und sage ihr, dass dies mein letzter Besuch war. Ich bedanke mich auch bei ihr, weil ich froh bin sie kennengelernt zu haben und viel von ihr gelernt habe.	

◘ Tab. 13.21 Berichtblatt A 1: „Hunger"

Frau B.	Erstellt von: NN
Station:	Ort: Krankenzimmer
Kontaktdauer: 20 min	Datum: Tageszeit: 11.00 Uhr
Situationsbeschreibung und aktuelles Verhalten	Frau B. hört gerade die Kassette mit den Wienerliedern, wirkt etwas in sich versunken.
Körperliche und emotionale Charakteristika	
Körperhaltung	Aufrecht, entspannt, im Gespräch zeitweise angespannt
Atmung	Rhythmisch, zeitweise stark beschleunigt
Blickkontakt	Anfangs Augen geschlossen, später längere Blickkontakte
Mimik	Zu Beginn Augenlider leicht gehoben, Mundwinkel nach oben, später Lippen schmal, Stirnrunzeln
Stimmungslage/Emotionen	Wirkt zu Beginn ruhig, später etwas erregt/traurig.
Sonstiges	Erzählt ein Märchen vollständig zusammenhängend.
Kommunikation	
Verbal	x
Nonverbal	x
Sprache	Zum Teil verständliche Wörter
Wortwahl	o visuell x auditiv x kinästhetisch o olfaktorisch o nicht einschätzbar
Gesprächsthema	Hunger, Nichte Rosi, Märchen
Schlüsselworte	Keine
Berührung	An den Unterarmen, Schulterblättern, Stirn und Wangen mit positiver Reaktion
Spezielle validierende Techniken/Interpretation	
Angewandte Techniken	**Verbal:** W-Fragen, Fragen nach der Vergangenheit, sich das Gegenteil vorstellen, Kalibrieren **Nonverbal:** Spiegeln, Berührungstechniken, sensorischer Reiz
Durchgeführte Maßnahmen	Entlastungsgespräch und Ich-stärkendes Gespräch, sensorische Stimulation
Feedback von Team/Angehörigen	Pfleger R. wirkt etwas genervt, denn Frau B. hat sich wieder mehrmals beklagt, dass sie kein Essen bekommen hätte.
Eigene Interpretation	Frau B. fühlt sich wieder besonders „allein gelassen" und vergessen, meine Gegenwart scheint ihr „seelische Nahrung" zu geben.
Maßnahmen für das nächste Treffen	Dem TD Bescheid geben, dass Frau B. zum morgigen Gruppentreffen gebracht wird.

13

◘ **Tab. 13.22**	Berichtblatt B 1: „Hunger"	
Datum:	Frau B.	Erstellt von: NN
Kommentar	Spezielle validierende Interaktion	
	Ich begrüße Frau B. und setze universelle Berührungstechniken ein. Frau B. sagt einige unverständliche Worte und dann: „Gut, dass Du da bist, ich habe schon wieder kein Essen bekommen, die vergessen immer auf mich." Ich: „Man hat Ihnen schon wieder kein Essen gegeben? Da sind Sie sicher hungrig?" Frau B. zeigt auf ihren Bauch und sagt: „Er knurrt." Ich: „Er knurrt, so schlimm ist es? Seit wann knurrt er denn, Frau B.?" **Frau B.:** „Schon lange, die vergessen mich." Ich: „Vergessen werden Sie, das ist ja furchtbar, wenn die nicht an Sie denken. Machen die das immer oder kommt es auch vor, dass Sie nicht vergessen werden?" **Frau B.:** „Wenn du da bist, geben sie mir …" Ich: „Wenn ich bei Ihnen bin, bekommen Sie da genug, Frau B.?" **Frau B.:** „Da ist es besser, viel besser." Ich: „Sie sind eine sehr starke Frau B., die viel aushalten musste, haben Sie früher auch gehungert?" **Frau B.:** „Zum Essen war immer was da, oft nur ein Stück Brot und ein Apfel … die Mutter war streng, der Vater auch, aber hungrig … ich mag das nicht." Ich: „Sie wollen das nicht, was mögen Sie nicht?" **Frau B.:** „Alle sind fort, haben mich alleine gelassen, die Nichte, die Rosi ist so oft weg." Ich: „Ganz alleine fühlen Sie sich, und die Rosi fehlt Ihnen auch sehr. Was an der Rosi fehlt Ihnen am meisten?" **Frau B.:** „Sie ist so … so … lieb und gescheit, wenn ich ihr eine Geschichte erzähle, dann merkt sie sich alles gleich." Ich: „So eine Gescheite ist Ihre Rosi, welche Geschichte mag die Rosi am liebsten, Frau B.?" **Frau B.:** „Die vom Kater, dem mit den Stiefeln." Ich zeige Frau B. das mitgebrachte Märchenbuch, aber Frau B. reagiert nicht darauf. Frau B. beginnt das Märchen zu erzählen, großteils verständlich und zusammenhängend. Ich: „Danke, Frau B., ich habe schon vergessen, wie das Märchen ausgeht, jetzt habe ich wieder etwas dazugelernt, Sie sind eine ganz wunderbare Märchenerzählerin, und die Rosi hat sich auch immer sehr darüber gefreut." Frau B. zeigt mir ein Foto von Rosi, flüstert leise zu dem Bild. Ich verabschiede mich von Frau B. und verspreche ihr, am nächsten Vormittag wieder bei ihr vorbeizukommen.

◘ **Tab. 13.23**	Berichtblatt A 2: „Die Welt ist fremd"	
Frau B.		Erstellt von: NN
Station:		Ort: Krankenzimmer
Kontaktdauer: 20 min		Datum: Tageszeit: 10.30
Situationsbeschreibung und aktuelles Verhalten		Frau B. sitzt im Bett und flüstert leise vor sich hin

(Fortsetzung)

◘ Tab. 13.23 (Fortsetzung)

Körperliche und emotionale Charakteristika	
Körperhaltung	Aufrecht
Atmung	Schnell und oberflächlich
Blickkontakt	Sucht öfters direkten Blickkontakt
Mimik	Mundwinkel zu Beginn entspannt, später leicht nach unten mit Stirn runzeln, Lippen zusammenpressen, zum Schluss wieder entspannt
Stimmungslage/Emotionen	Wirkt ruhig, später etwas verzweifelt, danach sehr gelöst
Sonstiges	–
Kommunikation	
Verbal	x
Nonverbal	x
Sprache	Großteils verständlich
Wortwahl	o visuell x auditiv x kinästhetisch o olfaktorisch o nicht einschätzbar
Gesprächsthema	„Eingesperrt sein", „die Welt ist fremd" Stephansdom, Melanie in Kanada, Tod von Melanie
Schlüsselworte	Keine
Berührung	An den Wangen, Schultern, Stirn – Frau B. schmiegt ihr Gesicht in meine Hände
Spezielle validierende Techniken/Interpretation	
Angewandte Techniken	**Verbal:** W-Fragen, Fragen nach der Vergangenheit, Kalibrieren **Nonverbal:** Spiegeln, Berührungstechniken, sensorische Stimulation
Durchgeführte Maßnahmen	Entlastungsgespräch, Ich-stärkendes Gespräch, sensorische Stimulation
Feedback von Team/Angehörigen	Physiotherapeutin berichtet, dass Frau B. bereits mit einer Hilfe vom Bett bis zur Toilette gehen konnte. PP berichten, dass Frau B. nicht mehr über Hunger klagt. Hat in der Nacht vom 7.7. auf den 8.7. kein einziges Mal geläutet.
Eigene Interpretation	Frau B. kann akzeptieren, dass die von ihr geliebte Schwester Melanie nicht mehr „zurückkommt".
Vorbereitung für das nächste Treffen	Keine

◘ Tab. 13.24   Berichtblatt B 2: „Die Welt ist fremd"

Datum:	Frau B.	Erstellt von: NN
Kommentar	Spezielle validierende Interaktion	
	Als ich das Zimmer betrete, kann ich den Weihrauch von der letzten speziellen validierenden Maßnahme noch riechen **Ich:** „Mhm, da riecht es gut, nach Weihrauch." **Frau B.:** „Wie in der Kirche im Stephansdom, wir haben auch gesungen, wie in der Kirche." **Ich:** „War das gut, Frau B.?" **Frau B.:** „Ja, das ist immer gut, das hilft." **Ich:** „Hilft es Ihnen Frau B.? Wobei hilft es Ihnen denn am meisten?" **Frau B.:** „Beim Eingesperrt sein!" **Ich:** „Beim Eingesperrt sein? Sind Sie denn gefangen, Frau B.?" **Frau B.:** „Ja, was da …. es ist zu viel." **Ich:** „Ist es Ihnen zu viel, was da passiert?" **Frau B.:** „Ja, ja, genau, zu viel." **Ich:** „So viel müssen Sie aushalten Frau B., soviel, das ist schwer." **Frau B.:** „Die Welt ist fremd … sehr fremd …" **Ich:** „Alles ist neu, das Vertraute ist weg, ist es weit weg, Frau B.?" **Frau B.:** „Man müsste noch viel sagen, was erledigen, wissen Sie, wenn ich an meine Schwester denk, die Melanie, sie ist so wunderschön." Zeigt mir Fotos von ihrer Schwester Melanie, die in Kanada gelebt hat und vor einem Jahr dort verstorben ist. **Frau B.:** „Das ist die Melanie, schau wie sie lacht." **Ich:** „Eine fröhliche Frau und sehr hübsch." **Frau B.:** „Die Melanie ist die hübscheste von uns und die gescheiteste." Sie nickt und schaut lange auf die Fotos. **Ich:** „Frau B. wo ist die Melanie jetzt?" **Frau B.:** „Na, in Kanada, dort lebt sie und manchmal kommt sie auf Besuch." **Ich:** „Kanada ist sehr weit weg, kommt sie oft?" **Frau B.:** „Ja, aber jetzt kommt sie nicht mehr her." **Ich:** „Jetzt kommt sie nicht mehr her, was ist passiert?" **Frau B.:** „Sie kann nicht mehr kommen, sie ist sehr weit weg." **Ich:** „Kanada ist sehr weit weg, Frau B." Frau B. schaut mich lange an und dann sagt sie: „Die Melanie ist viel weiter weg als in Kanada." Ich umarme Frau B., sie schmiegt ihr Gesicht in meine Hände. **Ich:** „Frau B. möchten Sie, dass wir für die Melanie ein Gebet sprechen?" **Frau B.:** „Ja, zur Muttergottes.", fängt ein *Gegrüßt seist Du Maria* zu beten an. Ich berühre sie an den Unterarmen und verabschiede mich.	

13.2.3   Musterbeispiele für das Stadium III

Die ausgefüllten Berichtblätter zeigen, wie eine Dokumentation spezieller validierender Pflege für das Stadium III ausgeführt werden kann: ◘ Tab. 13.25, 13.26, 13.27, 13.28, 13.29, 13.30, 13.31, 13.32.

◻ Tab. 13.25 Berichtblatt A 1: „Die Vogerl"

Frau Sp.	Erstellt von: NN
Station:	Ort: Gang, Garten
Kontaktdauer: 20 min	Datum: Tageszeit: 14:30
Situationsbeschreibung und aktuelles Verhalten	Frau Sp. sitzt im Rollstuhl am Gang. Sie weint, Hände zum Gebet gefaltet.
Körperliche und emotionale Charakteristika	
Körperhaltung	Schulter nach vorne, Hände gefaltet
Atmung	Leicht beschleunigt
Blickkontakt	Einige Male kurz
Mimik	Lippen fest geschlossen, Mundwinkel nach unten, Stirn in Längsfalten, später Lippen leicht geöffnet und Stirn glatt
Stimmungslage/Emotionen	Weint zu Beginn, wirkt zunehmend entspannter
Sonstiges	–
Kommunikation	
Verbal	x
Nonverbal	x
Sprache	Wiederholt einen Satz gut verständlich.
Wortwahl	o visuell o auditiv o kinästhetisch o olfaktorisch x nicht einschätzbar
Gesprächsthema	„Schau, die Vogerl"
Schlüsselworte	–
Berührung	Halten an den Händen
Spezielle validierende Techniken/Interpretation	
Angewandte Techniken	**Verbal:** Interaktion **Nonverbal:** Berührungstechnik, Spiegeln
Durchgeführte Maßnahmen	Validierendes Interaktionsgespräch, ein *Vater unser* gebetet, in den Garten fahren
Feedback von Team/Angehörigen	Es hat sich nichts verändert, immer das Gleiche
Eigene Interpretation	Frau Sp. hat mich mit ihrer Aufmerksamkeit auf die Vögel überrascht. Es war für mich berührend zu sehen wie entspannt sie in der Natur geworden ist.
Vorbereitung für das nächste Treffen	Weihrauch mitnehmen

◘ Tab. 13.26 Berichtblatt B 1: „Die Vogerl"

Datum:	Frau Sp.	Erstellt von: NN
Kommentar	Spezielle validierende Interaktion	
	Frau Sp. weint, als ich komme, sagt wiederholend „Mein Gott und mein Herr", und bewegt im Rhythmus dazu ihre gefalteten Hände. Ich begrüße sie, setze mich ihr gegenüber, spiegle die Haltung und die Bewegung der Hände und sage: „Mein Gott und mein Herr hilft mir." Nach ca. 2 min blickt sie zu mir. Ich beginne das *Vater unser* zu beten. Sie wird langsam ruhiger und sagt: „I mag gehen." Ich frage, ob sie in den Garten fahren möchte. Sie sagt noch mit Tränen in den Augen „Ja". Im Garten suche ich ein sonniges Plätzchen. Jetzt wird sie ganz ruhig. Jemand füttert die Tauben und so sitzt ein ganzer Schwarm in ihrem Blickfeld. **Frau Sp.:** „Schau die Vogerl." **Ich:** „Ja die Vogerl spüren, dass Sie die Tiere gerne haben, die kommen gerne zu Ihnen." Frau Sp. nickt, und genießt schweigend den Anblick. Ich halte die ganze Zeit ihre Hände. Nach 10 min bringe ich sie zurück auf die Station, verabschiede mich und sage, wann ich wiederkomme. Sie schenkt mir einen intensiven Blick zum Abschied.	

◘ Tab. 13.27 Berichtblatt A 2: „Dass du da bist"

Frau Sp.	Erstellt von: NN
Station:	Ort: Gang, Garten
Kontaktdauer: 25 min	Datum: Tageszeit: 15:20
Situationsbeschreibung und aktuelles Verhalten	Frau Sp. sitzt am Gang im Rollstuhl, wir fahren in den Garten
Körperliche und emotionale Charakteristika	
Körperhaltung	Schulter nach vorne, Kopf geneigt, später Schultern nach unten zum Schluss mehr aufrecht
Atmung	Ruhig
Blickkontakt	Mehrmals länger
Mimik	Mund leicht geöffnet, offene Augen, dazwischen Mundwinkel nach unten, Tränen in den Augen,
Stimmungslage/Emotionen	Wirkt zu Beginn ausgeglichen, weint dann, später wieder ausgeglichen
Sonstiges	–
Kommunikation	
Verbal	x
Nonverbal	x
Sprache	Einige Worte spontan

(Fortsetzung)

◨ Tab. 13.27 (Fortsetzung)

Wortwahl	o visuell o auditiv o kinästhetisch o olfaktorisch x nicht einschätzbar
Gesprächsthema	„Dass du da bist", „keiner kommt", die schönen Bäume
Schlüsselworte	Keine
Berührung	Hände, streicheln der Wange
Spezielle validierende Techniken/Interpretation	
Angewandte Techniken	**Verbal:** Interaktion **Nonverbal:** Berührungstechnik, Spiegeln
Durchgeführte Maßnahmen	Validierendes Interaktionsgespräch, ein *Gegrüßt seist du Maria* gebetet, in den Garten fahren
Feedback von Team/ Angehörigen	Keine
Eigene Interpretation	–
Vorbereitung für das nächste Treffen	Weihrauch mitnehmen

◨ Tab. 13.28 Berichtblatt B 2: „Die Vogerl"

Datum:	Frau Sp.	Erstellt von: NN
Kommentar	Spezielle validierende Interaktion	

Frau Sp. blickt mich gleich bei der Begrüßung an und sagt spontan: „Das Du da bist."
Ich: „Ist es gut, wenn ich da bin?"
„Ja", antwortet sie, „keiner kommt".
Ich: „Fühlen Sie sich einsam. Fehlen sie Ihnen?"
Frau Sp.: „Des is wahr".
Ich frage, ob sie in den Garten fahren möchte, sie nickt bejahend.
Im Garten blickt sie auf die herbstlich gefärbten Bäume, genießt den Anblick und sagt „die schönen Bäume".
„Die Bäume sind schön", wiederhole ich und gebe ihr ein paar Blätter in die Hand, die sie aber gleich wieder fallen lässt.
Frau Sp.: „Kann ich nach Hause?"
Ich: „Fehlt Ihnen das Zuhause sehr?"
Frau Sp. weint. Ich streichle ihre Wange. Ich bete ein *Gegrüßt seist du Maria* – sie wird langsam ruhiger.
Ich bringe sie auf die Station zurück, verabschiede mich und sage, wann ich wiederkomme.

☐ Tab. 13.29   Berichtblatt A 3: „I hab di gern"

Frau Sp.	Erstellt von: NN
Station:	Ort: Gang, Garten
Kontaktdauer: 20 min	Datum: Tageszeit: 13:20
Situationsbeschreibung und aktuelles Verhalten	Sitzt am Gang mit Blick zum Lift
Körperliche und emotionale Charakteristika	
Körperhaltung	Nach vorne gesunken
Atmung	Ruhig, leicht beschleunigt, wird dann wieder ruhig
Blickkontakt	Mehrmals kurz
Mimik	Entspannt, dazwischen Stirn leichte Falten, Augenbrauen zusammengezogen,
Stimmungslage/Emotionen	Wirkt ausgeglichen, weint, wird ruhiger
Sonstiges	–
Kommunikation	
Verbal	x
Nonverbal	x
Sprache	Kurze Sätze klar
Wortwahl	o visuell o auditiv o kinästhetisch o olfaktorisch x nicht einschätzbar
Gesprächsthema	„Bleibst eh da, i hab di gern"
Schlüsselworte	Keine
Berührung	Hände, Streicheln über den Kopf, Schultern
Spezielle validierende Techniken/Interpretation	
Angewandte Techniken	**Verbal:** Interaktion **Nonverbal:** Berührungstechnik, Spiegeln
Durchgeführte Maßnahmen	Validierendes Interaktionsgespräch, in die Kapelle gefahren und Kerze angezündet, ein *Gegrüßt seist du Maria* gebetet In den Garten fahren
Feedback von Team/Angehörigen	Eine PP berichtet mir, es hätte keine Änderung gegeben, es sei alles wie immer. Im Arztbericht lese ich, dass Frau Sp. „ruhiger" geworden sei – wahrscheinlich weint sie weniger.
Eigene Interpretation	Dass sie den Kopf an meine Brust gelehnt hat, hat mich sehr berührt. Die Augen leuchteten so beim Anblick der Kerze, wie bei einem Kind.
Vorbereitung für das nächste Treffen	Weihrauch mitnehmen

13

13.2 · Beispiele für die spezielle validierende Interaktion …

◘ Tab. 13.30 Berichtblatt B 3: „I hab di gern"

Datum:	Frau Sp.	Erstellt von: NN
Kommentar	Spezielle validierende Interaktion	

Frau Sp. sagt gleich nach der Begrüßung: „I will fort."
Ich: „Wollen Sie fortgehen. Sollen wir wieder in den Garten fahren?"
Frau Sp. nickt.
Im Garten hält sie fest meine Hände und sagt: „Bleibst eh da, lass mich nicht allein."
Ich: „Ist es gut das ich da bin? Fühlen Sie sich dann nicht so einsam?"
„Ja", sagt Frau Sp. und beginnt zu weinen.
Ich lege meinen Arm um ihre Schultern. Sie lehnt den Kopf an meine Brust. Ich streichle ihren Kopf.
Frau Sp.: „Ich hab dich so gern."
Ich: „Sie haben ein großes Herz und viel Wärme, ich fühle mich sehr wohl, wenn ich bei Ihnen bin."
Langsam wird sie ruhiger. Sie hält intensiv meine Hände.
Ich frage, ob sie in die Kapelle fahren möchte. Sie nickt.
In der Kapelle mache ich ein Kreuzzeichen mit Weihwasser auf ihrer Stirn und zünde dann eine Kerze an.
Frau Sp.: „Schau die Kerzen" (hat dabei leuchtenden Augen)
Ich: „Ist es gut so?" Sie nickt.
Ich bete langsam ein *Gegrüßt seist du Maria*.
Ich bringe sie zurück auf die Station.
Ich verabschiede mich und sage, wann ich wiederkommen werde.

◘ Tab. 13.31 Berichtblatt A 1: „Die Gisitante"

Frau L.	Erstellt von: NN
Station:	Ort: Pflegestation
Kontaktdauer: 10 min	Datum: Tageszeit: 18:30
Situationsbeschreibung und aktuelles Verhalten	Frau L. sitzt im Sessel beim Tisch, hält ihr Stofftier an sich gedrückt und spricht mit ihm
Körperliche und emotionale Charakteristika	
Körperhaltung	Leicht vorgebeugt, Kopf etwas gesenkt
Atmung	Ruhig, gleichmäßig
Blickkontakt	Meist kurze, vereinzelt längere Blickkontakte
Mimik	Lächelnd
Stimmungslage/Emotionen	Wirkt entspannt, heiter
Sonstiges	Frau L. spricht heute verständlicher und fast ausschließlich auf Deutsch

(Fortsetzung)

◘ Tab. 13.31 (Fortsetzung)

Kommunikation	
Verbal	x
Nonverbal	x
Sprache	Teilweise zusammenhängende Sätze, streckenweise verständlich, Tonlage weicher als sonst
Wortwahl	o visuell o auditiv x kinästhetisch o olfaktorisch o nicht einschätzbar
Gesprächsthema	Arbeiten, Spielen, die Tanten
Schlüsselworte	–
Berührung	Über die Haare streichen, an den Händen halten, Wange, Knie berühren, an den Schultern halten und wiegen, mit der Hand kreisend über den Bauch streicheln
Spezielle validierende Techniken/Interpretation	
Angewandte Techniken	**Verbal:** Bestätigen, mehrdeutige Fürwörter, Kalibrieren **Nonverbal:** Spiegeln, Berührungstechniken
Durchgeführte Maßnahmen	Sensorische Stimulation: Einsatz von Musik (Summen des Anfangs von „Fein sein, beinander bleiben"), Einsatz von Düften (Kerzen mit Honigduft)
Feedback von Team/Angehörigen	Die Nichte berichtet mir heute Vormittag, dass bei ihrem Besuch Frau L. ganz freudig und ganz deutlich gesagt hat: „Der Franzi hat mir einen Honig gebracht." (Vorname des verstorbenen Gatten)
Eigene Interpretation	Frau L. genießt sichtlich meine Berührungen. Der sensorische Verstärker „Honig" unterstützt offensichtlich, dass sich Frau L. nicht nur dem Stofftier, sondern auch mir zuwendet. Sie wirkt entspannter und ruhiger in den Bewegungen.
Vorbereitung für das nächste Treffen	Duftkerze mit Honigduft mitbringen Verschiedene Stoffstücke und/oder Knöpfe mitbringen (biographiebezogener sensorischer Verstärker – war Schneiderin)

▣ Tab. 13.32 Berichtblatt B 1: „Die Gisitante"

Datum: 15.11.95	Frau L.	Erstellt von: N.N.
Kommentar	Spezielle validierende Interaktion	

Ich begrüße Frau L. mit einem Streicheln über die Haare, Frau L. schaut mich kurz an und lächelt. Ich stelle die mitgebrachte Honigduftkerze auf den Tisch und zünde sie an. Frau L. schaut kurz auf die Kerze, dann dreht sie das Stofftier so, dass dieses auf die Kerze blickt und vergewissert sich durch Vorbeugen, dass das Stofftier auch Richtung Kerze „schaut".

Frau L.: „Jetzt ist sie da.", (sagt sie zu meiner Überraschung).

Ich: „Ja, jetzt bin ich da, ich möchte Sie besuchen, wenn es Ihnen recht ist."

Frau L.: „Ihr arbeits und arbeits und dann ist niemand da." Dabei schaut sie auf ihr Stofftier, das sie zupft und streichelt. Sie schaut mich zwischendurch auch immer wieder kurz an, wirkt dabei unzufrieden.

Ich: „Ja, wir arbeiten und arbeiten und sind nie da, und das gefällt Ihnen gar nicht, wenn niemand da ist."

Dabei nehme ich sie bei den Händen und streichle sie. Spreche in ihrem Tonfall und suche ihren Blickkontakt. Frau L. erwidert den Blick. Ich fange an, leise die Melodie von „Fein sein beinander bleiben" zu summen und berühre ihre Wangen, dann nehme ich sie an den Händen und wiege sie ein wenig. Frau L. reagiert darauf, summt auch und lächelt dabei. Dann sagt sie: „Ja, ja, dann arbeit ma nicht", und schaut mich dabei an. „Hast der da wenigstens …", spricht nicht weiter, zupft an ihrem Stofftier und lacht laut. „Dann wird's gut gemacht." Sie lehnt sich zurück und rückt sich zurecht.

Ich: „Dann wird es gut gemacht! Das ist wichtig, dass es immer gut gemacht wird?"

Frau L. sagt: „Ja, ja, guten Morgen, guten Morgen", und lächelt mich dabei an. „Sie bringt, sie spielen, aber die drei Spiele waren schöne Spiele."

Sie wartet auf keine Antwort von mir, ich habe den Eindruck, dass sie mir etwas erzählen will.

Frau L.: „Die Masotant hat gesagt, und die Gisitante hat gesagt, darf man des kaufen von niemanden, weißt."

Ich: „Die Gisitante hat das gesagt? Von niemanden darf man das kaufen, hat die Gisitante gesagt. Kennt sie sich da aus, die Gisitante?"

Frau L. gibt keine Antwort. Sie ist ruhig und blickt zu Boden. Ich nehme sie wieder an den Schultern und wiege sie, dabei summe ich leise. Frau L. genießt das offensichtlich, sie bleibt ganz ruhig, schließt dabei immer wieder die Augen.

Ich: „Sind Sie müde, Frau L.? Sie haben mir jetzt so viel beim Singen geholfen." Frau L. nickt und lächelt, gibt keine Antwort.

Ich bringe sie vom Stuhl zum Bett, helfe ihr, ihr Nachthemd anzuziehen. Frau L. summt ein paar Mal den Anfang von „Fein sein beinander bleiben". Bei der Gelegenheit nehme ich ihre rechte Hand, lege sie auf ihren nackten Bauch und kreise dabei im Uhrzeigersinn.

Frau L. macht einen sehr zufriedenen Eindruck, lächelt.

Ich stelle wieder direkten Blickkontakt her, setze universelle Berührungstechnik (Mutter) ein und sage „Danke, dass Sie mir so schön beim Singen helfen, Frau L."

Sie hält meinen Blickkontakt, lächelt und summt weiter.

Ich: „Frau L., schlafen Sie gut, wenn Sie erlauben komme, ich morgen wieder."

Frau L.: „Schon davon?" Sie hält dabei meine Hand, aber nicht so fest wie in den letzten Tagen. Ich umarme sie, lösche die Honigkerze beim Tisch und verabschiede mich.

13.2.4 **Musterbeispiele für das Stadium IV**

Die ausgefüllten Berichtblätter für zwei Patienten (Herr R., Herr B.) in diesem Abschnitt zeigen, wie die Dokumentation spezieller validierender Maßnahmen für das Stadium IV aussehen kann: ◘ Tab. 13.33, 13.34, 13.35, 13.36, 13.37, 13.38, 13.39 und 13.40.

◘ Tab. 13.33 Berichtblatt A 1: „Rosenöl"

Herr R. Grenze zwischen Stadium III–IV	Erstellt von: NN
Station:	Ort: Krankenzimmer der Pflegestation
Kontaktdauer: 15 min	Datum: Tageszeit: 16.00 Uhr
Situationsbeschreibung und aktuelles Verhalten	Liegt im Bett am Rücken, Oberkörper leicht erhöht positioniert, Mund weit offen, Augen geschlossen
Körperliche und emotionale Charakteristika	
Körperhaltung	Angespannte Muskulatur, dann entspannt
Atmung	Leicht rasselnd, Mund weit offen, dann entspannt, Mundschleimhaut trocken, dann ruhig
Blickkontakt	Wendet Kopf zu mir, 2-mal Blickkontakt
Mimik	Falten auf der Stirn, später entspannt
Stimmungslage/Emotionen	Entspannt sich langsam
Sonstiges	–
Kommunikation	
Verbal	o
Nonverbal	x
Sprache	Spricht nicht
Wortwahl	o visuell o auditiv o kinästhetisch o olfaktorisch x nicht einschätzbar
Gesprächsthema	–
Schlüsselworte	–
Berührung	An der Hand nehmen, linke Schulter, Mundpflege mit Wasser, Hand am Bauch (Initialritus), Brustkorb massieren, streicheln der Wange
Spezielle validierende Techniken/Interpretation	
Angewandte Techniken	**Verbal:** verbale Interaktion **Nonverbal:** Spiegeln der Atmung, Berührungstechniken
Durchgeführte Maßnahmen	Sensorische Stimulation: Duftlampe mit Rosenöl
Feedback von Team/ Angehörigen	Letzte Nacht Psychopax erhalten, da er laut Pflegebericht sehr unruhig gewesen sei und laut gerufen habe
Eigene Interpretation	Das Ansprechen auf das Tanzen hat eine sehr positive Wirkung auf Herrn R. Ich bin mir sicher, dass es ihm guttut und werde es in die folgenden validierenden Gespräche miteinbeziehen.
Vorbereitung für das nächste Treffen	Kontakt mit der Gattin (auf der gleichen Station, Stadium II) aufnehmen vor dem nächsten Besuch.

◘ Tab. 13.34 Berichtblatt B 1: „Rosenöl"

Datum:	Herr R.	Erstellt von: NN
Kommentar	Spezielle validierende Interaktion	

Ich begrüße Herrn R. mit dem Initialritus. Ich nehme den Atemrhythmus auf und begleite meine Ausatmung mit einem Summen.
Ich reibe den Brustkorb mit dem Rosenöl in Haarwuchsrichtung ein und Summe dabei weiter, Biographiebezug: hat Rosen geliebt.
Die Atmung wird deutlich ruhiger, die Atemgeräusche nehmen ab.
Ich sage „Sie waren ein sehr tüchtiger Geschäftsmann und haben Ihren Betrieb sehr gut geleitet", Biographiebezug: war Maler mit eigenem Betrieb.
Er wendet den Kopf zu mir und blickt mich kurz an.
Ich sage: „Sie waren ein guter Tänzer und waren ein sehr begehrter Tanzpartner" (Biographiebezug: hat gerne getanzt).
Er beginnt seine Beine zu bewegen und blickt mich nochmals kurz an, die Mimik entspannt. Ich wiederhole, dass er ein guter Tänzer war.
Ich streichle seine Wange, verabschiede mich und sage, wann ich wiederkomme.

◘ Tab. 13.35 Berichtblatt A 2: „Seufzen"

Herr R.	Erstellt von: NN
Station:	Ort: Krankenzimmer der Pflegestation
Kontaktdauer: 10 min	Datum: Tageszeit: 9.30 Uhr
Situationsbeschreibung und aktuelles Verhalten	Liegt im Bett am Rücken, Oberkörper leicht erhöht positioniert, Beine ausgestreckt, Hände am Bauch
Körperliche und emotionale Charakteristika	
Körperhaltung	Angespannte Muskulatur
Atmung	Ausgeglichen, vertieft mit seufzender Ausatmung, dann ausgeglichen
Blickkontakt	Dreht 3-mal den Kopf zu mir, 1-mal längerer Blickkontakt
Mimik	Zu Beginn Stirnfalten und Lider zusammengekniffen
Stimmungslage/Emotionen	Nicht zu beurteilen
Sonstiges	Mundschleimhaut trocken, rötliche Hautveränderung im Gesicht
Kommunikation	
Verbal	x
Nonverbal	x
Sprache	Spricht für mich nicht verständliche Worte
Wortwahl	o visuell o auditiv o kinästhetisch o olfaktorisch x nicht einschätzbar

(Fortsetzung)

◖ Tab. 13.35 (Fortsetzung)

Gesprächsthema	Unverständliche Silben
Schlüsselworte	–
Berührung	Initialberührung, Wange streicheln
Spezielle validierende Techniken/Interpretation	
Angewandte Techniken	**Verbal:** Spezielle validierende Interaktion **Nonverbal:** Spiegeln der Atmung, Berührungstechniken
Durchgeführte Maßnahmen	Sensorische Stimulation: Duftlampe mit Rosenöl Brustkorb mit Rosenöl in Haarwuchsrichtung einmassiert
Feedback von Team/Angehörigen	Laut anwesender PP sei Herr R. in den letzten 2 Tagen sehr unruhig, was sie auf die Zunahme des Ausschlages im Gesicht zurückführt.
Eigene Interpretation	Ich spüre, wie mich Herr R. wahrnimmt. Er versucht einmal mit seiner Hand meiner nahe zu kommen und berührt sie leicht. Ich hatte das Gefühl, dass er mir etwas sagen wollte und das dies etwas sehr Wohlwollendes war. Gattin erzählt mir einiges, ist aber sehr mit sich selbst beschäftigt, kann keine gezielte Auskunft über ihren Gatten geben.
Maßnahmen für das nächste Treffen	Keine

◖ Tab. 13.36 Berichtblatt B 2: „Seufzen"

Datum:	Herr R.	Erstellt von: NN
Kommentar	Spezielle validierende Interaktion	
	Ich begrüße Herrn R. und mache die Initialberührung, wobei ich meine Hand auf seine am Bauch lege. Ich nehme seine Atmung auf, wobei er bald den Kopf zu mir wendet. Ich sage, er sei ein sehr guter Tänzer gewesen und wäre über das Parkett geschwebt. Er beginnt seine Beine zu bewegen, wendet den Kopf zu mir und richtet seinen Blick kurz zu mir und beginnt zu reden. Ich kann die Worte nicht verstehen. Ich wiederhole, dass er ein so guter Tänzer war. Er atmet einmal tief durch und seufzt. „So schwer ist es jetzt", sage ich. Ich reibe seinen Brustkorb mit Rosenöl ein (Biographiebezug: er hat Rosen gerne gehabt), summe eine Melodie dazu und lasse meine Hand dann am Brustkorb liegen – er versucht mit seiner Hand der meinen nahe zu kommen, worauf ich meine Handfläche unter seine schiebe. Ich sage: „Das sind die tüchtigen Hände, die den Betrieb so gut geleitet haben." Er liegt sehr entspannt im Bett und wirkt ausgeglichen. Ich streichle seine Wangen. Ich verabschiede mich und sage wann ich wiederkomme.	

◙ Tab. 13.37 Berichtblatt A 3: „seliges Lächeln"

Herr R.	Erstellt von: NN
Station:	Ort: Krankenzimmer
Kontaktdauer: 20 min	Datum: Tageszeit: 9.30 Uhr
Situationsbeschreibung und aktuelles Verhalten	Diensthabende Pflegeperson ist noch bei der Körperpflege bei Herrn R. Ich helfe ihr dann beim Abtrocknen.
Körperliche und emotionale Charakteristika	
Körperhaltung	Angespannte Muskulatur, dreht sich nicht aktiv mit, als ich ihn in die Seitenlage bringe
Atmung	Vertieft, später dann ausgeglichen und ruhig
Blickkontakt	Wird einmal kurz hergestellt, bei der Verabschiedung intensiver tiefer Kontakt
Mimik	Zu Beginn Stirn in Falten, Mund leicht gepresst, dann entspannt und „selig" lächelnd
Stimmungslage/Emotionen	Ausgeglichen
Sonstiges	–
Kommunikation	
Verbal	o
Nonverbal	x
Sprache	Spricht nicht
Wortwahl	o visuell o auditiv o kinästhetisch o olfaktorisch o nicht einschätzbar
Gesprächsthema	–
Schlüsselworte	–
Berührung	Hand geben, Rücken, Fußsohlen, Wange streicheln, linke Schulter
Spezielle validierende Techniken/Interpretation	
Angewandte Techniken	**Verbal:** verbale Interaktion **Nonverbal:** Spiegeln der Atmung, Berührungstechniken
Durchgeführte Maßnahmen	Sensorische Stimulation: Duftlampe mit Rosenöl Rücken mit Rosenöl in Haarwuchsrichtung einmassiert Fußsohlen mit Jojobacreme massiert
Feedback von Team/Angehörigen	Keine
Eigene Interpretation	Nach der Massage der Fußsohlen, hatte ich das Gefühl Herr R. „schwebt im 7. Himmel"
Vorbereitung für das nächste Treffen	Keine

◘ Tab. 13.38   Berichtblatt B 3: „seliges Lächeln"

Datum:	Herr R.	Erstellt von: NN
Kommentar	Spezielle validierende Interaktion	
	Ich begrüße Herrn R. und sage ihm, dass ich ihn fertig abtrocknen und anschließend auf die Seite drehen werde. Nachdem ich die Duftlampe mit Rosenöl angezündet habe, drehe ich ihn auf die Seite, reibe den Rücken mit Rosenöl ein und stimme den Rhythmus der Einreibung mit seinem Atem ab. Ebenso summe ich dazu eine Melodie. Anschließend übernehme ich die Einreibung der Fußsohlen mit Jojobacreme und sage mehrmals: „Dies sind die Beine, die so gut getanzt haben." Er beginnt die Beine zu bewegen, die Unterschenkel-Muskeln spannen sich mehrmals deutlich an, so als würde er gehen. Anschließend lege ich meine Hand auf die Schulter und wiederhole nochmals, dass er ein guter Tänzer war. Er blickt mich an, schließt dann die Augen. Die Mimik ist komplett entspannt und ein „seliges" Lächeln liegt um seinen Mund. Die Wangen werden rosig. Ich streichle ihm die Wange. Er öffnet nochmals kurz die Augen, dann verabschiede ich mich und sage wann ich wieder komme.	

◘ Tab. 13.39   Berichtblatt A 1: „Brillantine"

Herr B.	Erstellt von: NN
Station:	Ort: Pflegestation
Kontaktdauer: 10 min	Datum: Tageszeit: 16.00 Uhr
Situationsbeschreibung und aktuelles Verhalten	Herr B. liegt im Bett, hat die Augen geschlossen.
Körperliche und emotionale Charakteristika	
Körperhaltung	Liegt, wirkt etwas verkrampft
Atmung	Oberflächlich, durch den leicht geöffneten Mund, später ruhige, tiefe Atemzüge
Blickkontakt	Ca. 15–20 s
Mimik	Regungsloser Gesichtsausdruck
Stimmungslage/Emotionen	Nicht erkennbar
Sonstiges	–
Kommunikation	
Verbal	o
Nonverbal	o
Sprache	Spricht nichts
Wortwahl	o visuell o auditiv o kinästhetisch o olfaktorisch o nicht einschätzbar
Gesprächsthema	–
Schlüsselworte	–

(Fortsetzung)

◘ Tab. 13.39 (Fortsetzung)

Berührung	Streicheln der Hände und Unterarme, kreisend entlang des Oberkiefers an der Wange, leichtes Einmassieren von Hirschtalg an den Fußsohlen
Spezielle validierende Techniken/Interpretation	
Angewandte Techniken	**Verbal:** verbale Interaktion **Nonverbal:** Spiegeln, Berührungstechniken
Durchgeführte Maßnahmen	Sensorische Stimulation, Interaktion
Feedback von Team/Angehörigen	Als ich nach dem Hirschtalg gefragt habe, zeigten die diensthabenden PP Interesse und fragen, zu welchem Zweck ich dies bei Herrn B. einsetze.
Eigene Interpretation	Nachdem Herr B. auf das Einmassieren mit dem Hirschtalg mit einem tiefen Seufzer reagiert hat, setze ich diesen Reiz als spezielle validierende Pflegemaßnahme ein. Ich möchte auch als Ritual beim Abschied jedes Mal „Das Wandern ist des Müllers Lust" singen.
Vorbereitung für das nächste Treffen	Enzianschnaps mitbringen, Brillantine besorgen

◘ Tab. 13.40 Berichtblatt B 1: „Brillantine"

Datum: 22.6.95	Herr B.	Erstellt von: N.N.
Kommentar	Spezielle validierende Interaktion	
	Herr B. liegt im Bett, hat die Augen geschlossen. Der Mund ist halb geöffnet. Den Kopf hält er verkrampft einige Zentimeter vom Kopfpolster abgehoben. Ich setze mich neben ihn hin, nehme seine beiden Hände und streichle sie. Ich sage: „Guten Tag, Herr B. Ich bin NN, darf ich wieder ein bisschen bei Ihnen bleiben?" Herr B. reagiert nicht. Ich streichle ihn weiter mit meinen Händen und übe dabei einen leichten Druck an seinen Unterarmen aus. Dabei sage ich: „Ihre Hände haben fleißig gearbeitet. Viele Leute sind zu Ihnen gekommen und haben sich in Ihrem Frisiersalon verschönern lassen. Sie sind alle gerne zu dem freundlichen, liebenswerten Herrn B. gekommen! Sie waren ein sehr guter Friseur, Herr B.!" Nachher singe ich das Lied „Bittschön, Herr Friseur …". Dabei streichle ich ihn an seinen Wangen. Herr B. öffnet die Augen und schaut mich an. Es ist aber keine Reaktion aus seinem Gesicht zu erkennen. Ich lasse ihn an der Brillantine riechen und sage: „Sie haben sicher den Herren mit Brillantine die Frisur verschönert, Sie sind ja ein sehr tüchtiger Herrenfriseur!" Dann streiche ich vorsichtig Brillantine in sein Haar und setze individuelle Berührungstechniken ein. Herr B. bewegt seine Lippen als ob er etwas sagen wollte, seine Atmung vertieft sich. Ich sage ihm, dass ich seine Fußsohlen, die so viele Berge bestiegen haben, jetzt mit Hirschtalg einmassieren werde und beginne das Lied: „In die Berg bin i gern" zu singen. Ich massiere mit leichtem Druck seine Fußsohlen mit Hirschtalg. Herr B. seufzt tief. Ich frage ihn: „Tut's gut? Tut's gut, den Füßen, die gerne auf die Berge hinaufgegangen sind?" Herr B. wird ganz ruhig, seine Augen sind geschlossen, sein Atem ruhig und regelmäßig. Ich nehme seine Hände, drücke sie sanft, verabschiede mich und sage, dass ich am nächsten Tag wieder vorbeikomme.